"十二五"普通高等教育本科国家级规划教材

全国中医药行业高等教育"十二五"规划教材

全国高等中医药院校规划教材（第九版）

中医内科学

（新世纪第三版）

（供中医学、针灸推拿学等专业用）

主　审　周仲瑛（南京中医药大学）

　　　　张伯礼（天津中医药大学）

主　编　吴勉华（南京中医药大学）

　　　　王新月（北京中医药大学）

副主编　冼绍祥（广州中医药大学）

　　　　谢春光（成都中医药大学）

　　　　郭伟星（山东中医药大学）

　　　　周学平（南京中医药大学）

　　　　刘　维（天津中医药大学）

　　　　黄政德（湖南中医药大学）

中国中医药出版社

·北　京·

图书在版编目（CIP）数据

中医内科学/吴勉华，王新月主编. —3版. —北京：中国中医药出版社，2012.7
（2018.8重印）

"十二五"普通高等教育本科国家级规划教材

ISBN 978-7-5132-0846-8

Ⅰ. ①中…　Ⅱ. ①吴…　②王…　Ⅲ. ①中医内科学-中医药院校-教材　Ⅳ. ①R25

中国版本图书馆 CIP 数据核字（2012）第 068741 号

中国中医药出版社出版

北京市朝阳区北三环东路 28 号易亨大厦 16 层

邮政编码　100013

传真　010 64405750

赵县文教彩印厂印刷

各地新华书店经销

*

开本 787×1092　1/16　印张 30.5　字数 681 千字

2012 年 7 月第 3 版　2018 年 8 月第 12 次印刷

书　号　ISBN 978 - 7 - 5132 - 0846 - 8

*

定价 75.00 元

网址　www.cptcm.com

全国中医药行业高等教育"十二五"规划教材
全国高等中医药院校规划教材（第九版）
专家指导委员会

李连达（中国中医科学院研究员　中国工程院院士）
李金田（甘肃中医学院院长　教授）
吴以岭（中国工程院院士）
吴咸中（天津中西医结合医院主任医师　中国工程院院士）
吴勉华（南京中医药大学校长　教授）
肖培根（中国医学科学院研究员　中国工程院院士）
陈可冀（中国中医科学院研究员　中国科学院院士）
陈立典（福建中医药大学校长　教授）
陈明人（江西中医药大学校长　教授）
范永升（浙江中医药大学校长　教授）
欧阳兵（山东中医药大学校长　教授）
周　然（山西中医学院院长　教授）
周永学（陕西中医学院院长　教授）
周仲瑛（南京中医药大学教授　国医大师）
郑玉玲（河南中医学院院长　教授）
胡之璧（上海中医药大学教授　中国工程院院士）
耿　直（新疆医科大学副校长　教授）
徐安龙（北京中医药大学校长　教授）
唐　农（广西中医药大学校长　教授）
梁繁荣（成都中医药大学校长　教授）
程莘农（中国中医科学院研究员　中国工程院院士）
谢建群（上海中医药大学常务副校长　教授）
路志正（中国中医科学院研究员　国医大师）
廖端芳（湖南中医药大学校长　教授）
颜德馨（上海铁路医院主任医师　国医大师）

秘　书　长　王　键（安徽中医药大学校长　教授）
洪　净（国家中医药管理局人事教育司巡视员）
王国辰（国家中医药管理局教材办公室主任
　　　　全国中医药高等教育学会教材建设研究会秘书长
　　　　中国中医药出版社社长）

办公室主任　周　杰（国家中医药管理局科技司　副司长）
林超岱（国家中医药管理局教材办公室副主任
　　　　中国中医药出版社副社长）
李秀明（中国中医药出版社副社长）

办公室副主任　王淑珍（全国中医药高等教育学会教材建设研究会副秘书长
　　　　中国中医药出版社教材编辑部主任）

"十二五"普通高等教育本科国家级规划教材
全国中医药行业高等教育"十二五"规划教材
全国高等中医药院校规划教材（第九版）

《中医内科学》编委会

前　言

　　"全国中医药行业高等教育'十二五'规划教材"（以下简称："十二五"行规教材）是为贯彻落实《国家中长期教育改革和发展规划纲要（2010—2020）》《教育部关于"十二五"普通高等教育本科教材建设的若干意见》和《中医药事业发展"十二五"规划》的精神，依据行业人才培养和需求，以及全国各高等中医药院校教育教学改革新发展，在国家中医药管理局人事教育司的主持下，由国家中医药管理局教材办公室、全国中医药高等教育学会教材建设研究会，采用"政府指导，学会主办，院校联办，出版社协办"的运作机制，在总结历版中医药行业教材的成功经验，特别是新世纪全国高等中医药院校规划教材成功经验的基础上，统一规划、统一设计、全国公开招标、专家委员会严格遴选主编、各院校专家积极参与编写的行业规划教材。鉴于由中医药行业主管部门主持编写的"全国高等中医药院校教材"（六版以前称"统编教材"），进入2000年后，已陆续出版第七版、第八版行规教材，故本套"十二五"行规教材为第九版。

　　本套教材坚持以育人为本，重视发挥教材在人才培养中的基础性作用，充分展现我国中医药教育、医疗、保健、科研、产业、文化等方面取得的新成就，力争成为符合教育规律和中医药人才成长规律，并具有科学性、先进性、适用性的优秀教材。

　　本套教材具有以下主要特色：

　　1. 坚持采用"政府指导，学会主办，院校联办，出版社协办"的运作机制

　　2001年，在规划全国中医药行业高等教育"十五"规划教材时，国家中医药管理局制定了"政府指导，学会主办，院校联办，出版社协办"的运作机制。经过两版教材的实践，证明该运作机制科学、合理、高效，符合新时期教育部关于高等教育教材建设的精神，是适应新形势下高水平中医药人才培养的教材建设机制，能够有效解决中医药事业人才培养日益紧迫的需求。因此，本套教材坚持采用这个运作机制。

　　2. 整体规划，优化结构，强化特色

　　"'十二五'行规教材"，对高等中医药院校3个层次（研究生、七年制、五年制）、多个专业（全覆盖目前各中医药院校所设置专业）的必修课程进行了全面规划。在数量上较"十五"（第七版）、"十一五"（第八版）明显增加，专业门类齐全，能满足各院校教学需求。特别是在"十五""十一五"优秀教材基础上，进一步优化教材结构，强化特色，重点建设主干基础课程、专业核心课程，增加实验实践类教材，推出部分数字化教材。

　　3. 公开招标，专家评议，健全主编遴选制度

　　本套教材坚持公开招标、公平竞争、公正遴选主编的原则。国家中医药管理局教材办公室和全国中医药高等教育学会教材建设研究会，制订了主编遴选评分标准，排除各种可能影响公正的因素。经过专家评审委员会严格评议，遴选出一批教学名师、教学一线资深教师担任主编。实行主编负责制，强化主编在教材中的责任感和使命感，为教材质量提供保证。

　　4. 进一步发挥高等中医药院校在教材建设中的主体作用

　　各高等中医药院校既是教材编写的主体，又是教材的主要使用单位。"'十二五'行规教材"，得到各院校积极支持，教学名师、优秀学科带头人、一线优秀教师积极参加，凡被选中参编的教师都以高涨的热情、高度负责、严肃认真的态度完成了本套教材的编写任务。

5. 继续发挥教材在执业医师和职称考试中的标杆作用

我国实行中医、中西医结合执业医师资格考试认证准入制度，以及全国中医药行业职称考试制度。2004 年，国家中医药管理局组织全国专家，对"十五"（第七版）中医药行业规划教材，进行了严格的审议、评估和论证，认为"十五"行业规划教材，较历版教材的质量都有显著提高，与时俱进，故决定以此作为中医、中西医结合执业医师考试和职称考试的蓝本教材。"十五"（第七版）行规教材、"十一五"（第八版）行规教材，均在 2004 年以后的历年上述考试中发挥了权威标杆作用。"十二五"（第九版）行业规划教材，已经并继续在行业的各种考试中发挥标杆作用。

6. 分批进行，注重质量

为保证教材质量，"十二五"行规教材采取分批启动方式。第一批于 2011 年 4 月，启动了中医学、中药学、针灸推拿学、中西医临床医学、护理学、针刀医学 6 个本科专业 112 种规划教材，于 2012 年陆续出版，已全面进入各院校教学中。2013 年 11 月，启动了第二批"'十二五'行规教材"，包括：研究生教材、中医学专业骨伤方向教材（七年制、五年制共用）、卫生事业管理类专业教材、中西医临床医学专业基础类教材、非计算机专业用计算机教材，共 64 种。

7. 锤炼精品，改革创新

"'十二五'行规教材"着力提高教材质量，锤炼精品，在继承与发扬、传统与现代、理论与实践的结合上体现了中医药教材的特色；学科定位更准确，理论阐述更系统，概念表述更为规范，结构设计更为合理；教材的科学性、继承性、先进性、启发性、教学适应性较前八版有不同程度提高。同时紧密结合学科专业发展和教育教学改革，更新内容，丰富形式，不断完善，将各学科的新知识、新技术、新成果写入教材，形成"十二五"期间反映时代特点、与时俱进的教材体系，确保优质教材进课堂。为提高中医药高等教育教学质量和人才培养质量提供有力保障。同时，"十二五"行规教材还特别注重教材内容在传授知识的同时，传授获取知识和创造知识的方法。

综上所述，"十二五"行规教材由国家中医药管理局宏观指导，全国中医药高等教育学会教材建设研究会倾力主办，全国各高等中医药院校高水平专家联合编写，中国中医药出版社积极协办，整个运作机制协调有序，环环紧扣，为整套教材质量的提高提供了保障，打造"十二五"期间全国高等中医药教育的主流教材，使其成为提高中医药高等教育教学质量和人才培养质量最权威的教材体系。

"十二五"行规教材在继承的基础上进行了改革和创新，但在探索的过程中，难免有不足之处，敬请各教学单位、教学人员及广大学生在使用中发现问题及时提出，以便在重印或再版时予以修正，使教材质量不断提升。

国家中医药管理局教材办公室
全国中医药高等教育学会教材建设研究会
中国中医药出版社
2014 年 12 月

编写说明

　　本书为全国中医药行业高等教育"十二五"规划教材，在国家中医药管理局统一规划、宏观指导下，由国家中医药管理局教材办公室、全国高等中医药教材建设研究会具体负责，南京中医药大学、北京中医药大学等十九所中医院校编写，供全国高等医药院校中医及相关专业学习中医内科学课程使用。

　　中医内科学是临床学科的一门主课，是临床各科的基础，已出版的多版中医内科学教材为编写工作提供了可借鉴的宝贵经验。为适应新时期中医药人才培养和高等中医药教学的需要，体现近年来高等中医药教育教学改革成果，全面落实《国家中长期教育改革和发展规划纲要（2011－2020年）》，根据《教育部关于"十二五"普通高等教育本科教材建设的若干意见》，本着"继承、创新"的编写原则，在吸纳以往第一版至第八版中医内科学教材成功经验基础上，努力做到既有继承性、连续性，又有改革创新，突出中医特色，充分反映当前中医内科疾病辨治的总体水平。通过加强各高校的合作，集思广益，共同推进教材建设。

　　本教材分总论和各论两部分。总论分三章，第一章导言介绍中医内科学的定义、性质和范围，中医内科学术发展源流，中医内科疾病的分类、命名及特点；第二章阐述中医内科疾病辨证论治思路与原则；第三章为中医内科疾病辨证论治纲要，分别介绍外感六淫、内生五气、脏腑病证及气血津液的辨治概要。各论分七章，按肺系、心系、脾胃、肝胆、肾系、气血津液、肢体经络病证顺序排列，介绍53种中医常见病证。各个病证分设概述、病因病机、诊查要点、辨证论治、预后转归、预防调护、临证备要、医案举隅、古代文献精选等栏目。书末附中医内科学常用方剂，以备查阅。因中医内科疾病的辨证论治是以脏腑为主导，本教材围绕脏腑辨治划分病证系统，突出中医内科理论的系统性，对教学、医疗、科研具有重要指导意义。而气血津液、肢体经络与脏腑密切相关，又具有自身特点，将其另立章节更加符合临床实际。必须说明的是，系统的划分主要是依据病证的特点，但从脏腑整体相关性而言，又有其相对性。

　　中医内科学是基础理论联系临床实践的桥梁，为此，教材的编写以切合临床实用为原则，彰显中医理论对临床的指导作用，在内容与形式上有所改进。总论强调以病机为核心的辨治思路，旨在体现证的动态变化及整体性、个体化的诊疗特色，避免临证陷于僵化的固定分型，以提高临床诊治水平。通过总论的学习，使学生能初步掌握中医内科学的辨证论治纲要。"病因病机"栏目，首先明确致病原因（如外感六淫、疫毒、内伤情志、饮食、劳欲、禀赋遗传及它病所致、跌仆外伤等），继而探讨疾病发生发展变化的机理及其规律，避免了病因与病机混杂、叙述不清的弊端。"诊查要点"栏目中的诊断依据、病证鉴别体现中医辨证特点。"辨证论治"栏目，分述辨证要点、治疗原则及证治分类，证治方药贴近临床，尽量选用临证切实可行、中医优势明显的内容，提炼证机概要的目的是使学生掌握该证候的病机特点，有利于提高书写病历的辨证分析能力。"临证备要"栏目主要对具有创新性，临床又有实用性、指导性的见解进行归纳叙述。"医案举隅"栏目列举古今名医病案，以供临床参考。"古代文献精选"栏目精选古代文献，供学习时参考。

教材内容强调科学性，广泛吸取中医内科学学术发展的古今精华，力求词语表述严谨规范，舍弃不符合现实的内容，如明确肺痨病因为"痨虫"，疟疾病因为"疟虫"，而风寒、饮食等仅为诱发加重因素。此外，基于教材的特殊性，在内容取舍上，主张积极、稳妥、谨慎，对个人经验或争议较大的内容，一般不列入正文。

本书的编写分工，总论（第二、三章）、肺系病证感冒、咳嗽、哮病、喘证及癌病、痹证、腰痛，由南京中医药大学吴勉华、周学平、王旭编写，肺胀、肺痿由山东中医药大学郭伟星编写，肺痈、肺痨由长春中医药大学王健编写；心系病证心悸、厥证由黑龙江中医药大学周亚滨编写，胸痹、眩晕由湖南中医药大学黄政德编写，不寐、头痛由山西中医学院张晓雪编写，痴呆、痫病由广州中医药大学冼绍祥编写；脾胃病证胃痛、呕吐、呃逆由甘肃中医学院徐厚谦编写，痞满、便秘由陕西中医学院冷伟编写，噎膈、阳痿由广西中医药大学史伟编写，痢疾、泄泻、腹痛、黄疸及总论第一章由北京中医药大学王新月、杨晋翔编写；肝胆病证胁痛、鼓胀由河南中医学院赵文霞编写，积聚、郁证由安徽中医学院方朝晖编写，中风、癫狂由上海中医药大学张振贤编写，疟疾、血证由浙江中医药大学史亦谦编写；肾系病证水肿、癃闭、关格由湖北中医药大学王小琴编写，淋证、遗精由河北医科大学许庆友编写；气血津液病证痰饮、肥胖由福建中医药大学衡先培编写，消渴、汗证、瘿病由成都中医药大学谢春光编写，内伤发热、虚劳由辽宁中医药大学高天舒编写；肢体经络病证痿证、颤证、痉证由天津中医药大学刘维编写。全书由主编单位南京中医药大学、北京中医药大学负责统稿审修。南京中医药大学周仲瑛教授、天津中医药大学张伯礼教授负责主审。在编写过程中，曾邀请南京中医药大学王志英教授、金路老师参加，在此一并表示感谢。

由于编者水平有限，时间较紧，多个院校人员参编，疏漏错误在所难免，祈请各中医院校老师及中医广大同道提出宝贵意见，以便进一步修订完善。

《中医内科学》编委会
2012 年 6 月

目　录

总　论

各　论

总 论

第一章 导 言

中医内科学是运用中医学理论阐述内科所属病证的病因病机及其证治规律的一门临床学科。它以中医脏腑、经络、气血津液等病理生理学说为指导，系统反映了辨证论治的特点，是中医学学科的主干课程，也是临床其他各科的基础。

第一节 中医内科学的定义、性质和范围

中医内科学是在中医学理论指导下，运用辨证论治的法则，系统地阐述和处理内科病证的一门学科。其内容极为广泛，主要包括外感时病和内伤杂病两大类疾病，二者各有其病因病理、临床特点、诊治方法，但二者又是相互联系、相互转化的。

中医内科学是中医基础理论课与临床各学科的桥梁课程，具有承上启下的作用。基础理论知识只有经过内科学的进一步讲授和临床实习，才能达到深入理解和掌握；临床各学科则必须以内科学作基础，才能更好地熟悉本学科的特点和技能。这就是内科学重要性之所在。在源远流长的中医学发展进程中，内科学一直受到人们的重视，经过长期的积累和整理，使内科学知识，包括病因学、病机学、分类学、治疗学等项内容，在广度和深度上都得到了发展，形成了较为完整的理论体系，能够有效地指导临床实践。

中医内科古称"疾医"、"杂医"、"大方脉"，即中医内科学研究的范围很广，传统将其研究的疾病分为外感病和内伤病两大类。一般说来，外感病主要指《伤寒论》及《温病学》所说的伤寒、温病等热性病，它们主要由外感风寒暑湿燥火六淫及疫疠之气所致，其辨证论治是以六经、卫气营血和三焦的生理、病理理论为指导。内伤病主要指《金匮要略》及后世内科专著所述的脏腑、经络、气血津液等杂病，它们主要由七情、饮食、劳倦等内伤因素所致，其辨证论治是以脏腑、经络、气血津液的生理、病理理论为指导。随着时代的前进，学术的发展，学科的分化，原来属于中医内科学范畴的外感

病如伤寒、温病等热性病已另设专科。本教材所讨论的内容主要是内伤杂病和部分外感病，即以脏腑、经络、气血津液疾病为主要研究和阐明的对象，按其体系分为肺系病证、心系病证、脾胃病证、肝胆病证、肾系病证、气血津液病证和经络肢体病证。

第二节　中医内科学术发展源流

中医内科学是中医学宝库中的重要组成部分，古称"大方脉"，它是人类在长期的医疗实践中不断积累、逐渐形成的。

由于中医内科学在中医学中的特殊地位，因此，它的起源亦像中医学一样可以追溯到原始社会。如在《山海经》一书中，就可以看到"风"、"疟"、"疫疾"、"腹痛"等内科病证的名称和症状。《周礼·天官》记载，当时的宫廷医生已分有疾医、食医、疡医、兽医四种，其中疾医相当于内科医生，而扁鹊被人们视为分科的先师。由于内科疾病的普遍存在和医疗实践的深入，内科学的理论知识和临床经验得到迅猛的发展，尤其是《黄帝内经》的问世，被视为战国以前医学知识的总结。

一、奠基时期

殷周之际出现的阴阳五行学说是朴素的唯物主义学说，至春秋战国时期，则被广泛用于阐述和解释一切自然现象，并被中医学所采纳，以此探讨和认识人体生理病理现象，从而促进了医学的发展，为中医学奠定了比较坚实的理论基础。因此，自战国迄秦汉这一时期，为中医学理论体系的奠基时期。

《黄帝内经》包括《素问》、《灵枢》两部分，共18卷，各81篇。其基本理论可概括为：①强调整体观念：人体是一个有机的整体，人的健康与病态与自然环境有一定的关系。②将阴阳五行学说贯穿于生理、病理、诊断及治疗等各方面，摸索出人体疾病变化与治疗的粗略规律。③重视脏腑、经络，论述人身五脏六腑、十二经脉、奇经八脉等的生理功能、病理变化及其相互关系。④在以上理论指导下叙述六淫、七情、饮食、劳伤等病因以及脏腑、六气、经络的病理变化。⑤论述望、闻、问、切四诊的诊断方法和具体内容。⑥确定治未病，因时、因地、因人制宜，标本，正治反治，制方，饮食宜忌，精神治疗及针刺大法等治疗法则。形成了比较系统的理论体系，已见理、法、方、药的雏形，成为内科学理论的渊源。另外，《黄帝内经》还记叙了二百多种内科病证，从病因、病理、病性转化及预后等方面作了简要的论述，有些病证还专篇加以讨论，如"热论"、"咳论"、"痿论"、"疟论"、"痹论"等，从而为内科学的发展打下了基础。

张仲景继承了《内经》等古典医籍的基本理论，以六经论伤寒，以脏腑言杂病，提出了包括理、法、方、药比较系统的辨证施治原则，使中医学的基础理论与临床实践密切结合起来，走上了科学发展的轨道。《伤寒论》以六经论伤寒，分别讨论各经病证的特点和相应的治法，此外，还阐述了各经病证的传变关系以及合病、并病或失治、误治引起的变证、坏证的辨证与治疗方法。通过六经辨证，又可以认识证候变化方面的表里之分、寒热之异、虚实之别，再以阴阳加以总概括，从而为后世的八纲辨证打下了基础。《金匮要略》以脏腑论杂病，以病证设专题、专篇加以论述，如肺痈、肺痿、痰饮、黄疸、痢疾、水肿等病证的辨证与治疗。张仲景开创辨证论治的先河，临证时因证立法，以法系方，按方遣药，而且注意剂型对治疗效果的影响。书中共制 375 首方剂，有不少功效卓著的名方，一直沿用至今，仍有很高的疗效。因此，《伤寒杂病论》在中医学术及内科学的发展中占有重要的位置。

二、继承发展时期

经隋至唐，由于中医学理论与临床的发展，医学教育也达到比较完善的程度。宫廷医学校的课程规定，必须先学《素问》、《神农本草经》、《脉经》等基础课，然后再学习包括内科在内的临床各科，以加强理论与实践之间的有机联系，亦可以看出内科在当时所处的位置和所具有的规模。隋唐时代，对内科中的多种疾病已有详细的论述，如对伤寒、中风、天行、温病、脚气病、地方性甲状腺肿等都积累了一定的治疗经验，对绦虫病、麻风、恙虫病、狂犬病的预防和治疗亦具有较高的水平。《外台秘要》已记载消渴病人的尿是甜的，对黄疸病及治疗效果的观察，提出"每夜小便中浸白帛片，取色退可验。"孙思邈进一步总结了消渴病的发病过程及其药物、食治等疗法，并规定了饮食、起居的某些禁忌。《诸病源候论》是我国现存最早的病因病理学及证候学专著，其中记载内科病 27 卷，内科症状 784 条，对每一个病证的病因、病理、证候分类进行了深入的探讨和总结。如对泄泻与痢疾、痰证与饮证，一反过去之统称而分别立论；对寸白虫的病因、疟疾的分类、麻风病的临床表现都具有极其深刻的认识。

宋代对于医学人才的选拔与培养比较重视，规定了各科人员之间的比例关系。《元丰备对》记载，宋神宗时"太医局九科学生额三百人"，分科中属内科的大方脉 120人，风科 80 人，可见当时对内科之器重。从宋代起，金、元、明三代均设有大方脉科，为治疗成人各种内科疾病的专科，促进了内科的进步。特别值得提出的是金元时代四大医家的出现，他们各自结合当时的社会形势、人体状况及发病特点，总结了具有特色的理论和治疗方法。刘完素对《内经》中五运六气学说有深刻的研究，他根据临床实践经验，参照《内经》病机十九条精神，认为"火热"是引起疾病的重要原因，故力倡火热致病的机理，创立"火热论"。在治疗上，他极善于使用寒凉药物，故后人称之为"寒凉派"。张子和受刘完素的学术影响并加以发挥，认为疾病发生的根本原因全在于病邪之侵害，不论外因、内因致病，一经损害人体，即应设法祛邪外出，不能让其滞留体内为患。他把汗、吐、下三法广泛运用于临床，并有独到的见解。由于他治病以攻邪为主，后人称他为"攻下派"。李杲生活于金元混战、社会动荡之年，人们饥寒交迫，民不聊生，体质虚弱，从而使脾胃在人体中的地位更加突出。所以，他指出"内伤脾胃，百病由生"，治病时则多用补气升阳的药物。由于他擅长温补脾胃，后世称他为"补土派"。朱丹溪研究了先世医家的学术思想和著作，熔各家学说于一炉，独树"相火论"、"阳有余，阴不足"两论。在治疗上，竭力主张滋阴降火之法，故后世称他为"滋阴派"。此四者形成了对后世影响极大的四大学派。

金元时代的成就不仅限于金元四大家。与此同时，《圣济总录》有 18 卷专论诸风，反映当时对"风证"的研究已有一定的水平。张锐著《鸡峰普济方》，把水肿分为多种类型，根据起始部位的特征区别不同性质的水肿，施以不同治法。另外，还有一些内科病的专著问世，如宋代董汲著《脚气治法总要》，对脚气病的病因、发病情况、治疗方法均有详细论述，并订出 64 方，是一部现存较全面的脚气病专书。元代葛可久著《十药神书》，是一部治疗肺痨病的专著，书中所拟 10 首药方，分别具有止血、止嗽、祛痰、补养等作用，对肺痨全过程的分型和治疗总结了一套可以遵循的经验。

病因学在此时也有重要发展。陈无择的《三因极一病证方论》一书在《伤寒论》病因分类的基础上，结合《内经》理论，创立外因、内因、不内外因的三因学说，此说概括性强，适于临证应用，沿用至今。

三、系统完善时期

自金元四大家掀起学术争鸣之风，后世历代诸家，各抒己见，使中医的理论与实践日趋系统和完整，在中医学术界掀起了发展、创新的风气。如历代对中风之争，或言真中，或言类中，或言"非风"，越辩越明。又如对补脾、补肾及脾肾双补的推敲，使脾肾的生理、病理在人体中的重要性以及二者之间的联系也更加明确。再如对鼓胀的病机认识，从东垣与丹溪的"湿热论"，到赵养葵、孙一奎的"火衰论"，再至喻昌的"水裹气结血凝论"，也是越分析越透彻，从而更好地指导临床实践，提高了治疗效果。

明代继承了金元的学术成就并有所发展。如薛己的《内科摘要》在学术上受李杲善于温补的影响，而有所发展，是我国最早用内科病名的医书。虞抟的《医学正传》则发展了朱丹溪的学说。王纶明确指出："外感法仲景，内伤法东垣，热病用河间，杂病用丹溪。"是对当时内科学术思想的总结。另外，龚廷贤所著《寿世保元》，先基础，后临床，先论述，后列方，并附医案，取材丰富，立论精详，选方切用，适于内科临床参考。《景岳全书》为纠正金元刘、张嗜用寒凉攻伐之偏，倡导人之生气以阳为主，指出人体"阳非有余，阴常不足"，力主温补之法，是书论内科杂病部分计 28 卷，记述 70 余种病证的证治，每病证均引录古说，参以己见。张景岳对内科许多病证病理之分析与归纳极为精辟，治则方药也多有心得，在这部分内容中，张氏结合病证对温补学说进行了充分的阐述。

明清时代，在医学史上具有特别突出地位的要算温病学说的形成和发展，它使内科学之外感病的实践与理论进入更高、更完善的境界。吴又可的《温疫论》，是我国传染病学中较早的专门论著，他认为瘟疫有别于其他热性病，它不因感受"六气"所致，而以感染"戾气"和机体机能状况不良为发病主因。并指出"戾气"的传染途径是自口鼻而入，无论老少强弱，触之皆病。这一认识，在我国医学发展史上也是一个突破性的见解。叶天士的《温热论》为温病学的发展提供了理论与辨证的基础，其贡献在于：首先提出了"温邪上受，首先犯肺，逆传心包"之说，概括了温病的发病途径和传变规律，成为外感温病的纲领；其次，根据温病的发病过程，分为卫、气、营、血四个阶段，表示病变由浅入深的四个层次，作为辨证施治的纲领；再者，在温病诊断上，总结前人经验，创造地发展了察舌、验齿、辨别斑疹与白痦的方法。这就为温病学说奠定了理论与实践基础。吴鞠通在叶氏学说基础上著成《温病条辨》，以三焦为纲，病名为目，论述风温、温热、瘟疫等 9 种温病的证治，并提出清络、清营、育阴等各种治法，使温病学说更趋系统和完整，建立了温病辨证论治体系。其后，薛生白著《湿热病篇》，对湿温病进行了深入研讨；王孟英著《温热经纬》，将温病分为新感与伏气两大类进行辨证施治。也都对温病学说作了发挥和补充，促进了温病学说的发展。

在内科杂证方面，明清也有一定发展。喻昌《寓意草》中提出疾病发生与时代背景密切相连的观点，加深了对疾病发生本质的认识，故而提高了疾病诊疗和理论水平。林佩琴的《类证治裁》极为实用，熊笏著的《中风论》及尤在泾著的《金匮翼》对中风病的叙述，胡慎柔著的《慎柔五书》、绮石著的《理虚元鉴》对虚劳病的分析，卢之颐著的《痎疟论疏》对劳疾的认识，都可称之为内科专篇专著，有重要的学术价值。此时，对血证的认识也有新的突破，王清任著《医林改错》，对瘀血证进行了详细论述，并创立了活血化瘀诸方，特别是为气虚血瘀所制益气活血之补阳还五汤更属创举，直到今日，仍有很高的实用价值。唐容川的《血证论》是论述血证的专著，对血证的认识进一步深入，并提出治血证四大要法，对后世影响较大。

鸦片战争以后，中国逐渐沦为半殖民地半封建社会，西医学传入我国，不可避免地影响了中医学的发展，中西汇通派就是在这种条件下产生的。旧中国统治阶级的导向错误，不能正确引导中西两种医学取长补短，相互为用，反而企图扼杀中医，严重阻碍了中医学的发展。

新中国成立以后，继承发扬中医学的工作不断取得新进展。中医院校和中医医院的建立，使内科学同其他各学科一样，取得日新月异的发展。《中医内科学》统编教材的几次修订和使用，一些中医名家整理了自己的心得体会，著书立说，如秦伯未的《谦斋医学讲稿》、蒲辅周的《医案》、《医话》，任应秋的《论医集》都有一定的见解和发挥。1983年的"衡阳会议"和1985年的"合肥会议"对振兴中医起了巨大推动作用，特别是中共中央书记处在关于卫生工作的决定中明确指出："要把中医和西医摆在同等重要的地位。一方面，中医药学是我国医疗卫生事业所独具的特点和优势，中医不能丢，必须保存和发展；另一方面，中医必须积极利用先进的科学技术和现代化手段，促进中医药事业的发展。"这一决定得到全国的响应，各类中医学校和中医医院像雨后春笋般地出现，中医药队伍不断成长，造就出一大批内科专业人才，既继承了历代医家的学术思想和临床经验，又汲取了现代中医内科在理论和实践方面的新成就、新技术、新进展，更好地指导临床实践，促进了中医内科学的迅速发展，为中医走向世界创造条件。

第三节　中医内科疾病的分类、命名及其特点

中医内科学所包含的疾病，随着医疗实践的不断深入、历代医家的积累和疾病谱的变化而与日俱增。为了方便学习研究与临床应用，探讨内科疾病分类的方法早就引起人们的重视。《金匮要略》一书中，已经做了有益的探索，如痉、湿、暍三者皆是从太阳经开始，为来自外感的病证，故合为一篇利于鉴别；消渴、小便不利、淋病均属小便异常症状，故列为一篇论述；呕、吐、哕、下利又都是胃肠疾病，合在一起讨论，易于辨证施治等。这种分类尽管粗糙，但在疾病分类方面的探索却是有益的。《诸病源候论》

是我国现存第一部证候学专著，其以"候"类述，共 1739 则，可见书中证候分类之细，该书把风病、虚劳病、伤寒、温病、热病、时气病等作为全身性疾病，然后再按证候特征或脏腑生理系统进行分类。此种分类，实有过繁之感。《千金方》则由博返约，初步进行归纳。将风病、伤寒、脚气、消渴、水肿等作为全身性疾病，其他疾病则归入肝脏、胆腑、心脏、小肠腑、脾脏、胃腑、肺脏、大肠腑、肾脏、膀胱腑等脏腑门中。《太平惠民和剂局方》虽是宋代的一种成药处方配本，但此书按病分类，在疾病分类方面也做了一些尝试。如将内科病分为诸风、伤风、诸气、痰饮、诸虚、痼冷、积热、泻痢、杂病等。《三因极一病证方论》，试图按三因将疾病分类，但就某些病证之中，又包含了内因、外因、不内外因等不同证治，所以也说明此法分类尚未达到尽善之地。《明医杂著》将当时常见内科病证分题讨论，如对发热、劳瘵、泄泻、痢、疟、咳、痰饮、喘胀、饮食过伤、头痛、小便不禁、阳痿、梦遗、暑病等的证治加以论述，重点突出。

《三法六门》把疾病按病因分为风、寒、暑、湿、燥、火、内伤、外伤、内积、外积共十门，这对后世《医门法律》影响颇大，是书将前六者及诸杂证分门别类，著成一书。《医学纲目》则按脏腑分部加以分类。如肝胆部，论述中风、癫痫、痉厥等病；小肠部，论述心痛、胸痛、谵妄等病；脾胃部，论述内伤饮食、诸痰、诸痞等病；肺大肠部，论述咳嗽、喘急等病；肾膀胱部，论述耳鸣、耳聋、骨病、牙痛等；伤寒部，论述伤寒病为主，兼及温病、暑病、温疫等，也可以看出著者在分类学上所下的苦心。《证因脉治》将所论病证又以外感、内伤分类，可以说是以外感、内伤对疾病进行分类的雏形。《证治汇补》将内科杂病分为八门，提纲门列中风、伤风、中寒、暑、湿、燥、火等证，内因门列气、血、痰、郁证及虚损劳倦等，外体门列发热、恶寒、汗病、疟等，上窍门列眩晕、头痛、五官等病，胸膈门列咳嗽、喘、哮、呕吐、反胃等，腹胁门列心病、腹痛、霍乱等，腰膝门列痿躄、疝、脚气等，下窍门列泄泻、痢、便血、淋、遗精等，探讨了按部位分类的方法。《医学实在易》以表证、里证、寒证、热证、实证、虚证分类讨论疾病的证治。

纵观历代医家对内科疾病的分类，尚未统一看法。为了指导临床，寻找一个比较合理的分类法是十分必要的。近年来，多数医家认为以病因、病理变化为纲对内科疾病加以分类较为合适。以病因为纲，可将内科疾病分为外感疾病和内伤疾病两大类。外感疾病，是由外感六淫等邪气所致；内伤疾病是由情志刺激、饮食劳倦、起居失常以及脏腑功能失调所产生的病理产物，如气血津液输布失常所生之痰浊、瘀血等引发。诚然，这两类疾病也是可以互相转化的。一些外感疾病可变为内伤疾病，内伤疾病使正气亏虚也易感受外邪，在病程的某一阶段可以变为外感疾病。以病理变化为纲可将内科疾病分为热病与杂病两大类。热病包括一切外感热证，以六经、三焦、卫气营血为传变特点的病证；杂病包括以脏腑功能失调为主而产生的病证。

病因分类，突出了病因的特殊性，便于临床辨证求因、审因论治。病理分类反映了疾病病理变化的内在联系，有助于掌握疾病发生发展的规律。因为病理主要是脏腑功能失调造成的，故可以进一步按五脏六腑进行分类。

病理分类法是在病因分类法的基础上进行的，是对病因分类的补充。因此，临床上可把这两类分类法结合起来，称之为外感热病与内伤杂病。

外感热病，根据感受邪气的不同可分为伤寒与温病，温病又可分为温热病与湿热病。温热病包括了风温、春温、冬温、秋燥、温毒、温疫等；湿热病包括了湿温、伏暑、暑温等。按发病特点，温病又可分为新感温病与伏气温病两类，如风温、冬温、暑温、秋燥属新感温病，春温、伏暑则属伏气温病。

内伤杂病分类的理论基础是藏象学说。人体是一个以脏腑为中心的有机整体，外联四肢百骸、五官九窍，以气血津液为物质基础，以经络为通路。因此，内伤杂病虽多，但其病理变化始终不离脏腑功能紊乱、经络通路障碍、气血津液生成运行输布失常。故内伤杂病的分类，则按照不同脏腑生理病理变化而分为肺系病证、心系病证、脾胃病证、肝系病证、肾系病证、经络病证、气血津液病证等。

中医内科病证的命名原则主要是以病因、病机、病理产物、病位、主症、体征为依据。如以病因命名的中风、中暑、虫证等；以病机命名的郁证、痹证、厥证等；以病理产物命名的痰饮等；以病位命名的胸痹、肝着、肾着、肺痿等；以主症命名的咳嗽、喘证、呕吐、泄泻、眩晕等；以主要体征命名的黄疸、积聚、水肿、鼓胀等。由于中医对疾病的认识方法不同，对疾病的命名有其自身的固有特点，大部分是以临床症状和体征来命名，与西医学有明显的差异。但在几千年的医疗实践过程中，这种传统的命名方法已具有确定的含义，在中医内科学术理论的指导下，逐步形成了与病名相应的病因病机、临床特点、类证鉴别、发展演变、转归预后的系统认识，以及辨证论治的具体治法、方药和预防调护，迄今仍有效地指导着临床。

第二章　中医内科疾病辨证论治思路与原则

第一节　以病机为核心的辨治思路

一、"审察病机"是辨证论治的关键环节

《素问·至真要大论》云："审察病机，无失气宜。"张介宾认为："机者，要也，变也，病变所由出也。"表明病机是指由各种致病因素作用于人体引起疾病的发生、发展与变化的机理。"审证求机"是根据"有诸内必形诸外"的理论，在收集四诊（望、问、闻、切）资料的基础上，采用取象比类的思辨方法，通过辨析疾病内在病变的外在表现，把握疾病的本质，获得辨证的结论。

从临床实际的临证过程来看，病机是辨证的依据、论治的基础，是理论联系实际的纽带、通向论治的桥梁。对症状的分析、证候的判断皆以病机分析为依据。"审察病机"是辨证论治的前提，"谨守病机"则是论治必须遵守的原则。"求机"的过程，就是辨证的过程，"审证求机"是辨证的基本要求。病机对临床立法组方有着直接的指导作用，中医对相应证候所确立的治法，是通过调整病机而起到治疗作用。因此，把握病机是提高中医临床疗效的关键。

二、准确运用病机词汇

病机词汇是说明疾病病变机理的专用名词，应有明确的内涵。应用病机词汇表达辨证所得印象，就可作为决定治疗的依据。常用病机词汇，多以脏腑生理、病理学说为基础。脏腑病机词汇具有高度的概括性，能突出病机的主要重点，指出疾病的主要矛盾，是进一步演绎论述病变机理的基础。

准确应用病机词汇，不仅要以患者的症状表现作为客观依据，而且要突出矛盾的主要方面（如脾虚与肝郁的先后主次），善于对类证作出对比鉴别，了解某些类证之间的联系（如肝脾不和、肝胃不和）。证候交叉复合、病机错杂多端者，应采用不同的病机词汇组合表达，体现其因果及内在关系（如水不涵木、肝风内动）。切忌内涵不清，外延过大，过于笼统，或主次不明，似是而非。

三、重视脏腑病机

脏腑病机在辨证论治中起着主导作用，临证必须熟练掌握，准确运用，尤应明确常

用脏腑病机的基本概念、类证之间的联系和鉴别，治疗才有较强的针对性。如肾病病机中的肾气不固与肾不纳气，肾阳不振与肾虚水泛，肾阴亏虚与肾精不足，肾阴亏虚与水亏火旺或相火偏旺等概念的鉴别。认识脏腑病机，应从生理功能和特性入手，结合脏腑相关理论等加以归纳，从而指导临床治疗。如肺主呼吸，肃肺勿忘宣肺；心主血脉，养心勿忘行血；脾为后天之本，补脾宜加运化；肝体阴而用阳，清肝勿忘柔养；肾司封藏而主水，有补还要有泻。

第二节　病证结合的辨治思路

一、病、证、症的关系

病即疾病，是由一组具有特征性的临床症状所构成，不同疾病有其各自不同的发生、发展、转化、传变等病理过程和变化规律。证是归纳分析患者某一阶段出现的各个症状、体征而作出的诊断，即"证候"。症指"症状"而言，是人体因患病而表现出来的种种异常状态和不适。证是多种临床症状的综合表现，是辨证论治的主要依据，又是疾病某一阶段的特征性改变，包括病因、病性、病位、病机、病势等。疾病的本质和属性，往往是通过"证"的形式表现于临床，而病又是各种证的综合表现，临床还常见同病异证和异病同证的情况。因此，病、证、症皆为人体的病理反映，既相互联系，又有区别。

二、辨证与辨病的区别与联系

辨证是指从整体观念出发，把通过望、闻、问、切四诊方法所得的各种资料，对疾病进行综合分析、归纳、推理、判断，进而获得对疾病某一阶段病情的综合认识。辨证是中医独特的诊断方法，是对疾病临床表现及其动态变化的综合认识，具有较强的个性，体现中医证、因、脉、治，理、法、方、药的系统性。证在横的方面涉及许多中医或西医的病，反映了辨证论治的诊疗体系和同病异治、异病同治的基本精神。如气阴两虚证可见于心悸、咳喘、肺痈、肺痨等多种疾病，通过辨证就能突出疾病某一阶段的主要矛盾，给予相应施治。尤其在辨病较困难的情况下，有时可通过辨证取得疗效。

辨病是对疾病本质和特异性的认识，有利于掌握病变发生发展的特殊规律，把握疾病的重点和关键，加强治疗的针对性，也有助于治疗无症状的疾病，避免单纯辨证的局限性。然而对辨病不能单纯理解成辨西医的病，必须明确中医学也有其自身的病名诊断，根据四诊认症、辨病，分析内在病变机理，反映病的特异性及其发展转归，为施治提供依据。但又不完全与西医学之辨病治疗相同，既要针对某个病的共性及基本规律进行治疗，又要结合个体及不同证候分别处理。由此可见，中医学的"辨病施治"与"同病异治"，两者尚有相互补充的关系。

三、辨证与辨病相结合

中医内科临证时既要辨证，亦要辨病。其中辨证论治，是认识和解决某一疾病过程中主要矛盾的手段；辨病论治，是认识和解决某一疾病过程中基本矛盾的手段。因此，辨证与辨病两者相辅相成，在辨证的基础上辨病，在辨病的同时辨证，辨证与辨病相结合，有利于对疾病性质的全面准确认识，提高临床疗效。

辨证论治是中医认识疾病和治疗疾病的根本手段。辨病又是对中医辨证的必要和有益补充，辨证可补辨病之不足，辨病有助于掌握不同疾病的特殊性及发展、转归，结合病的特异性进行处理。但临证必须注意西为中用，这种辨病与辨证的双重诊断只可并存，切忌简单地对号入座，生搬硬套。如胃脘痛不单见于消化性溃疡，也可见于胃炎等病，而消化性溃疡也不仅以胃脘痛为主症，也可以吐血、呕吐等为主症，并表现不同的证候。

第三节　中医内科疾病的辨治原则

一、辨证原则

1. 全面分析病情

首先要收集符合实际的"四诊"信息，参考相关理化检查结果，取得对疾病客观情况的全面认识，这是分析病情，确保辨证正确的前提。

内科疾病的临床辨证，必须注意中医整体观的运用，即在辨证时，不仅要把握病证，还应重视病人的整体和不同个体的特点，以及自然环境对人体的影响。只有从整体观念出发，全面考虑问题，分析问题，才能取得比较符合实际的辨证结论。

2. 掌握病证病机特点

各种内科病证具有各自的临床特点和病机变化，掌握不同病证的特点和病机，有利于对各种不同的病证进行鉴别。

中医内科病证，可分为外感时病（包括伤寒和温病）和内伤杂病两大类。外感时病主要应按六经、卫气营血和三焦进行证候归类。内伤杂病中肺系病证主要按肺气失于宣发肃降之病机特点进行辨证论治，以复肺主气、司呼吸的生理功能。脾胃病证主要按中焦气机升降失常之病机特点进行辨证论治，以复脾（胃）主运化、升清降浊的生理功能。心系病证应按血脉血行障碍和神明失司之病机特点进行辨证论治，以复心主血脉和心主神明的生理功能。肝系病证主要按肝气疏泄不畅、肝阳升发太过、肝风内动等病机特点进行辨证论治，以复肝主疏泄、藏血濡筋等生理功能。肾系病证主要按肾阴、肾阳不足的病机特点进行辨证论治，以复肾主生长、发育、生殖、主骨、生髓等生理功能。气血津液病证、肢体经络病证应按其寒热虚实、隶属脏腑的不同进行辨证。

二、治疗原则

1. 调节整体平衡

人体是以五脏为中心，配合六腑，通过经络系统，联合五体、五官、九窍、四肢百骸而组成的有机联系整体，局部病变往往是整体的病理反映。因此，立法选方，既要注意局部，更须重视整体，应通过整体调节以促进局部病变的恢复，使阴阳达到相对平衡，此即调节整体平衡原则。

调节整体平衡可从调整阴阳入手。《素问·至真要大论》说："谨察阴阳所在而调之，以平为期。"这里的"以平为期"，就是通过调整阴阳，以达到恢复整体平衡的方法。

调节整体平衡的目的是恢复和建立相对平衡的阴阳关系，其方法不外去其有余、补其不足两个方面。去其有余，即去其阴阳之偏盛。阴或阳的过盛和有余，或为阴盛，或为阳盛，阴盛则寒，阳盛则热，阴盛还可化生水湿痰饮，阳盛也可化生瘀滞燥结。故去其有余，有温、清、利、下等各种具体治法；补其不足，即补其阴阳之偏衰，有补阴与补阳之不同。

调节整体平衡还要求对各种治疗措施和方药的运用适可而止，不可矫枉过正，以防机体出现偏颇。如攻邪时须注意勿伤正，补虚时注意勿留邪，清热注意不伤阳，散寒注意不伤阴，补脾注意不碍胃等。

2. 审证求机论治

审证求机以往一般称为审证求因，但进而言之，所谓求因实是求机，即从整体动态地分析疾病的各种复杂征象，综合归纳推论出疾病发生发展的原因、病变的机理。这种病因观，实与病机融为一体，其本质仍在于求机。证与病机皆为疾病本质的反映，是疾病的主要矛盾，故治疗应遵循审证求机论治的原则，从疾病的根本入手，以解决疾病的关键问题。

"同病异治"与"异病同治"是审证求机论治在临证中的基本应用，"证同治亦同，证异治亦异"，说明"证"是决定治法方药的最可靠依据。

同病异治，是指同一种疾病，由于患者个体的不同，或处于疾病发展的不同阶段，所形成的病理变化不同，所表现的证候不同，因而治法也不相同。如头痛病证，有外感头痛与内伤头痛的区分。外感头痛又有风寒头痛、风热头痛、风湿头痛的不同。内伤头痛亦有肝阳上亢头痛、痰浊头痛、血瘀头痛之差异。治疗时应分别予以辛温解表、辛凉解表、祛风胜湿、平肝潜阳、化痰息风、活血通窍等不同治法，方能取效。反之，若一见头痛，不求其本，不识其"证"，不知究其病机，概施川芎、白芷、吴萸、藁本诸止头痛药物，则难取得满意疗效。因此同病异治是同中求异辩证法思想的具体应用。

异病同治，是指不同的疾病，若出现相同的病理变化，即形成相同的证候时，可以采取相同的治法。如癃闭和遗尿虽系两种临床表现截然不同的疾病，但皆可因肾阳亏虚引起，故皆可予金匮肾气丸温肾助阳，癃闭病可借金匮肾气丸恢复膀胱气化功能，遗尿病则可借金匮肾气丸恢复肾气的固摄作用。因此异病同治是异中求同辩证法思想的具体应用。

但应注意每一种疾病各有其独特的病理特点，必然有其基本的治疗原则或治疗大法。因而证虽异仍存有同性，证虽同也存有差异，临证需准确把握，方不失中医辨证论治之要求。

3. 明辨标本缓急

标和本是相对的概念，用以说明病变过程中矛盾的主次关系。本是事物的主要矛盾，标是事物的次要矛盾。张景岳说："标，末也；本，源也。"如正气与邪气，则正气为本，邪气为标；病因与症状，则病因为本，症状为标；先病与后病，则先病为本，后病为标；表病与里病，则里病为本，表病为标；病情的缓急，则急者为标，缓者为本。

疾病的发生发展过程极其复杂，表现有邪正盛衰、病情缓急、旧病未愈新病又起、表证与里证并见，在临证时必须分清疾病的标本主次、轻重缓急。"甚者独行，间者并行"，是指采取"急则治其标，缓则治其本"和"标本同治"的方法进行治疗，也即明辨标本缓急的治疗原则。

急则治其标，是指在疾病的发展过程中，若现紧急危重证候，危及患者生命，就应先行解除，后再治本。如鼓胀见重度腹水，致呼吸喘促，难以平卧，二便不利，若正气可支，就应攻逐利水，以治其标，待水消病缓，再予补脾养肝，以图其本。

缓则治其本，是指在病情缓和的情况下，应从根本上治疗疾病。因标病由本病而生，消除本病，标病自然随之而解。如阴虚咯血，则咯血为标，阴虚为本，若咯血量少，标症不急，当滋阴润肺，从根本上治疗咯血，阴虚之本得治，则咯血之标自除。

在标本俱急的情况下，必须采取标本同治的原则。如水肿见咳喘、胸满、腰痛、小便不利、一身尽肿、恶寒等症，其本为肾虚水泛，标为风寒束肺，乃标本均急之候，必须用温肾助阳、发汗、利小便的治法，温里解表。

4. 把握动态变化

疾病的过程是邪正斗争，此消彼长，不断变化发展的过程，疾病的每个阶段都有不同的病理特点。因此，必须把握其动态变化，分阶段进行治疗。

外感病证，初期阶段邪气未盛，正气未衰，病较轻浅，可即发散祛邪；进入中期，病邪深入，病情加重，更当着重祛邪，减其病势；迫至后期，邪气渐衰，正气未复，既要继续祛除余邪，又要扶正以祛邪，使邪去正复。这是把握动态变化治疗原则在外感病证方面的应用。

内伤病证，初病之时，一般不宜用峻猛药物；进入中期，大多正气渐虚，治当轻补；或有因气、血、痰、火郁结而成实证，需用峻剂而治者，亦只宜暂用；及至末期，久虚成损，则宜调气血，养五脏，兼顾其实。如癥瘕，病之初起，其积未坚，治宜消散之；进入中期，所积渐坚，治宜软化之；转入后期，正气已虚，则宜攻补兼施，审其主次处理。

5. 顺应异法方宜

疾病的发生、发展受多种因素影响，如时令气候、地理环境等，尤其是患者体质因素的影响更为明显。因此，在治疗疾病时，必须根据季节、气候、地区、病人的体质、年龄等不同特点而选用适宜治疗方法，此即顺应异法方宜的治疗原则，具体包括因时制宜、因地制宜、因人制宜三个方面。

四时气候的变化对人体的生理功能、病理变化均会产生一定影响。即使一日之内，人体的气血也依经络循行有一定的流注次序。因此，在病理状态下会出现"旦慧、昼安、夕加、夜甚"的时辰变化规律。治疗应结合不同季节、不同时辰的特点，考虑用药的原则，称为"因时制宜"。如春夏季节，气候由温渐热，阳气升发，人体腠理疏松开泄，即便此时外感风寒，治疗时一般也不可过用辛温发散之品，以防止开泄太过，耗气伤阴；而秋冬季节，气候由凉逐渐变寒，阴盛阳衰，腠理致密，阳气敛藏于内，此时若非大温大热之证，寒凉之品断当慎用，以防苦寒伤阳。

根据不同地区的地理环境特点，考虑治疗用药的原则，称为"因地制宜"。如我国西北地区，地势高而寒冷少雨，故其病多燥寒，治宜辛润；东南地区地势低而温热多雨，故其病多湿热，治宜清化。地区不同，患病亦异，治法应当有别。即使患者有相同病证，治疗用药亦应考虑不同地区的特点而区别对待。如辛温发表药治外感风寒证，在西北地区，药量可以稍重；而东南温热地区，药量则宜稍轻，或改用辛平宣泄之剂。

根据病人年龄、体质、性别、生活习惯等不同特点，来考虑治疗用药的原则，称为"因人制宜"。如妇女患者，因有月经、怀孕、产后等特殊情况，治疗用药必须加以考虑，慎用或忌用峻下、破血、滑利等药物。不同年龄其生理机能及病变特点亦不相同，老年人气血衰少，生机减退，患病多虚证或正虚邪实，虚证宜补，而有邪实须攻者应慎重，以免损伤正气。在体质方面，由于个体的先天禀赋和后天调养不同，素质有强有弱，尚有偏寒偏热以及素有宿疾的不同，故虽患同一疾病，治疗用药亦应有所区别，阳热之体慎用温补，阴寒之体慎用寒凉等。

6. 据证因势利导

同一疾病有不同的治疗方案，如何制订最佳方案，须遵守因势利导的原则。因势利导要求顺其病势，就近祛邪，以获得最佳治疗效果。如饮食积滞，应积极祛除，但须注意食在膈下（亦即入肠）方用泻法；若食尚在胃，又当选用探吐或用消食药，才能取得理想的效果，否则反伤正气，贻误病情。

7. 先期治未病

先期治未病包括未病先防和既病防变两个方面。

未病先防，是指对有可能发生疾病的个体和人群，及早提出预防措施，运用药物培补人体的正气，预防疾病发生的方法。如16世纪前后针对当时天花流行的情况，采取人痘接种法来预防天花的发生，就是未病先防治则的具体应用。在流感肆虐季节，服用玉屏风散对体弱、气虚者起到补气固表的作用，以预防流感的侵袭，也是未病先防治则的具体应用。

既病防变，是指医者可根据疾病传变规律，防其传变，对可能受到传变的脏腑和可能受到影响的气血津液，采取预防措施，阻断和防止病变的发展和传变，把病变尽可能控制在较小的范围，以利于疾病的彻底治疗，取得最好的疗效。如《金匮要略》云："见肝之病，知肝传脾，当先实脾。"其意是治疗肝病须应用调补脾胃法，使脾气旺盛而不受邪，以防止肝病传脾。

8. 重视调摄护理

恰当的调护，有利于正气的恢复、邪气的祛除和促进患者早日康复。忽视调摄护理，不仅会延误康复时间，还会出现"食复"、"劳复"等情况，以致病情反复。因此，必须重视调摄护理。

调摄护理的内容十分丰富，如饮食护理、生活护理、精神护理、服药护理等。护理措施的采用同样应以辨证论治为指导,当辨证施护,随证而异。如对风寒表证,在应用解表发汗时,护理上不仅应避免病人再受风寒外袭,还要酌加衣被,给予热汤、热粥,促其发汗。若属里实热证,在调护上则要注意多给清凉冷饮,保持室内通风,衣着宜薄,且使大便通畅,或以温浴降温。还应重视精神护理,使病人保持心情舒畅。在饮食护理方面要注意忌宜。在配合药物治疗时,可加用如针灸、推拿、拔火罐、熨法等其他治疗护理方法,以增强治疗效果。

第三章　中医内科疾病辨证论治概要

第一节　外感六淫病证辨治概要

六淫是指风、寒、暑、湿、燥、火六种邪气。"淫"是淫乱、太过的意思。在正常情况下，它们是自然界六种不同的气候变化，统称为"六气"。在异常情况下，如气候突变，或人体抵抗力下降，机体不能及时应变，六气就成为外感病的致病因素，统称为六淫病邪。

六淫引起的疾病，具有一定的季节性，如夏季多暑病，冬季多寒病。但由于气候变化的复杂性，以及人体的个体差异，虽在同一季节里，也可感受不同的病邪而发生不同的疾病。如夏令虽多发暑病，但如素体阳虚，又贪凉饮冷，也可发生寒病（古人称之为"阴暑"）。秋令为燥病的多发季节，然早秋燠热，感邪多发温燥；而晚秋清凉，感邪多发为凉燥。

六淫致病，既单一，更多是杂合，如风、寒、湿三气杂至合而为痹之类。而六淫之邪侵入人体后，在一定条件下亦可发生转化，如寒可郁而化热，温热可以化燥等。故辨证时必须根据不同的临床表现，审证求因，然后确立治法和选方用药。

【辨证论治】

一、风

风为六淫之首，虽属春令主气，但四季皆有。一般外感为病，常以风为先驱，其他邪气多依附于风而侵犯人体，如风湿、风寒、风热、风燥之类，故《素问·骨空论》云："风为百病之始。"《素问·风论》云："风者，百病之长也。"为此，古人亦有把风邪当作外感致病因素的总称者。

风性轻扬，易于侵犯人体的上部和肌表，故临床常见头痛、感冒等病证。如《素问·太阴阳明论》说："伤于风者，上先受之。"风性疏泄，其侵袭人体，可使肌腠开泄，故多见恶风、自汗等症状。

风性善动，其临床表现多见动摇不定，所谓"风胜则动"（《素问·阴阳应象大论》）。如痉证的四肢抽搐，颈项强直，甚至角弓反张，即属于风。风性善行而数变，其症多游走不定，变化迅速，如痹证中风邪偏盛的行痹，常见游走性关节肌肉疼痛等。

1. 风寒

症状：恶寒，发热，无汗，头痛身痛，鼻流清涕，咳嗽，痰稀。舌苔白润，脉浮而紧。

病机：风寒束表，肺卫不宣。

治法：疏风散寒。

方药：荆防达表汤加减。本方功能疏风散寒解表，用于风寒袭表，肺卫失和等证。药用荆芥、防风、羌活、苏叶、白芷、豆豉、葱白疏散风寒，发汗解表。

如寒邪偏胜，可加用麻黄、桂枝以辛温发汗；咳嗽，加杏仁、桔梗宣畅肺气。

2. 风热

症状：发热，微恶风寒，少汗或无汗，头痛，咳嗽，痰黏或痰黄，鼻流浊涕，咽痛，口渴。苔薄，舌边尖红，脉浮数。

病机：风热袭表，肺失清肃。

治法：疏风清热。

方药：桑菊饮加减。本方辛凉解表，疏散风热，用于风热袭于肺卫，卫表不和等证。

药用桑叶、菊花、薄荷疏散上焦风热；杏仁、桔梗宣肺止咳；连翘清热达表；葛根解表清热。

如风热较甚，改用银翘散。药用银花、连翘清热疏风；豆豉、荆芥辛散透表；牛蒡子、桔梗、甘草清利咽喉；芦根、竹叶清热生津。

3. 风入经络

症状：肢体关节游走疼痛，或拘急不利，项强，口眼歪斜，甚则四肢抽搐，角弓反张，牙关紧闭。舌苔薄白，脉浮弦。

病机：风邪入络，络脉痹阻。

治法：祛风通络。

方药：防风汤、牵正散、玉真散。三方均有祛风功能，但防风汤祛风通络宣痹，用于痹证偏于风胜者；牵正散祛风化痰通络，用于风痰入于经络而有口眼歪斜、半身不遂者；玉真散搜风化痰解痉，用于破伤风见有牙关紧闭、角弓反张、肢体拘挛、抽搐等症。

药用羌活、防风、白芷散风祛邪；僵蚕、全蝎、白附子搜风化痰通络。

肌肤不仁，手足麻木，加当归、白芍等养血祛风。

二、寒

寒为冬令主气，寒邪为冬令常见病因，但也可在其他季节引起疾病。如盛夏贪凉，寒邪即可侵袭人体而发病，即前人所谓"阴暑"或"夏日伤寒"之类。

寒为阴邪，易伤阳气。寒邪由外而入，致病又有伤寒与中寒之别。寒邪伤于肌表，卫阳被遏，称为伤寒；寒邪直中脏腑，导致阴盛阳伤，称为中寒。

寒主收引，其性凝滞。所谓"收引"，是指寒邪入侵经络关节而致筋脉拘急挛缩，伸屈困难，如痹证中的痛痹；或寒邪袭表，使毛窍收缩，腠理闭塞，从而出现恶寒、无汗、头痛等症。此即《素问·举痛论》所云"寒则气收"。所谓"凝滞"，是指凝结、阻滞之义。血得温则行，得寒则凝，如寒邪入侵人体，损伤阳气，使气血凝结，阻滞不通，不通则痛，而引起胃痛、腹痛等痛证。

1. 寒邪侵表

症状：恶寒，发热，无汗，头痛项强，身痛或骨节疼痛，痛处不移，得热痛减，遇冷痛剧，筋脉拘急不利。舌苔薄白，脉浮紧。

病机：寒邪伤表，肺卫不宣。

治法：辛温发汗，散寒解表。

方药：麻黄汤加减。本方功能辛温散寒，发汗解表，用于外感寒邪致病者。

药用麻黄、苏叶、白芷、生姜发汗解表，外散风寒；桂枝发汗解肌，温经通络；杏仁宣畅肺气。

2. 中寒

症状：恶寒战栗，肢体麻木，四肢冰冷挛痛，面青咬牙，神志迟钝，昏迷僵直，呼吸缓慢，口鼻气冷，皮肤隐紫。舌苔白滑，脉象沉伏。

病机：寒邪直中，伤及阳气。

治法：助阳破阴，温里祛寒。

方药：四逆汤加减。本方功能温中散寒，回阳救逆，治阳衰阴盛之病证。

药用附子、干姜、肉桂回阳救逆；红参、炙甘草、当归温养气血。

三、暑

暑为夏令主气，系火热所化，暑邪致病有明显的季节性，暑病多发于夏季，故《素问·热论》云："后夏至日为病暑。"

暑为阳邪，其性炎热，善发散，暑邪致病可致人体阳气亢盛，腠理开泄，而致汗液过度外泄，津伤气耗。

暑气通心，若暑热内犯心营，心神被扰，可出现高热昏迷、不省人事等症。

暑多夹湿，由于盛暑时节，天暑下迫，地湿上蒸，湿热蒸腾，故常见暑热夹湿的症状。

1. 中暑

症状：头昏胀痛，胸闷，恶心欲吐，身热烦渴，短气，四肢无力，或皮肤干燥，色红而热，少汗，或汗多肤冷，尿短赤，甚则突然昏倒，谵语，抽搐。舌干少津，脉细数无力。

每发生于盛暑之时，或高温作业环境。又称"中热"、"中暍"。

病机：暑热蒙心，气阴两伤。

治法：清暑生津。

方药：人参白虎汤加减。本方清热益气护津，治阳明热盛，伤津耗气，高热，烦渴，多汗等症。

药用生石膏、知母清泄暑热；银花、连翘清暑透表；麦冬、芦根泄热生津。

如无汗，加薄荷、青蒿透热外达；兼见汗多，气短，脉虚，加人参益气生津；心烦心悸者，加益元散清暑安神；如伴见神昏谵妄、抽搐者，可加黄连、犀角（用水牛角代）清心营之热，加生地、玄参、麦冬清营热而护营阴，加石菖蒲、郁金清心开窍；如暑热伤正，出现面色苍白，呼吸浅促，四肢厥冷，躁扰不安，神糊呓语，或脉细无力，至数不清者，此为气阴大伤，治当益气养阴，救逆固脱，可用生脉散合参附龙牡汤加减。

2. 暑热

症状：入夏时常发热，肌肤灼热，汗少，或午后热甚，口渴引饮，食少，倦怠无力。舌苔薄白或薄黄，舌质微红，脉细数。

病机：暑热亢盛，耗气伤津。

治法：清暑益气，养阴生津。

方药：王氏清暑益气汤加减。本方清热解暑，益气生津，治暑热耗伤津气。

药用西瓜翠衣、麦冬、石斛、竹叶、荷梗清热解暑；西洋参益气生津；黄连、知母、竹叶清热除烦；甘草、粳米益胃和中。

热盛加生石膏辛寒泄热；低热不退者，可加入青蒿、白薇等清退虚热。

3. 暑湿

症状：身热不扬，恶风少汗，胸闷腹胀，恶心，纳少，口苦黏或淡，大便溏薄，肢体酸困。舌苔腻，脉濡数。

病机：暑邪夹湿，郁于肌表。

治法：清暑化湿。

方药：藿香正气散加减。本方解暑化湿，用于暑湿外感，肠胃不和，胸闷恶心，腹胀便溏者。

药用香薷、豆卷、荷叶清暑化湿；藿香、苏叶、陈皮、白芷芳香化湿；半夏、厚朴、白术苦温燥湿；大腹皮、赤茯苓淡渗利湿。

若口甜黏甚者，加佩兰；身热不退，加青蒿清热透邪。

四、湿

湿为长夏（夏秋之交）主气。湿病多由气候潮湿，或涉水淋雨，或伤于雾露，或水中作业，久居湿地等原因，使湿邪侵袭人体而引起。

湿为阴邪，黏滞而固着，不易速去，所以湿邪为病，往往起病缓慢，病程较长，缠绵难愈。

湿性重浊。"重"即沉重、重着。湿邪困遏，阻滞气机的升降出入，清阳不升，在上则为头重如裹，昏蒙眩晕；在中则胸脘痞闷，胃纳不香；湿滞经络则四肢沉重，倦怠乏力。"浊"即秽浊。湿邪伤阳，气化不利，易出现水湿浊秽的病证，症见面垢眵多，大便黏滞不爽，小便混浊，妇女带下稠浊，舌苔垢腻等。

湿性趋下。湿邪致病与风性轻扬上浮有别，所谓"伤于风者，上先受之；伤于湿者，下先受之"（《素问·太阴阳明论》），故湿邪为病，多见淋浊、带下、脚气、足肿等下部病证。但外湿伤人，又可与风邪相合，郁遏卫表，而致肢体酸重、肿痛。如湿毒浸淫肌肤，可出现多种皮肤病。

湿邪侵犯人体，最易伤害脾胃，因"脾恶湿"，湿盛则伤脾，故外湿与内湿有一定的联系，可以互为因果。

1. 湿困卫表

症状：身热不甚，迁延缠绵，微恶风寒，汗少而黏，头痛如裹，肢体酸重疼痛，或兼见胸膈闷胀，脘痞泛恶，口中黏腻，大便稀溏，面色淡黄。舌苔白腻，脉浮濡。

病机：湿邪困表，卫气被郁。

治法：芳香化湿。

方药：藿朴夏苓汤加减。本方芳香宣表，化湿和中，用于感受暑湿，身困神倦，纳减脘胀等症。

药用藿香、蔻仁芳香化湿；杏仁、苡仁、猪苓、茯苓、厚朴、泽泻开宣气机，渗利水湿；半夏止呕；豆豉透表。

2. 湿滞经络

症状：关节酸痛重着，固定不移，或腿膝关节漫肿，转侧屈伸不利，或下肢肿胀。舌苔白滑或白腻，脉濡缓。

病机：湿邪袭络，留着关节。

治法：祛湿通络。

方药：薏苡仁汤加减。本方疏风祛湿通络，治痹痛以湿为主，关节酸痛重着者。

药用苡仁、苍术运脾利湿；羌活、防风、桂枝祛风胜湿而通络；木瓜、五加皮、晚蚕砂除湿活络。

腰背和下半身酸重疼痛，加独活、木防己祛风除湿。

3. 湿毒浸淫

症状：皮肤疥癣、疮疖、疱疹，脚生湿气，局部瘙痒，流黄水，或见尿浊，女子带下腥臭。舌苔黄腻，脉滑数。

病机：湿毒郁表，浸淫肌肤。

治法：化湿解毒。

方药：二妙丸加味。本方功能清热燥湿，用于湿热走注，筋骨疼痛，或湿热下注者。

药用黄柏苦寒清热；苍术苦温燥湿；苡仁、土茯苓利湿解毒。

若为疥癣、疮毒等皮肤病者，又当加入地肤子、白鲜皮、苦参、黄连、忍冬藤等清解湿毒之品。

五、燥

燥为秋令主气，故燥邪为病，多发生于气候干燥、湿度较低的秋季。外感燥邪有温燥和凉燥之别。初秋有夏火之余气，燥与热合，出现类似风热的症状，则为温燥；深秋有近冬之寒气，燥与寒合，出现类似风寒的症状，则为凉燥。

外感燥邪，既具有外感病临床表现的一般特征，又有燥邪上犯上焦肺经，耗伤津液的症状，正如《素问·阴阳应象大论》所云："燥胜则干。"

1. 温燥

症状：头痛发热，微恶风寒，咳嗽少痰，咳痰不畅或痰中带血，口渴喜饮，唇干咽燥，心烦，大便干结。舌红少苔，脉细数。

病机：燥邪袭肺，肺津受伤。

治法：清宣凉润。

方药：桑杏汤加减。本方清润宣肺，治燥热伤肺之感冒、咳嗽。

药用桑叶、杏仁、豆豉宣肺透邪；贝母化痰；栀子清热；沙参、天花粉、芦根、梨皮养阴保津。

若燥邪化火，伤及肺阴者，治当清肺润燥，可用清燥救肺汤。药用杏仁、桑叶、枇杷叶疏邪利肺止咳；石膏、麦冬清火生津；人参补益气阴；阿胶、麻仁滋阴润燥。

若为肠液干燥而大便干结者，可用鲜生地、鲜石斛、鲜首乌等以滋液润肠。

2. 凉燥

症状：头痛鼻塞，恶寒，发热，无汗，咽干唇燥，干咳痰少，痰质清稀。舌干苔薄，脉象浮弦。

病机：凉燥束表，肺气不利。

治法：宣肺达表，化痰润燥。

方药：杏苏散加减。本方温散润燥，治凉燥咳嗽。

药用苏叶、前胡辛散透表；杏仁宣肺润燥；陈皮、半夏、茯苓、枳壳化痰止咳。

如恶寒重，可加葱白、淡豆豉解表；咳嗽痰多，或素有痰饮者，可加紫菀温润化痰；咳痰不多，可去半夏、茯苓。

六、火

外感之火由直接感受温热邪气所致，火邪甚于温热，两者性质相似，所以有"温为热之渐，火乃热之极"的说法。而风、寒、暑、湿、燥入里皆可化火，称为"五气化火"，如四时感邪之春伤风、夏伤暑、长夏伤湿、秋伤燥、冬伤寒，蕴结不解，均可化火。

火为阳邪，发病急骤，变化较多，病势较重，表现为热证、实证，且最易耗伤阴津，可见高热面赤，口渴引饮，烦躁不寐。火性阳热，易生风动血，如火热燔灼肝经，耗伤阴液，使筋脉失养，而致肝风内动，称热极生风，可见高热、抽搐、项强、角弓反张等症状；火热太盛，灼伤脉络，迫血妄行，可引起各种出血证，如吐血、衄血、咳血等。

火性躁动，可扰乱神明，如内陷心包可见神昏谵妄、不省人事等症；火热内扰，心神失守，可出现烦躁不安等精神失常症状。正如《素问·至真要大论》所说："诸躁狂越，皆属于火。"

火热炽盛

症状：高热烦躁，面红目赤，气粗，口渴饮冷，口臭，便秘，溲赤，或斑疹吐衄，或神昏谵语，直视，痉厥。舌尖红绛，舌苔黄腻，或燥黄起刺，脉滑数或滑实。

病机：火毒壅盛，充斥三焦。

治法：泻火解毒。

方药：黄连解毒汤加减。本方清热泻火，凉血解毒，用于火热邪毒炽盛之病证。

药用黄连、黄芩苦寒泻火解毒；生地、玄参滋阴凉血；丹皮、紫草、山栀清热凉血。

神昏，可用牛黄清心丸清热解毒，清心开窍；热甚动风，加羚羊角粉、钩藤清热息风；热甚动血者，加白茅根、紫珠、茜草清热凉血止血；如火热内闭而腑实便秘者，用牛黄清心丸配合调胃承气汤以清心开窍，通腑泄热。

【临证备要】

外感风邪的治疗原则为疏风解表，但由于风邪往往兼夹其他外邪而致病，故应针对兼夹的病邪采取不同的治疗方法，如属风寒者宜疏风散寒，风热者宜疏风清热，风湿者宜祛风除湿。临床还应注意寒热之间的转化兼夹。风寒侵表，久而化热，应转用疏风清热法；寒包热宜清解里热，散寒透表。卫气通于肺，治疗风邪感冒，配合使用桔梗、杏仁宣肺达表，可以提高疗效。

寒邪为病，治疗用药的原则是辛热散寒。寒在表者，宜发汗解表，用麻黄汤。寒邪直中于里者，宜温中散寒。因寒邪伤及阳气，故还应注意回阳救逆。

暑邪主要由外感受，发病有明显的季节性。暑邪伤人，常易耗气伤津，故在清解暑热的同时，须顾护津气，用西洋参、麦冬等甘寒益气养阴之品。暑易夹湿，如兼见身热不解、困倦疲乏等症，宜合用芳香化湿之品，否则暑热难解。

外湿致病当分清湿在卫表还是在经络，在卫表者宜芳香化湿解表，并注意配伍宣达气机药，使气行湿化；湿在经络关节者，往往兼夹风邪，注意配合使用祛风胜湿药。且湿无定体，每因与寒、热相合而异性。

外燥重在辛散宣肺。其中温燥重在辛凉，适当加用沙参、梨皮等养阴生津药；凉燥重在辛散透表，不宜多用甘寒养阴药。

外感六淫之火多为火毒相并，充斥三焦，治宜泻火解毒，兼清三焦之火，配合通腑泄热药，则可导热下行。火毒之邪传变迅速，易于内闭心包，入血动血，故当密切注意病情演变转化，及早使用清心凉血开窍药物。

第二节　内生五气病证辨治概要

内生五气，是指内风、内寒、内湿、内燥、内火，是在疾病过程中由于人体气、血、津、液和脏腑生理功能的异常，从而产生类似风、寒、湿、燥、火外邪致病的病理现象。这五种病理因素致病所表现的证候，与外感证候似是而实非，故予专节叙述。

【辨证论治】

一、内风

内风主要是肝经病变的一类证候表现，如《素问·至真要大论》云："诸风掉眩，皆属于肝。"肝为风木之脏，主藏血，主筋。肝病则风从内生，称为"肝风内动"。肝风常夹痰火为患，若风、痰、火相互搏结，随气上逆，轻则头晕目眩，四肢麻木，抽搐或震颤，重则突然昏倒，不省人事，口眼歪斜，半身不遂等。如《素问·调经论》所云"血之与气，并走于上，则为大厥"，即是指此证候而言。内风的病理属性当分虚、实两端。属虚者为阴虚血少，筋脉失养，或水不涵木，以致虚风内动；属实者为肝阳化风，或热极生风。但虚实每多兼夹，因阳亢与阴虚可以互为因果，引动内风。

1. 肝阳化风

症状：头晕目眩，肢体麻木，肌肉瞤动，震颤，或头痛如掣，言语不利，步履不实，面赤，甚则突然昏仆，口眼歪斜，不省人事。舌红苔薄，脉弦。

病机：肝阳上旋，阳亢化风。

治法：平肝息风潜阳。

方药：天麻钩藤饮、镇肝息风汤加减。前方功能平肝息风；后方以育阴潜阳、镇肝息风为主。

药用天麻、钩藤、白蒺藜、菊花平肝息风；石决明、生龙骨、生牡蛎潜阳息风；生地、白芍养阴柔肝；黄芩、山栀清肝泄热。

若阴虚明显，口干，舌红少苔，脉细弦，加龟板、玄参、麦冬滋养阴液。

2. 热极生风

症状：壮热如焚，头痛，两目上视，手足抽搐，项强，甚则角弓反张，神志不清。舌红苔黄，脉弦数有力。

病机：邪热亢盛，伤及营血，内陷心肝，扇动内风。

治法：清热凉肝息风。

方药：羚角钩藤汤加减。本方清肝息风止痉，治热动肝风，高热抽搐等症。

药用羚羊角、石决明、钩藤、丹皮凉肝息风；黄连、山栀、龙胆草清泄三焦火热。

痰多加天竺黄、胆星、川贝清化痰热；抽搐甚加全蝎、地龙息风止痉；若大便燥结者，宜配合调胃承气汤，加大黄、芒硝攻下泄热，釜底抽薪；若神昏，另服安宫牛黄丸清热开窍。

3. 阴虚风动

症状：颜面潮红，精神疲倦，手足心热，四肢瘛疭，肌肉瞤动，口干舌燥。舌红绛，少苔，脉大无力。

病机：阴血不足，筋脉失养，虚风内动。

治法：滋阴养血，柔肝息风。

方药：大定风珠、补肝汤加减。前方滋阴息风，治热灼真阴，虚风内动之证；后方以补肝养血为主，治肝肾不足，阴血亏损之证。

药用生地、熟地、白芍、当归养血滋阴柔肝；木瓜、麦冬、甘草酸甘化阴；生牡蛎、石决明、鳖甲、龟板潜阳息风。

如真阴亏耗可加阿胶、鸡子黄滋填阴液。

二、内寒

内寒是机体阳气不足，寒从内生的一种表现，由脾肾阳虚而生，属虚证，故又称为"虚寒"。其中尤其以肾阳虚衰为主，故《素问·至真要大论》说："诸寒收引，皆属于肾。"

脾主运化水谷精微，其运化功能的发挥，主要依赖肾阳的温煦。若肾阳亏虚，命门之火衰微，则"釜底无薪"，脾阳亦不能健运，表现为脾肾阳虚的证候。

1. 阴寒内盛

症状：形寒怕冷，四末不温，甚则四肢逆冷，呕吐清水，或腹中冷痛，下利清谷，或呼吸缓慢，口鼻气冷，或神志迟钝，面肢浮肿。舌淡，苔白滑，脉沉细。

病机：阴寒内盛，阳气虚衰。

治法：助阳祛寒。

方药：四逆汤加减。本方有回阳救逆的功效，治寒盛阳衰之证。

药用熟附子大辛大热，温阳散寒，回阳救逆；干姜、良姜、荜茇、吴萸、肉桂温中散寒。

若伴见下利清谷，手足厥冷，脉微欲绝，症情较险者，可选用通脉四逆汤为主方，重用干姜以温阳守中。

2. 脾肾阳虚

症状：面色苍白，腰膝酸冷，或呕恶频作，脘腹冷痛，畏寒喜暖，或五更泄泻，小便清长。舌淡胖，边有齿印，脉沉细无力。

病机：脾肾阳虚，阴寒凝结。

治法：温补脾肾。

方药：附子理中汤加减。本方温补脾肾以祛阴寒，治脾肾阳虚所致胃痛、腹痛、呕吐、大便溏泄等症。

药用人参、干姜补益脾气，温运脾阳；附子温肾散寒；白术燥湿健脾。

伴呕吐者加吴萸、生姜；伴五更泄泻者加补骨脂、肉豆蔻；脘腹冷痛者加肉桂。

三、内湿

内湿系指内生之湿，与脾有密切关系，故有"脾虚生湿"及"湿困脾运"等说。内湿的形成，多因素体肥胖，痰湿过盛，或因饮食失节，恣食生冷，过食肥甘，纵饮酗酒，或饥饱不节，内伤脾胃，以致脾的运化、输布津液的功能障碍，聚而成湿，且可随病因及体质的不同，而有寒化、热化之分。故《素问·至真要大论》说："诸湿肿满，皆属于脾。"

内湿既是病理产物，又是致病因素。内湿与外湿虽有不同，但在发病过程中又常相互影响。外湿致病，多犯脾胃，导致脾失运化，湿从内生；而脾失健运，又容易招致外湿的侵袭。

内湿与外湿在病理特点方面具有相同之处，如黏滞而固着，不易速去，湿性重浊、趋下等。但内湿黏腻，更易阻滞气机，导致中焦气机不利，脾胃升降失常。若湿郁化热，或湿热内生，则可形成湿热证候。由于湿热阻滞的部位不同，因而出现不同的病证。例如湿热蕴结胸膈，上蒸于口，可见口舌生疮、糜烂，或口干、口苦等；湿热郁结肝胆，胆汁泛溢肌肤，可发为黄疸；湿热阻滞大肠，清浊不分，或脂络受损者，可出现泄泻与痢疾；湿热下注膀胱，气化不利，可出现淋浊、尿血；湿热损伤冲任，女子可见赤白带下。

1. 寒湿中阻

症状：脘腹痞满作胀，或恶心欲吐，不思饮食，或头重如裹，身重或肿，或腹痛，肠鸣，泄泻。苔白腻，脉濡缓。

病机：寒湿内郁，困遏脾运。

治法：温中化湿。

方药：胃苓汤、实脾饮加减。两方均为祛湿利水剂，专治水肿、尿少。但胃苓汤燥湿通阳利水，以治水湿标实为主；实脾饮温阳健脾，化气利水，以治本虚脾阳不振，水湿无制为主。

药用苍术、白术、陈皮、厚朴燥湿除满；猪苓、茯苓、泽泻淡渗利湿；肉桂温化寒气。

若寒湿之邪较著者，可加附片、干姜、草豆蔻温中散寒。

2. 湿热内蕴

症状：发热，倦怠，脘腹痞闷，呕恶厌食，胁痛，口苦，口黏，口渴而不欲饮水，大便泻利，小便短赤，频急，疼痛，或见目睛、肌肤黄染，周身瘙痒。舌苔黄腻，脉濡数。

病机：湿热蕴中，脾胃气滞。

治法：清热化湿。

方药：甘露消毒丹加减。本方功能清热化湿泄浊，用于湿热阻于气分之证。

药用茵陈、滑石、木通清热利湿；连翘、黄芩苦寒泄热；藿香、薄荷、菖蒲、蔻仁芳化湿浊，行气醒脾。

如湿热郁结肝胆，肌肤、巩膜发黄，宜清热利湿退黄，用茵陈蒿汤；湿热郁滞大肠，泄泻、痢疾，用葛根芩连汤或芍药汤加减；湿热下注膀胱，病发淋浊、尿血，用八正散加减。

3. 脾虚湿困

症状：面色萎黄不华，神疲乏力，脘腹胀满，纳谷欠香，多食则胀，大便溏软，甚或濡泻，肢体困重。舌质淡胖，或边有齿痕，舌苔白腻，脉濡细。

病机：脾虚不运，湿邪内停。

治法：健脾化湿。

方药：香砂六君子汤加减。本方健脾理气和胃，治脾胃气滞，腹胀，纳差，便溏等症。

药用党参、白术、甘草补气健脾；茯苓、苡仁运脾渗湿；半夏、陈皮燥湿运脾，理气和胃；木香、砂仁化湿行气。

如脾阳不足，阴寒内盛，伴见腹中冷痛，手足不温者，加肉桂、干姜温脾散寒。

四、内燥

内燥是津液耗伤的一种表现，多由热盛津伤，或汗、吐、下后伤亡津液，或失血过多，或久病精血内夺等原因引起。主要病机是津液耗伤，阴血亏耗，病变可涉及肺、胃、肝、肾。内燥的临床表现以口咽干燥、皮肤干涩粗糙、毛发干枯不荣、肌肉消瘦、大便干结等津伤血少的症状为主，故又称为"津亏"或"血燥"。

1. 肺胃津伤

症状：时发低热，干咳无痰，口渴欲饮，大便干结，小便短少。舌红少苔，脉细而数。

病机：燥伤肺胃，津液亏耗。

治法：滋养肺胃，生津润燥。

方药：沙参麦冬汤加减。本方甘寒生津，滋养肺胃，治燥伤肺胃，口干咽燥，干咳痰少者。

药用北沙参、麦冬、天花粉、玉竹润养肺胃之阴；桑叶清宣肺热；扁豆、甘草和养胃气。

若津伤为主，内热不甚者，可用五汁安中饮，取梨、藕、荸荠、麦冬、芦根汁，以生津养液。

2. 肝肾阴亏

症状：口干咽燥，头晕目眩，或耳鸣耳聋，或五心烦热，或腰脊酸软，盗汗遗精，或骨蒸潮热。舌红少苔，脉沉细而数。

病机：肝肾不足，阴虚内热。

治法：滋补肝肾，养阴润燥。

方药：六味地黄丸加减。本方滋养肾阴，治肾阴不足，虚火上炎，腰酸，口干咽燥，眩晕耳鸣等。

药用地黄、枸杞子、制首乌、山萸肉养阴益肾；麦冬、玄参滋养阴液；黑芝麻、桑椹、女贞子、知母润燥生津。

若见虚火偏亢，烦热、遗精、盗汗者，加知母、龟板滋阴清火。

五、内火

内火多由情志抑郁，劳欲过度，导致脏腑阴阳失调，内热炽盛而引起，称为"五志之火"。内火有虚实之分，如《素问·调经论》说："阴虚生内热……阳盛生外热。"实火多属心肝气郁化火，或胃热火盛，有火旺的一系列症状；虚火多为肺肾阴虚火旺，表现阴虚特点。但火旺每易伤阴，与阴虚有互为因果的关系。辨证应以虚实为纲，结合脏腑病位，采取相应治法。

1. 实火

症状：头痛，面红目赤，心烦易怒，不寐，口苦口干，口舌生疮，齿龈肿痛，吐衄出血，尿赤便秘。舌苔黄腻，舌质红，脉数或弦数。

病机：心肝火旺，胃热火盛。

治法：清热泻火。

方药：泻心汤、龙胆泻肝汤加减。前方苦寒清热泻火，治心胃火盛，烦热、面赤、吐衄出血、便秘等症；后方清肝泻火利湿，治肝胆湿热实火，头痛、目赤、胁痛等症。

药用大黄、黄芩苦寒清热泻火；黄连、竹叶清心泄热；龙胆草、山栀清泻肝胆实火；泽泻、木通、车前子清利湿热，导火下行。

若火盛伤阴加麦冬、生地、天花粉、石斛。

2. 虚火

症状：五心烦热，潮热骨蒸，颧红，盗汗，口干咽燥，头晕目涩，腰膝酸软，干咳痰少带血，形体消瘦。舌红少苔或花剥，脉细数。

病机：肺肾阴虚，虚火内灼。

治法：滋阴降火。

方药：百合固金汤、知柏地黄丸加减。前方滋阴清热，润肺化痰，治肺肾阴亏，虚火上炎，咽燥干咳、低热等症；后方治肾阴亏虚，相火偏亢，潮热骨蒸、头晕、腰酸、遗精等症。

药用百合、沙参、麦冬滋养肺阴；生地、玄参、山萸肉滋肝肾之阴；黄柏、知母苦寒坚阴，清热降火。

咳嗽加百部、贝母清润止咳；骨蒸潮热，加鳖甲、地骨皮、丹皮育阴清热降火。

【临证备要】

内风、外风的治疗用药是相对的，治疗内风病证，也可配合使用治外风药，如治肝风入络，肢体麻木不遂，用全蝎、蜈蚣、僵蚕、地龙等，可以提高疗效。内风往往夹痰夹火，故用平肝息风法宜兼顾化痰清火法，病属虚风者当以滋肾柔肝法为主。内寒多因脾肾阳虚，当区分是寒邪偏盛为主，还是以阳气虚衰为主。内湿致病重浊腻滞，易壅塞气机，辨证应分虚实、审寒热；临床还应掌握外湿与内湿的类证鉴别，以及内外湿邪的相互影响。内燥治以养阴生津为主，但有肺胃、肝肾之分，阴虚火炎者，适当配合清热泻火之品。内火，当区分虚实，结合不同脏腑用药。心肝之火多属实，心火宜用黄连、栀子清心泻火，肝火宜用龙胆草、黄芩清泻肝胆；肺肾之火多属虚，宜用滋肾润肺、养阴清火法。

第三节　脏腑病证辨治概要

脏腑病证，是指脏腑在发生病理变化时反映于临床的症状和体征。由于各个脏腑的生理功能和病理变化有所不同，故表现的病证也多种多样。根据各个脏腑不同的生理病理辨析病证，这就是脏腑辨证。临床的辨证方法虽然很多，且各有特点，但要辨明病证的部位、性质，并指导治疗，都必须落实到脏腑。因此，脏腑辨证是辨证论治的核心。

脏腑是构成人体的一个有密切联系的整体，五脏之间有生克乘侮的关系，脏腑之间有互为表里的联系，因此，在进行脏腑辨证时一定要从整体观念出发，不仅要考虑一脏一腑的病理变化，还必须注意脏腑间的联系和影响，只有这样，才能把握某一脏腑病的本证，又抓住病变全局。

五脏六腑通过各自所属的经络，将四肢百骸、五官九窍、皮肉筋脉等联结成一个有机的统一整体，所以脏腑的病证，与十二经脉又密切相关，因此，脏腑的病证应联系经脉的循行部位，综合分析。

气血津液由脏腑化生、输布，而脏腑又赖之以进行正常的生理活动，脏腑发生病变则可影响气血津液的化生和输布，而气血津液的病变也可影响脏腑的功能活动，所以气血津液的病变不能离开脏腑的病变而孤立存在。

脏腑病证，既涉及气血津液，又与经络密切相关，虽然错综复杂，但归纳其证候性质，仍不出八纲辨证的范围，因此，脏腑辨证，还必须以八纲辨证为基础，进行分析研究，才能全面地认识病证的本质。

肺

肺居胸中，其位最高，对其他脏腑有覆盖、保护作用，所谓"肺为五脏华盖"。肺叶娇嫩，其性清虚而喜煦润，喜润恶燥，易受内外之邪侵袭而致病，故又称"娇脏"。

【藏象与病能】

一、主气

肺主一身之气，为生气之源，与人体元气的生成密切相关。元气、真气是肺吸入的清气与谷气相并而成的"宗气"，再结合肾中之精气组成，其气贯血脉而充养全身。肺的病理生理具体表现如下：

1. 司呼吸，开窍于鼻

肺为宗气出入之所，气机升降之枢，吸入清气，呼出浊气。肺气通于鼻，肺气不利，升降失司，则可出现咳嗽，气喘，鼻塞流涕，嗅觉不利等症。

2. 司声音

肺为"声音之门"，与喉相连，声由气而发，病则声音失常，发为失音。

3. 合皮毛而卫外

肺主一身之表，调节卫气，输布阳气于体表皮毛，煦泽肌肤以卫外。若肺卫调节失常，卫外功能减退，可出现自汗，易于感冒，或皮肤憔悴，干槁等。

二、通调水道

"肺为水之上源。"肺气宣发、肃降则能布散津液，下输肾与膀胱。如通调失常，水液停滞，可发为痰饮、水肿等症。

三、主治节

肺气能辅佐心脏，治理调节血脉的营运，百脉皆朝会于肺。若肺气不利，治节失常，气病及血，心气虚弱，血脉不利，血瘀水停，可见咳血，紫绀，心悸，肢肿等症。

【辨证论治】

一、辨证原则

肺系疾病的辨证应分虚实。虚证有阴虚、气虚、气阴两虚；实证有风、寒、热、痰、饮、瘀等证。

二、辨主症

1. 辨咳嗽

由于邪阻于肺，肺失宣肃，肺气上逆而作。据其病程的久暂，可分为暴咳与久咳两类。暴咳：病程短，外感所致，每多夹有表证。一般可分风寒、风热、风燥等不同证型。久咳：病程长，内伤所致，多伴它脏形证，常因感受外邪发作或加重。一般可分为痰湿、气火、阴虚、气虚等不同证型。

2. 辨喘

以呼吸喘促，甚则张口抬肩为特征。主要病机为肺气升降出入失常。临床辨证可分为虚实两大类。实喘：由外邪、痰浊壅肺，肺气失于宣降所致。多呈急性发作，呼吸深长有力，气粗声高，脉数有力。虚喘：由于久病体虚，精气亏损，肺不主气，肾不纳气所致。病程迁延不已，病情时轻时重，呼吸短浅难续，气怯声低，脉来微弱。

3. 辨痰

此指有形之痰液。由于肺气失于敷布，津液停聚而成。可从痰的色、质、量、气味等辨其病理性质。外感时邪所成之痰，病程短，多伴表证，有风寒、风热、痰热、风燥等不同。内伤之痰，多属久病，反复缠绵，有肝火、脾湿、寒饮、气虚、阴虚之别。

4. 辨咳血

多为火盛伤络，络损血溢，或阴虚火旺，灼伤肺络所致。常分虚实两类。属实热证者，咳痰带血，血色深红，或咳血量多。属于虚者，常为阴虚所致，症见干咳痰少，痰中带血，血色鲜红，时作时止。

5. 辨失音

语声嘶哑，或暗而不能出声者为失音。临床失音可分可虚实两类。实证，属外感时邪阻遏肺气，会厌开合不利所致。多为猝发，亦称为"暴暗"。常伴有风寒、风热表证。虚证，属内伤，因阴精内耗，咽喉、声道失于滋润，以致发音不利。大多由渐而成，又称为"久暗"。

三、治疗原则

肺实者，宜疏邪祛痰利气。偏于寒者宜温宣，偏于热者宜清肃。肺虚者，应辨其阴虚、气虚而培补之。阴虚者，滋阴养肺；气虚者，补益肺气；气阴并虚者，治当兼顾。

四、证治分类

（一）虚证

1. 肺气亏虚

咳嗽气短，痰涎清稀，倦怠懒言，声低气怯，面色㿠白，自汗畏风。舌淡苔白，脉细弱。

治法：补肺益气法。适用于肺虚气弱，升降无权之病证。

例方：补肺汤加减。本方功能益气敛肺，止咳平喘。

常用药：黄芪、党参补元气，益肺气；五味子收敛耗散之气；熟地黄滋阴养血；桑皮、紫菀止咳化痰平喘。

若肺气上逆，喘咳较著者，伍以沉香、苏子降气止咳；肾虚不能纳气，动则喘甚者，加补骨脂、胡桃肉、脐带补肾纳气；若寒痰内盛，咳痰稀薄量多，可加钟乳石、苏子、款冬、半夏温肺化痰。

2. 肺阴亏耗

呛咳气逆，痰少质黏，痰中带血，口干咽痛，发音嘶哑，午后颧红，潮热盗汗，心烦少寐，手足心热。舌红少苔，脉细而数。

治法：滋养肺阴法。适用于肺阴不足，虚火内灼之病证。

例方：沙参麦冬汤、百合固金汤加减。两方功能清养肺阴，但前方以润肺养胃生津为主，后方侧重于养肺滋肾化痰。

常用药：北沙参、麦冬、百合润肺生津；天花粉、玉竹滋养肺胃，生津止渴；川贝母、桔梗清肺化痰。

若阴虚火旺，低热明显者，可配鳖甲、青蒿、地骨皮养阴清热；兼肾阴不足者，加生地、玄参滋养肾阴；阴血不足者，加当归、白芍养血和营。

3. 气阴两虚

喘促短气，咳呛痰少，质黏，烦热口干。舌红苔剥，脉细兼数。

治法：益气养阴润肺。

例方：生脉饮加减。本方益气养阴，用于肺气阴亏耗之证。

常用药：人参、黄芪、白术补肺益气；麦冬、生地、熟地滋养肺阴；五味子益气敛肺；紫菀、百部、桑白皮化痰清热利肺。

肺阴虚甚，舌红少苔，口干咽燥，加沙参、玉竹、百合等。

（二）实证

1. 风寒束肺

恶寒发热，无汗，头痛，肢节酸楚，鼻塞流涕，或咳嗽频频，气急喘促，咳痰稀白，痰黏量多。舌苔薄白，脉浮而紧。

治法：疏风宣肺散寒。

例方：三拗汤、麻黄汤加减。两方均有宣肺解表、止咳化痰功能，适用于风寒束表、肺气失宣的病证。前方作用较弱，用于风寒轻证；后方散寒作用强，用于风寒重证。

常用药：麻黄、桂枝、苏叶、生姜宣肺解表散寒；半夏、陈皮、桔梗、枳壳止咳平喘，化痰理气；前胡、杏仁、甘草宣肺止咳化痰。

如表寒重，恶寒无汗而不发热者，加重麻黄、桂枝用量；鼻塞流涕较著，加荆芥、防风、苍耳子；喉中痰鸣有声，喘哮发作，加苏子、莱菔子、五味子、细辛；咳声嘶哑或失音者，加蝉衣、胖大海等。

2. 风热袭肺

恶风，发热汗出，鼻流浊涕，咳声洪亮，咳痰黄稠，大便干结，小便黄赤。舌苔薄黄，脉浮数。

治法：疏风清热肃肺。

例方：桑菊饮、银翘散加减。两方共具辛凉解表、轻清宣肺的功能，适用于风热袭肺，肺失清肃之病证。前方善于疏散风热，宣肺止咳；后方则重在清热解毒。

常用药：桑叶、菊花疏散风热；银花、连翘清热解毒；前胡、桔梗、象贝母、牛蒡子宣肺化痰；黄芩、石膏清泄肺热。

如表寒未解，入里化热，可加麻黄、石膏，清宣并用；热邪伤津，口干舌红，加天花粉、芦根，清热生津。

3. 风燥伤肺

咳嗽痰少，或带血丝，咳时胸部隐痛，口干而渴，唇燥咽痛。舌质红，脉细数。多发于秋季。

治法：疏风清肺润燥。

例方：清燥救肺汤加减。本方清燥润肺，生津止渴，适用于燥邪伤肺，肺津不足之病证。

常用药：桑叶、石膏轻宣肺热；阿胶、麻仁养阴润肺；太子参、甘草益气生津；杏仁、枇杷叶止咳化痰下气。

如津伤较甚者，配麦冬、玉竹滋养肺阴；热重者酌加石膏、知母清肺泄热；痰中夹血配白茅根清热止血。

4. 痰湿蕴肺

咳嗽反复发作，痰黏色白，稠厚量多，或胸闷气短。舌苔浊腻，脉濡缓或濡滑。

治法：健脾燥湿化痰。

例方：二陈汤加减。本方功能燥湿化痰，理气健脾，适用于痰湿蕴肺，肺气上逆之病证。

常用药：姜半夏、陈皮燥湿化痰，和胃止呕；川朴、苍术健脾燥湿，理气化痰；茯苓、甘草健脾利湿，和中化痰。

若咳嗽气喘，喉中痰鸣，脘痞苔腻者，加苏子、白芥子、莱菔子化痰降气；伴见脾气虚弱者，伍以党参健脾，亦可用六君子汤加味。

5. 痰热郁肺

咳嗽气粗，痰黄质稠量多，咯吐不爽，或有腥味，或吐血痰，胸胁胀满，咳时痛著，或有身热，口干欲饮。舌苔薄黄而腻，脉滑数。

治法：清热化痰肃肺。

例方：清金化痰汤加减。本方功能清热生津，肃肺化痰，适用于痰热壅肺，肺失肃降之病证。

常用药：黄芩、山栀清泄肺热；麦冬、知母清热生津；桑皮、瓜蒌仁泻肺化痰；大贝母、橘红、桔梗、甘草化痰止咳。

若热伤血络，咳血者，可加丹皮、茜根、茅根以凉血止血；如阴伤口渴者，可配北沙参、天花粉以养阴生津。

6. 气火犯肺

咳呛气逆，甚则咳血，面赤咽干，常感痰滞咽喉，咯之难出，胸胁胀痛，口干且苦。舌苔薄黄少津，脉弦数。

治法：清肺降火平肝。

例方：泻白散加减。本方功能泻肺清热，降火止咳，适用于肝火犯肺，肺失清肃之病证。

常用药：桑白皮润肺清热，下气止咳；地骨皮、黄芩、知母清肺中伏火；生甘草清热润肺止咳。

咳而气逆者，加金沸草、苏子、枇杷叶降气止咳；痰黏难咯，加瓜蒌、川贝母、黛蛤散清金化痰；伴咳血者，加黛蛤散、丹皮炭、黑山栀清热止血；气火耗灼肺阴者，加北沙参、麦冬、天花粉养阴生津。

7. 寒饮伏肺

咳嗽气喘，喉中痰鸣，咳痰稀薄多沫，胸闷气短，形寒怕冷。舌苔白滑，脉沉弦或沉紧。

治法：温肺化饮。适用于寒饮停肺，肺气不利之病证。

例方：小青龙汤加减。本方功能解表化饮，止咳平喘。

常用药：麻黄、桂枝发汗解表，止咳平喘；半夏、干姜、细辛温中化饮，散寒降逆；五味子敛肺止咳。

若喘息不得卧，配白芥子、葶苈子泻肺；饮邪化热，咳而烦躁，配生石膏清热化饮。

8. 痰瘀阻肺

咳嗽痰多，色白或黄，质稠，喉间痰鸣，喘息不能平卧，胸部膨满，憋闷如塞，面色灰白而暗，心悸不宁，唇甲紫绀。舌质暗或暗紫，苔腻或浊腻，脉结滑。

治法：涤痰祛瘀，泻肺平喘。

例方：《千金》苇茎汤合桃仁红花煎加减。《千金》苇茎汤功能清热泄浊，通瘀和络，用于热壅络瘀，痰阻于肺等病证；桃仁红花煎功能活血理气，行瘀通络，用于气滞血瘀，阻于心肺等病证。

常用药：芦根、苡仁、冬瓜仁、黄芩、鱼腥草、半夏化痰泄浊；桑白皮、葶苈子清热泻肺；桃仁、红花、川芎、赤芍、当归活血化瘀。

若腑气不利，大便不畅者，加大黄、厚朴通腑泄壅。

（三）兼证

1. 肺脾气虚

咳嗽日久，气短，痰多稀白，面色㿠白，倦怠无力，食少腹胀，大便溏，甚则面浮足肿。舌苔淡白，脉细软。

治法：补肺健脾益气。

例方：参苓白术散加减。本方补益肺脾之气，健脾渗湿，用于肺脾气虚，湿痰内蕴之证。

常用药：党参、白术、山药、白扁豆、炙甘草健脾补肺；茯苓、苡仁健脾利湿；陈皮、半夏、木香健脾行气化湿。

气虚痰湿偏盛，咳痰量多色白，加炙苏子、莱菔子、白芥子；气虚及阳，畏寒怯冷，尿少肢肿，加附子、干姜、桂枝、泽泻。

2. 肺肾阴虚

咳嗽气逆，动则气促，反复咳血，失音，口干，潮热，盗汗，遗精，腰酸腿软，形瘦。舌质红，脉细数。

治法：滋养肺肾，清降虚热。

例方：百合固金汤。本方滋养肺肾之阴而清虚热，用于肺肾阴虚，虚火妄动等病证。

常用药：百合、麦冬、玄参、生地、熟地滋补肺肾而生津；鳖甲、知母滋阴清热；秦艽、银柴胡、地骨皮清热除蒸。

肾阴虚明显，目糊，眩晕，加枸杞子、北沙参；阴虚阳亢，头目昏眩而肢颤，加天麻、钩藤、珍珠母。

【临证备要】

1. 肺主气，药宜轻，味宜辛。清·吴鞠通《温病条辨》说："治上焦如羽，非轻不举。"故选方用药宜轻扬而忌重浊，多用苦甘辛平肃降肺气，或用苦辛温开肺气，或用微辛而酸以敛肺气，一般不用血分药。倘肺气虚而不能摄纳，则又当佐以和营养血之品，有利于肺气之肃降。如痰浊夹有瘀血阻滞，苔腻舌紫，则当使用化痰祛瘀之法。

2. 由于肺主皮毛而开窍于鼻，因此皮肤干燥，或痛或痒，或麻木不仁，或风疹瘙痒，甚至皮肤变硬等症，辨治均可参用宣肺润降之品。经常鼻塞流涕或鼻孔干燥、衄血等，也可参用清肺气、养肺阴之类药物。

3. 肺与大肠相表里，临床治疗肺经实热证，可以通过泻下通腑法，使肺热下行。若因肺虚不能布津，大肠失润，燥屎干结难行者，当于润肠通腑药中，增入开提肺气之品，使肠润便通。

4. 它脏病及肺者，或肺病及它脏者，应重视其他脏腑的治疗。如肺实火证，出现气火咳逆时，可用泻肝而达到清肺的目的；肺气虚弱之久咳、痰多、纳差者，可用培土生金法健脾以补肺。若外感风邪，肺气不宣，不能通调水道，肺病及肾，开阖不利而成风水证者，治当宣肺利水，犹如提壶揭盖，使小便畅而浮肿消。

心

心居胸中，心包围护其外，为五脏六腑之大主，人体生命活动的中心。心主血脉，藏神，心不受邪，外邪入侵，多为心包所受，而本脏之病，多起于内伤。

【藏象与病能】

一、主血脉

《素问·痿论》云："心主身之血脉。"心是血液运行的动力，脉为血液循行的隧道，营血行于脉道之中，全赖心气心阳的推动，使之周流全身，濡养机体。心病则可致血脉运行失畅，气血瘀阻，而出现心悸、怔忡、真心痛等。心主血脉的另一个表现为"其华在面"，故当心血不足时，则面白少华。又《素问·宣明五气》云："五脏化五液，心为汗。"汗液的生成源于津液，且与血液的蒸化有关。故汗出过多，每易耗伤心的营血。

二、藏神

《素问·调经论》云："心藏神。"《素问·灵兰秘典论》云："心者，君主之官也，神明出焉。"说明心是人体生命活动的中心，主宰人的精神意识和思维活动。在正常情况下，心的气血旺盛，则精力充沛，思维敏捷；若心有病变时，则可导致精神神志异常，而出现失眠、健忘、昏迷、癫狂、痫、厥等病证，同时也可引起其他脏腑功能活动的紊乱。

三、开窍于舌

《素问·阴阳应象大论》云："心主舌。"《灵枢·经脉》云："手少阴之别……入于心中，系舌本。"舌为心之苗，故心病可反映在舌体和舌功能的异常。如舌色淡白无华、红绛少津、紫瘀不泽等变化，或舌体强硬、口舌糜烂肿痛等症，均与心的病变有关。

附：心包络

心包络相当于膻中，张琦《素问释义》云："膻中即心包络，为心主之宫城也。"其功能活动是"臣使之官"而主"喜乐"，亦是外邪侵犯心脏的卫外防线，犹如心脏的屏障，故《灵枢·邪客》云："诸邪之在于心者，皆在于心之包络。"

【辨证论治】

一、辨证原则

心病的辨证应分虚实。虚证有阳虚（包括气虚）和阴虚（包括血虚）两类，亦可阴阳两虚并见。实证为痰、火、水饮、瘀血等病邪的阻滞，也可相兼为病。

二、辨主症

1. 辨心悸、怔忡

两者均指心慌、心中悸动的症状，是"心脏之气不得其正"所致。辨证当分虚实。虚证由气血阴阳亏虚，不能濡养心脏，而致心神失宁。实证多因痰火、水饮、血瘀等邪导致心神不安。

2. 辨真心痛

《灵枢·厥病》云："真心痛，手足清至节，心痛甚，旦发夕死。"说明真心痛是一个严重的病证。此证由气血瘀滞，心脉痹阻不通所致，病理性质多属本虚标实，但以实证为主。临床应辨清寒邪、痰浊、瘀滞、阳虚的不同。

3. 辨昏迷、虚脱

昏迷是指意识消失，神志不清的症状，多属邪实闭证，可见于温热病、真心痛等疾患的严重阶段，临床应辨清热闭、痰闭、寒闭。虚脱表现为神志烦躁不安而意识尚清，面色苍白，四肢逆冷，大汗淋漓，呼吸短促，甚者神志昏昧不清，脉细微欲绝，多为阴阳衰竭，尤以亡阳为主。

4. 辨水肿

由于心阳不振，而致脾失转输，肾失蒸化，气不化水，水液内停而为饮，或泛溢于肢体形成水肿，其肿以下肢为甚，并可延及腹部，甚至全身皆肿，面唇紫绀，颈脉动，胸闷心慌，短气不足以息。

5. 辨失眠、健忘

两症常相兼见，多因心脾两虚，心肾不交，或痰热上扰，导致阳不能入于阴。

三、治疗原则

虚证分别用温阳、补气、滋阴、养血法。实证宜予清火、涤痰、化饮、行瘀法。若热陷心包者，当清心开窍。心神不安者，宜镇心安神。虚实夹杂者，又需兼顾调治。

四、证治分类

（一）虚证

1. 心气虚

心悸气短，动则为甚，自汗，面色㿠白，神疲乏力，胸部闷痛。舌淡红，苔薄白，脉细弱。

治法：益气养心。

例方：养心汤加减。本方功能益气宁心，养血安神，适用于心气不足，心神失养之病证。

常用药：黄芪、党参、茯苓、炙甘草补益心气；当归、丹参、红花、川芎活血通脉；枣仁、柏子仁、五味子、茯神养心宁神；陈皮调中健脾。

若心肾气虚，动则短气喘促，加紫石英、五味子兼纳肾气。

2. 心阳虚

心悸而有空虚感，惕然而动，喘促阵发，面浮肢肿，形寒肢冷，或心痛暴作，脉来迟弱或结代。若阳虚欲脱，则可出现面色苍白，唇青肢厥，甚或汗出，脉沉微细欲绝等危候。

治法：温补心阳。

例方：参附汤、四逆汤加减。两方共具回阳救逆功能，适用于心阳衰弱及心阳欲脱之危重证。参附汤治气随阳脱，重在回阳益气，以汗多脉微，心阳欲脱者为宜；而四逆汤重在回阳救逆，以四肢厥冷，阳脱者为宜。

常用药：附子、肉桂温补心阳；人参、黄芪、白术、炙甘草补益心气，以宁心神。

出现心阳欲脱者，急用参附、四逆合方，并加龙骨、牡蛎、山萸肉以回阳益气，救逆固脱；若因阴竭阳亡，酌配麦冬、五味子救阴以扶阳。

3. 心血虚

心悸怔忡，虽静卧亦不减轻，健忘，失眠多梦，面色㿠白无华，头昏目眩，神疲乏力。舌质淡红，脉细弱或结代。

治法：养血宁心。

例方：归脾汤加减。本方功用健脾益气，养血宁心，适用于心脾两虚或心血不足，血不养心等病证。

常用药：当归、白芍、熟地、桂圆肉补血养心；党参、黄芪、白术益气生血；远志、枣仁养心安神；木香理气醒脾。

如不寐较重者，酌加五味子、柏子仁，有助养心宁神，或加合欢花、夜交藤、龙骨、牡蛎，以镇静安神。

4. 心阴虚

悸烦不宁，寐少梦多，惊惕不安，口干舌燥，或舌疮频发，面赤升火，手足心热，盗汗。舌红少苔，脉来细数。

治法：滋养心阴。

例方：天王补心丹加减。本方功能滋阴清热，养心安神，适用于心阴不足，阴虚火旺，心神不宁等病证。

常用药：天冬、麦冬、玉竹滋养心阴；玄参、生地滋肾养心；丹参、当归补血养心；远志、柏子仁养心宁神；枣仁、五味子敛心气，宁心神。

若心火偏旺，心烦不寐，口舌生疮者，加黄连、山栀清心泄热；伴肾阴虚，腰酸耳鸣，咽燥者，加首乌、枸杞、龟板、鳖甲滋养肾阴以济心阴。

（二）实证

1. 心火炽盛

心悸阵作，烦热躁动不安，寐多噩梦，面赤目红，口干苦，喜凉饮，口舌糜烂肿痛，小便黄赤灼热。舌尖红绛，苔黄或起芒刺，脉数有力。

治法：清心泻火。

例方：朱砂安神丸、导赤散加减。朱砂安神丸功能镇心安神，养阴清热，用于阴虚火旺之心悸、失眠等症。导赤散功能清心泻火，导热下行，用于心火上炎之心烦、舌糜、尿赤热等症。

常用药：黄连、山栀、竹叶、木通等清心泻火；朱砂镇心安神；当归、生地补养阴血；甘草梢清热泻火，导热下行。

心神不安，心悸甚者，加珍珠母、龙齿镇心安神；火郁伤阴者，伍滋养心阴药；火盛灼津成痰者，当配温胆汤以化痰宁心。

2. 痰浊闭阻

胸中窒闷而痛，或胸痛放射至肩背，咳喘，痰多，气短，形体偏胖。舌苔浊腻，脉滑。

治法：通阳泄浊，豁痰开窍。

例方：瓜蒌薤白半夏汤加味。瓜蒌薤白半夏汤功能开胸化痰，降逆通阳，适用于痰浊壅阻之胸闷痛、气短、喘促等症。

本方如再加入干姜、陈皮、白蔻仁等以通阳豁痰，温中理气，则效果更佳。如兼见瘀血，可加当归、赤芍、川芎、红花等活血祛瘀之品。

3. 痰迷心窍

神志呆钝，表性淡漠，或神识失常，胡言乱语，哭笑无常，或呈现一时性昏厥，甚或昏迷。舌苔腻或黄腻，脉弦滑。

治法：豁痰开窍。

例方：温胆汤加减。本方功能清热化痰，和中除烦，用于痰热扰心之心惊、烦躁、失寐等症。

常用药：郁金、黄连、竹茹清化痰热；竹沥、半夏、胆星、远志、石菖蒲豁痰开窍；茯苓、陈皮理气化痰。

若痰热内盛，舌苔黄腻，大便秘结，加礞石、大黄下其痰火。痰浊闭窍，神识不清者，宜加服苏合香丸。

4. 心血瘀阻

心悸，胸闷而痛，多为钝痛或绞痛，痛引肩背及臂臑内侧，口唇及指甲紫绀。舌质暗红，或见紫斑点，脉细涩，或三五不调，或促结。

治法：活血通脉。

例方：血府逐瘀汤加减。本方功能活血通脉，理气通络，适用于心血瘀阻，心脉不畅等病证。

常用药：当归、丹参、川芎养血和络；红花、桃仁化瘀通络；郁金、枳壳、沉香行气活血。

心神不安，心悸甚者，加珍珠母、龙齿镇心安神。

5. 水饮凌心

心悸，眩晕，胸闷，肢冷，尿少，下肢浮肿，咳喘，恶心吐涎。舌苔白滑，脉弦滑。

治法：化饮（利水）宁心。

例方：苓桂术甘汤加味。本方功能温阳化饮利水，适用于水饮凌心，心阳不振等病证。

常用药：桂枝、干姜温阳化饮；茯苓、白术、泽泻健脾利水；红花、丹参、泽兰活血化瘀以助行水；半夏、甘草化痰和中。

水肿甚，小便短少者，加附子、黄芪、党参温阳益气利水。水饮去后，用温补心阳、健脾益肾等法，从本图治。

6. 热陷心包

高热烦躁，神昏谵语，直视狂乱，面赤，斑疹，口渴。舌质红绛，苔黄，脉数。

治法：清心开窍。

例方：安宫牛黄丸。本方清热解毒开窍，适用于高热昏迷、神识不清等温热邪入心包的病证。

常用药：黄连、山栀、银花、连翘、大青叶清热解毒；生地、玄参、丹皮、麦冬养阴清热。

如有抽搐，可加全蝎、蜈蚣、僵蚕；痰多者，可加竹沥、天竺黄、胆南星；如痰多昏睡者，可加郁金、菖蒲以增强豁痰透窍之力。

（三）兼证

1. 心脾两虚

心悸气短，头昏目眩，睡眠不熟或失眠，面色萎黄，精神疲倦，饮食减少，大便或溏，妇女月经不调。舌苔薄白，质淡红，脉细。

治法：补益心脾。

例方：归脾汤加减。本方益气养血，用于心脾气血两虚之证。

常用药：当归、熟地、白芍补血养心；党参、茯苓、黄芪、白术益气补血；远志、酸枣仁养心安神；木香、香附理气醒脾。

气虚血少，血不养心，心动悸，脉结代，可用炙甘草汤加减；血虚阴伤，心悸，虚烦不寐，舌红口干，可加生地、麦冬、五味子。

2. 心肾不交

心悸健忘，虚烦少寐，颧红面赤，头晕目花，耳鸣，梦遗，腰腿酸软，口干。舌质红，脉细数。

治法：交通心肾。

例方：交泰丸加味。本方交通心肾，用于心肾失交，阴阳失调之证。

常用药：黄连、山栀、知母清泄心火；生地、玄参、麦冬、杞子滋阴以清热。

心神不宁，心悸不寐，加朱茯神、磁石、龙骨、牡蛎镇心安神；相火偏旺，加黄柏、地骨皮清泄郁热。

【临证备要】

1. 注意心之气血阴阳虚弱的侧重。心气虚与心阳虚的区别：在其发生和发展过程中，两证虽有区别，仍亦有一定的联系。如心气虚日久，可发展为心阳虚；而心阳虚必兼有心气虚的表现。故心气虚病轻而势缓，心阳虚则病重而势急。心血虚与心阴虚的区别：心阴虚可包括心血虚，心血虚进一步发展耗伤心阴，可成为心阴虚。心血虚一般无热象，常与脾虚证并见，故又称为心脾两虚。心阴虚大多兼有热象，每影响肝肾之阴，而出现阴虚内热证。故心阴虚比心血虚病情深重，累及脏腑较多。

2. 注意证与证之间的转化与合病。心系病证除了虚实之间的转化外，实证之痰、火、瘀，虚证之气血阴阳亏虚，均可相互兼夹与转化。如火盛灼津为痰，则痰火互结；痰浊久留，气滞血瘀，则痰瘀又每互兼；心阳虚弱与水饮凌心可互为因果；心阴虚又可与痰火扰心相兼同病。气血阴阳的不足亦常同时并见。因而在治疗上应予兼顾。若气血阴阳俱虚者，应调和阴阳，培补气血，如炙甘草汤、十全大补汤等均可随证选用。心血瘀阻证伴有气滞者，适当加行气药；夹有痰浊者，需伍以通阳泄浊化痰之品等。

3. 注意心与其他脏腑之间的关系。在辨清心系病证的同时，还需注意心与其他脏腑之间的关系。如心脾同病，可表现为心脾气血两虚；心肾同病可表现为心肾阳虚、心肾阴虚、心肾不交。心火亢盛者每易引动肝火上亢，表现为心肝火旺；心血瘀阻者与肺的治节有关，可表现为心肺同病等。在选方用药时应统筹兼顾。

4. 酌配安神之品。心藏神，心病则心神不宁，故心系病证一般可加入宁心安神之品。虚证可佐养心安神之品如酸枣仁、柏子仁、茯神等，或参入酸枣仁汤意；实证均可加入重镇安神之品，如龙骨、牡蛎、磁石等。

5. 注意心系病的危重证候。心阳虚或阴伤及阳者，可导致心阳浮越，发生心阳欲脱之变。心血瘀阻证，若猝感寒邪，寒瘀闭阻心窍，可以骤然发生真心痛或心阳暴脱的险证。再如痰火闭心证，若病情进一步加重，则可出现内闭外脱的危候。

脾

脾为后天之本，气血津液生化之源，其特性是喜燥恶湿。脾病运化不健，则湿蕴不化，故脾病多与湿有关。

【藏象与病能】

一、主运化

所谓"运化"，是指脾有转输和消化吸收的功能。其具体可分为运化水谷和运化水湿两个方面。

1. 运化水谷

指对饮食物的消化和吸收。饮食入胃必须依赖脾的运化，将水谷精微转化为气血津液，转输供养全身。如《素问·厥论》说："脾为胃行其津液者也。"若脾失健运，则消化吸收功能失调，出现食欲不振，腹胀便溏，形体消瘦，倦怠无力等症。

2. 运化水湿

又称运化水液，指脾将水谷中多余的水分转输到肺肾，通过肺肾的气化功能，化为汗和尿而排泄于体外。若脾之运化失司，就会导致水液内停，形成湿、痰、饮等病理产物，甚至发生水肿。

二、主升清

"升"指上升，是脾气运动的特点；"清"是水谷精微和营养物质。所谓"升清"，是指脾能将水谷精微营养物质吸收后上输心肺，濡养脏腑经脉、四肢百骸。若脾虚不能升清，水谷精微失于输化，则气血乏源，产生头昏、神疲、乏力、腹胀、便溏，甚至发生内脏下垂、脱肛等症。

三、统血

脾有统摄血液的功能，能使血行脉道之中。《难经·二十四难》云："脾裹血，温五脏。"就是指脾主统血的功能。若脾气虚弱，统摄失常，可以导致出血，如便血、血尿、崩漏、紫癜等。

四、合肌肉，主四肢

脾为气血生化之源。人体的肌肉组织、四肢都要依靠气血的濡养，才能使肌肉丰满，四肢活动有力，身体健壮。若脾的运化功能障碍，气血化源不足，则肌肉瘦削，软弱无力，肢体倦怠，甚则发生痿软不用等症。

五、开窍于口，其华在唇

《灵枢·脉度》说："脾气通于口，脾和则口能知五味也。"脾的功能正常，则口味正常，食欲旺盛；反之，脾虚气弱，则口中乏味，食欲减退，甚或不思谷味。若脾经湿热交蒸，则口舌生疮，或口甜口黏。其华在唇者，脾气旺盛，气血充足，唇色红润，反之，则唇淡无华。

【辨证论治】

一、辨证原则

脾病辨证有虚、实、寒、热的不同。虚证，主要有脾气虚、脾阳虚；实证有寒湿困脾、湿热蕴脾等。脾与湿的关系非常密切，脾虚可以生湿，湿盛可以导致脾虚，而为本虚标实之证。

二、辨主症

1. 辨泄泻

症见大便次数增多，粪质稀薄，甚或泻如水状。病机为脾运不健，肠腑传导失常。病程有久暴之分，性质有虚实之别。急性暴泻多因湿盛伤脾，或食滞内停，伤及脾胃，水谷清浊难分，病属实证。慢性久泻多为脾虚生湿，健运无权，或在脾虚基础上肝气乘脾，或肾阳虚不能暖脾，难以腐熟水谷，病属虚证，或虚实夹杂。

2. 辨脘腹痛

腹痛虽有虚实两类，但总以实证居多。实证病因为寒邪、湿热、积滞，导致腑气通降不利，气血运行受阻，腹痛来势急剧，痛时拒按；虚证则以脏气虚寒，气血不能温养所致，腹部绵绵作痛，痛时喜按。

3. 辨便秘

便秘由脾胃肠腑功能失常引起。其病机或为脾胃燥热内结，或为气滞不行，或为气虚传送无力，或为血虚肠道失濡，或为脾阳虚而阴寒凝结等。

三、治疗原则

虚证可用温中祛寒、补中益气法；实证宜用清化湿热或温化寒湿法；若虚实夹杂，又当祛邪与补脾兼顾。

四、证治分类

（一）虚证

1. 脾阳虚衰

面色苍白，畏寒肢凉，腹胀有冷感，或泛吐清水，胃纳不佳，或纳后不易消化，喜热饮，大便溏薄，小便清长。舌淡苔白，脉来沉细。

治法：温中健脾。

例方：理中汤加减。本方功能温中祛寒，补气健脾，适用于脾阳虚而运化失健的病证。

常用药：干姜温中祛寒；党参补脾益气；白术、茯苓健脾渗湿；甘草益气和中，调和诸药。

若形寒肢冷，腹部冷痛者，加熟附子、肉桂振奋脾阳；肿甚尿少，再加桂枝、泽泻、车前子通阳利水消肿；腹泻日久，出现心烦少寐者，加川连、肉桂；腹部胀满者，加枳实、大腹皮消导行气。

2. 脾气不足

面色萎黄，少气懒言，纳少便溏，久泻脱肛，四肢乏力，肌肉痿瘦，脘腹腰胯坠胀，或齿衄、吐血、便血，妇女月经过多，白带清稀，小便淋沥不尽，或尿混浊如米泔水。舌质淡，脉濡弱。

治法：补中益气。

例方：补中益气汤加减。本方功能健补脾胃，升阳益气，适用于中气不足，气虚下陷的病证。

常用药：黄芪、党参、甘草补气培中；白术健脾；当归养血；陈皮理气；升麻、柴胡升举清阳。

黎明洞泻，火不生土者，加补骨脂、五味子、熟附子温肾暖土；脾不统血而致出血，皮肤有紫癜者，加熟地、阿胶、仙鹤草养血止血；若脾阴虚或气阴两虚，则当取用甘淡补脾法，方用参苓白术散加减。

（二）实证

1. 寒湿困脾

胸闷口黏，纳谷不馨，脘腹痞胀，头昏身倦，泛恶呕吐，大便溏薄，皮肤晦暗发黄，四肢浮肿，小便短少。苔薄腻，脉濡滑。

治法：燥湿运脾。

例方：胃苓汤加减。本方功能燥湿运脾，通阳利水，适用于寒湿困脾，脾运不健的病证。

常用药：苍术、白术燥湿运脾；厚朴、陈皮除湿散满，理气化滞；猪苓、茯苓、泽泻甘淡渗湿，通利小便；桂枝温阳化气而利小便。

若寒湿较甚，腹痛，水泻频剧，可加藿香、草果、干姜温脾燥湿祛寒；如浮肿尿少，加大腹皮、生姜皮、生苡仁等渗湿利水消肿。

2. 湿热蕴脾

肌肤黄染如橘色，两胁及脘腹作胀，食少厌油，恶心呕吐，口干苦，大便秘结，或便溏不爽，小便黄赤短少，或有发热。舌红，苔黄腻，脉濡数。

治法：清利湿热。

例方：茵陈蒿汤合四苓散加减。两方均有清利湿热功能，适用于湿热蕴脾，健运无权，熏蒸肌肤，发为黄疸的病证。但前方兼有通腑退黄作用，后方则以淡渗利湿为长。

常用药：茵陈、山栀清利湿热，消退黄疸；大黄通泻瘀热而疏利胆道；白术、泽泻、猪苓、茯苓渗湿而利小便。

若湿盛，胃气上逆，呕恶频作者，酌加藿香、佩兰、半夏、陈皮、竹茹等芳香化浊，和胃降逆。

（三）兼证

1. 脾肾阳虚

面色苍白，神倦，少气懒言，形寒肢冷，喜温，大便溏泻或黎明即泻，腹痛，下肢浮肿，或有腹水。舌苔淡白，脉沉迟而细。

治法：温补脾肾。

例方：附子理中汤加减。本方健脾温肾，用于脾肾阳虚，腹痛泄泻，肢冷，便溏等症。

常用药：附子、干姜、肉桂温补脾肾之阳；白术、党参、甘草健脾益气；仙灵脾、补骨脂温肾。

脾虚气陷，久泻，脱肛，加黄芪、升麻、葛根益气升清；阳虚饮停，尿少，肢肿，加泽泻、茯苓利水渗湿。

2. 肝脾不和

胁胀或痛，纳少，嗳气，腹部胀满，肠鸣，泄泻，矢气多，性情急躁。苔薄白，脉弦细。

治法：疏肝健脾。

例方：逍遥散加减。

常用药：柴胡、枳壳、木香、香附疏肝理气；白术、陈皮、茯苓健脾益气；当归、生地养阴和血。

肝气犯胃，胃痛，呕逆，加延胡索、川楝子理气止痛；肠鸣，腹痛泄泻，泄后痛减，加防风、白芍抑肝扶脾。

3. 脾胃不和

胃脘部饱闷发胀，隐痛，食少，食后不易消化，嗳气，甚则呕吐，腹胀，大便溏薄。舌苔薄白，脉细。

治法：健脾和胃。

例方：香砂六君子汤加减。本方益气运中，调和脾胃，用于脾运失健，胃失和降等病证。

常用药：党参、白术、茯苓补脾益气；陈皮、半夏燥湿健脾；木香、佛手和胃理气。

食滞胃脘，加山楂、神曲、鸡内金；脾虚明显，气短倦怠，加黄芪补气。

【临证备要】

1. 脾胃同居中焦，以膜相连，互为表里。在生理功能上，脾主运，胃主纳；脾主升，胃主降，两者相辅相成，共同维持人体正常的消化吸收及排泄功能。在病理情况下，脾胃常常同病。一般来说，脾病多虚多寒，胃病多实多热，古人曾概括为"实则阳明，虚则太阴"。治疗上应注意"脾宜升则健，胃宜降则和"，以及治脾毋忘调胃、治胃毋忘健脾的原则。

2. 脾病多湿，常参入祛湿之法。脾为湿土，喜燥恶湿。湿盛可以导致脾虚，脾虚也可以生湿，往往互为因果。脾虚失运，水湿内留，多属本虚标实之证。本虚为主者，治多健脾，佐以化湿；标实为主者，则应以祛湿为主，兼以运脾。

3. 脾病亦可导致气滞。脾失健运，往往影响气机的升降，出现腹胀、纳少等脾气壅阻之证。在治疗中，应配合使用理气消导法，有助于脾的健运。

4. 脾阴不足，当予滋润。脾虚一般以气虚、阳虚为多，但亦可出现阴虚证。如面白颧红，虚烦，口干，唇红，厌食不饥，或能食而不运，大便干结或泻下如酱，黏滞不爽，腹胀隐痛，口舌生糜，舌干红，苔少无津，脉细数无力等，当予甘润养阴，以参苓白术散、麦门冬汤加减，可适当重用甘草，即"甘守津还"之意。但注意养阴不可过于滋腻，或酌配甘淡实脾之品，如白扁豆、苡仁、白术等。

5. 脾的病变不但与胃肠有关，和其他脏腑亦有联系。如脾病久而不愈，常可影响其他脏腑，它脏有病亦会影响及脾，常见的有脾胃、脾肾、肝脾、心脾、肺脾同病等，通过治脾或治它脏，均有利于疾病的恢复。

肝

肝为刚脏，体阴用阳，喜条达而恶抑郁，郁则化火、生风，故肝病以阳亢为多见；且其性易动而难静，病即延及它脏，故曰："肝为五脏之贼。"为病最杂而治法最广。

【藏象与病能】

一、主疏泄

肝主疏泄，表现有三：一指肝具有调畅气机的功能。疏泄正常时，气血调畅，经络通利。若疏泄功能失常，可使肝气郁结，胁肋胀痛；或因疏泄升发太过，而致肝阳偏亢，头胀，目赤，易怒。二指肝有疏土助运的功能。肝气能助胆汁泄注于胃肠而促进脾胃的消化。若疏泄失常，肝木乘土，则脾胃运化不健。三指肝有调节情志活动的功能。疏泄功能正常，则心情爽朗，精神愉快，思维敏捷。若疏泄失常，则性情急躁，或优柔寡断，甚则发生脏躁、郁证、癫狂等疾患。此外，妇女的月经与孕育，也与肝气之疏泄功能有关，故有"女子以肝为先天"之说。

二、藏血，主筋

肝有储藏血液和调节血量的功能。肝藏血，有利于维持人体阴阳的平衡，使肝气冲和条达，勿使过亢而升腾。且肝对人体血量的调节起着重要作用。《素问·五脏生成》云："人卧则血藏于肝。"王冰解释说："肝藏血，心行之，人动则血行于诸筋，人静则血归于肝脏。"若肝的藏血功能失常，就会出现血虚证候。如肝血不足，不能上注于目，则目涩眼花；血不养筋，则肢体拘挛或麻木；冲任失养，则月经量少、延期、经闭。

肝主筋，是指筋脉有赖肝血的濡养才能主持全身关节的屈伸转侧活动，故筋与肝密切相关。若肝血虚不能养筋，则发生肢体麻木，手足震颤，甚则瘈疭。

三、开窍于目

肝的经脉上连目系，故目的视力有赖于肝的疏泄和肝血的濡养。故《灵枢·脉度》云："肝气通于目，肝和则目能辨五色矣。"若肝血不足，则泪少，两目干涩，视物不清，甚或夜盲；肝经风火上扰，则目赤痒痛，羞明流泪；肝阳上亢，则头晕目眩；肝风内动，则目睛上视。

四、藏魂，主谋虑

《灵枢·本神》云："随神往来者，谓之魂。"魂是精神活动的一部分。魂以血为其物质基础，故《灵枢·本神》云："肝藏血，血舍魂。"若肝血不足，营血亏损，则魂不守舍，从而发生惊骇多梦、睡眠不安等症状。

谋虑也属于精神意识活动的范畴，为肝所主。肝主谋虑，胆主决断，肝谋胆断，则筹划周全。若过于谋虑，损伤肝体，影响肝用，则出现精神抑郁，优柔寡断。

【辨证论治】

一、辨证原则

肝脏病证，可分为虚证和实证两大类。实证有肝气郁结、肝火上炎、肝风内动；虚证有肝阴（血）不足、血燥生风等证；兼证有肝肾阴虚、心肝火旺、肝胃不和等。

二、辨主症

1. 辨头痛

肝病头痛多系内伤，但有虚实之分。实证头痛，多为情志所伤，肝阳亢盛，风阳痰火上扰头目，清阳失展所致，可见头部筋脉跳动，抽掣胀痛，面颧红赤，或伴头眩等症。虚证头痛（或为本虚标实）多为阴血不足，肝失所养，虚阳上扰所致，可见头痛隐隐，缠绵不已，常伴眩晕，目涩畏光，舌红口干等。

2. 辨眩晕

眩晕与头痛常相兼见。头痛的病因有外感和内伤，而眩晕则以内伤为主。临床应分辨虚实。属实者，病程短，呈发作性，易因情志过激而诱发。属虚者，病程长，反复持续发作，烦劳加剧，头昏眩晕，两目干涩，视物模糊。

3. 辨痉、抽搐

痉是以项背强急，四肢抽搐，甚至角弓反张为主症；抽搐，亦称瘈疭，指肢体抽动。瘈为筋脉拘急，疭为筋脉弛纵。抽搐既可单独为病，亦可为痉证症状之一，两者有一定的联系。辨证需分虚实。实证多为热动肝风所致，可见高热神昏，颈项强直，肢体抽动，甚则角弓反张，摇头戴眼等。虚证多为阴虚风动，时时发痉，手足蠕动，或微抽搐，四肢麻木。

4. 辨麻木

麻指皮肤感觉异常，非痛非痒，如虫蚁行，按之不止，搔之愈甚；木指皮肤感觉迟钝或消失，不痛不痒，按之不知，掐之不觉。一般而言，麻属气血不运，木为顽痰死血。若肝血不足，不能濡养筋脉，则肢体麻木；肝风夹痰瘀阻于经脉，则肢体木而不仁。

5. 辨昏厥

昏厥是指猝然昏倒，不省人事的病证。辨证应分虚实。实证多因气血上逆或痰随气升所致，虚证多为气血亏虚不能上承所致。

6. 辨黄疸

黄疸是以面目及全身皮肤发黄为特征，因湿邪阻滞肝胆，胆汁外溢，泛于肌肤所致。可分为阴黄与阳黄两证。阳黄湿热证，肤目鲜黄如橘子色，伴小便黄赤，身热，苔黄腻，脉象濡数；阴黄寒湿证，面目肌肤晦黄如烟熏，身热不著，伴便溏，苔白腻，脉濡缓。

7. 辨胁痛

两胁为肝之分野，故胁痛多属于肝。一般偏于实证为多，有气滞、血瘀、肝火等不同；虚证则为肝阴不足。

8. 辨癥瘕、积聚

癥积是指腹内结块，有形可征，或胀或痛，固定不移的病证。病在血分，皆因气滞血瘀所致。辨证有湿热、寒湿、痰瘀之不同。瘕聚指腹中结块，聚散无常，痛无定处，病属气分，多因肝气郁滞或食滞痰阻所致。

9. 辨鼓胀

鼓胀是以腹大胀满，绷急如鼓，皮色苍黄，脉络显露为特征。多属本虚标实，虚实错杂，标实者当辨气、血、水的偏盛，本虚当辨阴虚与阳虚之不同。

三、治疗原则

实证治宜疏肝理气、清肝泻火、平肝息风；虚证治宜用滋阴潜阳、养血柔肝、养血祛风等法。若兼见它脏症状时，分别标本主次，兼顾治疗。

四、证治分类

（一）实证

1. 肝气郁结

情绪抑郁不畅，胁肋胀痛，甚则涉及腰背肩胛等处，或胸闷，咽部有异物感，嗳气泛恶，纳食减少，或乳房胀痛有核，少腹痛等。舌苔薄白，脉细弦。

治法：疏肝理气。

例方：柴胡疏肝饮加减。本方功能疏肝解郁，理气和络，适用于肝郁气滞之病证。

常用药：柴胡疏肝解郁；枳壳行气消痞；芍药柔肝敛阴；香附、青皮、陈皮、厚朴理气宽中；川楝子、郁金泄肝通络。

若气郁化火者，加黑山栀、黄芩清肝泄热；气滞络阻者配红花、延胡索理气活血通络；夹痰者，加半夏、茯苓、苏梗化痰理气解郁。

2. 肝火上炎

头痛眩晕，额部跳痛，耳鸣，面红目赤，急躁多怒，口干口苦，胁痛如灼，呕吐黄苦水，甚或吐血、衄血，大便干结或秘。舌苔黄，脉弦数。

治法：清肝泻火。

例方：龙胆泻肝汤加减。本方泻肝火，清湿热，适应于肝经湿热壅滞，或肝火上炎等证。

常用药：龙胆草泻肝经实火，除下焦湿热；黄芩、山栀清中上焦火；木通、车前子、泽泻、甘草清利下焦湿热。

肝火上炎，头痛目赤，加夏枯草、苦丁茶、决明子清肝明目；火盛伤阴，酌加生地、当归滋阴养血。

3. 肝风内动

头痛眩晕，痛如抽掣，甚或口眼歪斜，肢麻震颤，或舌强，舌体偏斜抖动，言语不清，甚则猝然昏倒，手足抽搐或拘急。舌红苔薄，脉弦。

治法：平肝潜阳。

例方：天麻钩藤饮加减。本方功能平肝息风潜阳，适用于肝阳亢盛，内风上旋的病证。

常用药：天麻、钩藤、石决明平肝息风潜阳；黄芩、山栀清肝泻火；杜仲、桑寄生滋养肝肾；茯神、夜交藤养心安神；牛膝引药下行，增强其潜阳镇摄之力。

肝风偏盛，头晕目眩明显者，加生龙骨、牡蛎、珍珠母等；风痰入络，口眼抽动，肢麻搐搦者，加全蝎、僵蚕、蜈蚣等搜风祛痰通络。

至于热极生风，证治详见"内风"一节。

（二）虚证

1. 肝阴（血）不足

头痛眩晕，面部烘热，两目干涩，雀目夜盲，肢麻肉瞤，虚烦不寐，口干。舌红少苔，脉细弦。

治法：养血柔肝。

例方：归芍地黄汤加减。本方功能养阴补血柔肝，适用于阴血不足，肝失涵养之病证。

常用药：当归、白芍、枸杞、首乌补养肝血；生熟地、女贞子、墨旱莲滋养肝肾之阴以荣肝体。

兼有气虚者，酌加太子参、炒白术补气健脾；气滞显著者，酌加玫瑰花、佛手、橘叶等理气和络。

2. 血燥生风

皮肤干燥，瘙痒脱屑，瘾疹时发，肢体麻木，甚则爪甲枯槁，毛发脱落。

治法：养血祛风。

例方：当归饮子加减。本方功能养血和营，散风止痒，适用于肝血不足，血燥生风之病证。

常用药：当归、赤白芍养血润燥；生地、麦冬滋肝阴而清肺火；白蒺藜、蝉衣、防风、地肤子散风清热，祛湿止痒；生甘草清热解毒。

毛发脱落较甚，加黑芝麻、胡桃肉、黑豆、制首乌，补养肝肾阴血；头痛久发不已，加蔓荆子、白芷，增强祛风止痛作用。

（三）兼证

1. 肝肾阴虚

眩晕耳鸣，两目干涩，颧红咽干，五心烦热，盗汗，腰膝酸软，或男子梦遗，女子月经不调。舌红少苔，脉细弦数。

治法：滋养肝肾。

例方：杞菊地黄汤加减。本方功能滋养肝肾，平潜虚阳，适应于肝肾阴虚阳亢的病证。

常用药：枸杞、熟地、山萸肉滋补肝肾之阴；菊花平肝息风；丹皮、泽泻、茯苓清利湿热；怀山药脾肾双补，且能调养胃气。

肝阳亢盛者，配石决明、牡蛎平肝潜阳；阴虚者，加首乌、龟板滋养肝肾。

2. 心肝火旺

头痛，面红目赤，胁痛，性情急躁易怒，惊悸少寐，甚则精神失常，狂躁不安，语无伦次。舌尖红，苔黄，脉弦数。

治法：清心泻肝。

例方：龙胆泻肝汤、泻心汤加减。两方皆能清热泻火，用于心肝火旺之证。但前方以清泻肝胆实火为长，用于肝火旺盛，目赤性躁，头痛等症；后方以清心泻火为主，用于心火炽盛，心烦心悸等症。

常用药：龙胆草、山栀、黄芩、黄连清泻心肝之火；泽泻、车前子、木通利湿而引气火下行；生地、当归养阴和血；代赭石、磁石镇心而降逆。

心肝火旺，扰乱神明，狂躁不安，可用生铁落饮镇心泻热清肝；心肝火旺，炼液为痰，舌红苔黄腻，可加陈胆星、竹沥、半夏、郁金清热祛痰；心火移热，口舌生疮而小便短赤，可加竹叶、灯心草、莲子心；火热伤津，口干，加沙参、玄参、天花粉等养阴清热生津。

3. 肝胃不和

胁肋胀痛，脘部满闷隐痛，纳少，嗳气吞酸，呕吐或嘈杂，吐苦水，舌苔薄黄，脉弦。

治法：疏肝和胃理气。

例方：四逆散合左金丸。前方疏肝理气和胃，用于肝气犯胃胁痛、脘痛等症；后方清肝泄热，用于肝郁化热，嗳气吞酸等症。

常用药：柴胡、枳壳、佛手、香附疏肝和胃；青皮、陈皮、厚朴花理气宽中；芍药、甘草柔肝养阴；黄连配吴萸清肝泄热。

4. 土败木贼

腹大胀满，形如蛙腹，撑胀不甚，胸闷纳呆，胁下胀痛，小便短少，大便易溏，或见下肢浮肿。舌质淡，苔白腻，脉沉细弦。

治法：补脾柔肝，行气利水。

例方：归芍六君汤、五苓散加减。前方柔肝健脾，用于肝郁脾虚之胁痛；后方健脾利水，用于脾虚水湿内停，腹大胀满等症。

常用药：当归、白芍补血活血，柔肝缓急；白术、茯苓、党参健脾补虚，使土能制水；厚朴、苍术、陈皮燥湿健脾，湿化水行。

脾阳虚弱，四肢不温，腹胀便溏者，加黄芪、山药、苡仁、制附子、干姜等温补脾气，消胀利水；脘闷纳呆，加砂仁、藿香行气和胃；小便短少，下肢肿甚，加猪苓、泽泻、车前子以利水气；胁下痞块加大黄䗪虫丸化瘀软坚。

【临证备要】

1. 肝为刚脏，性喜升发，临床以实证、热证较多见。至于肝的寒证，多为寒凝厥阴之脉而致少腹冷痛及寒疝，可用暖肝煎、橘核丸加减。它如肝气虚、肝阳虚证，因阳气不足，升发无力，又须用温养法，虽属变治，但不可不知。其中肝阳虚常兼肾阳虚，肝气虚则与肺脾气虚关系密切。

2. 肝气、肝火、肝风三者在病机变化上有密切联系。如病初为肝气郁结，继则郁而化火，发展为肝火上炎；火盛又可生风，发展为肝风内动。在转化过程中每多相互兼夹，临床应掌握主次，随证施治。

3. 肝阳化风和阴虚阳亢的临床表现虽然大致相同，但前者偏于实，治宜平肝息风为主，后者则属本虚标实，以育阴潜阳为宜。盖肝阴虚者，肾水亦亏，肝阳旺者，相火不潜，故常用肝肾并治之法。

4. 肝系病证，在病机发展方面有上升、下注、横窜、侵脾、侮肺等不同。如肝阳偏亢，可上窜清空而为头痛、眩晕，甚则猝中昏倒；肝风、肝气可横窜经络，肢体出现麻木、震颤、抽搐；肝经湿热下注，可发生阴囊湿疹，奇痒难忍，或带下淋浊；肝木克犯脾胃，而为呕呃、腹痛、泄泻；肝火侮肺，发为呛咳、咯血。故诊治肝系病证，应注意整体情况，随证处理。

5. 肝体阴而用阳，气郁每易化火伤阴，阳亢易于动风，故治肝应掌握"理气还防伤阴"之旨，辛燥香窜之品，不宜多用久用，必要时可配合轻清疏透之品，如厚朴花、玫瑰花、月季花、佛手、香橼皮等。

肾

肾为先天之本，肾阴肾阳是其他脏腑阴阳的根本，为生命活动之根。人之生长、发育、生殖、衰老，均关系到肾，因此肾病多属于虚。

【藏象与病能】

一、藏精

《素问·上古天真论》云："肾者主水，受五脏六腑之精而藏之。"肾所藏的精气，是脏腑阴阳之本，它包括"先天之精"和"后天之精"。肾的精气有肾阴、肾阳之分。肾阴又称真阴、元阴；肾阳又称真阳、元阳，亦称"命门之火"。两者相互为用，是维持脏腑功能活动的物质基础和动力。若肾的精气衰减，常表现为阴虚或阳虚之证。

二、主水

人体水液的代谢与肺、脾、肾、三焦、膀胱等脏腑密切相关，但肾为水脏，主津液，是调节水液代谢的主要脏器，其调节功能赖肾阴肾阳的相互作用。如阴阳偏胜，关门不利，开合失常，则发生小便异常，尿少，水肿，或多尿，遗尿等症。

三、主骨，生髓，充脑

肾的精气充养骨骼，生髓，上通于脑，故称脑为髓海。肾的精气充盈，则骨骼轻劲有力，思维敏捷。若肾精不足，则骨髓空虚，在小儿则囟门迟闭，骨软行迟；在老人则骨质脆弱，易于骨折。若髓海失养，可发生胫酸眩冒，目无所见，懈怠安卧等症状。

四、主纳气

《类证治裁·喘证》云："肺为气之主，肾为气之根，肺主出气，肾主纳气。"故呼吸虽然属肺所司，但肾有助肺纳气的功能，肺吸入的清气，必须下纳于肾，使呼吸均匀，以保证体内外清浊气体的正常交换。若肾的纳气功能减退，摄纳无权，即见动则气喘，呼多吸少。

五、开窍于耳

耳的听觉灵敏与否，与肾的精气盈亏密切相关。肾精充盈，髓海得养，听觉灵敏，故《灵枢·脉度》云："肾气通于耳，肾和则耳能听五音矣。"反之，若肾的精气虚衰，髓海失养，则听力减退，或见耳鸣、耳聋。

【辨证论治】

一、辨证原则

肾为先天之本，藏真阴而寓元阳，故肾病有虚证和本虚标实证之分。虚证辨证应辨别阴虚还是阳虚，阳虚包括肾气虚弱、肾阳不振、肾不纳气，阴虚为肾阴（精）亏虚。本虚标实证则有肾虚水泛、阴虚火旺等。

二、辨主症

1. 辨腰膝酸痛

腰为肾之府，督脉循脊，隶属于肾，故腰脊酸痛、腿膝酸软等症与肾有关。若肾之精气虚弱，则腰痛绵绵，活动欠利，胫酸腿软，足跟疼痛，甚则骨痿足弱不能行走。寒湿侵肾，腰痛酸重。

2. 辨耳鸣、耳聋、眩晕

肾开窍于耳，脑为髓之海。若肾精亏虚，不能上充于耳，则耳鸣耳聋，日益加重，头昏目眩。

3. 辨阳痿、遗精、月经失常

肾藏精，主生殖。若肾虚不能固藏精气，可见遗精，精少不育；女子则冲任不固，引起崩漏，或化源衰少，导致经少、延期、经闭、不孕。肾阳虚者，则有滑精或阳痿、早泄等证；肾阴虚者，则易导致梦遗。

4. 辨淋浊、尿血

膏淋与尿浊，均为小便混浊如泔浆。但膏淋初发，多伴尿频急灼痛，属湿热下注，日久转虚，灼痛消失，症同尿浊。尿血为小便中混有血液，轻者如洗肉水，重者色殷红夹血块，多因肾阴亏虚，虚火伤络，或阳气虚衰，不能摄血所致。

5. 辨小便异常

肾司二便，尿量的多少以及排尿的畅通与否，均由肾的气化功能调节主持。肾阳主开，肾阴主合，阴阳开合协调，则排尿正常。如肾病，开合不利，可引起小便异常。阳虚阴盛，开少合多，不能化气行水，则尿少不畅，排出无力，甚至癃闭；若阳虚不能蒸水化气，肾气不能固摄，反为小便清长量多，尿意不尽或遗尿。

6. 辨水肿

水液潴留，泛溢肌肤，引起头面全身浮肿者，称为水肿。如肾阳虚，导致水液内停，形成水肿者，属阴水，症见水肿迁延，日久不退，腰以下为甚，按之凹陷难起。

三、治疗原则

一般来说，肾病以虚证为多，按照"虚者补之"的原则，当以补肾为主。但需辨别肾阳虚和肾阴虚，分别采用温补肾阳或滋养肾阴的方法，并掌握阴阳互根这一规律，予以兼顾。本虚标实者，宜补泻兼施。必要时可以泻实为主。

四、证治分类

（一）虚证

1. 肾气虚弱

腰膝酸软，耳鸣重听，眩晕健忘，溺有余沥，小便频数或失禁，遗精，女子带下稀白，面色㿠白，气短乏力。舌质淡胖，有齿印，苔薄白，脉细弱。

治法：补肾益气。

例方：大补元煎加减。本方补益肾元，用于肾气亏虚，腰酸，耳鸣，头晕，头痛等症。

常用药：人参、山药、杜仲补益肾气；枸杞子、熟地、当归、山萸肉滋养肾阴；白术、茯苓、黄芪补脾以滋肾。

腰酸明显，加川断、桑寄生补肾强腰；气虚及阳，形寒肢冷，加附子、肉桂温肾；肾虚冲气上逆，脐下悸动，加桂枝、磁石、龙骨。

2. 肾阳不振

腰膝酸冷，尿少，肢体浮肿，或夜尿频多色清，畏寒肢冷，面色㿠白，头昏耳鸣，阳痿滑精，黎明腹泻，便溏。舌淡胖嫩，苔白润，脉沉细。

治法：温补肾阳。

例方：金匮肾气丸、右归丸加减。适用于肾阳不足，命门火衰之证。两方均能温补肾阳，但前者补中寓泻，后方则扶阳配阴。

常用药：附子、肉桂（桂枝）温补命门真火；熟地、山萸肉、山药滋养肾阴，本阴阳互根之旨，补阳而不伤阴；泽泻、丹皮、茯苓利水泄浊。

命门火衰，阳痿早泄，加仙茅、仙灵脾、海狗肾、韭子、阳起石、雄蚕蛾等温肾壮阳。

3. 肾不纳气

少气不足以息，动则喘甚，或喘而汗出，小便不禁，或见胸闷心悸。舌苔淡白，脉虚弱。

治法：补肾纳气。

例方：人参胡桃汤、参蛤散加减。适用于肾不纳气的虚喘证。两方均有补肾纳气平喘功能，后者胜于前者，用于喘急汗多者。

常用药：人参大补元气；北五味、冬虫夏草、脐带、山萸肉、胡桃肉纳气归肾；蛤蚧补肺纳肾而益精血；沉香纳气入肾。

冲气上逆，喘促显著者，可加紫石英、磁石、熟地，使阴气能归原，不致冲逆上奔。证情严重，喘咳痰涌，头汗足冷，面色苍白，烦躁不安，脉浮大无根，或至数不清者，为阳衰欲脱，急用参附汤吞服黑锡丹，回阳救急。

4. 肾阴（精）亏虚

形体羸瘦，头昏健忘，失眠，梦遗，耳鸣耳聋，腰腿酸软，男子精少，女子经闭，低热虚烦，尿浊或尿多如脂。舌红少苔，脉来细数。

治法：滋养肾阴。

例方：六味地黄丸、左归丸加减。适用于肾阴亏虚的病证。两方均能滋养肾阴，但前方功能壮水制火，后方则为育阴涵阳。

常用药：熟地、山萸肉补养肾阴；泽泻泄肾火；丹皮清肝热；茯苓渗脾湿。

阴虚较甚，加首乌、女贞子、枸杞子、桑椹滋养肾阴，或配菟丝子、巴戟天、鹿角等助阳生阴。

（二）本虚标实证

1. 肾虚水泛

全身浮肿，下肢尤甚，脐腹胀满，小便短少，或咳嗽气喘，痰多清稀，心悸目眩，畏寒肢冷。舌淡苔白，脉象沉滑。

治法：温肾利水。

例方：真武汤、济生肾气丸加减。适用于肾阳虚所致的水肿。两方均有温肾利水功能，但前方用于水肿甚，标实明显者，后方则用于本虚为著者。

常用药：附子、桂枝、细辛温肾通阳，祛寒散邪；白术、茯苓健脾燥湿利水；生姜辛温散水消肿。

尿少肿剧，加泽泻、车前子渗湿利水；水肿消退后，酌减利水药，以温补肾阳治其本。

2. 肾虚火旺

潮热盗汗，五心烦热，虚烦少寐，头晕目眩，颧红唇赤，腰膝酸痛，口干咽燥，阳兴即遗，尿赤便秘。舌红苔少，脉来细数。

治法：滋肾（阴）降火。

例方：知柏八味丸、大补阴丸加减。适用于肾阴不足，虚火偏亢之病证。两方均有滋阴降火功能，前者功专滋阴降火，后方兼有填补精髓的作用。

常用药：黄柏、知母苦寒坚阴，清泄相火；熟地、山萸肉、山药填补肾阴；龟板滋阴潜阳，益肾壮骨；猪脊髓益精补髓。

下焦湿热内蕴，标实明显者，加木通、车前子、泽泻清利湿热；相火亢盛者，加丹皮、龙胆草。

【临证备要】

1. 肾虚当阴阳分治。治疗肾阴虚者，宜投甘凉益肾之剂，使虚火降而阴自复，忌用辛燥耗津、苦寒伤阴之品，此即王冰所说"壮水之主，以制阳光"。属肾阳虚者，忌凉润、辛散之剂，宜用甘温助阳之品，使沉寒散而阳纲振，也就是"益火之源，以消阴翳"之意。

2. 酌加血肉有情之品。治疗肾精亏损者，应加血肉有情之品以填补精髓，可用河车大造丸加减治疗，选用部分味重的动物类滋补药。属肾阴虚者，宜选阿胶、龟板、鳖甲等；肾阳虚者，宜选鹿角胶、紫河车、脐带等。此即"下焦如权，非重不沉"之意。但需注意保护脾胃运纳功能，可适当配合苍术、木香等运脾之品。

3. 注意阴阳兼顾。肾之阴阳为元阴元阳，偏虚之时常易互相影响，出现阴损及阳，阳损及阴，阴阳两虚，精气两伤，治当统筹兼顾，阴阳并补。如阴阳偏衰不显，以肾虚为主时，当平补肾元，用女贞子、墨旱莲、杜仲、川断、菟蓾子等。

4. 肾虚日久，配用固摄之法。肾气肾元亏虚，封藏失司，固摄无权，常易出现遗精、久泻等症，应应用补肾固摄法，可用金锁固精丸、缩泉丸之类加减，亦可在辨证方药中加入潼蒺藜、益智仁、龙骨、牡蛎等，但应注意有实邪留恋者慎用。

5. 肾与其他脏腑的关系颇为密切。如肺气虚弱的咳逆上气，久则肾气亦虚，出现肾不纳气，喘促尤甚，当敛肺止咳与温肾纳气并施；脾虚不运之久泻，久则命门火衰，五更泄泻，当温运脾阳和"釜底添薪"齐进；又如肾阴不足，水不涵木，肝阳上亢，治当育阴潜阳；肾阴不足，心火偏旺导致心肾不交，治当清心滋肾，引火归原。

胆

胆附于肝，其经脉属胆络肝，两者相为表里。它的主要生理功能是主决断，贮藏和传送胆汁，泄注于胃肠，协助水谷的消化。胆病表现为少寐，易惊胆怯，或胁痛、黄疸等症。肝胆疾病有密切联系，在辨证、立法、选方上有许多相同之处，因此胆病可与肝系病证互参。

【辨证论治】

一、辨治原则

胆病的辨证治疗须分虚实。虚证为胆气虚怯，治以补益；实证以湿热为主，治以清利。虚实相兼者，分别主次，兼顾治疗。

二、证治分类

1. 胆虚证

胆怯易惊，精神恍惚，眩晕呕吐，口苦，胸闷，痰多。舌苔白滑，脉小弦或细滑。

治法：靖胆化痰。

例方：安神定志丸合温胆汤加减。两方相合适用于胆虚夹有痰热之病证。前方益气安神，镇惊化痰；后方清胆化痰和中。

常用药：人参益气安神；半夏、陈皮燥湿化痰，理气和胃；茯苓、茯神、菖蒲、远志化痰宁心；龙齿镇惊；竹茹清热化痰，除烦止呕；枳实下气散结。

伴见心烦少寐、多梦者，加黄连清心。

2. 胆实证

胁痛时发，或突发剧痛，胸脘烦闷，呕恶频频，泛吐酸苦黄水，口干苦，伴寒热往来，目黄，身黄，尿黄，黄色鲜明。舌红，苔黄腻，脉濡滑而数。

治法：清泄胆热。

例方：蒿芩清胆汤加减。本方功能清胆利湿，和胃化痰，适用于湿热蕴结，胆失疏泄之证。

常用药：青蒿、黄芩、竹茹清透少阳邪热；陈皮、半夏、枳壳和胃降逆化痰；赤茯苓、碧玉散清热利湿。

身发黄疸，湿热甚者，加茵陈、蒲公英、黑山栀、黄柏、生大黄等，加强清热利湿以退黄。伴有寒热往来，加柴胡，配黄芩和解清热。

【临证备要】

1. 胆虚注意心胆同治。胆虚每多兼有心虚，而为心胆虚怯，可见胆怯不寐、心悸不安等症，治疗宜同时补益心气。胆实每与肝同病，而为肝胆湿热。若蕴久不化，胆汁结成砂石，阻滞气机，疏泄失常，往往突发胁痛、黄疸、呕吐，且伴寒热等症，治当用清热化湿、利胆消石、理气行瘀、通腑等法。

2. 胆实证在饮食上须禁忌动物脂肪、油煎鸡蛋等，以免助湿生热，影响胆汁的疏泄，加重胁痛与呕吐。

胃

胃居中焦，在上腹部。整个胃体所在部位称为胃脘，胃脘又分为上脘、中脘、下脘三个部分。胃和脾同属于土，然胃为阳土，脾为阴土，构成表里关系。胃的主要功能是主受纳，腐熟水谷。其性宜降，喜润恶燥。若胃气郁滞，受纳和腐熟水谷功能失调，便发生胃脘疼痛，纳少；胃失和降，胃气上逆，则见恶心、呕吐、呃逆、嗳气等。

【辨证论治】

一、辨治原则

胃病的辨证，首辨胃痛、痞满、呕吐、呃逆等主症，分别寒、热、虚、实的不同。由于胃为阳腑，喜润恶燥，以和降为顺，故其治疗原则应以理气和胃、滋润胃阴（与脾相对而言）、和降胃气为主。然因胃与脾在生理、病理上的相互影响，故论治应参合进行。

二、证治分类

1. 胃热证

胃脘阵痛，痛势急迫，心中烦热，嘈杂易饥，吞酸呕吐，甚或食入即吐，或伴呕血，口渴，喜冷饮，或口臭，牙龈肿痛糜烂，便秘。舌苔黄，脉数。

治法：清胃泻火。

例方：清胃散加减。本方功能清胃泻火，适用于胃火炽盛，血热妄行之证。

常用药：黄连、黄芩、山栀、大黄清胃泻火；生地、丹皮凉血清热；石膏、知母、芦根清胃生津。

可加茅根、大蓟、小蓟、藕节之类凉血止血；阴伤较甚，口渴，舌红苔少，脉细数者，加天花粉、石斛、玉竹养胃生津。

2. 胃寒证

胃痛绵绵，泛吐清水，或脘胀疼痛，持续不已，感寒或饮冷后加重，怕冷喜热，得温稍舒，或见呃逆。舌苔薄白而滑，脉来沉弦。

治法：温胃散寒。

例方：温胃饮加减。本方功能温中散寒，益气健胃，适用于胃寒停饮之证。

常用药：附子、干姜、吴茱萸温中散寒和胃；党参、白术补益胃气；丁香、柿蒂祛寒降逆止呕；桂枝、茯苓化饮利水；沉香降气和中。

胃痛绵绵，泛吐清水者，可加半夏；兼有气滞者加高良姜、香附温胃理气。

3. 胃实证

脘腹胀痛拒按，呕吐酸腐，嗳气泛酸，或口臭龈肿，大便不爽，厌食。舌苔厚腻，脉濡而滑。

治法：消食导滞。

例方：保和丸加减。本方功能消导积滞，化湿和胃，适用于食滞胃脘之胃实证。

常用药：神曲、山楂、莱菔子消积导滞，宽畅胸腹之气；枳壳、厚朴、陈皮理气宽中；半夏、茯苓化湿健脾和胃。

脘腹气多胀甚者，可加枳实、砂仁、槟榔等以行气导滞。

4. 胃虚证

（1）胃气虚寒

胃脘隐痛，饥饿时明显，食后减轻，喜温喜按，多食则不易消化，泛吐清水，大便溏软。舌淡苔白，脉细软无力。

治法：温胃建中。

例方：黄芪建中汤加减。本方功能温胃益气，缓中补虚，适用于胃气虚寒之证。

常用药：黄芪补中益气；桂枝、白芍、甘草、饴糖温中补虚；生姜、大枣健脾胃而和营卫。

若泛酸者，可加吴茱萸暖肝温胃以制酸，另可再加瓦楞子；泛吐清水较多者，可加干姜、陈皮、半夏、茯苓等以温胃化饮。

（2）胃阴不足

脘部灼痛，嘈杂似饥，或杳不思谷，稍食即胀，干呕恶心，口干咽燥，大便干结，形体消瘦。舌淡红少苔，脉细数。

治法：滋养胃阴。

例方：沙参麦冬汤加减。本方功能养胃生津，适用于胃阴不足之证。

常用药：北沙参、麦冬、石斛、玉竹、花粉、芦根滋养胃阴，生津止渴；白芍、甘草酸甘敛阴。

如津伤过甚，则半夏宜轻用，可再加石斛、花粉、知母、竹茹之类以生津养胃。

【临证备要】

1. 胃为阳土，为病多偏于热，治当苦寒泄热；但热甚伤津，胃阴耗损者，应予甘寒养阴。如过用苦寒，则阴津愈伤，热邪愈炽。虚实夹杂，胃热盛而津液伤者，又当于苦寒泄热的同时，佐以顾护胃阴之品。

2. 胃喜润而恶燥，故胃病见阴虚表现者，一般宜用甘润养阴为主。若兼有气滞者，当投理气而不伤阴之品，如绿梅花、佛手花、玫瑰花等。如过用香燥，则易耗伤胃阴。

3. 胃与肠相连，故胃病还须与肠病相参，进行辨证治疗。

大肠、小肠

小肠上接幽门，与胃相连，下达阑门，接于大肠，其经脉与心经相互络属，故与心为表里。小肠的功能，一为受盛、化物，二为分清泌浊。若小肠功能失调，可引起腹胀、腹痛、呕吐、便溏等症。大肠包括回肠和广肠。回肠上接阑门，下接广肠，广肠下端为魄门（肛门）。其经脉与肺经相互络属，故与肺为表里。大肠的功能是传导糟粕，排出体外。若大肠有病，传导失司，可表现为腹泻或便秘。

由于小肠、大肠和胃一样，同属于饮食消化、吸收、排泄器官的组成部分，故其生理、病理关系密切，且多与脾胃有关。其病证多属脾胃疾病范围，在辨证与治疗方面，应与之互参。

【辨证论治】

一、辨治原则

小肠、大肠病证的辨证，以虚实为纲。实证多属寒、热、气、瘀；虚证以虚寒为主。治疗分别采用温通、清热、理气、通瘀、泻下通腑、固肠、润燥等法。如与其他脏腑兼夹为病者，则应结合具体情况，分清标本缓急而处理。

二、证治分类

（一）实证

1. 湿热滞留

腹痛，腹泻，大便溏黏，有热臭气味，或便下赤白脓血，里急后重，肛门灼热，或伴发热。舌苔黄腻，脉滑数。

治法：清化湿热。

例方：葛根芩连汤加减。本方功能解表清热，清肠化湿，适用于湿热阻滞，肠腑传导失常的病证。

常用药：葛根解肌退热，升清降浊；黄连、黄芩、秦皮苦寒清热燥湿，厚肠胃而止泻痢；厚朴理气宽中，化湿除满；白芍、甘草缓急止痛，且能调和诸药。

痢下赤白黏冻，便次频多者，加白头翁、辣蓼、马齿苋清肠化湿，解毒止痢。

2. 腑实热结

大便干结不通，小便短赤，身热心烦，甚或谵语，腹胀腹满而痛，口干，口臭。舌红，苔黄燥，脉沉实有力。

治法：通腑泄热。

例方：调胃承气汤、麻子仁丸加减。两方均有清热通腑之效，用于腑实热结证，但前方通下腑实以泻热，后方则能清热润下。

常用药：大黄、芒硝通腑泄热；麻仁、杏仁泻热润肠通便；枳实、厚朴行气除满；芍药、当归养阴和血。

腑热上扰，心神不安，可加菖蒲、郁金。腑热夹有顽痰，大便不通，苔腻，用礞石滚痰丸加减。

3. 瘀热阻滞

腹痛拒按，或局限于右下腹，便秘或腹泻，或有发热。苔黄腻，脉滑数或弦数。

治法：清热化瘀通腑。

例方：大黄牡丹皮汤加减。本方功能活血化瘀，清肠散结，适用于瘀热内结，肠痈初起等病证。

常用药：大黄泻热通腑，凉血化瘀；桃仁、红花、丹皮、乳香化瘀消肿止痛；败酱草、紫花地丁、蒲公英清热解毒，消痈散结。

津液已伤，可加生地、玄参、麦冬之类以养阴生津。

4. 寒邪内蕴

肠鸣辘辘，脐腹冷痛且胀，得温则舒，大便溏泻，小便清长。舌苔白滑，脉缓或迟。

治法：温肠散寒。

例方：香砂平胃散加减。本方功能和中化湿，温肠散寒，适用于寒湿内蕴，肠腑不调之病证。

常用药：木香、砂仁、陈皮理气化湿和中；苍术、厚朴燥湿理气；炮姜温脾祛寒；茯苓渗湿健脾；甘草调和脾胃。

年老体衰，久泻不止，中气下陷，宜加黄芪、党参、白术益气健脾；脾阳虚衰，可加附子、吴茱萸、肉桂以温中散寒。

5. 小肠实热

心烦失眠，口舌生疮，小便灼热刺痛，或见尿血。舌红苔黄，脉滑数。

治法：清心导热。

例方：导赤散加减。本方清心通利，适用于心火下移，小肠实热的病证。

常用药：生地、山栀、竹叶、生甘草清心火；木通、通草、小蓟清小肠而导热下行。

尿血鲜红，可加茅根、蒲黄、藕节之类凉血止血；热甚伤津，可加天花粉、玉竹等清热生津。

6. 小肠气滞

小腹疼痛如绞，腹胀肠鸣，得矢气稍舒，或疼痛连及睾丸、腰胯等处，坠重不舒，行走不便，或在胯腹部（腹股沟）有软的肿块突起，甚则一侧阴囊肿胀，或睾丸偏坠，形寒怯冷。舌苔白滑，脉沉弦。

治法：行气散结。

例方：天台乌药散加减。本方功能疏肝行气，散寒止痛，适用于肝气横逆，小肠气滞的病证。

常用药：乌药、木香辛香行气；良姜、肉桂、吴茱萸、茴香温脾暖肝散寒；青皮、枳实、槟榔疏肝理气，破结止痛；川楝子、延胡索理气活血；荔枝核、橘核疏调肝气，缓急止痛。

气郁日久化火，症见口苦咽干，苔黄，脉弦数者，可加黄芩、山栀。

（二）虚证

1. 虚寒滑脱

久泻久痢，滑脱不禁，延久不已，甚则脱肛，小腹隐痛，肠鸣，喜按喜温，四肢不温，倦怠乏力。

治法：涩肠固脱。

例方：真人养脏汤加减。本方功能补虚温中，涩肠固脱，适用于肠腑虚寒，滑脱难禁的病证。

常用药：党参、白术、甘草益气健脾；肉桂、肉蔻温脾厚肠；诃子、罂粟壳固涩止泻；当归、白芍和血止痛；木香调畅气机。

虚中夹实者，固涩后虽大便次数减少，而腹胀或痛，纳减不适，而有血瘀者可加当归、川芎、赤芍等养血和血。

2. 津枯肠燥

大便秘结干燥，艰于排出，数日一行，或口臭，咽燥，头昏，腹胀。舌红少津，苔黄燥，脉细。

治法：润肠通便。

例方：润肠丸加减。本方功能养血润燥，理气通便，用于血虚津少，肠腑失润的病证。

常用药：当归、生地滋阴养血；火麻仁、桃仁润肠通便；枳壳引气下行。

血虚有热，兼见口干，心烦，脉细数，加生首乌、玉竹、知母等以生津清热，或用增液承气汤加减。

【临证备要】

1. 小肠病虚证多偏于寒，与脾阳虚而寒从内生有关；实证多偏于热，邪热多由心经传来，故有"心移热于小肠"之说。大肠病，虚证多与脾气虚而运迟，或脾气陷而不举，或为脾肾阳虚而釜底无薪有关；实证多由肺气不肃，肠燥便秘，或为胃火灼津，燥矢不得下行引起。

2. 大肠、小肠尚与肝、肾两脏有关。小肠位于脐腹，而小腹、前阴为肝经所布，所以肝寒而致的阴囊或睾丸肿大，以及在腹股沟处出现的"狐疝"等病证，习惯称为"小肠气痛"；大肠又与肾有关，故凡年老肾气虚衰，肠腑燥结而大便多日不解，可根据《素问·金匮真言论》所谓"北方黑色，入通于肾，开窍于二阴"之旨，采用温肾益气、濡润肠腑之药而取效。

3. 大肠、小肠与心、肺在发生疾病的过程中，也能相互影响。如心火亢盛，小肠实热，症见心烦口渴，口舌生疮，小便赤涩，尿道涩痛或尿血者，是心火下移于小肠所致；又如肺阴不足，大肠液亏，症见口唇干燥，咽喉失润，大便日久不解，甚则口臭头痛等，乃肺津亏虚，累及大肠失濡之故。

膀　胱

膀胱位于小腹，其经脉络肾，与肾相通，互为表里。其主要生理功能为贮藏尿液和排出小便，而这些功能有赖肾的气化作用，故膀胱病变每与肾脏密切相关。《素问·灵兰秘典论》云："膀胱者，州都之官，津液藏焉，气化则能出矣。"若膀胱有病，气化功能失常，可导致尿量、尿次、排尿和尿液的色、质发生变化。

【辨证论治】

一、辨治原则

膀胱病证，有虚有实。实证多由于湿热，治宜清利湿热为主；虚证常见寒象，每与肾虚并见，治宜温肾固摄；若肾虚而膀胱有热者，则属虚实夹杂，治当益肾清利，分别主次，虚实同治。

二、证治分类

1. 膀胱实（湿）热

尿频尿急，尿道灼热涩痛，小腹胀满，小溲不利，或点滴不畅，甚则癃闭不通，尿色深黄，混浊，或伴脓血、砂石。舌苔黄腻，脉数。

治法：清利湿热。

例方：八正散加减。本方功能清热泻火，利水通淋，适用于膀胱湿热，气化不利之证。

常用药：木通、车前子、灯心草、栀子降火利水；萹蓄、瞿麦清热利湿通淋；滑石利窍散结；甘草梢清热，缓急止痛。

大便秘结，腹胀者，可重用生大黄，并加用枳实，以通腑泄热；湿热伤阴者，加生地、知母、白茅根。

2. 膀胱虚寒

小便频数清长，或不禁，尿有余沥，遗尿，尿浊，甚或小便不爽，排出无力。舌润苔白，脉沉细。

治法：温肾固摄。

例方：桑螵蛸散加减。本方功能调补心肾，固精止遗，适用于肾虚气不固摄之证。

常用药：桑螵蛸、覆盆子、金樱子、菟丝子、龙骨补肾固涩止遗；益智仁、乌药化气固肾。

肾阳虚者，可加巴戟天、菟丝子、苁蓉等温补肾阳；脾虚气陷，少腹坠胀，小便点滴而出者，可配合黄芪、党参、白术、柴胡、升麻等益气举陷。

【临证备要】

1. 膀胱湿热蕴结日久，可损及肾脏，首为伤阴，继则阴伤及气，或为阴阳两虚。肾虚之体，易兼膀胱湿热，两者相互影响。治疗需分缓急主次而治之。

2. 膀胱虚寒证，多与肾阳不足，气化失职有关，治疗则以温肾化气为法。

第四节　气血津液病证辨治概要

气的含义有二，一是指构成人体和维持人体生命活动的精微物质，如水谷之气、呼吸之气等，二是指脏腑组织的生理功能，如脏腑之气、经络之气等。气的分类较多，如元气、宗气、营气、卫气和五脏之气等。机体内各种不同的气，其功用概括起来有五，即推动作用、温煦作用、防御作用、气化作用、固摄作用。这五个方面的功能虽各有不同，但又密切关联，相互配合，相辅相成。

血循行于脉道，是人体基本物质之一。血液的生成，虽然主要来源于水谷精微，但和营气的参与及精髓的化生也有着密切的关系。血的主要功能是充养全身，使脏腑、四肢、九窍能各司其职。

气和血，是供养脏腑的物质基础，又是脏腑功能活动的产物。气为阳，血为阴，阴阳互根，气血相互资生、相互依存。气对血有温煦、化生、推动、统摄的作用；血对气有濡养和运载的功能。在病理上往往也相互影响。《素问·调经论》云："血气不和，百病乃变化而生。"气血病变可以反映于脏腑经络的每一种疾病中，各种疾病的不同阶段，又都能反映出气血盛衰的不同变化。治疗疾病，重在调整气血，平衡阴阳。正如王清任所强调的"治病之要诀，在明白气血"。

津与液都由饮食所化生，三焦所布散，出入于肌肤腠理，流行于筋骨关节。津的作用是温养肌肉、充润皮肤；液的作用是滑润关节、补益脑髓、溉濡耳目口鼻。津无固定之所，随气化出于腠理则为汗液，随气化下达则为尿液；液有固定之所，在关节腔则为滑液，在脑髓则为脑池内液。一般而言，津在表，质清而稀；液在里，质浊而稠。由于津液为人体水液的总称，所以津与液常不作严格区分而统称津液。津液病证即津液的代谢失常。津液的代谢是由各个脏腑相互协作来完成的复杂的生理过程。其生成、输布、排泄任何一个代谢环节失常，都会引起相应的病变，而出现种种证候。津液的代谢失常主要表现为津液的亏损不足和津液的输布障碍、停滞潴留体内两大方面。津液不足属于燥证范畴，而津液输布障碍则形成痰证与饮证，故本节主要着眼于痰病和饮病的讨论。

气血与津液有相互滋生、相互转化的关系。气血能化为津液，津液也能化为气血。气血津液的相互关系主要表现为气能生津，津能化气，气能摄津，津能化血，血含津液，故有津血同源之说。津液为人体体内水液的总称，其流通和输布要依赖气的推动，随血运行全身，而气血要散布全身，也必须依赖津液的流通和运载。如果气血运行失常，可致津液停积，津液停积，又可影响气血的运行。另一方面，气血和津液的不足，也常互相影响，如血脱津伤、气随液脱等。

总之，机体的病变无不涉及到气血津液，气血津液的病变又往往反映脏腑功能的失调。认识和分析气血津液的病因、病机、病证，就能深入地探讨脏腑的病理变化，对指导临床实践有重要的意义。

【辨证论治】

一、气病

气的病变很多，临床辨证当分虚实。虚证为气虚、气陷、气脱；实证为气滞、气逆。虚者治以补气、升提、固脱；实者治以理气、降逆。

1. 气虚

症状：神疲乏力，少气懒言，头晕目眩，不思饮食，大便溏软，舌淡胖有齿痕，脉虚无力。

病机：饮食劳倦，久病失养，或年老体衰，或素体禀赋不足，脏腑机能衰退，元气亏虚。

治法：益气补中。

方药：四君子汤加味。本方功能补气健脾，主治脾胃气虚，食少便溏等症。

药用党参甘温益气；白术健脾助运；茯苓健脾渗湿；甘草甘缓和中。

偏于肺气虚者，加黄芪、五味子；偏于脾气虚者，加扁豆、莲肉；偏于心气虚者，加红参、五味子；偏于肾气虚者，加熟地、山药；偏于卫气虚者，加黄芪、防风。

2. 气陷

症状：倦怠乏力，少气懒言，头目昏眩，脘腹坠胀，纳谷不香，或内脏下垂，或久泻久利，或脱肛、阴挺，或月经量多，或带下绵绵不断，舌淡苔薄，脉细弱无力。

病机：脏腑虚损，中气下陷，升举无力。

治法：益气升提。

方药：补中益气汤加减。本方功能补中益气，升阳举陷，主治中气下陷，清阳不升之证。

药用黄芪补中益气；人参、白术、甘草益气健脾；陈皮理气和胃；当归补血；升麻、柴胡升举下陷之阳气。

脾虚胃瘕，加枳壳、鸡内金；肾失固藏，加山萸肉、菟丝子、覆盆子；久漏不止，加熟地、山药、鹿角霜；子宫脱垂，去陈皮，加枳壳、乌梅、山萸肉。

3. 气脱

症状：气息微弱，神志淡漠，面色灰白，大汗淋漓，四肢厥冷，舌质白润，脉微欲绝。

病机：脏腑衰极，阴竭阳亡，元气欲脱。

治法：益气固脱，回阳救逆。

方药：参附龙牡汤加减。本方益气固脱，回阳救逆，用于元气衰惫，气血不荣脏腑，阳气欲脱证。

药用人参大补元气，振奋生机；附子回阳救逆，温通气血；生龙骨、生牡蛎收敛神机，固摄元气。

肺气虚脱，见呼吸困难、喘促息数者，合生脉散、胡桃肉敛肺定喘；肝气虚脱，见昏仆手撒者，加黄芪、白芍、山萸肉益肝气、敛肝阴；脾气虚脱，见久利滑脱者，合《时病论》补中收脱方温脾止泻；肾气欲脱，见喘促痰鸣、鼻扇唇黑者，加黑锡丹、蛤蚧温肾纳气，定喘固脱。

4. 气滞

症状：脘胁胀痛，攻窜不定，时轻时重，嗳气，或腹痛腹胀，矢气则胀满减轻，其病情常随情绪波动而增减，苔薄，脉弦。

病机：肝失条达，气机郁滞。

治法：行气止痛。

方药：柴胡疏肝散加减。本方疏肝解郁，行气和血，用于肝郁气滞所致脘、胁、腹部胀痛，嗳气等症。

药用柴胡、枳实疏肝理气；白芍、甘草缓急止痛；香附、川芎、陈皮行气活血止痛。

兼有痰气郁结者，加半夏、厚朴花、茯苓、苏梗；心胸气滞者，加瓜蒌、薤白、降香；脘胁痛著者，加延胡索、川楝子；泛吐酸水者，加乌贼骨、瓦楞子。

5. 气逆

症状：肺气不降则咳嗽喘逆；胃失和降而嗳气呃逆，呕吐恶心；肝气升发太过而头痛，眩晕，咳呛胁痛，咽中如窒。

病机：或痰壅于肺，肺气不降；或病邪犯胃，胃气上逆；或肝失条达，肝气上逆。

治法：属肺者，降气化痰；属胃者，降逆和胃；属肝者，镇逆平肝。

方药：肺气上逆者，用苏子降气汤。药用苏子、半夏降气化痰，止咳平喘；前胡、厚朴肃降肺气；肉桂温肾纳气；生姜降逆和胃。

胃气上逆者，用旋覆代赭汤。药用旋覆花降逆；代赭石重镇；党参补其胃气；半夏降逆和胃。

肝气上逆者，用五磨饮子、四七汤。药用代赭石、牡蛎、白蒺藜平肝镇逆；沉香、槟榔、厚朴花顺气开郁；半夏、苏子、旋覆花、茯苓降气化痰。

二、血病

血的病证较多，一般可概括为血虚、血热、血寒、血瘀、血溢五种。除血虚外，血热、血寒、血瘀属实，血溢有虚有实。虚者当补血养血，实者当凉血、散寒、化瘀。

1. 血虚

症状：头晕目花，心悸少寐，四肢发麻，唇爪无华，面色苍白或萎黄，舌淡，脉细无力。

病机：血虚不荣脏腑经络，四肢百骸失养。

治法：补血养血。

方药：四物汤加味。本方功专养血补血，治营血亏虚所致的病证。

药用熟地甘温滋阴养血；当归补血和血；白芍养血和营；川芎和血调气。诸药伍用，补中有通，补而不滞。

若心血虚者，可用养心汤；肝血虚者，可用补肝汤；心脾血虚者，可用归脾汤。

2. 血热

症状：身热，神昏谵语，烦扰不安，口渴，吐、衄、下血，斑疹紫黑，面红目赤，舌红绛起刺，脉细数。

病机：火热炽盛，入营动血。

治法：凉血清热。

方药：犀角地黄汤加味。本方功专清热解毒，凉血散瘀，主治血分热盛证。

药用犀角（用水牛角代）、生地黄清热凉血；赤芍、丹皮凉血化瘀，使血止而无留瘀之弊。

气分热盛者，宜合泻心汤；营分热盛者，宜合清营汤；胃热炽盛而肾阴不足，宜用玉女煎泻南补北。

3. 血寒

症状：手足厥冷，口唇皮肤青紫，筋脉拘急，肢体麻木，腹中冷痛，面色苍白，舌苔淡白，脉沉紧。

病机：血为寒凝，运行不畅。

治法：温经散寒，养血通脉。

方药：当归四逆汤或温经汤。两方均有温经散寒之功，主治血寒络痹证。但前方散寒之力较强，主要用于寒凝经脉病证；后方温经之力较强，主要用于冲任受寒病证。

药用桂枝、细辛、吴茱萸温通经脉，鼓舞血行；当归、白芍、川芎养血活血，和营调经；人参、甘草、生姜、大枣益气和胃，以资生化之源，阳长阴生，血源可充。

4. 血瘀

症状：痛处固定不移，或刺痛拒按，或血瘀积而不散，结成肿块（如肝脾肿大、腹腔肿块、肠覃、石瘕等），面色黧黑，肌肤甲错，或有紫斑，或红痣赤缕等。如瘀血乘心，扰乱心神，又可出现谵语、发狂等。舌质青紫或有瘀点，脉细涩。

病机：血行不畅，停滞为瘀。

治法：活血化瘀。

方药：桃核承气汤或抵当汤。两方均有活血祛瘀之功，治蓄血证。但前方破瘀力较弱，用于蓄血程度较轻，其人如狂者；后方逐瘀力强，用于蓄血重证，其人发狂者。

药用桃仁、水蛭、虻虫、䗪虫活血破瘀；大黄攻逐瘀结；芒硝软坚散结；甘草调胃安中，缓和药性。

兼气滞者，可加香附、旋覆花、郁金、降香；血热者，加凉血药，如生地、赤芍、丹皮等；寒凝者，加桂枝、当归、细辛。

5. 血溢

症状：凡血溢脉外，即谓血溢。阳络伤的临床表现为咳血、吐血、鼻衄、齿衄和肌衄之类；阴络伤的表现为便血、尿血、月经量多等。

病机：火热迫血妄行，或阴虚火旺，灼伤血络，络伤而溢，或气虚不能摄血，溢出脉外。

治法：总的法则，出血者宜止血，但应辨证求因。血热妄行者，宜清热凉血；阴虚火旺者，宜滋阴降火宁血；气不摄血者，宜补气摄血。

方药：属于火热迫血妄行者，宜清热泻火，可用三黄泻心汤加味。药用大黄导热下行，釜底抽薪，使血止而不留瘀；黄连、黄芩清胃泻火，使胃气下泻，气顺而血不上逆。

属于阴虚火旺者，宜用茜根散。药用茜根化瘀止血；生地、玄参滋阴降火；白茅根、藕节炭、仙鹤草养阴止血。

属于气虚失摄者，宜用归脾汤。药用党参、黄芪益气摄血；当归、龙眼肉养血和营；白术、木香健脾理气，使补血而不呆滞。若血寒不得归经，又当温经止血，用附子、肉桂、炮姜、艾叶。

附　气血合病

气血合病的辨证，应分清虚实。虚证有气血亏虚、气不摄血、气随血脱；实证有气滞血瘀等。

1. 气血亏虚

症状：短气懒言，四肢倦怠，自汗少寐，心悸怔忡，面色苍白或萎黄无华，纳谷较差，舌淡或胖，边有齿印，苔薄白，脉细弱无力。

病机：多因久病气血耗伤，或慢性失血而致气血双亏，脏腑失养。

治法：补气养血。

方药：八珍汤。本方补益气血，治气血两虚所致的病证。

药用党参、熟地甘温补养气血；白术、茯苓健脾助运；当归、白芍养血和营；甘草和中益气；川芎和血调气；加生姜、大枣调和脾胃，促进水谷精微化生血气。

2. 气随血脱

症状：出血量多，面色㿠白，大汗淋漓，四肢厥冷，神情淡漠，甚则昏厥，脉微细欲绝，或见芤脉。

病机：血脱而气无所依，随血欲脱。

治法：补气固脱。

方药：独参汤。

药用人参一味，益气固脱。

如四肢厥冷，汗出淋漓，阳气将暴脱者，急用参附汤益气回阳，救逆固脱。

3. 气滞血瘀

症状：胸胁胀满疼痛，或头痛、腹痛，其痛如刺，痛处固定，疼痛持续，或腹部有痞块，刺痛拒按，舌暗红，有紫气或瘀斑，脉细涩。

病机：情志不畅，肝气郁结，气滞血瘀。

治法：理气活血。

方药：血府逐瘀汤。本方功能理气活血通络，治气滞血瘀而致胸胁疼痛，痛如针刺等症。

药用当归须、赤芍、桃仁、红花活血化瘀；川牛膝祛瘀通脉，并导血下行；柴胡疏肝解郁，升达清阳；桔梗、枳壳开胸行气，使气行血行；生地凉血滋阴；当归养血润燥，化瘀而不伤阴血；甘草调和诸药。

三、痰病

痰是体内水津不归正化所形成的病理产物，又是导致疾病的病理因素之一。

痰的形成途径，概而言之有四：①外感六淫，阻碍气化，津液凝结为痰；②七情内伤，郁结不畅，气不布津，液聚为痰；③饮食不节，过食肥甘酒醴，积湿生痰；④劳欲体虚，脾肾亏虚，水谷不能化生精微，变为痰浊。

痰的产生，与肺、脾、肾三脏功能失调有关。肺居上焦，主治节，敷布津液。如肺气郁滞，治节无权，则津液停聚而成痰。脾居中焦，主运化，升清降浊。若脾运不健，则津液停积而生痰。肾处下焦，属水，职司开合，蒸化排泄。若火衰水亏，蒸化无权，津液亦可转化为痰。此外，肝气郁结，失于疏泄，津液亦可停滞而成痰。痰成之后，留于体内，随气升降，无处不到，或阻于肺，或停于胃，或蒙心窍，或郁于肝，或动于肾，或流窜经络而变生诸证。

由于痰的成因不同，在性质上有湿、燥、热、寒、风、气、郁等多种。

痰的临床表现颇为复杂，约言之有三：①痰涎：指排出于体外的液体物质，如咳嗽咳痰。②痰核、痰块：指凝集于躯体局部，呈有形之粒块状物。③痰征：指流注于内脏或经络之间，主要症状上表现痰象，如关节疼痛、拘挛麻木、精神失常等。

痰的病证以本虚标实为多见。辨证应掌握脏腑虚实，标本缓急。急则先治其痰，以化痰、祛痰为基本大法。根据痰的性质，采用不同法则：热痰宜清之，寒痰宜温之，燥痰宜润之，湿痰宜燥之，风痰宜散之，郁痰宜开之，顽痰宜软之。缓则求其本，治在肺、脾、肾。

1. 痰阻于肺

症状：咳嗽痰多色白，易于咳出，或伴有气急喘促，喉间痰鸣有呀呷之声，或伴有恶寒发热，苔薄白，脉浮或濡。

病机：肺失宣肃，聚津为痰。

治法：利肺化痰。

方药：止嗽散。本方止咳化痰，治外感咳嗽，咳痰不爽者。

药用百部、紫菀、白前、陈皮疏利肺气，化痰止咳；荆芥、紫苏疏风宣肺解表；甘草润肺化痰，又能调和诸药。

如属风寒初起，加麻黄、桂枝；若为燥热伤肺者，加川贝母、全瓜蒌；若为湿痰内蕴者，加半夏、茯苓；如肺气不降，上气而喘咳者，可加苏子、莱菔子、旋覆花等。

2. 痰蒙心窍

症状：神识昏糊，或昏倒于地，不省人事，咽喉痰鸣，或胸闷心痛，苔白腻，脉缓。

病机：痰蒙心窍，神明失用。

治法：开窍化痰。

方药：导痰汤合苏合香丸。前方功专化痰，治痰浊内壅，头昏目眩，胸膈痞塞，喘嗽痰多等症；后方功专温通开窍，治寒痰内闭心窍，神志不清等症。

药用半夏、陈皮、胆星、枳实燥湿化痰；远志、菖蒲行气开郁。

如属寒痰闭阻心窍，可选用苏合香丸温通开窍，行气化痰。

3. 痰蕴脾胃

症状：脘痞纳少，纳谷欠香，伴恶心呕吐，倦怠无力，苔白腻，舌质胖淡，脉濡缓。

病机：脾失健运，痰浊内生。

治法：健脾化痰。

方药：六君子汤。本方健脾醒胃，化痰和中。

药用党参、白术健脾补气；茯苓、半夏培脾化痰；陈皮、甘草理气和胃。脾气健而胃气和，乃杜其生痰之源。

若苔腻较著者，加苍术、厚朴以燥湿化痰。

4. 痰郁于肝

症状：咽中似有物阻，吞之不下，吐之不出，胸胁隐痛，嗳气频频，易怒善郁，苔薄腻，脉弦滑。

病机：肝肺气郁，痰气阻滞。

治法：解郁化痰。

方药：四七汤。本方理气解郁，化痰开结，治痰气交阻，胸闷咽塞等症。

药用半夏化痰开结；厚朴化湿行气解郁；陈皮、苏叶宽胸理气；茯苓化痰渗湿；生姜、大枣和中。

如气郁较著者，加柴胡、郁金、香附、青皮，以疏理肝气。如气郁化火，炼津成痰者，可改用加减泻白散，药用桑白皮、地骨皮、丹皮、山栀、橘皮、苏子、枇杷叶等，以泻肺清热。

5. 痰动于肾

症状：喘逆气短，咳唾痰沫，或遍身浮肿，形体畏寒，腰膝冷痛，尿频，五更泄泻，舌淡无华，脉沉细。或头晕耳鸣，腰膝酸软，口干，舌红少苔，脉象弦数。

病机：肾虚水泛为痰，或阴虚虚火灼津为痰。

治法：补肾化痰。

方药：阳虚用济生肾气丸。本方温阳利水，治肾虚水泛为肿为痰者。用八味丸温补肾阳，增入车前子、怀牛膝消肿利尿，兼化痰浊。若肾不纳气者，可加五味子、蛤蚧、沉香以益肾纳气。

阴虚用金水六君煎。药用半夏、陈皮、茯苓、甘草燥湿化痰；当归、熟地养血滋阴，固本化痰。若火旺较著者，加麦冬、知母、五味子等以滋养肾阴。

6. 痰留胸胁

症状：胸闷如窒，痛引后背，咳嗽气逆，痰多黏腻色白，苔浊腻，脉濡缓。

病机：痰浊壅塞，胸阳痹阻。

治法：通阳泄浊，豁痰降逆。

方药：栝蒌薤白半夏汤。本方功能豁痰开痹散结，治胸痹证之痰浊痹阻胸阳者。

药用瓜蒌祛痰散结开胸；薤白通阳行气止痛；半夏化痰止咳平喘。

若痰浊化热，苔黄腻，脉滑数者，加胆星、黄连；如胸闷气滞较甚者，多夹气郁，可增入苏梗、香附、绿萼梅等。

7. 痰阻骨节、经络

症状：骨节酸痛，关节肿胀，肢体麻木不仁，苔白腻，脉弦滑。

病机：痰浊流窜，气机阻滞。

方药：指迷茯苓丸。本方燥湿行气，化痰软坚，治顽痰入络，臂痛麻木。

药用半夏、茯苓、风化硝化痰软坚；枳壳行气通络。亦可加入南星、苡仁、白芥子、僵蚕等化痰通络。

8. 痰气互结

症状：颈部肿块，按之坚硬，历久不消，或伴有胸胁胀痛，急躁易怒，苔薄腻，脉弦滑。

病机：气机郁滞，聚而成痰。

治法：理气化痰，软坚散结。

方药：四海舒郁丸、海藻玉壶汤。前方重在理气解郁化痰；后方以化痰软坚散结为主。

药用海藻、昆布、海带、海蛤粉、海螵蛸软坚化痰；青皮、陈皮、象贝母理气化痰散结。

若急躁善怒，口干苦，为肝郁化热，可加黄芩、山栀、夏枯草清肝泄热。

四、饮病

饮是指脏腑功能失调，水液输布运化失常，停积于体内某些部位的病理产物，并常可成为致病因素。张仲景在《金匮要略》中列有专篇，还进行了具体分类，谓："有痰饮，有悬饮，有溢饮，有支饮。"

饮邪的产生，或因外感寒湿，如遇气候湿冷，或冒雨涉水，或经常坐卧湿地，水湿之邪侵袭肌表，肺气不及输布，水津停滞，积而成饮；或因饮食不当，如暴饮过量，或贪食生冷，而致中阳被遏，脾失健运，津液停聚而为痰饮；或因劳欲所伤，如劳倦伤脾，纵欲伤肾，脾肾阳虚，水津失于输化，停而为饮。

饮病辨证，总属阳虚阴盛、本虚标实证，并应根据饮停部位、症状特点，分别虚实主次。治疗原则以温化为主，正虚者宜补，邪实者当攻。

1. 水饮壅盛

症状：脘腹坚满胀痛，水走肠间沥沥有声，咳唾胸胁引痛，或喘咳不能平卧，舌苔白或腻，脉沉弦或弦滑。

病机：饮留肠胃，支撑胸肺。

治法：攻逐水饮。

方药：己椒苈黄丸、十枣汤加减。两方均可逐水祛饮，前方用于水饮在肠，饮郁化热，水走肠间沥沥有声，腹满，便秘，后方用于饮停胸胁，咳唾引痛，胸闷气急。

药用甘遂、大戟、芫花、大黄泻下逐水；防己、椒目辛宣苦泄，导水利尿；桑白皮、葶苈子泻肺逐饮。

饮邪上逆，胸满者，加枳实、厚朴以泄满；胁痛，胸闷，气急，苔浊腻，加白芥子、莱菔子、苏子以降气化痰。

若寒饮伏肺，遇寒触发，喘咳不能平卧，痰多白沫，伴有寒热者，又当温肺化饮，用小青龙汤加减。

2. 脾肾阳虚

症状：喘促，动则为甚，气短，或咳而气怯，痰多，胸闷，胃部痞痛，呕吐清水，背寒，大便或溏，头昏，心慌，足跗浮肿，舌苔白滑，舌体胖大，脉沉细而滑。

病机：脾阳不运，肾阳衰微，阳虚饮停。

治法：温阳化饮。

方药：金匮肾气丸、苓桂术甘汤加减。两方均能温阳化饮，但前方补肾，后方温脾，主治有异。

药用附子、桂枝助阳化饮；白术、苍术、山药、茯苓、泽泻健脾利水；干姜、川椒温中降逆。

食少痰多，呕吐涎沫，加半夏、陈皮、吴茱萸温中和胃；心下胀满，加枳实、厚朴开痞除满；神疲短气，配党参、黄芪补气健脾；动则气短，加熟地、山萸肉、补骨脂、沉香补肾纳气。

【临证备要】

1. 许多疾病的发生，与气血不能协调有关。属于气病者有气滞、气逆、气虚、气陷、气脱等；属于血病者有血虚、血热、血寒、血瘀、血溢等。至于气滞血瘀、气血俱虚、气随血脱等，均为气血俱病引起。

2. 《素问·调经论》云："百病之生，皆有虚实。"故气血病的辨证，也应从虚实着眼，同时还应辨其发病脏腑。如同一气虚，属于肺气虚者，当补肺益气；属于脾气虚者，当补中益气；属于肾气虚者，当温肾纳气。同一血虚，属于心脾血虚者，当用补益心脾；属于肝血不足者，治当养血柔肝；属于精血亏损者，当养血益精。只有把辨证落实到具体的脏腑上，才能使治疗丝丝入扣。

3. 血虚虽以补血为法，但气为血帅，两者互为资生，故失血较多当采用补气以生血的方法。血瘀者，以活血化瘀为治疗大法，但须配合行气药，使"气行则血行"。一般活血化瘀药，随用量大小而功用不同。如桃仁、红花小量则养血和血，大量则破血化瘀。临床应根据不同的血瘀类型，分别采取行气化瘀、通络化瘀、温阳化瘀、凉血化瘀、益气化瘀、养血化瘀等法。若为孕妇，虽有瘀证，亦应忌用破血逐瘀类药。

4. 内生的湿、痰、饮三邪是"一源而三歧"，同属阴邪，其发生多与肺、脾、肾三脏功能失调，水津不归正化有关。肺主气而布津，能通调水道，若肺失通调宣降，水津不能输布，则津留为湿，或停聚为痰、为饮。脾主运化水湿，若外湿困脾或脾虚不运，则湿邪阻滞，或停聚为痰、为饮。肾主蒸化水津，若肾阳不足，蒸化无力，水不化气，关门不利，或导致水湿潴留，或聚而成为痰饮。它们之间的关系虽然相当密切，但在临床上却有不同的特点：湿性重浊腻滞，为病每多迁延难愈；痰多稠厚，为病无处不到；饮多清稀，常停聚于胸腹四肢。其发病机理一般多属由虚致实，即脾肾亏虚为本，水湿痰饮停聚为标。临证之际，应分清标本虚实。标实为主者，亟宜祛湿、化痰、蠲饮；本虚为主者，需用理肺、健脾、温肾等法进行治疗。

5. 痰虽是体内水津凝聚的病理产物，但其临床表现较为复杂。有咳嗽咯吐之痰涎；又指引起某些特殊症状的病理因素；有结于局部，肿如梨枣的痰核痰块；有流窜经络的挛痛；有阻滞于内脏的痰蒙心窍等病证。证候分类也复杂多端，临床上应根据痰的部位和性质，采取相应的治疗措施。

6. 饮病的辨证总属阳虚阴盛、本虚标实，并应根据饮停部位、症状特点，分别虚实主次。治疗原则以温化为主，需分别标本缓急、表里虚实的不同，采取相应措施。在表者宜温散发汗，在里者宜温化利水；正虚者宜补，邪实者当攻。虚实夹杂者，当消补兼施；寒热错杂者，又当温凉并用。

各 论

第一章 肺 系 病 证

　　肺主气，司呼吸，开窍于鼻，外合皮毛，故风、寒、燥、热等六淫外邪由口鼻、皮毛而入者，每都首先犯肺。同时因肺居胸中，其位最高，覆盖诸脏之上，其气贯百脉而通它脏，故内伤诸因，除肺脏自病外，它脏有病亦可影响到肺。因此，其发病原因有外感、内伤两方面。主要的病理变化为肺气宣降失常，实者由于痰邪阻肺，肺失宣肃，升降不利；虚者由于肺脏气阴不足，肺不主气而升降无权。如六淫外侵，肺卫受邪则为感冒；内、外之邪干肺，肺气上逆则病咳嗽；瘵虫蚀肺则病痨；痰邪阻肺，肺失宣降则为哮、为喘；肺热生疮则成痈；久病伤肺，肺气不能敛降则为肺胀，肺叶痿而不用则为肺痿。此外，肺有通调水道、下输膀胱的功能，与大肠相表里，可助心主治节，脾为金母，肝肺升降相因，金水相生，故其为病可涉及心、脾、肝、肾、膀胱、大肠等脏腑，与其他多个病证也有密切关系，临证应予联系处理。

第一节 感 冒

　　感冒是感受触冒风邪，导致邪犯肺卫，卫表不和的常见外感疾病，临床表现以鼻塞、流涕、喷嚏、咳嗽、头痛、恶寒、发热、全身不适、脉浮为特征。

　　本病四季均可发生，尤以春冬两季为多。病情轻者多为感受当令之气，称为伤风、冒风、冒寒；病情重者多为感受非时之邪，称为重伤风。在一个时期内广泛流行、证候相类似者，称为时行感冒。

　　早在《内经》即已有外感风邪引起感冒的论述，如《素问·骨空论》说："风者百病之始也……风从外入，令人振寒，汗出头痛，身重恶寒。"《素问·风论》也说："风之伤人也，或为寒热。"汉代张仲景《伤寒论·辨太阳病脉证并治》篇论述太阳病时，以桂枝汤治表虚证，以麻黄汤治表实证，提示感冒风寒有轻重的不同，这为感冒的辨证治疗奠定了基础。感冒病名则出自北宋《仁斋直指方·诸风》篇，该书在"伤风方论"论及参苏饮时谓其："治感冒风邪，发热头痛，咳嗽声重，涕唾稠黏。"元·朱丹溪《丹溪心法·中寒二》提出本病病位在肺，治疗应分立辛温、辛凉两大法则，其曰："伤风属肺者多，宜辛温或辛凉之剂散之。"及至明清，多将感冒与伤风互称，并对虚人感冒也有进一步的认识，提出扶正达邪的治疗原则。至于时行感冒，隋·巢元方《诸病源候论·时气病诸候》中说："时行病者，是春时应暖而反寒，夏时应热而反冷，秋时应凉而反热，非其时而有其气。是以一岁之中，病无长少，率相近似者，此则时行之气也。"至清代，随着温热病学说的兴起与发展，不少医家逐渐认识到本病之发生与感受时行之气相关。清·林佩琴在《类证治裁·伤风》中明确提出了"时行感冒"之名。清·徐灵胎《医学源流论·伤风难治论》说："凡人感风寒，头痛发热，咳嗽涕出，俗谓之伤风……乃时行之杂感也。"指出感冒有属触冒时气所致者。

凡普通感冒（伤风）、流行性感冒（时行感冒）及其他上呼吸道感染而表现感冒证候者，皆可参照本节内容进行辨证论治。

【病因病机】

感冒是由于六淫、时行之邪，乘人体御邪能力不足之时，侵袭肺卫皮毛，致使肺失宣肃，卫表失和。

一、病因

1. 外感六淫，风为主因

风为六淫之首，流动于四时之中，故外感为病，常以风为先导。

因四时六气各有偏盛，故风邪常与当令之气相合伤人，而表现为不同证型。如深秋冬令季节，风与寒合，多为风寒证。春夏温暖之时，风与热合，多见风热证。夏秋之交，暑多夹湿，每又表现为风暑夹湿证候。但一般以风寒、风热证为多见，暑湿证次之。至于梅雨季节之夹湿、秋季兼燥等，亦每可见之。

2. 时行疫毒伤人

若时行疫毒伤人，则病情重而多变，往往相互传染，造成广泛的流行，且不限于季节性。如隋·巢元方《诸病源候论·时气病诸候》说："夫时气病者，此皆因岁时不和，温凉失节，人感乖戾之气而生，病者多相染易。"

二、病机

感冒的基本病机是邪犯肺卫，卫表不和。外邪侵犯肺卫的途径有二，或从口鼻而入，或从皮毛内侵。风性轻扬，为病多犯上焦，故《素问·太阴阳明论》篇说："伤于风者，上先受之。"肺处胸中，位于上焦，主呼吸，气道为出入升降的通路，喉为其系，开窍于鼻，外合皮毛，职司卫外，为人身之藩篱，故外邪从口鼻、皮毛入侵，肺卫首当其冲，感邪之后，随即出现卫表不和及上焦肺系症状。因病邪在外、在表，故尤以卫表不和为主。

卫外功能减弱，外邪乘袭致病。外邪侵袭人体是否发病，关键在于卫气之强弱，同时与感邪的轻重有关。《灵枢·百病始生》篇曰："风雨寒热不得虚，邪不能独伤人。"若正不胜邪，邪犯卫表，即可致病。一般有以下几种情况：①六淫肆虐，人体未能应变：气候突变，冷热失常，六淫病邪猖獗，卫外之气失于调节应变，即可受邪发病。若属时行病毒为患，多造成广泛流行。②生活起居不当，寒温失调：外邪乘袭，如更衣脱帽，贪凉露宿，冒风淋雨，或过度疲劳，以致腠理不密，营卫失和，感受外邪。③体质偏弱，内外因相引发病：体质不强，正气虚弱，卫表不固，稍有不慎，即易感邪。如阳气虚者易受风寒，阴虚者易受燥热。临床上称之为虚体感冒。④肺有宿邪，易受新感：肺经素有痰热，或痰湿内蕴，肺卫调节功能低下，则每易感受外邪，内外相引而发病，临床上可见内热外寒错杂证候，痰湿之体可见湿盛的症状。正如清·李用粹《证治汇补·伤风》篇说："肺家素有痰热，复受风邪束缚，内火不得疏泄，谓之寒暄，此表里两因之实证也。有平昔元气虚弱，表疏腠松，略有不慎，即显风证者，此表里两因之虚证也。"

病理性质总属表实证，但有寒热之异。本病因感受外邪，病位在表，当属表实证。由于四时六气不同，以及体质的差异，故有寒热之异。感受风寒湿邪，则皮毛闭塞，邪郁于肺，肺气失宣；感受风热暑燥，则皮毛疏泄不畅，邪热犯肺，肺失清肃。如感受时行疫毒则病情多重，甚或有变生它病者。在病程中且可见寒与热的转化或错杂。

【诊查要点】

一、诊断依据

1. 初起以卫表及鼻咽症状为主，可见鼻塞、流涕、多嚏、咽痒、咽痛、周身酸楚、恶风或恶寒，或有发热等。由于风邪易夹暑、夹湿、夹燥，还可兼见相关症状。

2. 时行感冒多呈流行性，在同一时期发病人数剧增，且症状相似，多突然起病，恶寒发热（多为高热），周身酸痛，疲乏无力，病情一般较普通感冒为重。

3. 病程一般 3~7 日。普通感冒一般不传变，时行感冒少数可传变入里，变生他病。

4. 四季皆可发病，而以冬、春两季为多。

二、病证鉴别

1. 感冒与风温

本病与诸多温病早期症状相类似，尤其是风热感冒与风温初起颇为相似。但风温病势急骤，寒战发热甚至高热，汗出后热虽暂降，但脉数不静，身热旋即复起，咳嗽胸痛，头痛较剧，甚至出现神志昏迷、惊厥、谵妄等传变入里的证候。而感冒发热一般不高或不发热，病势轻，不传变，服解表药后，多能汗出脉静身凉，病程短，预后良好。

2. 普通感冒与时行感冒

普通感冒病情较轻，全身症状不重，少有传变。在气候变化时发病率可以升高，但无明显流行特点。若感冒 1 周以上不愈，发热不退或反见加重，应考虑感冒继发它病，传变入里。时行感冒病情较重，发病急，全身症状显著，可以发生传变，化热入里，继发或合并它病，具有广泛的传染性、流行性。

【辨证论治】

一、辨证要点

本病邪在肺卫，故属表实证。但须究其病邪的性质，区别风寒、风热及其兼夹。

1. 辨风寒风热

一般而言，风寒感冒以恶寒重，发热轻，头痛身疼，鼻塞流清涕为特征；风热感冒以发热重，恶寒轻，头痛，口渴，鼻塞流涕黄稠，咽痛或红肿为特征。其中咽部肿痛与否，常为风寒风热辨证主要依据。亦有初起属风寒感冒，数日后出现咽喉疼痛，流涕由清涕转为黄稠，此为寒邪郁而化热。

2. 辨不同兼夹

夹湿者多见于梅雨季节，以身热不扬，头胀如裹，骨节疼重，胸闷，口淡或甜等为特征；夹暑者多见于炎夏，以身热有汗，心烦口渴，小便短赤，舌苔黄腻等为特征；夹燥者多见于秋季，以身热头痛，鼻燥咽干，咳嗽无痰或少痰，口渴，舌红等为特征。

3. 辨偏实偏虚

一般而言，发热、无汗、恶寒、身痛者属表实，发热、汗出、恶风者属表虚。至于虚体感冒，往往反复发作，缠绵不愈。

二、治疗原则

感冒的病位在肺系卫表，治疗上应因势利导，从表而解，遵《素问·阴阳应象大论》"其在皮者，汗而发之"之义，宜采用解表达邪的治疗原则。风寒证治以辛温发汗，风热证治以辛凉清解，暑湿夹杂者又当清暑祛湿解表。

三、证治分类

1. 风寒束表证

症状：恶寒重，发热轻，无汗，头痛，肢节酸痛，鼻塞声重或鼻痒喷嚏，时流清涕，咽痒，咳嗽，痰吐稀薄色白，口不渴或渴喜热饮，舌苔薄白而润，脉浮或浮紧。

证机概要：风寒外束，卫阳被郁，腠理内闭，肺气不宣。

治法：辛温解表。

代表方：荆防达表汤或荆防败毒散加减。两方均为辛温解表剂，前方疏风散寒，用于风寒感冒轻证，后方辛温发汗，疏风祛湿，用于时行感冒，风寒夹湿证。

常用药：荆芥、防风、苏叶、豆豉、葱白、生姜等解表散寒；杏仁、前胡、桔梗、甘草、橘红宣通肺气。

若表寒重，头痛身痛，憎寒发热，无汗者，配麻黄、桂枝以增强发表散寒之功用；表湿较重，肢体酸痛，头重头胀，身热不扬者，加羌活、独活；湿邪蕴中，脘痞食少，或有便溏、苔白腻者，加苍术、厚朴、半夏；头痛甚，配白芷、川芎散寒止痛；身热较著者，加柴胡、薄荷疏表解肌。

2. 风热犯表证

症状：身热较著，微恶风，汗泄不畅，头胀痛，面赤，咳嗽，痰黏或黄，咽燥，或咽喉乳蛾红肿疼痛，鼻塞，流黄浊涕，口干欲饮，舌苔薄白微黄，舌边尖红，脉浮数。

证机概要：风热犯表，热郁肌腠，卫表失和，肺失清肃。

治法：辛凉解表。

代表方：银翘散或葱豉桔梗汤加减。两方均有辛凉解表，轻宣肺气功能，但前方长于清热解毒，适用于风热表证热毒重者，后方重在清宣解表，适用于风热袭表，肺气不宣者。

常用药：银花、连翘、黑山栀、豆豉、薄荷、荆芥辛凉解表，疏风清热；竹叶、芦根清热生津；牛蒡子、桔梗、甘草宣利肺气，化痰利咽。

若风热上壅，头胀痛较甚，加桑叶、菊花；痰阻于肺，咳嗽痰多者，加贝母、前胡、杏仁；痰热较盛，咳痰黄稠者，加黄芩、知母、瓜蒌皮；气分热盛，身热较著，恶风不显，口渴多饮，尿黄者，加石膏、鸭跖草；热毒壅阻咽喉，乳蛾红肿疼痛，加一枝黄花、土牛膝、玄参清热解毒利咽；时行感冒热毒较盛，壮热恶寒，头痛身疼，咽喉肿痛，咳嗽气粗者，配大青叶、蒲公英、草河车等；若肺热素盛，风寒外束，热为寒遏，烦热恶寒，少汗，咳嗽气急，痰稠，声哑者，可用石膏合麻黄内清肺热，外散表寒；风热化燥伤津，或秋令感受温燥之邪，伴有呛咳痰少，口、咽、唇、鼻干燥，苔薄舌红少津等燥象者，可酌配南沙参、天花粉、梨皮。

3. 暑湿伤表证

症状：身热，微恶风，汗少，肢体酸重或疼痛，头昏重胀痛，咳嗽痰黏，鼻流浊涕，心烦口渴，或口中黏腻，渴不多饮，胸闷脘痞，泛恶，腹胀，大便或溏，小便短赤，舌苔薄黄而腻，脉濡数。

证机概要：暑湿伤表，表卫不和，肺气不清。

治法：清暑祛湿解表。

代表方：新加香薷饮加减。本方功能清暑化湿，用于夏月暑湿感冒，身热心烦，有汗不畅，胸闷等症。

常用药：银花、连翘、鲜荷叶、鲜芦根清暑解热；香薷发汗解表；厚朴、扁豆化湿和中。

若暑热偏盛者，加黄连、山栀、黄芩、青蒿；湿困卫表，肢体酸重疼痛较甚者，加豆卷、藿香、佩兰等；里湿偏盛，口中黏腻，胸闷脘痞，泛恶，腹胀，便溏者，加苍术、白蔻仁、半夏、陈皮；小便短赤者，加滑石、甘草、赤茯苓清热利湿。

附 虚体感冒

体虚之人，卫外不固，感受外邪，常缠绵难愈，或反复不已。其病邪属性仍不外四时六淫。但阳气虚者，感邪多从寒化，且易感受风寒之邪；阴血虚者，感邪多从热化、燥化，且易感受燥热之邪。临床表现肺卫不和与正虚症状并见。治疗不可过于辛散，单纯祛邪，强发其汗，重伤正气，当扶正达邪，在疏散药中酌加补正之品。

1. 气虚感冒

症状：恶寒较甚，发热，无汗，头痛身楚，咳嗽，痰白，咳痰无力，平素神疲体弱，气短懒言，反复易感，舌淡苔白，脉浮而无力。

证机概要：素体气虚，卫外不固，风邪乘袭。

治法：益气解表。

代表方：参苏饮加减。本方益气解表，化痰止咳，主治气虚外感风寒，内有痰湿，憎寒发热，无汗，头痛，咳嗽，气短，脉弱等症。

常用药：党参、甘草、茯苓补气扶正以祛邪；苏叶、葛根、前胡疏风解表；半夏、陈皮、枳壳、桔梗宣肺化痰止咳。

若表虚自汗，易伤风邪者，可常服玉屏风散以益气固表，以防感冒。若见恶寒重，发热轻，四肢欠温，语音低微，舌质淡胖，脉沉细无力，为阳虚外感，当助阳解表，用再造散加减。

2. 阴虚感冒

症状：身热，微恶风寒，少汗，头昏，心烦，口干，干咳少痰，舌红少苔，脉细数。

证机概要：阴亏津少，外受风热，表卫失和。

治法：滋阴解表。

代表方：加减葳蕤汤化裁。本方滋阴解表，适用于体虚感冒，头痛身热，微恶风寒，汗少，咳嗽咽干，舌红脉数等症。

常用药：玉竹滋阴，以资汗源；甘草、大枣甘润和中；豆豉、薄荷、葱白、桔梗疏表散邪；白薇清热和阴。

若阴伤较重，口渴咽干明显者，加沙参、麦冬；血虚，面色无华，唇甲色淡，脉细，加地黄、当归。

【预后转归】

一般而言，感冒预后多良好，病程较短而易愈。如因感冒诱发其他宿疾而使病情恶化者，预后不佳。对老年、婴幼儿、体弱患者以及时感重症，必须加以重视，防止发生传变，或同时夹杂其他疾病。风寒易随汗解；风热得汗，未必即愈，须热清方解；暑湿感冒每多缠绵；而虚体感冒则可迁延或易复感。

【预防调护】

本病在流行季节须积极防治。慎起居，适寒温，冬春尤当注意。常易患感冒者，可坚持每天按摩迎香穴，并服用防治方药。冬春风寒当令季节，可服贯众汤；夏令暑湿当令季节，可服藿佩汤；时邪毒盛，流行广泛，可用贯众、板蓝根、生甘草煎服。

治疗期间应认真护理，发热者须休息。对时感重症及老年、婴幼儿、体虚者，须加强观察，注意病情变化。须注意煎药和服药方法。

【临证备要】

1. 治疗禁忌：临床当辨清病邪之性质，若风寒之候误用辛凉，汗不易出，病邪难以外达，反致不能速解，甚或发生变证；而风热之证误用辛温，则有助热燥液动血之弊，或引起传变。除虚体感冒兼顾扶正补虚外，一般均忌用补敛之品，以免留邪。

2. 寒热二证不显者，可予辛平轻剂。感冒轻证，或初起偏寒偏热俱不明显，仅稍有恶风、微热、头胀、鼻塞者，可予辛平轻剂，疏风解表，药用桑叶、薄荷、防风、荆芥等微辛轻清透邪。

3. 寒热杂见者当温凉合用。若风寒外感，表尚未解，内郁化热，或肺有蕴热，复感风寒之证，可取温清并施，辛温与辛凉合用之法，解表清里，宣肺清热。并须根据寒热的主次及其演变，适当配伍，方如麻杏石甘汤、大青龙汤。

4. 对有并发症和夹杂症者应适当兼顾。感冒病在卫表，一般无传变，但老人、婴幼儿体弱或感受时邪较重者，可见化热入里犯肺，逆传心包（如并发肺炎，流感的肺炎型、中毒型）的传变过程，当以温病辨治原则处理。原有宿疾，再加新感，当据其标本主次，适当兼顾。小儿感冒易夹惊夹食。夹惊者酌配钩藤、薄荷、蝉衣、僵蚕、石决明等息风止痉；夹食者加神曲、山楂、莱菔子、谷麦芽等消导之品。

【医案举隅】

张某，女，16岁。住院号10988。

症状：病经五六天，始觉恶寒，继则身热不寒，微恶风，汗出不多，午后热甚，头昏痛，咳嗽，痰吐黏黄，胸部闷痛，呼吸不畅，咽部微红，口渴欲饮，尿黄，舌苔薄白，边尖红，脉浮数。经西药注射数天，身热不退。

辨证施治：风热袭表，肺卫失和，治予辛凉解表，轻宣肺气，仿银翘散合桑菊饮意。

处方：淡豆豉四钱，薄荷八分（后下），冬桑叶二钱，菊花一钱五分，炒牛蒡子三钱，银花三钱，连翘二钱，前胡二钱，桔梗一钱，光杏仁二钱，甘草八分，枇杷叶三钱，芦根一两（去节）。

药后身热渐退，翌晨正常。至午睡时，风雨交加，室温骤降，因仅盖单被而致复感，醒来即感微恶寒，发热，体温39.5℃，汗少，头痛，身楚，加服上方一帖，得汗热降。第三日续投原方巩固。继因咳嗽不净，右侧胸胁闷痛，口中微干，表证罢解，而肺气未清，转予清肺化痰法，上方去豆豉、薄荷、菊花，加贝母、瓜蒌皮各三钱，炒黄芩一钱五分，继服，药后咳止，痊愈出院。

按：本案证属感冒之风热犯表证。因风热袭表，热郁肌腠，卫表失和，肺失清肃所致，治以辛凉解表，轻宣肺气，仿银翘散合桑菊饮之意用药，热退迅速，翌晨正常。当日午睡之时，起居不当，复感外邪，风热表证再现，仍投原方，辛凉疏解，两日卫表之证消除。然表证虽解，肺气未清，故转从清肺化痰治之，肺气得清，咳嗽休止，尽收全功。

（周仲瑛等编著．中医内科学．江苏人民出版社．1977）

【古代文献精选】

《伤寒论·太阳病脉证并治》："太阳中风，阳浮而阴弱，阳浮者，热自发，阴弱者，汗自出。啬啬恶寒，淅淅恶风，翕翕发热，鼻鸣干呕者，桂枝汤主之。"

《医学心悟·论汗法》："汗者，散也。……风寒初客于人也，头痛发热而恶寒，鼻塞声重而体痛，此皮毛受病，法当汗之。……凡一切阳虚者，皆宜补中发汗。一切阴虚者，皆宜养阴发汗。"

《临证指南医案·风》："盖六气之中，惟风能全兼五气。如兼寒则曰风寒，兼暑则曰风暑，兼湿曰风湿，兼燥曰风燥，兼火曰风火。盖因风能鼓荡此五气而伤人，故曰百病之长也。"

第二节　咳　嗽

咳嗽是指肺失宣降，肺气上逆作声，咳吐痰液而言，为肺系疾病的主要证候之一。分别言之，有声无痰为咳，有痰无声为嗽，一般多为痰声并见，难以截然分开，故以咳嗽并称。

有关咳嗽的论述最早见于《内经》，如《素问·宣明五气论》说："五气所病……肺为咳。"指出咳嗽的病位在肺。对咳嗽病因的认识，《素问·咳论》指出，咳嗽系由"皮毛先受邪气，邪气以从其合也"，"五脏六腑，皆令人咳，非独肺也。"五脏六腑之咳"皆聚于胃，关于肺"，说明外邪犯肺可以致咳，其他脏腑受邪，功能失调而影响于肺者亦可致咳，咳嗽不只限于肺，也不离乎肺。该篇依据咳嗽的不同表现，将其分为肺、肝、心、脾、肾、胃、大肠、小肠、胆、膀胱、三焦诸咳，从而确立了以脏腑分类的方法，为后世医家对咳嗽病证的研究奠定了理论基础。隋·巢元方《诸病源候论·咳嗽候》有十咳之称，虽然体现了辨证思想，但名目繁多，临床难以掌握。明·张介宾执简驭繁，将咳嗽分为外感、内伤两大类，《景岳全书·咳嗽》指出："咳嗽一证，窃见诸家立论太繁，皆不得其要，多致后人临证莫知所从，所以治难得效。以余观之，则咳嗽之要，止惟二证。何为二证？一曰外感，一曰内伤而尽之矣。……但于二者之中当辨阴阳，当分虚实耳。"至此，咳嗽的辨证分类渐趋成熟，切合临床实用。

关于咳嗽的治法方药历代均有论述，如汉代张仲景治虚火咳逆的麦门冬汤，至今仍为临床应用。后世在张仲景的基础上，对咳嗽的治法方药提出了许多新的见解。如《景岳全书·咳嗽》指出："外感之邪多有余，若实中有虚，则宜兼补以散之。内伤之病多不足，若虚中夹实，亦当兼清以润之。"提出外感咳嗽宜"辛温"发散为主，内伤咳嗽宜"甘平养阴"为主的治疗原则，丰富了辨证论治的内容。清·喻昌《医门法律》论述了燥的病机及其伤肺为病而致咳嗽的证治，创立温润、凉润治咳之法；针对新久咳嗽治疗中常见的问题，提出"凡邪盛咳频，断不可用劫涩药。咳久势衰，其势不锐，方可涩之"等六条治咳之禁，对后世颇多启迪，至今对临床仍有参考价值。

咳嗽既是独立性的病证，又是肺系多种疾病的一个症状。西医学中急慢性支气管炎、部分支气管扩张症、慢性咽炎等可参考本节辨证论治。其他疾病如肺痈、肺痿、风温、肺痨等兼见咳嗽者，须参阅有关章节辨证求因，进行处理，亦可与本节互参。部分慢性咳嗽经久反复，可发展至喘，称为咳喘，多表现为寒饮伏肺或肺气虚寒的证候，属痰饮病中的"支饮"或"喘证"，当参阅有关章节辨证论治。

【病因病机】

咳嗽的病因有外感、内伤两大类。外感咳嗽为六淫外邪侵袭肺系，内伤咳嗽为脏腑功能失调，内邪干肺。不论邪从外入，还是自内而发，均可引起肺失宣肃，肺气上逆作咳。

一、病因

1. 外感六淫

外感咳嗽为六淫之邪，从口鼻或皮毛而入，侵袭肺系，或因吸入烟尘、异味气体，肺气被郁，肺失宣降。多因起居不慎，寒温失宜，或过度疲劳，肺的卫外功能减退或失调，以致在天气冷热失常，气候突变的情况下，外邪入客于肺导致咳嗽。故《河间六书·咳嗽论》谓："寒、暑、燥、湿、风、火六气，皆令人咳。"由于四时主气不同，因而人体所感受的致病外邪亦有区别。风为六淫之首，其他外邪多随风邪侵袭人体，所以外感咳嗽常以风为先导，或夹寒，或夹热，或夹燥，表现为风寒、风热、风燥相合为病。张景岳曾倡："六气皆令人咳，风寒为主。"认为以风邪夹寒者居多。

2. 内邪干肺

内伤咳嗽总由脏腑功能失调、内邪干肺所致，可分其他脏腑病变涉及于肺和肺脏自病两端。它脏及肺由于饮食不调者，可因嗜烟好酒，烟酒辛温燥烈，熏灼肺胃；或因过食肥甘辛辣炙煿，酿湿生痰；或因平素脾运不健，饮食精微不归正化，变生痰浊，肺脉连胃，痰邪上干，乃生咳嗽；或由情志不遂，郁怒伤肝，肝失条达，气机不畅，日久气郁化火，因肝脉布胁而上注于肺，故气火循经犯肺，发为咳嗽。肺脏自病者，常因肺系疾病迁延不愈，阴伤气耗，肺的主气功能失常，以致肃降无权，肺气上逆作咳。

二、病机

咳嗽的主要病机为邪犯于肺，肺气上逆。因肺主气，司呼吸，上连气道、喉咙，开窍于鼻，外合皮毛，内为五脏华盖，其气贯百脉而通它脏，不耐寒热，称为"娇脏"，易受内外之邪侵袭而致宣肃失司。肺脏为了祛除病邪外达，以致肺气上逆，冲激声门而发为咳嗽。诚如《医学心悟》所说："肺体属金，譬若钟然，钟非叩不鸣，风寒暑湿燥火六淫之邪，自外击之则鸣，劳欲情志，饮食炙煿之火，自内攻之则亦鸣。"《医学三字经·咳嗽》亦说："肺为脏腑之华盖，呼之则虚，吸之则满，只受得本脏之正气，受不得外来之客气，客气干之则呛而咳矣；只受得脏腑之清气，受不得脏腑之病气，病气干之，亦呛而咳矣。"提示咳嗽是内外病邪犯肺，肺脏祛邪外达的一种病理反应。病变主脏在肺，与肝、脾有关，久则及肾。

外感咳嗽属于邪实，为六淫外邪犯肺，肺气壅遏不畅所致。因于风寒者，肺气失宣，津液凝滞；因于风热者，肺气不清，热蒸液聚为痰；因于风燥者，燥邪灼津生痰，肺气失于润降，则发为咳嗽。若外邪未能及时解散，还可发生演变转化，如风寒久郁化热，风热灼津化燥，肺热蒸液成痰等。

内伤咳嗽，病理因素主要为"痰"与"火"。而痰有寒热之别，火有虚实之分。痰火可互为因果，痰可郁而化火（热），火能炼液灼津为痰。因其常反复发作，迁延日久，脏气多虚，故病理性质属邪实与正虚并见。虚实之间尚有先后主次的不同。它脏有病而及肺者，多因实致虚。如肝火犯肺者，每见气火炼液为痰，灼伤肺津。痰湿犯肺者，多因湿困中焦，水谷不能化为精微上输以养肺，反而聚生痰浊，上干于肺，久延则肺脾气虚，气不化津，痰浊更易滋生，此即"脾为生痰之源，肺为贮痰之器"的道理。甚则病及于肾，以致肺虚不能主气，肾虚不能纳气，由咳致喘。如痰湿蕴肺，遇外感引触，痰从热化，则易耗伤肺阴。肺脏自病者，多因虚致实。如肺阴不足每致阴虚火炎，灼津为痰；肺气亏虚，气不化津，津聚成痰，甚则痰从寒化为饮。

外感咳嗽与内伤咳嗽可相互为病。外感咳嗽如迁延失治，邪伤肺气，更易反复感邪，而致咳嗽屡作，肺脏益伤，逐渐转为内伤咳嗽。内伤咳嗽，肺脏有病，卫外不强，易受外邪引发或加重，在气候转冷时尤为明显。久则肺脏虚弱，阴伤气耗，由实转虚。于此可知，咳嗽虽有外感、内伤之分，但两者又可互为因果。

【诊查要点】

一、诊断依据

临床以咳嗽、咳痰为主要表现。应询查病史的新久，起病的缓急，是否兼有表证，判断外感和内伤。外感咳嗽，起病急，病程短，常伴肺卫表证。内伤咳嗽，常反复发作，病程长，多伴其他兼证。

二、病证鉴别

1. 咳嗽特点的鉴别

包括时间、节律、性质、声音以及加重的有关因素。

咳嗽时作，白天多于夜间，咳而急剧，声重，或咽痒则咳作者，多为外感风寒、风热或风燥引起；若咳声嘶哑，病势急而病程短者，为外感风寒、风热或风燥，病势缓而病程长者为阴虚或气虚；咳声粗浊者，多为风热或痰热伤津所致；早晨咳嗽，阵发加剧，咳嗽连声重浊，痰出咳减者，多为痰湿或痰热咳嗽；午后、黄昏咳嗽加重，或夜间有单声咳嗽，咳声轻微短促者，多属肺燥阴虚；夜卧咳嗽较剧，持续不已，少气或伴气喘者，为久咳致喘的虚寒证；咳而声低气怯者属虚，洪亮有力者属实；饮食肥甘、生冷加重者多属痰湿；情志郁怒加重者因于气火；劳累、受凉后加重者多为痰湿、虚寒。

2. 咳痰特点的鉴别

包括痰的色、质、量、味等。

咳而少痰者多属燥热、气火、阴虚；痰多者常属湿痰、痰热、虚寒；痰白而稀薄者属风、属寒；痰黄而稠者属热；痰白质黏者属阴虚、燥热；痰白清稀，透明呈泡沫样者属虚、属寒；咳吐血痰者，多为肺热或阴虚；如脓血相兼者，为痰热瘀结成痈之候；咳嗽，咳吐粉红色泡沫痰，咳而气喘，呼吸困难者，多属心肺阳虚，气不主血；咳痰有热腥味或腥臭气者为痰热，味甜者属痰湿，味咸者属肾虚。

3. 咳嗽与咳喘的鉴别

咳嗽仅以咳嗽为主要临床表现，不伴喘证；咳喘则咳而伴喘，常因咳嗽反复发作，由咳致喘，临床以咳喘并作为特点。

【辨证论治】

一、辨证要点

1. 辨外感内伤

外感咳嗽，多为新病，起病急，病程短，常伴恶寒、发热、头痛等肺卫表证。内伤咳嗽，多为久病，常反复发作，病程长，可伴它脏见症。

2. 辨证候虚实

外感咳嗽以风寒、风热、风燥为主，一般均属邪实。而内伤咳嗽多为虚实夹杂，本虚标实，其中痰湿、痰热、肝火多为邪实正虚；肺阴亏耗咳嗽则属正虚，或虚中夹实。应分清标本主次缓急。

二、治疗原则

咳嗽的治疗应分清邪正虚实。外感咳嗽，多为实证，应祛邪利肺，按病邪性质分风寒、风热、风燥论治。内伤咳嗽，多属邪实正虚。标实为主者，治以祛邪止咳；本虚为主者，治以扶正补虚。并按本虚标实的主次酌情兼顾。同时，除直接治肺外，还应从整体出发，注意治脾、治肝、治肾等。

三、证治分类

（一）外感咳嗽

1. 风寒袭肺证

症状：咳嗽声重，气急，咽痒，咳痰稀薄色白，常伴鼻塞，流清涕，头痛，肢体酸楚，或见恶寒发热，无汗等表证，舌苔薄白，脉浮或浮紧。

证机概要：风寒袭肺，肺气失宣。

治法：疏风散寒，宣肺止咳。

代表方：三拗汤、止嗽散加减。两方均能宣肺止咳化痰，但前方以宣肺散寒为主，用于风寒闭肺；后方以疏风润肺为主，用于咳嗽迁延不愈或愈而复发者。

常用药：麻黄宣肺散寒；杏仁、桔梗、前胡、甘草、橘皮、金沸草等宣肺利气，化痰止咳。

胸闷、气急等肺气闭实之象不著，而外有表证者，可去麻黄之辛散，加荆芥、苏叶、生姜以疏风解表；若夹痰湿，咳而痰黏，胸闷，苔腻，加半夏、川朴、茯苓以燥湿化痰；咳嗽迁延不已，加紫菀、百部温润降逆，避免过于温燥辛散伤肺；表寒未解，里有郁热，热为寒遏，咳嗽音哑，气急似喘，痰黏稠，口渴，心烦，或有身热，加生石膏、桑皮、黄芩以解表清里。

2. 风热犯肺证

症状：咳嗽频剧，气粗或咳声嘶哑，喉燥咽痛，咳痰不爽，痰黏稠或黄，咳时汗出，常伴鼻流黄涕，口渴，头痛，身楚，或见恶风，身热等表证，舌苔薄黄，脉浮数或浮滑。

证机概要：风热犯肺，肺失清肃。

治法：疏风清热，宣肺止咳。

代表方：桑菊饮加减。本方功能疏风清热，宣肺止咳，用于咳嗽痰黏，咽干，微有身热者。

常用药：桑叶、菊花、薄荷、连翘疏风清热；前胡、牛蒡子、杏仁、桔梗、大贝母、枇杷叶清肃肺气，化痰止咳。

肺热内盛，身热较著，恶风不显，口渴喜饮，加黄芩、知母清肺泄热；热邪上壅，咽痛，加射干、山豆根、挂金灯、赤芍清热利咽；热伤肺津，咽燥口干，舌质红，加南沙参、天花粉、芦根清热生津；夏令夹暑者，加六一散、鲜荷叶清解暑热。

3. 风燥伤肺证

症状：干咳，连声作呛，喉痒，咽喉干痛，唇鼻干燥，无痰或痰少而黏连成丝，不易咯出，或痰中带有血丝，口干，初起或伴鼻塞、头痛、微寒、身热等表证，舌质红干而少津，苔薄白或薄黄，脉浮数或小数。

证机概要：风燥伤肺，肺失清润。

治法：疏风清肺，润燥止咳。

代表方：桑杏汤加减。本方清宣凉润，用于风燥伤津，干咳少痰，外有表证者。

常用药：桑叶、薄荷、豆豉疏风解表；杏仁、前胡、牛蒡子肃肺止咳；南沙参、大贝母、天花粉、梨皮、芦根生津润燥。

津伤较甚，干咳，咳痰不多，舌干红少苔，配麦冬、北沙参滋养肺阴；热重不恶寒，心烦口渴，酌加石膏、知母、黑山栀清肺泄热；肺络受损，痰中夹血，配白茅根清热止血。

另有凉燥证，乃燥证与风寒并见，表现干咳少痰或无痰，咽干鼻燥，兼有恶寒发热，头痛无汗，舌苔薄白而干等症，用药当以温而不燥，润而不凉为原则，方取杏苏散加减。药用苏叶、杏仁、前胡辛以宣散；紫菀、款冬花、百部、甘草温润止咳。若恶寒甚，无汗，可配荆芥、防风以解表发汗。

（二）内伤咳嗽

1. 痰湿蕴肺证

症状：咳嗽反复发作，咳声重浊，痰多，因痰而嗽，痰出咳平，痰黏腻或稠厚成块，色白或带灰色，每于早晨或食后则咳甚痰多，进甘甜油腻食物加重，胸闷脘痞，呕恶食少，体倦，大便时溏，舌苔白腻，脉象濡滑。

证机概要：脾湿生痰，上渍于肺，壅遏肺气。

治法：燥湿化痰，理气止咳。

代表方：二陈平胃散合三子养亲汤加减。二陈平胃散燥湿化痰，理气和中，用于咳而痰多，痰质稠厚，胸闷脘痞，苔腻者。三子养亲汤降气化痰，用于痰浊壅肺，咳逆痰涌，胸满气急，苔浊腻者。两方同治痰湿，前者重点在胃，痰多脘痞者适用，后者重点在肺，痰涌气急者较宜。

常用药：半夏、陈皮、茯苓、苍术、川朴燥湿化痰；杏仁、佛耳草、紫菀、款冬花温肺降气。

咳逆气急，痰多胸闷，加白前、苏子、莱菔子化痰降气；寒痰较重，痰黏白如沫，怯寒背冷，加干姜、细辛、白芥子温肺化痰；久病脾虚，神疲，加党参、白术、炙甘草。病情平稳后可服六君子丸以资调理，或合杏苏二陈丸标本兼顾。

2. 痰热郁肺证

症状：咳嗽，气息粗促，或喉中有痰声，痰多质黏厚或稠黄，咳吐不爽，或有热腥味，或咳血痰，胸胁胀满，咳时引痛，面赤，或有身热，口干而黏，欲饮水，舌质红，舌苔薄黄腻，脉滑数。

证机概要：痰热壅肺，肺失肃降。

治法：清热肃肺，豁痰止咳。

代表方：清金化痰汤加减。本方功在清热化痰，用于咳嗽气急，胸满，痰稠色黄者。

常用药：黄芩、山栀、知母、桑白皮清泄肺热；杏仁、贝母、瓜蒌、海蛤壳、竹沥半夏、射干清肺化痰。

痰热郁蒸，痰黄如脓或有热腥味，加鱼腥草、金荞麦根、浙贝母、冬瓜子、苡仁等清热化痰；痰热壅盛，腑气不通，胸满咳逆，痰涌，便秘，配葶苈子、大黄、风化硝泻肺通腑逐痰；痰热伤津，口干，舌红少津，配北沙参、天冬、花粉养阴生津。中成药可服用蛇胆川贝散。

3. 肝火犯肺证

症状：上气咳逆阵作，咳时面赤，咽干口苦，常感痰滞咽喉而咯之难出，量少质黏，或如絮条，胸胁胀痛，咳时引痛，症状可随情绪波动而增减，舌红或舌边红，舌苔薄黄少津，脉弦数。

证机概要：肝郁化火，上逆侮肺。

治法：清肺泄肝，顺气降火。

代表方：黛蛤散合加减泻白散加减。黛蛤散清肝化痰，加减泻白散顺气降火，清肺化痰，二方相合，使气火下降，肺气得以清肃，咳逆自平。

常用药：桑白皮、地骨皮、黄芩清肺热；山栀、丹皮泻肝火；青黛、海蛤壳化痰热；粳米、甘草和胃气，使泻肺而不伤脾胃；苏子、竹茹、枇杷叶降逆气。

肺气郁滞，胸闷气逆，加瓜蒌、桔梗、枳壳利气降逆；胸痛，配郁金、旋覆花、丝瓜络理气和络；痰黏难咯，加海浮石、知母、贝母清热豁痰；火郁伤津，咽燥口干，咳嗽日久不减，酌加北沙参、麦冬、天花粉、诃子养阴生津敛肺。

4. 肺阴亏耗证

症状：干咳，咳声短促，痰少黏白，或痰中带血丝，或声音逐渐嘶哑，口干咽燥，或午后潮热，颧红，盗汗，口干，日渐消瘦，神疲，舌红少苔，脉细数。

证机概要：肺阴亏虚，虚热内灼，肺失润降。

治法：滋阴润肺，化痰止咳。

代表方：沙参麦冬汤加减。本方有甘寒养阴、润燥生津之功，可用于阴虚肺燥，干咳少痰。

常用药：沙参、麦冬、花粉、玉竹、百合滋养肺阴；甘草甘缓和中；贝母、甜杏仁润肺化痰；桑白皮、地骨皮清肺泄热。

肺气不敛，咳而气促，加五味子、诃子以敛肺气；阴虚潮热，酌加功劳叶、银柴胡、青蒿、鳖甲、胡黄连以清虚热；阴虚盗汗，加乌梅、瘪桃干、浮小麦收敛止涩；肺热灼津，咳吐黄痰，加海蛤粉、知母、黄芩清热化痰；热伤血络，痰中带血，加丹皮、山栀、藕节清热止血。中成药可服用百合固金丸。

【预后转归】

外感咳嗽其病尚浅而易治，但燥与湿二者为病者较为缠绵。内伤咳嗽多呈反复发作，其病较深，治疗难取速效。如痰湿咳嗽之部分老年患者，病久肺脾两伤，可出现痰从寒化为饮、病延及肾的转归，表现为寒饮伏肺或肺气虚寒之痰饮咳喘。而肺阴亏虚咳嗽，如延误失治，可成为劳损。部分患者病情逐渐加重，病变由肺、脾、肾累及于心，可演变成为肺胀。

【预防调护】

对于咳嗽的预防，首应注意气候变化，防寒保暖，饮食不宜甘肥、辛辣及过咸，嗜酒及吸烟等不良习惯尤当戒除，避免有害气体伤肺。适当参加体育锻炼，提高机体卫外功能。平素易于感冒者，可予玉屏风散服用，配合防感冒保健操，面部迎香穴按摩，夜间足三里艾灸等。若已有感冒要及时诊治，防止影响及肺。

【临证备要】

1. 治疗禁忌：外感咳嗽忌用敛肺、收涩的镇咳药。误用则致肺气郁遏不得宣畅，不能达邪外出，邪恋不去，反而久咳伤正。必须采用宣肃肺气、疏散外邪治法，因势利导，邪去则正安。内伤咳嗽忌用宣肺散邪法。误用每致耗损阴液，伤及肺气，正气愈虚。必须注意调护正气，即使虚实夹杂，亦当标本兼顾。

2. 注意审证求因，切勿见咳止咳。咳嗽是人体祛邪外达的一种病理表现，治疗绝不能单纯见咳止咳，必须按照不同的病因分别处理。一般说来，咳嗽的轻重可以反映病邪的微甚，但在某些情况下，因正虚不能祛邪外达，咳虽轻微，但病情却重，应加警惕。

3. 病有治上、治中、治下的区分。治上者，指治肺，主要是温宣、清肃两法，是直接针对咳嗽主病之脏施治。治中者，指治脾，即健脾化痰和补脾养肺等法。健脾化痰适用于痰湿偏盛，标实为主，咳嗽痰多者；补脾养肺适用于脾虚肺弱，脾肺两虚，咳嗽神疲食少者。治下指治肾，咳嗽日久，咳而气短，则可考虑用治肾（益肾）的方法。总之，治脾治肾是通过治疗他脏以达到治肺目的的整体疗法。

【医案举隅】

赵某，女，42岁。初诊日期1967年1月7日。

自昨天发热咳嗽，周身疼痛，体温 39.2℃，头痛，无汗，咳吐白痰，右胁痛，舌苔薄白，脉象浮滑数。查血白细胞计数 26×10^9/L。X 线胸片示：右下肺阴影。

辨证：内有伏火，风寒外袭，皮毛束闭，肺气失宣，发为外感咳嗽。

西医诊断：大叶性肺炎。

治法：解表宣肺，清肃肺热。

处方：生麻黄 10g，杏仁 10g，生石膏 45g（先煎），生甘草 4.5g，薄荷 9g（后下），荆芥 9g，银花 10g，连翘 10g，黄芩 9g，豆豉 6g，鲜芦根 25g。水煎服。2 剂。

二诊（1 月 9 日）：药后热已退，尚咳，吐锈色痰，尿黄，右胁痛，舌苔薄白，脉略数。病已减轻，再守前方加减。上方减薄荷为 6g（后下），去荆芥，加竹叶 6g。再服 2 剂。

此后，诸症渐除，又投上方 4 剂（薄荷减为 3g）。16 日 X 线胸透示右下肺阴影消失。17 日痊愈出院。

按：此为清宣合用之剂，方选麻杏石甘汤加味。方中辛温辛凉合用以解表宣肺，因恐重用生石膏而影响麻黄发散之力，故特加薄荷、豆豉以助发散解表、透邪外出之力。由于解表宣肺之力全，透邪外出之效捷，故不但热退咳止，而且肺炎亦全消，服药 10 剂而痊愈。

（焦树德著. 焦树德临床经验辑要. 中国医药科技出版社. 1998）

【古代文献精选】

《医学入门·咳嗽》："新咳有痰者外感，随时解散；无痰者便是火热，只宜清之。久咳有痰者燥脾化痰，无痰者清金降火。盖外感久则郁热，内伤久则火炎，俱宜开郁润燥。……苟不治本而浪用兜铃、粟壳涩剂，反致缠绵。"

《医宗必读·咳嗽》："大抵治表者，药不宜静，静则流连不解，变生他病，故忌寒凉收敛。治内者，药不宜动，动则虚火不宁，燥痒愈甚，故忌辛香燥热。"

《医学心悟·咳嗽》："凡治咳嗽，贵在初起得法为善。经云：微寒微咳，属风寒者十居其九。故初治必须发散，而又不可过散，不散则邪不去，过散则肺气必虚，皆令缠绵难愈。……久咳不已，必须补脾土以生肺金。此诚格之言也。"

第三节 哮 病

哮病是一种发作性的痰鸣气喘疾患。发时喉中有哮鸣声，呼吸气促困难，甚则喘息不能平卧。

《内经》虽无哮病之名，但在许多篇章里，都有有关哮病症状、病因病机的记载。如《素问·阴阳别论》所说之"阴争于内，阳扰于外，魄汗未藏，四逆而起，起则熏肺，使人喘鸣"即包括哮病症状在内。汉·张仲景《金匮要略·肺痿肺痈咳嗽上气病脉证并治》篇曰："咳而上气，喉中水鸡声，射干麻黄汤主之。"明确指出了哮病发作时的特征及治疗，并从病理上将其归属于痰饮病中的"伏饮"证。在《痰饮咳嗽病脉证并治》篇中指出："膈上病痰，满喘咳吐，发则寒热，背痛腰疼，目泣自出，其人振振身𥄢剧，必有伏饮。"此后还有呷嗽、哮吼、齁鼾等形象性的命名。元·朱丹溪首创哮喘病名，在《丹溪心法》一书中作为专篇论述，并认为"哮喘必用薄滋味，专主于痰"，提出"未发以扶正气为主，既发以攻邪气为急"的治疗原则。明·虞抟《医学正传》则进一步对哮与喘作了明确的区别，指出"哮以声响言，喘以气息言"。后世医家鉴于"哮必兼喘"，故一般统称"哮喘"，而简名"哮证"、"哮病"。

本节所论哮病为一种发作性疾病，属于痰饮病的"伏饮"证，包括西医学的支气管哮喘、哮喘性支气管炎、嗜酸粒细胞增多症（或其他急性肺部过敏性疾患）引起的哮喘。若因肺系或其他多种疾病引起的痰鸣气喘症状，则属于喘证、肺胀等病证范围，但亦可与本节辨证论治内容联系互参。

【病因病机】

哮病的发生为痰伏于肺，每因外邪侵袭、饮食不当、情志刺激、体虚劳倦等诱因引动而触发，以致痰壅气道，肺气宣降功能失常。

一、病因

1. 外邪侵袭

外感风寒或风热之邪，未能及时表散，邪蕴于肺，壅阻肺气，气不布津，聚液生痰。如《临证指南医案·哮》说："若夫哮证，亦有初感外邪，失于表散，邪伏于里，留于肺俞。"或因吸入烟尘、花粉、动物毛屑、异味气体等，影响肺气的宣降，津液凝聚，痰浊内生而致哮。

2. 饮食不当

过食生冷，寒饮内停，或嗜食酸咸甘肥，积痰蒸热，或进食海膻发物，以致脾失健运，痰浊内生，上干于肺，壅塞气道，而致诱发。《医碥·哮喘》曰："哮者……得之食味酸咸太过，渗透气管，痰入结聚，一遇风寒，气郁痰壅即发。"故又有称为"食哮"、"鱼腥哮"、"卤哮"、"糖哮"、"醋哮"者。

3. 情志刺激

忧郁恼怒、思虑过度等不良精神刺激，使肝失条达，肝气郁结，气机不畅，肝肺升降失序，肺气上逆，或肝气郁结，疏泄失职，津液失布，凝而成痰，或肝郁化火，郁火灼津，炼液成痰，或肝气郁滞，横克脾土，脾失健运，酿液为痰，上贮于肺，壅滞肺气，不得宣降，发为哮喘。

4. 体虚病后

素质不强，则易受邪侵。如幼儿哮病往往由于禀赋不足所致，故有称"幼稚天哮"者。若病后体弱，如幼年患麻疹、顿咳，或反复感冒、咳嗽日久等导致肺虚，肺气不足，阳虚阴盛，气不化津，痰饮内生，或阴虚阳盛，热蒸液聚，痰热胶固，亦均可致哮。一般而言，素质不强者多以肾为主，而病后所致者多以肺为主。

二、病机

哮病的发生是由于脏腑功能失调，以致津液凝聚成痰，伏藏于肺，成为发病的潜在

"夙根"。因各种诱因如气候、饮食、情志、劳累等诱发，这些诱因每多错杂相关，其中尤以气候变化为主。《景岳全书·喘促》曰："喘有夙根，遇寒即发，或遇劳即发者，亦名哮喘。"《症因脉治·哮病》亦指出："哮病之因，痰饮留伏，结成窠臼，潜伏于内，偶有七情之犯，饮食之伤，或外有时令之风寒束其肌表，则哮喘之症作矣。"发作时的基本病理变化为"伏痰"遇感引触，痰随气升，气因痰阻，相互搏结，壅塞气道，肺管狭窄，通畅不利，肺气宣降失常，引动停积之痰，而致痰鸣如吼，气息喘促。《证治汇补·哮病》说："哮即痰喘之久而常发者，因内有壅塞之气，外有非时之感，膈有胶固之痰，三者相合，闭拒气道，搏击有声，发为哮病。"

病位主要在肺，关系到脾肾。肺主气，主宣发肃降，若外邪侵袭或它脏病气上犯，皆可使肺失宣肃，气机上逆，发为哮鸣气喘，故病变部位主要在于肺系。同时与脾肾密切相关。如因饮食不当，脾失健运，不能化水谷为精微，上输养肺，反而积湿生痰，上贮于肺，则影响肺气的升降。肺为气之主，肾为气之根，哮病日久，肺虚及肾，摄纳失常，每可使病情发作加重。

病理因素以痰为主，如朱丹溪说："哮喘专主于痰。"发作时的病理环节为痰阻气闭，以邪实为主。若病因于寒，素体阳虚，痰从寒化，属寒痰为患，则发为冷哮；病因于热，素体阳盛，痰从热化，属痰热为患，则发为热哮；如"痰热内郁，风寒外束"引起发作者，可以表现外寒内热的寒包热哮；痰浊伏肺，肺气壅实，风邪触发者则表现为风痰哮；反复发作，正气耗伤或素体肺肾不足者，可表现为虚哮。

若长期反复发作，寒痰伤及脾肾之阳，痰热耗灼肺肾之阴，则可从实转虚，在平时表现肺、脾、肾等脏气虚弱之候。肺虚不能主气，气不化津，则痰浊内蕴，肃降无权，并因卫外不固，而更易受外邪的侵袭诱发；脾虚失运，积湿生痰，上贮于肺，则肺气升降失常；肾虚精气亏乏，摄纳失常，则阳虚水泛为痰，或阴虚虚火灼津成痰，上干于肺，加重肺气之升降失常。由于三脏之间的交互影响，可致合并同病，表现肺脾气虚或肺肾两虚之象。在平时亦觉短气，疲乏，并有轻度喘哮，难以全部消失。一旦大发作时，每易持续不解，邪实与正虚错综并见，肺肾两虚而痰浊又复壅盛，严重者肺不能治理调节心血的运行，肾虚命门之火不能上济于心，则心阳亦同时受累，甚至发生喘脱"危候。

【诊查要点】

一、诊断依据

1. 多与先天禀赋有关，家族中可有哮病史。常由气候突变、饮食不当、情志失调、劳累等诱发。

2. 呈反复发作性。

3. 发时常多突然，可见鼻痒、喷嚏、咳嗽、胸闷等先兆。喉中有明显哮鸣声，呼吸困难，不能平卧，甚至面色苍白，唇甲青紫，约数分钟、数小时后缓解。

4. 平时可一如常人，或稍感疲劳、纳差。但病程日久，反复发作，导致正气亏虚，可常有轻度哮鸣，甚至在大发作时持续难平，出现喘脱。

二、病证鉴别

1. 哮病与喘证

哮病和喘证都有呼吸急促、困难的表现。哮必兼喘，但喘未必兼哮。哮指声响言，喉中哮鸣有声，是一种反复发作的独立性疾病；喘指气息言，为呼吸气促困难，是多种肺系急慢性疾病的一个症状。如《医学正传·哮喘》指出："哮以声响言，喘以气息言，夫喘促喉间如水鸡声者谓之哮，气促而连续不能以息者谓之喘。"《临证指南医案·哮》认为喘证之因，若由外邪壅遏而致者，"邪散则喘亦止，后不复发；……若因根本有亏，肾虚气逆，浊阴上逆而喘者，此不过一二日之间，势必危笃……若夫哮证……邪伏于里，留于肺俞，故频发频止，淹缠岁月。"分别从症状特点及有无复发说明两者的不同。

2. 哮病与支饮

支饮亦可表现痰鸣气喘的症状，大多由于慢性咳嗽经久不愈，逐渐加重而成咳喘，病势时轻时重，发作与间歇的界限不清，以咳嗽和气喘为主。哮病间歇发作，突然起病，迅速缓解，喉中哮鸣有声，轻度咳嗽或不咳。

【辨证论治】

一、辨证要点

哮病的辨证当分清邪正虚实。本病总属邪实正虚之证，发时以邪实为主，一般多见寒、热、寒包热、风痰、虚哮等五类，未发时主要为肺、脾、肾三脏之亏虚。若久发正虚者，每多虚实错杂，当按病程新久及全身症状辨别其主次。

二、治疗原则

当宗丹溪"未发以扶正气为主，既发以攻邪气为急"之说，以"发时治标，平时治本"为基本原则。发时攻邪治标，祛痰利气，寒痰宜温化宣肺，热痰当清化肃肺，寒热错杂者，当温清并施，表证明显者兼以解表，属风痰为患者又当祛风涤痰。反复日久，正虚邪实者，又当兼顾，不可单纯拘泥于祛邪。若发生喘脱危候，当急予扶正救脱。平时应扶正治本，阳气虚者应予温补，阴虚者则予滋养，分别采取补肺、健脾、益肾等法，以冀减轻、减少或控制其发作。

三、证治分类

（一）发作期

1. 冷哮证

症状：喉中哮鸣如水鸡声，呼吸急促，喘憋气逆，胸膈满闷如塞，咳不甚，痰少咯吐不爽，色白而多泡沫，口不渴或渴喜热饮，形寒怕冷，天冷或受寒易发，面色青晦，舌苔白滑，脉弦紧或浮紧。

证机概要：寒痰伏肺，遇感触发，痰升气阻，肺失宣畅。

治法：宣肺散寒，化痰平喘。

代表方：射干麻黄汤、小青龙汤加减。两方皆能温肺化饮、止哮平喘，前者长于降逆平哮，用于哮鸣喘咳，表证不著者，后方解表散寒力强，用于表寒里饮，寒象较重者。

常用药：麻黄、射干宣肺平喘，化痰利咽；干姜、细辛、半夏温肺化饮降逆；紫菀、款冬化痰止咳；五味子收敛肺气；大枣、甘草和中。

表寒明显，寒热身痛，配桂枝、生姜辛散风寒；痰涌气逆，不得平卧，加葶苈子、苏子泻肺降逆，并酌加杏仁、苏子、白前、橘皮等化痰利气；咳逆上气，汗多，加白芍以敛肺。中成药可服用冷哮丸。

2. 热哮证

症状：喉中痰鸣如吼，喘而气粗息涌，胸高胁胀，咳呛阵作，咳痰色黄或白，黏浊稠厚，咳吐不利，口苦，口渴喜饮，汗出，面赤，或有身热，甚至有好发于夏季者，舌苔黄腻，质红，脉滑数或弦滑。

证机概要：痰热蕴肺，壅阻气道，肺失清肃。

治法：清热宣肺，化痰定喘。

代表方：定喘汤、越婢加半夏汤加减。两方皆能清热宣肺，化痰平喘，前者长于清化痰热，用于痰热郁肺，表证不著者，后者偏于宣肺泄热，用于肺热内郁，外有表证者。

常用药：麻黄宣肺平喘；黄芩、桑白皮清热肃肺；杏仁、半夏、款冬、苏子化痰降逆；白果敛肺，并防麻黄过于耗散；甘草调和诸药。

若表寒外束，肺热内郁，加石膏配麻黄解表清里；肺气壅实，痰鸣息涌，不得平卧，加葶苈子、广地龙泻肺平喘；肺热壅盛，痰吐稠黄，加海蛤壳、射干、知母、鱼腥草以清热化痰；兼有大便秘结者，可用大黄、芒硝、全瓜蒌、枳实通腑以利肺；病久热盛伤阴，气急难续，痰少质黏，口咽干燥，舌红少苔，脉细数者，当养阴清热化痰，加沙参、知母、天花粉。

3. 寒包热哮证

症状：喉中鸣息有声，胸膈烦闷，呼吸急促，喘咳气逆，咳痰不爽，痰黏色黄，或黄白相兼，烦躁，发热，恶寒，无汗，身痛，口干欲饮，大便偏干，舌苔白腻罩黄，舌尖边红，脉弦紧。

证机概要：痰热壅肺，复感风寒，客寒包火，肺失宣降。

治法：解表散寒，清化痰热。

代表方：小青龙加石膏汤、厚朴麻黄汤加减。前方用于外感风寒，饮邪内郁化热，而以表寒为主，喘咳烦躁者；后方用于饮邪迫肺，夹有郁热，咳逆喘满，烦躁，而表寒不显者。

常用药：麻黄散寒解表，宣肺平喘，石膏清泄肺热，二药相合，辛凉配伍，外散风寒，内清里热；厚朴、杏仁平喘止咳；生姜、半夏化痰降逆；甘草、大枣调和诸药。

表寒重者，加桂枝、细辛；喘哮痰鸣气逆者，加射干、葶苈子、苏子祛痰降气平喘；痰吐稠黄胶黏者，加黄芩、前胡、瓜蒌皮等清化痰热。

4. 风痰哮证

症状：喉中痰涎壅盛，声如拽锯，或鸣声如吹哨笛，喘急胸满，但坐不得卧，咳痰黏腻难出，或为白色泡沫痰液，无明显寒热倾向，面色青黯，起病多急，常倏忽来去，发前自觉鼻、咽、眼、耳发痒，喷嚏，鼻塞，流涕，胸部憋塞，随之迅即发作，舌苔厚浊，脉滑实。

证机概要：痰浊伏肺，风邪引触，肺气郁闭，升降失司。

治法：祛风涤痰，降气平喘。

代表方：三子养亲汤加味。本方涤痰利窍，降气平喘，用于痰壅气实，咳逆息涌，痰稠黏量多，胸闷，苔浊腻者。

常用药：白芥子温肺利气涤痰；苏子降气化痰，止咳平喘；莱菔子行气祛痰；麻黄宣肺平喘；杏仁、僵蚕祛风化痰；厚朴、半夏、陈皮降气化痰；茯苓健脾化痰。

痰壅喘急，不能平卧，加用葶苈子、猪牙皂泻肺涤痰，必要时可暂予控涎丹泻肺祛痰；若感受风邪而发作者，加苏叶、防风、苍耳草、蝉衣、地龙等祛风化痰。

5. 虚哮证

症状：喉中哮鸣如鼾，声低，气短息促，动则喘甚，发作频繁，甚则持续喘哮，口唇爪甲青紫，咳痰无力，痰涎清稀或质黏起沫，面色苍白或颧红唇紫，口不渴或咽干口渴，形寒肢冷或烦热，舌质淡或偏红，或紫黯，脉沉细或细数。

证机概要：哮病久发，痰气瘀阻，肺肾两虚，摄纳失常。

治法：补肺纳肾，降气化痰。

代表方：平喘固本汤加减。本方补益肺肾，降气平喘，适用于肺肾两虚，痰气交阻，摄纳失常之哮喘。

常用药：党参、黄芪补益肺气；胡桃肉、沉香、脐带、冬虫夏草、五味子补肾纳气；苏子、半夏、款冬、橘皮降气化痰。

肾阳虚，加附子、鹿角片、补骨脂、钟乳石；肺肾阴虚，配沙参、麦冬、生地、当归；痰气瘀阻，口唇青紫，加桃仁、苏木；气逆于上，动则气喘，加紫石英、磁石镇纳肾气。

附　喘脱危证

症状：哮病反复久发，喘息鼻扇，张口抬肩，气短息促，烦躁，昏蒙，面青，四肢厥冷，汗出如油，脉细数不清，或浮大无根，舌质青黯，苔腻或滑。

证机概要：痰浊壅盛，上蒙清窍，肺肾两亏，气阴耗伤，心肾阳衰。

治法：补肺纳肾，扶正固脱。

代表方：回阳急救汤、生脉饮加减。前者长于回阳救逆，后者重在益气养阴。

常用药：人参、附子、甘草益气回阳；山萸肉、五味子、麦冬固阴救脱；龙骨、牡蛎敛汗固脱；冬虫夏草、蛤蚧纳气归肾。

如喘急面青，烦躁不安，汗出肢冷，舌淡紫，脉细，另吞黑锡丹镇纳虚阳，温肾平喘固脱，每次服用3~4.5g，温水送下。

阳虚甚，气息微弱，汗出肢冷，舌淡，脉沉细，加肉桂、干姜回阳固脱；气息急促，心烦内热，汗出黏手，口干舌红，脉沉细数，加生地、玉竹养阴救脱，人参改用西洋参。

（二）缓解期

1. 肺脾气虚证

症状：气短声低，喉中时有轻度哮鸣，痰多质稀色白，自汗，怕风，常易感冒，倦怠无力，食少便溏，舌质淡，苔白，脉濡软。

证机概要：哮病日久，肺虚不能主气，脾虚健运无权，气不化津，痰饮蕴肺，肺气上逆。

治法：健脾益气，补土生金。

代表方：六君子汤加减。本方补脾化痰，用于脾虚食少，痰多脘痞，倦怠少力，大便不实等症。

常用药：党参、白术健脾益气；山药、苡仁、茯苓甘淡补脾；半夏、橘皮燥湿化痰；五味子敛肺气；甘草补气调中。

表虚自汗，加炙黄芪、浮小麦、大枣；怕冷，畏风，易感冒，加桂枝、白芍、附片；痰多者，加前胡、杏仁。

2. 肺肾两虚证

症状：短气息促，动则为甚，吸气不利，咳痰质黏起沫，脑转耳鸣，腰酸腿软，心慌，不耐劳累。或五心烦热，颧红，口干，舌红少苔，脉细数；或畏寒肢冷，面色苍白，舌淡苔白质胖，脉沉细。

证机概要：哮病久发，精气亏乏，肺肾摄纳失常，气不归原，津凝为痰。

治法：补肺益肾。

代表方：生脉地黄汤合金水六君煎。两者都可用于久哮肺肾两虚，但前者以益气养阴为主，适用于肺肾气阴两伤，后者以补肾化痰为主，适用于肾虚阴伤痰多。

常用药：熟地、山萸肉、胡桃肉补肾纳气；人参、麦冬、五味子补益肺之气阴；茯苓、甘草益气健脾；半夏、陈皮理气化痰。

肺气阴两虚为主者，加黄芪、沙参、百合；肾阳虚为主者，酌加补骨脂、仙灵脾、鹿角片、制附片、肉桂；肾阴虚为主者，加生地、冬虫夏草。中成药可服用河车大造丸。另可常服紫河车粉补益肾精。

临证所见，上述各类证候，就同一患者而言，在其多次发作中，也可先后交叉出现，故既应辨证，又不能守证。

【预后转归】

哮病是一种反复发作，缠绵难愈的疾病。部分青少年患者，随着年龄的增长，正气渐充，肾气日盛，再辅以药物治疗，可以终止发作，而中老年及体弱患者，肾气渐衰，发作频繁，则不易根除，或在平时亦有轻度哮鸣气喘。如长期不愈，反复发作，病由肺脏影响及脾、肾、心，可导致肺气胀满，不能敛降之肺胀重证。

【预防调护】

注意保暖，防止感冒，避免因寒冷空气的刺激而诱发。根据身体情况，做适当的体育锻炼，以逐步增强体质，提高抗病能力。饮食宜清淡，忌肥甘油腻、辛辣甘甜，防止生痰生火，避免海膻发物。避免烟尘异味。保持心情舒畅，避免不良情绪的影响。劳逸适当，防止过度疲劳。平时可常服玉屏风散、肾气丸等药物，以调护正气，提高抗病能力。

【临证备要】

1. 注意寒热虚实之间的兼夹与转化。寒痰冷哮久郁可化热，尤其在感受外邪引发时，更易如此。小儿、青少年阳气偏盛者，多见热哮，但久延而至成年、老年，阳气渐衰，每可转从寒化，表现冷哮。虚实之间也可在一定条件下互相转化，一般而言，新病多实，发时邪实，久病多虚，平时正虚，但实证与虚证可以因果错杂为患。实证包括寒热两证在内，如寒痰日久耗伤肺脾肾的阳气，可以转化为气虚、阳虚证，痰热久郁耗伤肺肾阴液，则可转化为阴虚证。虚证属于阳气虚者，因肺脾肾不能温化津液，而致津液停积为饮，兼有寒痰标实现象；属于阴虚者，因肺肾阴虚火炎，灼津成痰，兼有痰热标实现象。兼腑实者，又当泻肺通腑，以恢复肺之肃降功能。因肝气侮肺，肺气上逆而致者，治当疏利肝气，清肝肃肺。

2. 发时治标顾本，平时治本顾标。临证所见，哮病发作之时，虽以邪实为多，亦有正虚为主者，缓解期常以正虚为主，但其痰饮留伏的病理因素仍然存在，因此对于哮病的治疗发时未必全从标治，当治标顾本，平时亦未必全恃扶正，当治本顾标。尤其是大发作有喘脱倾向者，更应重视回阳救脱，急固其本，若拘泥于"发时治标"之说，则坐失救治良机。平时当重视治本，区别肺、脾、肾的主次，在抓住重点的基础上，适当兼顾，其中尤以补肾为要着，因肾为先天之本、五脏之根，肾精充足则根本得固。但在扶正的同时，还当注意参入降气化痰之品，以祛除内伏之顽痰，方能减少复发。

3. 重视虫类祛风通络药的应用。风邪致病者，为痰伏于肺，外感风邪触发，具有起病多快、病情多变等风邪"善行而数变"的特性，治当祛风解痉，药用麻黄、苏叶、防风、苍耳草等，特别是虫类祛风药擅长走窜入络，搜剔逐邪，可祛肺经伏邪，增强平喘降逆之功，且大多具有抗过敏、调节免疫功能作用，对缓解支气管痉挛，改善缺氧现象有显著疗效，药如僵蚕、蝉衣、地龙、露蜂房等。

【医案举隅】

曹某，女，32 岁，工人。初诊日期 1988 年 9 月 17 日。

素有过敏性鼻炎病史，年前剖宫产后发生哮喘，迁延经年不愈，近来每日夜晚均发作，发时胸闷气塞，气逆作喘，喉中哮鸣，不得安枕，吸气尤难，伴有烦热多汗，口干，痰稠色黄味咸，脉来沉细滑数，苔淡黄腻中灰，舌质黯红。证属肾元下虚，痰热蕴肺，肺气上逆，升降失司。治宜补肾纳气，清肺化痰。

处方：南北沙参各 10g，当归 10g，生地 12g，知母 10g，天花粉 10g，炙桑白皮 10g，竹沥半夏 10g，炒苏子 10g，炙僵蚕 10g，诃子肉 3g，沉香 3g（后下），脐带 2 条。另海蜇（漂）50g，荸荠 7 只，同煮，代水煎药。7 剂。

二诊：9 月 24 日。药后哮喘旋即控制，惟咳频痰稠，汗出量多，苔淡黄灰腻，脉细滑。肺实肾虚，治守前意观察。原方去诃子肉，加五味子 3g，山萸肉 6g，续服 7 剂，诸症悉平。观察半年，未见复发。

按语："发时治标，平时治本"，此为治疗哮喘之常法。临床所见，发作之时，虽以邪实为多，但亦有正虚为主者。若囿于治标之说，纵投大剂祛痰降气之品，亦鲜有效验。本案素禀不足，产后体虚，阴血耗伤，复加外感诱发哮喘，故前投治标之剂少效。病人痰稠色黄，舌苔黄腻，脉滑数，虽属痰热之象，但审其痰有咸味，脉见沉细，乃肾元亏虚，气失摄纳，津聚成痰。故取南北沙参、天花粉清养肺阴；生地、当归、山萸肉、脐带、沉香滋养肾元，纳气归窟；复以射干、知母、苏子、竹沥半夏、桑皮、僵蚕清肺化痰；加诃子肉、五味子收敛耗散之气，补敛相济。且仿王孟英雪羹汤意，用海蜇、荸荠清化痰热，甘寒生津，扶正祛邪。诸药合参，肺得清宁，肾能蛰藏，痰消气降而哮喘告平。

（周仲瑛著．周仲瑛临床经验辑要．中国医药科技出版社．1998）

【古代文献精选】

《医宗必读·喘》："喘者，促促气急，喝喝痰声，张口抬肩，摇身撷肚。短气者，呼吸虽急，而不能接续，似喘而无痰声，亦不抬肩，但肺壅而不能下。哮者与喘相类，但不似喘开口出气之多，而有呀呷之音。……三者极当详辨。"

《时方妙用·哮证》："哮喘之病，寒邪伏于肺俞，痰窠结于肺膜，内外相应，一遇风寒暑湿燥火六气之伤即发，伤酒伤食亦发，动怒动气亦发，劳役房劳亦发。"

《王旭高医案·痰喘》："喘哮气急……治之之法，在上治肺胃，在下治脾肾，发时治上，平时治下。"

第四节　喘　证

喘证是以呼吸困难，甚至张口抬肩，鼻翼扇动，不能平卧为特征的病证。

喘证的症状轻重不一，轻者仅表现为呼吸困难，不能平卧；重者稍动则喘息不已，甚则张口抬肩，鼻翼扇动；严重者，喘促持续不解，烦躁不安，面青唇紫，肢冷，汗出如珠，脉浮大无根，发为喘脱。

喘证的名称、症状表现和病因病机最早见于《内经》。如《灵枢·五阅五使》说："肺病者，喘息鼻张。"《灵枢·本脏》曰："肺高则上气肩息。"《灵枢·五邪》云："邪在肺，则病皮肤痛，寒热，上气喘，汗出，喘动肩背。"书中提出肺为主病之脏，且可涉及肾、心、肝、脾等脏，描述了喘证的症状表现，提出喘证的病因既有外感又有内伤，病机也有虚实之别。汉·张仲景《金匮要略·肺痿肺痈咳嗽上气病脉证治》中所言"上气"即是指气喘、肩息、不能平卧的证候，亦包括"喉中水鸡声"的哮病和"咳而上气"的肺胀。金元时期的医家对喘证的论述各有补充。如刘河间论喘因于火热，他认为："病寒则气衰而息微，病热则气甚而息粗……故寒则息迟气微，热则息数气粗而为喘也。"元·朱丹溪认识到七情、饱食、体虚等皆可成为内伤致喘之因，《丹溪心法·喘》说："七情之所感伤，饱食动作，脏气不和，呼吸之息，不得宣畅而为喘急。亦有脾肾俱虚，体弱之人，皆能发喘。"明·张介宾把喘证归纳成虚实两大证，如《景岳全书·喘促》说："实喘者有邪，邪气实也；虚喘者无邪，元气虚也。"指出了喘证的辨证纲领。清·叶天士《临证指南医案·喘》说："在肺为实，在肾为虚。"清·林佩琴《类证治裁·喘证》认为："喘由外感者治肺，由内伤者治肾。"这些论点，对指导临床实践皆具有重要意义。

喘证既可以作为一个独立的病证，亦可见于多种急慢性疾病过程中。它所涉及的范围很广，不仅多见于肺系疾病，且可因其他脏腑病变影响于肺所致，因此应结合辨病，西医学中如肺炎、喘息性支气管炎、肺气肿、肺源性心脏病、心源性哮喘、肺结核、矽肺以及癔症等发生呼吸困难时，均可按照本节辨证施治。

【病因病机】

喘证常由多种疾患引起，病因很复杂，常见的病因有外感、内伤两大类。外感为六淫外邪侵袭肺系；内伤为痰浊内蕴、情志失调、久病劳欲等，致使肺气上逆，宣降失职，或气无所主，肾失摄纳而成。

一、病因

1. 外邪侵袭

（1）外感风寒：常因重感风寒，邪袭于肺，外闭皮毛，内遏肺气，肺卫为邪所伤，肺气不得宣畅，气机壅阻，上逆作喘。若表邪未解，内已化热，或肺热素盛，寒邪外束，热不得泄，则热为寒郁，肺失宣降，亦气逆作喘。

（2）风热犯肺：风热外袭，内犯于肺，肺气壅实，清肃失司；或热蒸液聚成痰，痰热壅阻肺气，升降失常，发为喘逆。如明·张介宾《景岳全书·喘促》说："实喘之证，以邪实在肺也，非风寒则火邪耳。"

2. 饮食不当

过食生冷肥甘，或因嗜酒伤中，脾运失健，水谷不归正化，反而聚湿生痰，痰浊上干，壅阻肺气，升降不利，发为喘促。宋·杨士瀛《仁斋直指方》说："惟夫邪气伏藏，痰涎浮涌，呼不得呼，吸不得吸，于是上气喘促。"即是指痰涎壅盛的喘证而言。如复加外感诱发，可见痰浊与风寒、邪热等内外合邪的错杂证候。若痰湿久郁化热，或肺火素盛，痰受热蒸，则痰火交阻于肺，痰壅火迫，肺气不降，上逆为喘。若湿痰转从寒化，可见寒饮伏肺，常因外邪袭表犯肺，引动伏饮，壅阻气道，发为喘促。

3. 情志所伤

情志不遂，忧思气结，肺气闭阻，气机不利，或郁怒伤肝，肝气上逆于肺，肺气不得肃降，升多降少，气逆而喘。明·李梴《医学入门·喘》所说"惊忧气郁，惕惕闷闷，引息鼻张气喘，呼吸急促而无痰声者"即属此类。

4. 劳欲久病

慢性咳嗽、肺痨等肺系病证，久病肺虚，气失所主，气阴亏耗，不能下荫于肾，肾元亏虚，肾不纳气而短气喘促，故明·王肯堂《证治准绳·喘》说："肺虚则少气而喘。"或劳欲伤肾，精气内夺，肾之真元伤损，根本不固，不能助肺纳气，气失摄纳，上出于肺，出多入少，逆气上奔为喘。正如明·赵献可《医贯·喘》所言："真元损耗，喘出于肾气之上奔……乃气不归原也。"若肾阳衰弱，肾不主水，水邪泛滥，干肺凌心，肺气上逆，心阳不振，亦可致喘，表现虚中夹实之候。此外，如中气虚弱，肺气失于充养，亦可因气虚而喘。

二、病机

喘证的发病部位主要在肺和肾，涉及肝脾。因肺为气之主，司呼吸，外合皮毛，内为五脏华盖，为气机出入升降之枢纽。肺的宣肃功能正常，则吐浊吸清，呼吸调匀。肾主摄纳，有助于肺气肃降，故有"肺为气之主，肾为气之根"之说。若外邪侵袭，或他脏病气上犯，皆可使肺失宣降，肺气胀满，呼吸不利而致喘；如肺虚气失所主，亦可少气不足以息而为喘；肾为气之根，与肺同司气体之出纳，故肾元不固，摄纳失常则气不归原，阴阳不相接续，亦可气逆于肺而为喘。另外，如脾经痰浊上干，以及中气虚弱，土不生金，肺气不足；或肝气上逆乘肺，升多降少，均可致肺气上逆而为喘。

喘证的病理性质有虚实之分。实喘在肺，为外邪、痰浊、肝郁气逆，邪壅肺气，宣降不利所致；虚喘责之肺、肾两脏，因阳气不足，阴精亏耗，而致肺肾出纳失常，且尤以气虚为主。实喘病久伤正，由肺及肾，或虚喘复感外邪，或夹痰浊，则病情虚实错杂，每多表现为邪气壅阻于上、肾气亏虚于下的上盛下虚证候。

喘证的严重阶段，不但肺肾俱虚，在孤阳欲脱之时，每多影响到心。因心脉上通于肺，肺气治理调节心血的运行，宗气贯心肺而行呼吸，肾脉上络于心，心肾相互既济，心阳根于命门之火，心脏阳气的盛衰，与先天肾气及后天呼吸之气皆有密切关系。故肺肾俱虚，亦可导致心气、心阳衰惫，鼓动血脉无力，血行瘀滞，面色、唇舌、指甲青紫，甚至出现喘汗致脱，亡阴、亡阳的危重局面。

【诊查要点】

一、诊断依据

1. 以喘促短气，呼吸困难，甚至张口抬肩，鼻翼扇动，不能平卧，口唇发绀为特征。

2. 多有慢性咳嗽、哮病、肺痨、心悸等病史，每遇外感及劳累而诱发。

二、病证鉴别

1. 喘证与气短

喘证与气短同为呼吸异常，喘证呼吸困难，张口抬肩，摇身撷肚，实证气粗声高，虚证气弱声低；短气亦即少气，主要表现呼吸浅促，或短气不足以息，似喘而无声，亦不抬肩撷肚。清·李用粹《证治汇补·喘病》说："若夫少气不足以息，呼吸不相接，出多入少，名曰气短。气短者，气微力弱，非若喘证之气粗奔迫也。"可见气短不若喘证呼吸困难之甚。但气短进一步加重，亦可呈虚喘表现。

2. 喘证与哮病

喘指气息而言，为呼吸气促困难，甚则张口抬肩，摇身撷肚。哮指声响而言，必见喉中哮鸣有声，有时亦伴有呼吸困难。正如清·程钟龄《医学心悟》曰："夫喘促喉间如水鸡声者谓之哮，气促而连续不能以息者谓之喘。"喘未必兼哮，而哮必兼喘。

【辨证论治】

一、辨证要点

1. 首当分清虚实。实喘者呼吸深长有余，呼出为快，气粗声高，伴有痰鸣咳嗽，脉数有力，病势多急；虚喘呼吸短促难续，深吸为快，气怯声低，少有痰鸣咳嗽，脉象微弱或浮大中空，病势徐缓，时轻时重，遇劳则甚。明·张介宾《景岳全书·喘促》云："实喘者，气长而有余；虚喘者，气短而不续。实喘者，胸胀气粗，声高息涌，膨膨然若不能容，惟呼出为快也；虚喘者，慌张气怯息短，惶惶然若气欲断，提之若不能升，吞之若不能及，劳动则甚，而惟急促似喘，但得引长一息为快也。"

2. 实喘当辨外感内伤。外感起病急，病程短，多有表证；内伤病程久，反复发作，无表证。

3. 虚喘应辨病变脏器。肺虚者劳作后气短不足以息，喘息较轻，常伴有面色㿠白，自汗易感冒；肾虚者静息时亦有气喘，动则更甚，伴有面色苍白、颧红，怕冷，腰酸膝软；心气、心阳衰弱时，喘息持续不已，伴有紫绀，心悸，浮肿，脉结代。

二、治疗原则

喘证的治疗应分清虚实邪正。实喘治肺，以祛邪利气为主。区别寒、热、痰、气的不同，分别采用温化宣肺、清化肃肺、化痰理气的方法。虚喘以培补摄纳为主，或补肺，或健脾，或补肾，阳虚则温补之，阴虚则滋养之。至于虚实夹杂，寒热互见者，又当按具体情况分清主次，权衡标本，辨证选方用药。此外，由于喘证多继发于各种急慢性疾病中，所以还应当注意积极地治疗原发病，不能见喘治喘。

三、证治分类

（一）实喘

1. 风寒壅肺证

症状：喘息咳逆，呼吸急促，胸部胀闷，痰多稀薄而带泡沫，色白质黏，常有头痛，恶寒，或有发热，口不渴，无汗，舌苔薄白而滑，脉浮紧。

证机概要：风寒上受，内舍于肺，邪实气壅，肺气不宣。

治法：宣肺散寒。

代表方：麻黄汤合华盖散加减。前方宣肺平喘，散寒解表，适用于咳喘，寒热身痛者；后方宣肺化痰，适用于喘咳胸闷，痰气不利者。两方比较，前者解表散寒力强，后方降气化痰功著。

常用药：麻黄、紫苏温肺散寒；半夏、橘红、杏仁、苏子、紫菀、白前化痰利气。

若表证明显，寒热无汗，头身疼痛者，加桂枝配麻黄；寒痰较重，痰白清稀，量多起沫者，加细辛、生姜；若咳喘重，胸满气逆者，加射干、前胡、厚朴、紫菀宣肺降气化痰。

2. 表寒肺热证

症状：喘逆上气，胸胀或痛，息粗，鼻扇，咳而不爽，吐痰稠黏，伴形寒，身热，烦闷，身痛，有汗或无汗，口渴，舌苔薄白或罩黄，舌边红，脉浮数或滑。

证机概要：寒邪束表，热郁于肺，肺气上逆。

治法：解表清里，化痰平喘。

代表方：麻杏石甘汤加减。本方有宣肺泄热、降气平喘的功效，适用于外有表证，肺热内郁，咳喘上气，目胀睛突，恶寒发热，脉浮大者。

常用药：麻黄宣肺解表；黄芩、桑白皮、石膏清泄里热；苏子、杏仁、半夏、款冬花降气化痰。

表寒重者，加桂枝；痰热重，痰黄黏稠量多者，加瓜蒌、贝母；痰鸣息涌者，加葶苈子、射干泻肺化痰。

3. 痰热郁肺证

症状：喘咳气涌，胸部胀痛，痰多质黏色黄或夹有血色，伴胸中烦闷，身热有汗，口渴而喜冷饮，面赤咽干，小便赤涩，大便或秘，舌质红，舌苔薄黄或腻，脉滑数。

证机概要：邪热蕴肺，蒸液成痰，痰热壅滞，肺失清肃。

治法：清热化痰，宣肺平喘。

代表方：桑白皮汤加减。本方有清热肃肺化痰之功，适用于喘息，胸膈烦闷，痰吐黄浊者。

常用药：桑白皮、黄芩清泄肺热；知母、贝母、射干、瓜蒌皮、前胡、地龙清化痰热定喘。

如身热重者，可加石膏辛寒清气；喘甚痰多，黏稠色黄者，可加葶苈子、海蛤壳、鱼腥草、冬瓜仁、苡仁清热泻肺，化痰泄浊；腑气不通，便秘者，加瓜蒌仁、大黄或风化硝。

4. 痰浊阻肺证

症状：喘而胸满闷塞，甚则胸盈仰息，咳嗽，痰多黏腻色白，咯吐不利，兼有呕恶，食少，口黏不渴，舌苔白腻，脉滑或濡。

证机概要：中阳不运，积湿生痰，痰浊壅肺，肺失肃降。

治法：祛痰降逆，宣肺平喘。

代表方：二陈汤合三子养亲汤加减。二陈汤燥湿化痰，理气和中，适用于咳而痰多，痰质稠厚，胸闷脘痞，苔腻者。三子养亲汤降气化痰，适用于痰浊壅肺，咳逆痰涌，胸满气急，苔滑腻者。两方同治痰湿，前方重点在胃，痰多脘痞者较宜；后方重点在肺，痰涌气急者较宜。

常用药：半夏、陈皮、茯苓化痰；苏子、白芥子、莱菔子化痰下气平喘；杏仁、紫菀、旋覆花肃肺化痰降逆。

痰湿较重，舌苔厚腻者，可加苍术、厚朴燥湿理气，以助化痰定喘；脾虚，纳少，神疲，便溏者，加党参、白术；痰从寒化，色白清稀，畏寒者，加干姜、细辛；痰浊郁而化热，按痰热证治疗。

5. 肺气郁痹证

症状：每遇情志刺激而诱发，发时突然呼吸短促，息粗气憋，胸闷胸痛，咽中如窒，但喉中痰鸣不著，或无痰声。平素常多忧思抑郁，失眠，心悸。舌苔薄，脉弦。

证机概要：肝气郁结，气逆犯肺，肺失宣降。

治法：开郁降气平喘。

代表方：五磨饮子加减。本方行气开郁降逆，适用于肝气郁结之胸闷气憋，呼吸短促者。

常用药：沉香、木香、川朴花、枳壳行气解郁；苏子、金沸草、代赭石、杏仁降逆平喘。

肝郁气滞较著者，可加用柴胡、郁金、青皮等；若有心悸、失眠者，加百合、合欢皮、酸枣仁、远志等宁心安神；若气滞腹胀，大便秘结者，可加用大黄以降气通腑，即六磨汤之意。

在本证治疗中，宜劝慰病人心情开朗，配合治疗。

（二）虚喘

1. 肺气虚耗证

症状：喘促短气，气怯声低，喉有鼾声，咳声低弱，痰吐稀薄，自汗畏风，或见咳呛，痰少质黏，烦热而渴，咽喉不利，面颧潮红，舌质淡红或有苔剥，脉软弱或细数。

证机概要：肺气亏虚，气失所主，或肺阴亦虚，虚火上炎，肺失清肃。

治法：补肺益气养阴。

代表方：生脉散合补肺汤加减。前方益气养阴，以气阴不足者为宜；后方重在补肺益肾，适用于喘咳乏力，短气不足以息者。

常用药：党参、黄芪、冬虫夏草、炙甘草补益肺气；麦冬、五味子补肺养阴。

若咳逆，咳痰稀薄者，加紫菀、款冬花、苏子、钟乳石等温肺止咳定喘；偏阴虚者，加沙参、玉竹、百合、诃子；咳痰稠黏，加川贝母、百部、桑白皮化痰肃肺；病重时常兼肾虚，喘促不已，动则尤甚，加山萸肉、胡桃肉、脐带等；中气虚弱，肺脾同病，清气下陷，食少便溏，腹中气坠者，配合补中益气汤。

2. 肾虚不纳证

症状：喘促日久，动则喘甚，呼多吸少，气不得续，形瘦神惫，跗肿，汗出肢冷，面青唇紫，舌淡苔白或黑而润滑，脉微细或沉弱；或见喘咳，面红烦躁，口咽干燥，足冷，汗出如油，舌红少津，脉细数。

证机概要：肺病及肾，肺肾俱虚，气失摄纳。

治法：补肾纳气。

代表方：金匮肾气丸合参蛤散加减。前方温补肾阳，适用于喘息短气，形寒肢冷，跗肿；后方取人参、蛤蚧补气纳肾，适用于咳喘乏力，动则为甚，吸气难降。前者偏于温阳，后者长于益气；前方用于久喘而势缓者，后方用于喘重而势急者。

常用药：附子、肉桂、山萸肉、冬虫夏草、胡桃肉、紫河车温肾纳气；熟地、当归滋阴助阳。

若脐下筑筑跳动，气从少腹上冲胸咽，为肾失潜纳，加紫石英、磁石、沉香等；喘剧气怯，稍动喘甚者，加人参、五味子、蛤蚧益气纳肾。肾阴虚者，不宜辛燥，宜用七味都气丸合生脉散加减以滋阴纳气，药用生地、天门冬、麦门冬、龟板胶、当归养阴，五味子、诃子敛肺纳气。

本证一般以阳气虚者为多见，若阴阳两虚者应分清主次治之。若喘息渐平，善后调理可常服紫河车、胡桃肉以补肾固本纳气。

3. 正虚喘脱

症状：喘逆剧甚，张口抬肩，鼻扇气促，端坐不能平卧，稍动则咳喘欲绝，或有痰鸣，心慌动悸，烦躁不安，面青唇紫，汗出如珠，肢冷，脉浮大无根，或见歇止，或模糊不清。

证机概要：肺气欲绝，心肾阳衰。

治法：扶阳固脱，镇摄肾气。

代表方：参附汤送服黑锡丹，配合蛤蚧粉。前方扶阳固脱，适用于元气大亏，阳气暴脱，汗出黏冷，四肢不温，呼吸微弱，或上气喘急者；后方镇摄肾气，适用于真阳不足，肾不纳气，浊阴上泛，痰壅胸中，上气喘促，四肢厥逆，冷汗不止，舌淡苔白，脉沉微。蛤蚧可温肾阳，散阴寒，降逆气，定虚喘。

常用药：人参、黄芪、炙甘草补益肺气；山萸肉、冬虫夏草、五味子、蛤蚧（粉）摄纳肾气；龙骨、牡蛎敛汗固脱。

若阳虚甚，气息微弱，汗出肢冷，舌淡，脉沉细者，加附子、干姜；阴虚甚，气息急促，心烦内热，汗出黏手，口干舌红，脉沉细数者，加麦冬、玉竹，人参改用西洋参；神昧不清者，加丹参、远志、菖蒲安神祛痰开窍；浮肿者，加茯苓、炙蟾皮、万年青根强心利水。

【预后转归】

喘证的预后与病程的长短、病邪的性质、病位的深浅有关。一般而论，实喘易治，虚喘难疗。实喘由于邪气壅阻，祛邪利肺则愈，故治疗较易；虚喘为气失摄纳，根本不固，补之未必即效，且每因体虚易感外邪，诱致反复发作，往往喘甚而致汗脱，故难治。

【预防调护】

对于喘证的预防，平时要慎风寒，适寒温，节饮食，少食黏腻和辛热刺激之品，以免助湿生痰动火。

已病则应注意早期治疗,力求根治,尤需防寒保暖,防止受邪而诱发,忌烟酒,远房事,调情志,饮食清淡而富有营养。加强体育锻炼,增强体质,提高机体的抗病能力,但活动量应根据个人体质强弱而定,不宜过度疲劳。

【临证备要】

1. 注意寒热的转化互见。喘证的证候之间,存在着一定的联系。临床辨证除分清实喘、虚喘之外,还应注意寒热的转化。如实喘中的风寒壅肺证,若风寒失于表散,入里化热,可出现表寒肺热;痰浊阻肺证,若痰郁化热,或痰阻气壅,血行瘀滞,又可呈现痰热郁肺,或痰瘀阻肺证。

2. 掌握虚实的错杂。本病在反复发作过程中,每见邪气尚实而正气已虚,表现肺实肾虚的"下虚上实"证。因痰浊壅肺,见咳嗽痰多,气急,胸闷,苔腻;肾虚于下,见腰酸,下肢欠温,脉沉细或兼滑。治疗宜化痰降逆,温肾纳气,以苏子降气汤为代表方,并根据上盛下虚的主次分别处理,上盛为主加用杏仁、白芥子、莱菔子,下虚为主加用补骨脂、胡桃肉、紫石英。另外可因阳虚饮停,上凌心肺,泛溢肌肤,而见喘咳心悸,胸闷,咳痰清稀,肢体浮肿,尿少,舌质淡胖,脉沉细。治当温肾益气行水,用真武汤加桂枝、黄芪、防己、葶苈子、万年青根等。若痰饮凌心,心阳不振,血脉瘀阻,致面、唇、爪甲、舌质青紫,脉结代者,可加用活血化瘀之丹参、桃仁、红花、川芎、泽兰等。

3. 虚喘尤重治肾,扶正当辨阴阳。虚喘有补肺、补肾及健脾、养心的不同治法,每多相关,应结合应用,但肾为气之根,故必须重视治肾,纳气归原,使根本得固。扶正除辨别脏器所属外,须进一步辨清阴阳。阳虚者温养阳气,阴虚者滋阴填精,阴阳两虚者根据主次酌情兼顾。一般而论,以温阳益气为主。

4. 对于喘脱的危重证候,尤当密切观察,及时采取应急措施。

【医案举隅】

夏某,58 岁,女。

喘证已历多年,既往每届冬令发作加甚。今年自冬至夏,发作持续不已,呼吸困难,动则喘甚,稍有咳嗽,痰少,喉中少有痰鸣,心慌,舌质淡,脉沉细。证属肺肾两虚,痰浊阻气,治拟苏子降气汤加减。

肉桂 2.5g(后下),炙黄芪 12g,当归、钟乳石、炒苏子、法半夏、胡桃肉各 10g,橘皮 5g,沉香 2.5g(后下),生姜 2 片。7 剂,每日 1 剂。

二诊:补肺纳肾,降气化痰,气喘减轻,但动则仍甚,咳少无痰,舌苔白,脉沉细,面色无华。仍当从肾虚水泛为痰作喘进治。

肉桂 2.5g(后下),炙黄芪 12g,当归、钟乳石、炒苏子、法半夏、胡桃肉各 10g,紫石英、熟地各 12g,诃子 5g,沉香 2.5g(后下),生姜 2 片。14 剂,每日 1 剂。

三诊:补肺纳肾,降气平喘,气喘减轻,咳少,痰不多,惟头昏不适,苔脉如前,原法再进。

原方去钟乳石，加枸杞子 10g。

患者服上方后，病情缓解，持续 4 个月气喘未作，是年冬季共轻度发作 2 次，经用上方迅即控制。

按：本案属下虚兼有上盛之喘，治疗始以苏子降气汤加减，继合贞元饮意，摄纳肾气，补益肺气，以固本为主。上盛则用炒苏子、法半夏、橘皮；下虚则用胡桃肉、钟乳石、紫石英、熟地；肺肾气虚则用炙黄芪；寒饮伏肺则用肉桂。治下顾上，金水同调，药与证合，故获效快。

（周仲瑛著．周仲瑛临床经验辑要．中国医药科技出版社．1998）

【古代文献精选】

《济生方·喘》："将理失宜，六淫所伤，或堕惊恐，渡水跌仆，饱食过伤，动作用力，遂使脏器不和，荣卫失其常度，不能随阴阳出入以成息，促迫于肺，不得宣通为喘也。"

《仁斋直指附遗方论·喘嗽》："有肺虚夹寒而喘者，有肺实夹热而喘者，有水气乘肺而喘者……如是等类，皆当审证而主治之。"

《医宗必读·喘》："治实者攻之即效，无所难也。治虚者补之未必即效，须悠久成功，其间转折进退，良非易也。故辨证不可不急，而辨喘证为尤急也。"

第五节　肺　胀

肺胀是多种慢性肺系疾患反复发作，迁延不愈，导致肺气胀满，不能敛降的一种病证。临床表现为胸部膨满，憋闷如塞，喘息上气，咳嗽痰多，烦躁心悸，面色晦暗，或唇甲紫绀，脘腹胀满，肢体浮肿等。其病程缠绵，时轻时重，经久难愈，严重者可出现神昏、痉厥、出血、喘脱等危重证候。

《内经》首提肺胀病名，并指出其病因病机及证候表现，如《灵枢·胀论》说："肺胀者，虚满而喘咳。"《灵枢·经脉》又说："肺手太阴之脉……是动则病肺胀满，膨膨而喘咳。"东汉·张仲景《金匮要略·肺痿肺痈咳嗽上气病脉证治》指出："咳而上气，此为肺胀，其人喘，目如脱状。"书中所载治疗肺胀之越婢加半夏汤、小青龙加石膏汤等方剂至今仍被临床所沿用。此外在《金匮要略·痰饮咳嗽病脉证并治》中所述之支饮，症见"咳逆倚息，短气不得卧，其形如肿"，亦当属于肺胀范畴。隋·巢元方《诸病源候论·咳逆短气候》认为，肺胀的发病机理是由于"肺虚，为微寒所伤，则咳嗽。嗽则气还于肺间，则肺胀，肺胀则气逆。而肺本虚，气为不足，复为邪所乘，壅痞不能宣畅，故咳逆短气也。"唐·王焘《外台秘要·肺胀上气方》记载："《广济》疗患肺胀气急，咳嗽喘粗，卧眠不得……紫菀汤方。""《千金》疗肺胀，咳嗽上气……麻黄汤方。"书中不但列出治法方药，而且阐述了肺胀的饮食宜忌。后世医籍多将本病附载于肺痿、肺痈之后，有时亦散见于痰饮、喘促、咳嗽等门，在认识上不断有所充实发展。如元·朱丹溪提出肺胀的发生与痰瘀互结、阻碍肺气有关，可用四物汤加桃仁等药物治疗，开活血化瘀治疗肺胀之先河。清·张璐《张氏医通·肺痿肺胀》认为肺胀多因"痰夹瘀血碍气而胀"，以实证居多。清·李用粹《证治汇补·咳嗽》提出对肺胀的辨证施治当分虚实两端，"又有气散而胀者，宜补肺，气逆而胀者，宜降气，当参虚实而施治"，对肺胀的临床辨治有一定的参考价值。

根据肺胀的临床证候特点，西医学中慢性支气管炎合并肺气肿、肺源性心脏病与之相类似，肺性脑病则多属于肺胀的危重变证，可参考本节内容进行辨治。但由于本病是临床常见的慢性疾病，病理演变复杂多端，还当与咳嗽、痰饮（支饮、溢饮）等互参，注意与心悸、水肿（喘肿）、喘厥等病证的联系。

【病因病机】

肺胀的发生，多因久病肺虚，痰浊潴留，而致肺不敛降，气还肺间，肺气胀满，每因复感外邪诱使病情发作或加剧。

一、病因

1. 久病肺虚

如内伤久咳、支饮、喘哮、肺痨等肺系慢性疾患，迁延失治，痰浊潴留，壅阻肺气，气之出纳失常，还于肺间，日久导致肺虚，成为发病的基础。

2. 感受外邪

肺虚久病，卫外不固，六淫外邪每易乘袭，诱使本病发作，病情日益加重。

3. 年老体虚

年老体虚，肺肾俱衰，正虚不能卫外，是六淫外邪反复乘袭的基础，感邪后正不胜邪而病益重，反复罹病而正更虚，如是循环往复，从而导致肺胀形成，故肺胀患者虽可见于青壮年，但终归以年老患者居多。

二、病机

肺胀的基本病机总属本虚标实，肺、肾、心、脾脏气亏虚为本，痰浊、水饮、血瘀互结为标，二者彼此影响，互为因果，复为外邪所诱发，而致气道壅塞，肺气胀满，不能敛降，发为肺胀。

病变首先在肺，继则影响脾肾，后期病及于心。因肺主气，开窍于鼻，外合皮毛，职司卫外，为人身之藩篱，故外邪从口鼻、皮毛入侵，每多首先犯肺，以致肺之宣降不利，气逆于上而为咳，升降失常则为喘。久则肺虚，肺不主气，清气难入，浊气难出，气机壅滞，还于肺间，导致肺气胀满，张缩无力，不能敛降。若肺病及脾，子盗母气，脾失健运，则可导致肺脾两虚。肺为气之主，肾为气之根，若久病肺虚及肾，金不生水，致肾气衰惫，摄纳无权，则气喘日益加重，呼吸短促难续，吸气尤为困难，动则更甚。心脉上通于肺，肺气辅佐心脏治理、调节心血的运行；心阳根于命门真火，故肺虚治节失职，或肾虚命门火衰，均可病及于心，使心气、心阳衰竭，甚则可以出现喘脱等危候。

病理因素主要为痰浊、水饮与血瘀互为影响，兼见同病。痰的产生，病初由肺气郁滞，脾失健运，津液不归正化而成，渐因肺虚不能化津，脾虚不能转输，肾虚不能蒸化，痰浊愈益潴留，喘咳持续难已。久延阳虚阴盛，气不化津，痰从阴化为饮为水，饮留上焦，迫肺则咳逆上气，凌心则心悸气短；痰湿困于中焦，则纳减呕恶，脘腹胀满，便溏；饮溢肌肤则为水肿尿少；饮停胸胁、腹部而为悬饮、水臌之类。痰浊潴肺，病久势深，肺虚不能治理、调节心血的运行，"心主"营运过劳，心气、心阳虚衰，无力推动血脉，则血行涩滞，可见心动悸，脉结代，唇、舌、甲床紫绀，颈脉动甚。肺脾气虚，气不摄血，可致咳血、吐血、便血等。心主血而肝藏血，肝主疏泄，为调血之脏，心脉不利，肝脏疏调失职，血郁于肝，瘀结胁下，则致癥积。痰浊、水饮、血瘀三者之间又互相影响和转化。如痰从寒化则成饮；饮溢肌表则为水；痰浊久留，肺气郁滞，心脉失畅则血郁为瘀；瘀阻血脉，"血不利则为水"。但一般早期以痰浊为主，渐而痰瘀并见，终至痰浊、血瘀、水饮错杂为患。

病程中由于肺虚卫外不固，尤易感受外邪而使病情诱发或加重。若复感风寒，则可成为外寒内饮之证。感受风热或痰郁化热，可表现为痰热证。如痰浊壅盛，或痰热内扰，闭阻气道，蒙蔽神窍，则可发生烦躁、嗜睡、昏迷等变证。若痰热内郁，热动肝风，可见肉瞤、震颤，甚则抽搐，或因动血而致出血。

病理性质多属标实本虚，但有偏实、偏虚的不同，且多以标实为急。外感诱发时则偏于邪实，平时偏于本虚。早期由肺而及脾、肾，多属气虚、气阴两虚；晚期以肺、肾、心为主，气虚及阳，或阴阳两虚，但纯属阴虚者罕见。正虚与邪实每多互为因果。如阳虚卫外不固，则易感外邪，痰饮难蠲；若痰饮壅盛，复感风寒，则易伤阳气，阳虚更甚。再如阴虚则外邪、痰浊易从热化，反之，痰热蕴蒸则更伤阴津，故虚实诸候常夹杂出现，每致愈发愈频，甚则持续不已。

【诊查要点】

一、诊断依据

1. 临床以咳、喘、痰、胀、瘀为主症，表现为咳逆上气，痰多，胸中憋闷如塞，胸部膨满，喘息，动则加剧，甚则鼻扇气促，张口抬肩，目胀如脱，烦躁不安等。

2. 日久可见心慌动悸，面唇紫绀，脘腹胀满，肢体浮肿，严重者可出现喘脱，或并发悬饮、鼓胀、癥积、神昏、谵语、痉厥、出血等证。

3. 有慢性肺系疾患病史多年，反复发作，时轻时重，经久难愈。多见于老年人。

4. 常因外感而诱发。其他如劳倦过度、情志刺激等也可诱发。

二、病证鉴别

肺胀与哮病、喘证：肺胀与哮病、喘证均以咳而上气、喘满为主症，有其类似之处。区别言之，肺胀是多种慢性肺系疾病日久积渐而成，除咳喘外，尚有心悸，唇甲紫绀，脘腹胀满，肢体浮肿等症状；哮是呈反复发作性的一个病种，以喉中哮鸣有声为特征；喘是多种急慢性疾病的一个症状，以呼吸气促困难为主要表现。从三者的相互关系来看，肺胀可以隶属于喘证的范畴，哮与喘病久不愈又可发展成为肺胀。此外，肺胀因外感诱发，病情加剧时，还可表现为痰饮病中的"支饮"证。总之，肺胀既是一个独立的疾病，又与哮病、喘证密切相关，凡此俱当联系互参，掌握其异同。

【辨证论治】

一、辨证要点

1. 辨虚实标本

辨证总属标实本虚，但有偏实、偏虚的不同，因此应分清其标本主次。一般感邪时偏于邪实，平时偏于本虚。偏实者须分清痰浊、水饮、血瘀的偏盛及兼感外邪之所属。早期以痰浊为主，渐而痰瘀并重，并可兼见气滞、水饮错杂为患。后期痰瘀壅盛，正气虚衰，标实与本虚并重。偏虚者当区别气（阳）虚、阴虚的性质及肺、脾、肾、心病变主次之所在。早期以气虚为主，或为气阴两虚，病在肺、脾、肾；后期气虚及阳，甚则可见阴阳两虚，病变以肺、肾、心为主。

2. 辨证候轻重

肺胀若无外邪侵袭于肺，病情稳定，仅见喘咳上气，胸闷胀满，动则加重，证候相对较轻。凡见鼻扇气促，张口抬肩，目胀欲脱，烦躁不安，痰多难咯，则提示病情加重。若见心慌动悸，面唇紫绀，肢体浮肿，神昏，谵语，痉厥，出血，喘脱等候，则属肺胀危证，需急救处理。

二、治疗原则

治疗应抓住治标、治本两个方面，祛邪与扶正共施，依其标本缓急，有所侧重。标实者，根据病邪的性质，分别采取祛邪宣肺、降气化痰、温阳利水甚或开窍、息风、止血等法。本虚者，当以补养心肺、益肾健脾为主，分别治以益气、养阴，或气阴兼调，或阴阳两顾；正气欲脱时则应扶正固脱，救阴回阳。正虚邪实者，治当扶正祛邪，标本兼顾，分清主次，针对病情，灵活运用。

三、证治分类

1. 痰浊壅肺证

症状：胸膺满闷，短气喘息，稍劳即著，咳嗽痰多，色白黏腻或呈泡沫状，畏风易汗，脘痞纳少，倦怠乏力，舌暗，苔薄腻或浊腻，脉小滑。

证机概要：肺虚脾弱，痰浊内蕴，肺失宣降。

治法：化痰降气，健脾益肺。

代表方：苏子降气汤合三子养亲汤加减。二方均能降气化痰平喘，但苏子降气汤偏温，以上盛兼有下虚，寒痰喘咳为宜；三子养亲汤偏降，以痰浊壅盛，肺实喘满，痰多黏腻为宜。

常用药：苏子、前胡、白芥子化痰降逆平喘；半夏、厚朴、陈皮燥湿化痰，行气降逆；白术、茯苓、甘草运脾和中。

痰多，胸满不能平卧，加葶苈子、莱菔子泻肺祛痰平喘；肺脾气虚，易出汗，短气乏力，痰量不多，酌加党参、黄芪、防风健脾益气，补肺固表。

若属外感风寒诱发，痰从寒化为饮，喘咳，痰多黏白泡沫，见表寒里饮证者，宗小青龙汤加麻黄、桂枝、细辛、干姜散寒化饮；饮郁化热，烦躁而喘，脉浮，用小青龙加石膏汤兼清郁热；若痰浊夹瘀，唇甲紫暗，舌苔浊腻者，可用涤痰汤加丹参、地龙、桃仁、红花、赤芍、水蛭等。

2. 痰热郁肺证

症状：咳逆，喘息气粗，胸满，烦躁，目胀睛突，痰黄或白，黏稠难咯，或伴身热，微恶寒，有汗不多，口渴欲饮，溲赤，便干，舌边尖红，苔黄或黄腻，脉数或滑数。

证机概要：痰热壅肺，清肃失司，肺气上逆。

治法：清肺化痰，降逆平喘。

代表方：越婢加半夏汤或桑白皮汤加减。前方宣肺泄热，用于饮热郁肺，外有表邪，喘咳上气，目如脱状，身热，脉浮大者；后方清肺化痰，用于痰热壅肺，喘急胸满，咳吐黄痰或黏白稠厚者。

常用药：麻黄宣肺平喘；黄芩、石膏、桑白皮清泄肺中郁热；杏仁、半夏、苏子化痰降气平喘。

痰热内盛，胸满气逆，痰质黏稠不易咯吐者，加鱼腥草、金荞麦、瓜蒌皮、海蛤粉、大贝母、风化硝清热滑痰利肺；痰鸣喘息，不得平卧，加射干、葶苈子泻肺平喘；痰热伤津，口干舌燥，加天花粉、知母、芦根生津润燥；痰热壅肺，腑气不通，胸满喘逆，大便秘结者，加大黄、芒硝通腑泄热，降肺平喘；阴伤而痰量已少者，酌减苦寒之味，加沙参、麦冬滋阴润肺；若痰热阻气，兼夹瘀血，可加用桃仁、赤芍、丹参凉血化瘀。

3. 痰蒙神窍证

症状：神志恍惚，表情淡漠，谵妄，烦躁不安，撮空理线，嗜睡，甚则昏迷，或伴肢体瞤动，抽搐，咳逆喘促，咳痰不爽，苔白腻或黄腻，舌质暗红或淡紫，脉细滑数。

证机概要：痰蒙神窍，引动肝风。

治法：涤痰，开窍，息风。

代表方：涤痰汤加减。本方可涤痰开窍，息风止痉，用于痰迷心窍，风痰内盛，神识昏蒙或嗜睡，痰多，肢体瞤动者。

常用药：半夏、茯苓、橘红、胆南星涤痰息风；竹茹、枳实清热化痰利膈；菖蒲、远志、郁金开窍化痰降浊。另可服中成药至宝丹或安宫牛黄丸以清心开窍。

若痰热内盛，身热，烦躁，谵语，神昏，苔黄舌红者，加葶苈子、天竺黄、竹沥；肝风内动，抽搐，加钩藤、全蝎，另服羚羊角粉；血瘀明显，唇甲紫绀，加丹参、红花、桃仁活血通脉；如皮肤黏膜出血，咳血、便血色鲜者，配清热凉血止血药，如水牛角、生地、丹皮、紫珠草等。

4. 阳虚水泛证

症状：心悸，喘咳，咳痰清稀，面浮，下肢浮肿，甚则一身悉肿，腹部胀满有水，脘痞，纳差，尿少，怕冷，面唇青紫，苔白滑，舌胖质黯，脉沉细。

证机概要：心肾阳虚，水饮内停。

治法：温肾健脾，化饮利水。

代表方：真武汤合五苓散加减。前方温阳利水，用于脾肾阳虚之水肿；后方通阳化气利水，配合真武汤可加强利尿消肿的作用。

常用药：附子、桂枝温肾通阳；茯苓、白术、猪苓、泽泻、生姜健脾利水；赤芍活血化瘀。

若水肿势剧，上凌心肺，心悸喘满，倚息不得卧者，加沉香、牵牛子、椒目、葶苈子行气逐水；血瘀甚，紫绀明显，加泽兰、红花、丹参、益母草、北五加皮化瘀行水。待水饮消除后，可参考肺肾气虚证论治。

5. 肺肾气虚证

症状：呼吸浅短难续，声低气怯，甚则张口抬肩，倚息不能平卧，咳嗽，痰白如沫，咯吐不利，胸闷心慌，形寒汗出，或腰膝酸软，小便清长，或尿有余沥，舌淡或黯紫，脉沉细数无力，或有结代。

证机概要：肺肾两虚，气失摄纳。

治法：补肺纳肾，降气平喘。

代表方：平喘固本汤合补肺汤加减。前方补肺纳肾，降气化痰，用于肺肾气虚，喘咳有痰者；后方功在补肺益气，用于肺气虚弱，喘咳短气不足以息者。

常用药：党参（人参）、黄芪、炙甘草补肺；冬虫夏草、熟地、胡桃肉、脐带益肾；五味子收敛肺气；灵磁石、沉香纳气归原；紫菀、款冬、苏子、半夏、橘红化痰降气。

肺虚有寒，怕冷，舌质淡，加肉桂、干姜、细辛温肺散寒；兼有阴伤，低热，舌红苔少，加麦冬、玉竹、生地养阴清热；气虚瘀阻，面唇紫绀明显，加当归、丹参、苏木活血通脉。如见喘脱危象者，急用参附汤送服蛤蚧粉或黑锡丹补气纳肾，回阳固脱。中成药可服固本咳喘片。病情稳定阶段，可常服皱肺丸。

【预后转归】

此病的预后转归与体质、年龄、病程及治疗的及时与否均有关系。若病程尚短，正虚不甚，经过恰当治疗，注意生活调养，可使病情缓解或中止发展，取得不同程度的康复。但一般来说，因本病多属积渐而成，病程缠绵，经常反复发作，呈进行性加重，多难期根治。尤其是老年患者，发病后若不及时控制，极易发生变端。

【预防调护】

应重视防治引起本病的原发病，防止经常感冒、内伤咳嗽迁延发展成为慢性咳喘，是预防形成本病的关键。平时应加强体育锻炼，增强体质；也可常服扶正固本药物，提高机体抗病能力，防止病情发展。

由于本病重症易生变端，故护理上宜认真观察病情变化，防止突变，同时注意饮食及生活调摄。

【临证备要】

1. 掌握证候的相互联系。临床常见痰浊壅肺、痰热郁肺、痰蒙神窍、阳虚水泛、肺肾气虚五个证候。各证常可互相兼夹转化，夹杂出现。临证既需掌握其辨证常规，又要根据其错杂表现灵活施治，其中以痰蒙神窍、阳虚水泛、肺肾气虚尤为危重，如不及时控制则预后不良。

2. 老年、病久防止感邪恶化，警惕变证丛生。老年、久病体虚的后期患者，每因感邪使病情恶化，若不及时控制，极易发生变端，出现神昏、痉厥、出血、喘脱等危重证候。但因正气衰竭，无力抗邪，正邪交争之象可不显著，故凡近期内咳喘突然加剧，痰色变黄，舌质变红，虽无发热恶寒表证，亦要考虑有外邪的存在，应注意痰的色、质、量等变化，结合全身情况，综合判断。

【医案举隅】

刘某，男，65 岁，工人。入院日期：1998 年 11 月 3 日。

主诉：患肺心病十余年，平时咳嗽气喘，心悸胸闷，吐白痰，时有下肢水肿，能胜任一般体力劳动。近 3 天来因感冒致病情加重，咯吐黄痰，量多，胸闷气喘，不能平卧，双下肢水肿，恶寒头痛，口渴，无发热，舌红苔黄，脉数。心率 110 次/分，律整。双肺满布哮鸣音，双肺底有湿啰音。

诊断：慢性肺源性心脏病，心力衰竭Ⅲ度，慢性支气管炎急性发作。

辨证：素有痰湿，外感风热。

治法：当以宣肺清热平喘为先。

处方：麻杏石甘汤加减。麻黄 6g，炒杏仁 9g，生石膏 30g（先煎），甘草 6g，金银花 30g，蚤休 30g，黄芩 12g，炒地龙 10g，苇茎 30g，荆芥 10g。6 剂，水煎服。

11 月 10 日二诊：服药 6 剂，气喘减轻，咳痰有所减少，恶寒、头痛、口渴愈，双肺听诊哮鸣音明显减轻，舌脉同前。

上方去荆芥，加葶苈子 20g，紫菀 10g。6 剂，水煎服。

11 月 17 日三诊：服药 6 剂，病情稳定，诸症减轻，能平卧，仍活动后胸闷气喘，咯吐少量白痰，基本恢复到平时状况，舌红，苔薄白，脉沉，双肺哮鸣音消失，左肺底有少许细湿啰音。此时标证已解，治法以健脾祛痰、补肺平喘治其本。

处方：补肺汤加减。党参 30g，黄芪 30g，葶苈子 15g，五味子 6g，紫菀 10g，桑白皮 15g，茯苓 15g，甘草 6g。6 剂，水煎服。

编者按：肺心病患者往往因感受外邪而病情突然加重。由于年老体虚，有时外感症状并不明显，只是咳、痰、喘、肿等症状突然加重。这时病人虽然无发热、咽痛、流涕等症，在治疗上仍应以祛邪为主，以宣肺、清热、祛痰、平喘为基本治法。切忌见病人咳喘不能平卧、动则喘重就投以补肺纳气、利水平喘之剂，而犯实实之戒。

（高洪春编著．中国百年百名中医临床家丛书·周次清．中国中医药出版社．2004）

【古代文献精选】

《寿世保元·痰喘》:"肺胀喘满,胸高气急,两胁扇动,陷下作坑,两鼻窍张,闷乱嗽渴,声嗄不鸣,痰涎壅塞。"

《杂病源流犀烛·脏腑门》:"肺胀本为肺经气分之病,故宜以收敛为主,宜诃子青黛丸、清化丸。即夹痰夹血者,亦不离乎气,不得专议血、专议痰也。"

《丹溪心法·咳嗽》:"有嗽而肺胀,壅遏不得眠者,难治。"

第六节 肺 痈

肺痈是肺叶生疮,形成脓疡的一种病证,属内痈之一。临床以咳嗽、胸痛、发热、咯吐腥臭浊痰甚则脓血相兼为主要特征。

肺痈病名首见于汉·张仲景《金匮要略·肺痿肺痈咳嗽上气病脉证治》,篇中指出:"咳而胸满振寒,脉数,咽干不渴,时出浊唾腥臭,久久吐脓如米粥者,为肺痈。"认为其发病原因是"风中于卫,呼气不入,热过于营,吸而不出;风伤皮毛,热伤血脉……热之所过,血为之凝滞,蓄结痈脓"。未成脓时,治以泻肺去壅,用葶苈大枣泻肺汤,已成脓者,治以排脓解毒,用桔梗汤,并提出"始萌可救,脓成则死"的预后判断和强调早期治疗的重要性。后世医家在此基础上不断发展,如隋·巢元方《诸病源候论·肺痈候》说:"肺痈者,由风寒伤于肺,其气结聚所成也……其气虚者,寒乘虚伤肺,寒搏于血,蕴结成痈;热又加之,积热不散,血败为脓。"强调正虚是发病的重要内因。唐·孙思邈《备急千金要方》创用苇茎汤以清热排脓、活血消痈,成为后世治疗本病之要方。清·沈金鳌《杂病源流犀烛》力主"清热涤痰"为原则。清·喻昌《医门法律·肺痈肺痿门》认为肺痈由"五脏蕴崇之火,与胃中停蓄之热,上乘乎肺"而致,认识到他脏及肺的发病机制,治疗上主张以"清肺热,救肺气"为要着。明·陈实功《外科正宗·肺痈论》根据病机演变及证候表现,提出初起在表者宜"解散风邪",已有里热者宜"降火抑阴",成脓者宜"平肺排脓",脓溃正虚者宜"补肺健脾"等治疗原则,对后世分期论治影响较大。近代,大多按肺痈的病机演变分期论治,着重加强清热解毒消痈之力,提高了临床疗效。

根据肺痈的临床表现,西医学所称肺脓肿与之相似。其他如化脓性肺炎、肺坏疽及支气管扩张、支气管囊肿、肺结核空洞等伴化脓感染而表现肺痈证候者,亦可参考本节辨证施治。

【病因病机】

肺痈发病的主要原因为感受外邪,内犯于肺,或因痰热素盛,蒸灼肺脏,以致热壅血瘀,蕴酿成痈,血败肉腐化脓。

一、病因

1. 感受风热

多为风热上受，自口鼻或皮毛侵犯于肺；或因风寒袭肺，未得及时表散，内蕴不解，郁而化热。清·张璐《张氏医通·肺痈》说："盖由感受风寒，未经发越，停留肺中，蕴发为热。"肺脏受邪热熏灼，肺气失于清肃，血热壅聚所致。

2. 痰热素盛

平素嗜酒太过，或恣食辛辣煎炸炙煿厚味，酿湿蒸痰化热，熏灼于肺；或肺脏宿有痰热，以及他脏痰浊瘀热蕴结日久，上干于肺，形成肺痈。《张氏医通·肺痈》说："或夹湿热痰涎垢腻，蒸淫肺窍，皆能致此。"

3. 内外合邪

如宿有痰热蕴肺，复加外感风热，内外合邪，则更易引发本病。清·吴谦《医宗金鉴·外科心法要诀》曾指出："此证系肺脏蓄热，复伤风邪，郁久成痈。"尤其是劳累过度，正气虚弱，则卫外不固，外邪容易侵袭，导致原有内伏之痰热郁蒸，成为致病的重要内因。如明·龚廷贤《寿世保元·肺痈》说："盖因调理失宜，劳伤血气，风寒得以乘之。寒生热，风亦生热，壅积不散，遂成肺痈。"

二、病机

肺痈病机主要为热伤肺气，蒸液成痰，热壅血瘀，血败肉腐。由于邪热郁肺，蒸液成痰，邪阻肺络，血滞为瘀，而致痰热与瘀血郁结，蕴酿成脓，血败肉腐化脓，肺络损伤，脓疡溃破外泄。

其病理主要表现为邪盛的实热证候，脓疡溃后方见阴伤气耗之象。成痈化脓的病理基础，主要在于血瘀。血瘀则热聚，血败肉腐酿脓。正如《灵枢·痈疽》所说："营卫稽留于经脉之中，则血泣而不行，不行则卫气从之而不通，壅遏而不得行，故热。大热不止，热胜则肉腐，肉腐则为脓。"清·柳宝诒《柳选四家医案·环溪草堂医案》明确指出"瘀热"的病理概念。

本病病位在肺。由于邪热郁肺，邪阻肺络，肺损络伤而发病。肺痈的病理演变过程，可以随着病情的发展、邪正的消长，表现为初（表证）期、成痈期、溃脓期、恢复期等不同阶段。初期（表证期）因风热（寒）之邪侵袭卫表，内郁于肺，或内外合邪，肺卫同病，蓄热内蒸，热伤肺气，肺失清肃，出现恶寒、发热、咳嗽等肺卫表证；成痈期为邪热壅肺，蒸液成痰，气分热毒浸淫及血，热伤血脉，血为之凝滞，热壅血瘀，蕴酿成痈，表现高热、振寒、咳嗽、气急、胸痛等痰瘀热毒蕴肺的证候；溃脓期，痰热与瘀血壅阻肺络，肉腐血败化脓，继则肺损络伤，脓疡内溃外泄，咳出大量腥臭脓痰或脓血痰；恢复期，脓疡溃后，邪毒渐尽，病情趋向好转，但因肺体损伤，故可见邪去正虚，阴伤气耗的病理过程。随着正气的逐渐恢复，病灶趋向愈合。溃后如脓毒不净，邪恋正虚，每致迁延反复，日久不愈，病势时轻时重，而转为慢性。

【诊查要点】

一、诊断依据

1. 临床表现

发病多急，常突然寒战高热，咳嗽胸痛，咳吐黏浊痰，经旬日左右，咳吐大量腥臭脓痰，或脓血相兼，身热遂降，症情好转，经数周逐渐恢复。如脓毒不净，持续咳嗽，咳吐脓血臭痰，低烧，消瘦，则转成慢性。

2. 验痰法

肺痈病人咳吐的脓血浊痰腥臭，吐在水中，沉者是痈脓，浮者是痰。如明·李梴《医学入门·痈疽总论》说："肺痈……咳唾脓血腥臭，置之水中则沉。"明·王绍隆《医灯续焰·肺痈脉证》谓："凡人觉胸中隐隐痛，咳嗽有臭痰，吐在水中，沉者是痈脓，浮者是痰。"

3. 验口味

肺痈病人吃生黄豆或饮生豆汁不觉其腥。《寿世保元·肺痈》曾说："用黄豆予病人口嚼，不觉豆之气味，是肺痈也。"《张氏医通·肺痈》也说："肺痈初起，疑似未真，以生大豆绞浆饮之，不觉腥味，便是真候。"

4. 特异征

可见舌下生细粒。清·王维德《外科证治全生集·肺痈肺疽》曾载："舌下生一粒如细豆者……且此一粒，患未成脓，定然色淡，患愈亦消，患笃其色紫黑。"迁延之慢性患者，还可见指甲紫而带弯，指端形如鼓槌。

二、病证鉴别

1. 肺痈与痰热蕴肺证

肺系其他疾患表现痰热蕴肺，热伤血络证候时，亦可见发热、咳嗽、胸痛、咳痰带血等症状，但一般痰热蕴肺证为气分邪热动血伤络，病情较轻；肺痈则为瘀热蕴结成痈，酿脓溃破，病情较重。在病理表现上有血热与血瘀的区别，临床特征亦有不同，前者咳吐黄稠脓痰，量多，夹有血色；肺痈则咳吐大量腥臭脓血浊痰。若痰热蕴肺迁延失治，邪热进一步瘀阻肺络，也可发展形成肺痈。

2. 肺痈与风温

由于肺痈初期与风温极为类似，故应注意两者之间的区别。风温起病多急，以发热、咳嗽、烦渴或伴气急胸痛为特征，与肺痈初期颇难鉴别，但肺痈之振寒，咳吐浊痰明显，喉中有腥味是其特点。特别是风温经正确及时治疗后，多在气分而解，如经1周身热不退，或退而复升，咳吐浊痰，应进一步考虑肺痈之可能。

【辨证论治】

一、辨证要点

根据其临床表现，辨证总属实热之证。初起及成痈阶段，为热毒瘀结在肺，邪盛证实。溃脓期，大量腥臭脓痰排出后，因痰热久蕴，肺之气阴耗伤，表现虚实夹杂之候。

恢复期，则以阴伤气耗为主，兼有余毒不净。

二、治疗原则

治疗当以祛邪为原则，采用清热解毒、化瘀排脓的治法，脓未成应着重清肺消痈，脓已成需排脓解毒。按照有脓必排的要求，尤以排脓为首要措施。具体处理可根据病程，分阶段施治。初期风热侵犯肺卫，宜清肺散邪；成痈期热壅血瘀，宜清热解毒，化瘀消痈；溃脓期血败肉腐，宜排脓解毒；恢复期阴伤气耗，宜养阴益气；若久病邪恋正虚者，则应扶正祛邪。

三、证治分类

1. 初期

症状：恶寒发热，咳嗽，咳白色黏痰，痰量日渐增多，胸痛，咳则痛甚，呼吸不利，口干鼻燥，舌苔薄黄，脉浮数而滑。

证机概要：风热外袭，卫表不和，邪热壅肺，肺失清肃。

治法：疏风散热，清肺化痰。

代表方：银翘散加减。本方疏散风热，轻宣肺气，用于肺痈初起，恶寒发热，咳嗽痰黏。

常用药：银花、连翘、芦根、竹叶疏风清热解毒；桔梗、贝母、牛蒡子、前胡、甘草利肺化痰。

表证重者加薄荷、豆豉疏表清热；热势较甚者，加鱼腥草、黄芩清肺泄热；咳甚痰多者，加杏仁、桑皮、冬瓜子、枇杷叶肃肺化痰；胸痛加郁金、桃仁活血通络。

2. 成痈期

症状：身热转甚，时时振寒，继则壮热，汗出烦躁，咳嗽气急，胸满作痛，转侧不利，咳吐浊痰，呈黄绿色，自觉喉间有腥味，口干咽燥，舌苔黄腻，脉滑数。

证机概要：热毒蕴肺，蒸液成痰，热壅血瘀，蕴酿成痈。

治法：清肺解毒，化瘀消痈。

代表方：《千金》苇茎汤合如金解毒散加减。前方重在化痰泄热，通瘀散结消痈；后方则以降火解毒，清肺消痈为长。

常用药：苡仁、冬瓜仁、桃仁、桔梗化痰行瘀散结；黄芩、银花、鱼腥草、红藤、蒲公英、紫花地丁、甘草、芦根清肺解毒消痈。

肺热壅盛，壮热，心烦，口渴，汗多，尿赤，脉洪数有力，苔黄腻，配石膏、知母、黄连、山栀清火泄热；热壅络瘀，胸痛，加乳香、没药、郁金、赤芍以通瘀和络；痰热郁肺，咳痰黄稠，配桑白皮、瓜蒌、射干、海蛤壳以清化痰热；痰浊阻肺，咳而喘满，咳痰脓浊量多，不得平卧，配葶苈子、大黄泻肺通腑泄浊；热毒瘀结，咳脓浊痰，有腥臭味，可合用犀黄丸，以解毒化瘀。

3. 溃脓期

症状：咳吐大量脓痰，或如米粥，或痰血相兼，腥臭异常，有时咳血，胸中烦满而痛，甚则气喘不能卧，身热面赤，烦渴喜饮，舌苔黄腻，舌质红，脉滑数或数实。

证机概要：热壅血瘀，血败肉腐，痈肿内溃，脓液外泄。

治法：排脓解毒。

代表方：加味桔梗汤加减。本方清肺化痰，排脓泄壅，用于咳嗽气急，胸部闷痛，痰吐脓浊腥臭者。

常用药：桔梗、苡仁、冬瓜子排脓散结化痰；鱼腥草、金荞麦根、败酱草清热解毒排脓；银花、黄芩、芦根以清肺热。

络伤血溢，咳血，加丹皮、山栀、藕节、白茅根，另服三七、白及粉以凉血止血；痰热内盛，烦渴，痰黄稠，加石膏、知母、天花粉清热化痰；津伤明显，口干，舌质红，加沙参、麦冬养阴生津；气虚不能托脓，气短，自汗，脓出不爽，加生黄芪益气托毒排脓。

若形证俱实，咳吐腥臭脓痰，胸部满胀，喘不能卧，大便秘结，脉滑数有力，可予桔梗白散峻驱其脓。因本方药性猛烈，峻下逐脓的作用甚强，一般不轻易用，体弱者禁用。如下不止，饮冷开水一杯。

4. 恢复期

症状：身热渐退，咳嗽减轻，咳吐脓痰渐少，臭味亦淡，痰液转为清稀，精神渐振，食纳好转。或有胸胁隐痛，难以平卧，气短，自汗盗汗，低热，午后潮热，心烦，口燥咽干，面色无华，形体消瘦，精神萎靡，舌质红或淡红，苔薄，脉细或细数无力。或见咳嗽，咳吐脓血痰日久不净，或痰液一度清稀而复转臭浊，病情时轻时重，迁延不愈。

证机概要：邪毒渐去，肺体损伤，阴伤气耗，或为邪恋正虚。

治法：清养补肺。

代表方：沙参清肺汤或桔梗杏仁煎加减。前者益气养阴，清肺化痰，为肺痈恢复期调治之良方。后者益气养阴，排脓解毒，用于正虚邪恋者较宜。

常用药：沙参、麦冬、百合、玉竹滋阴润肺；党参、太子参、黄芪益气生肌；当归养血和营；贝母、冬瓜仁清肺化痰。

阴虚发热，低热不退，加功劳叶、青蒿、白薇、地骨皮以清虚热；脾虚，食纳不佳，便溏，配白术、山药、茯苓以培土生金；肺络损伤，咳吐血痰，加白及、白蔹、合欢皮、阿胶以敛补疮口；若邪恋正虚，咳吐腥臭脓浊痰，当扶正祛邪，治以益气养阴，排脓解毒，加鱼腥草、金荞麦根、败酱草、桔梗等。

【预后转归】

本病如能早期确诊，及时治疗，在初期即可阻断病情的发展不致成痈，成痈期能使痈肿得到部分消散，则病情较轻。溃脓期是病情顺与逆的转折点：①顺证：脓血稀而渐少，腥臭味转淡，身体不热，脉象缓滑。②逆证：脓血如败卤，腥臭异常，胸痛，身热不退，脉短涩或弦急，为肺叶腐败之恶候。体弱和饮酒成癖者患之，须防其病情迁延不愈或发生变化。

【预防调护】

凡属肺虚或易感外邪者，当注意寒温适度，起居有节。禁烟酒及辛辣食物。

一旦发病当及早治疗。护理应做到安静卧床，每天观察记录体温以及咳痰的色、质、量、味。在溃脓后可根据病位，取适当卧位，以利痈脓排出。如大量咳血，应警惕血块阻塞气道。饮食宜清淡，忌油腻厚味。多吃水果，如橘子、梨、枇杷等。每天可用薏米煨粥食，并予鲜芦根煎汤代茶。

【临证备要】

1. 脓液能否排出是治疗成败的关键。在痈脓溃破时，蓄结之脓毒尚盛，邪气仍实，决不能忽视脓毒的清除。桔梗为排脓的主药，且用量宜大。脓毒去则正自易复，不可早予补敛，以免留邪，延长病程，即使见有虚象，亦当分清主次，酌情兼顾。恢复期虽属邪衰正虚，阴气内伤，应以清养补肺为主，扶正以托邪，但仍需防其余毒不净，适当佐以排脓之品。若溃后脓痰一度清稀而复转臭浊，或腥臭脓血迁延日久不尽，时轻时重，此为邪恋正虚，脓毒未净，虚实错杂，提示邪毒复燃或转为慢性，更须重视解毒排脓之法。

2. 防止发生大咯血。本病在成痈溃脓时，若病灶部位有较大的肺络损伤，可以发生大量咳血，应警惕出现血块阻塞气道，或气随血脱的危象，当按照"血证"治疗，采取相应的急救措施。

3. 慎温补，宜通腑。本病不可滥用温补保肺药，尤忌发汗损伤肺气；还应注意保持大便通畅，以利于肺气肃降，使邪热易解。

4. 痈脓流入胸腔者预后较差。痈脓破溃流入胸腔，可形成脓胸的恶候，表现为持续高热，咳嗽困难，气促胸痛，面色㿠白，脉细而数，其预后较差。当予大剂清热解毒排脓，正虚者酌配扶正药。必要时可做胸腔穿刺引流。

此外，如迁延转为慢性，病程在 3 个月以上，经内科治疗，肺部脓腔仍然存在，有手术指征者，可转外科处理。

【医案举隅】

左某，女，21 岁。

间歇性寒热，咳嗽已一月。开始突发寒热，无汗，鼻塞，咳嗽，痰吐黏白，此后寒热断续不清，入暮为甚，至晨热平，延至两旬左右，左胸剧痛如刺，咳嗽及呼吸动作时加剧，语言不利，舌苔薄白，质偏红，脉象细滑。

辨证施治：风寒袭肺，郁而化热，蒸液成痰，热壅血瘀，势趋成痈之候。治拟清热解毒，散结消痈，仿苇茎汤合桔梗汤意。

处方：桃仁 9g，生薏米 15g，冬瓜子 15g，芦根 30g，鱼腥草 18g，合欢皮 12g，桔梗 6g，甘草 3g，银花 12g，连翘 9g，天花粉 9g，知母 6g。

治疗结果：上药日服一帖，三天后热平，吐出脓血痰十多口，咳嗽渐止，胸痛缓解……继续服药巩固，住院共 15 天出院。

按：肺脓肿一症，多由风寒咳嗽之后郁热而发，治应排脓为主。无论已成未成皆应涤荡痰垢，勿使壅塞，则余证易愈。用《千金》苇茎汤、桔梗汤加减以排解脓毒，涤痰清热。

（周仲瑛著．周仲瑛临床经验辑要．中国医药科技出版社．1998）

【古代文献精选】

《医门法律·肺痈肺痿门》："凡治肺痈病，以清肺热，救肺气，俾其肺叶不致焦腐，其金乃生。故清一分肺热，即存一分肺气。而清热必须涤其壅塞，分杀其势于大肠，令浊秽脓血日渐下移为妙。"

《杂病源流犀烛·肺病源流》："肺痈，肺热极而成病也。其症痰中腥臭，或带脓也。皆缘土虚金弱，不能生水，阴火烁金之败证，故补脾亦是要着……无论已成未成，总当清热涤痰，使无留壅，自然易愈。凡患肺痈，手掌皮粗，气急脉数，颧红鼻扇，不能饮食者，皆不治。"

《柳选四家医案·环溪草堂医案》："肺痈之病，皆因邪瘀阻于肺络，久蕴生热，蒸化成脓。……初用疏瘀散邪泻热，可冀其不成脓也。继用通络托脓，是不得散而托之，使速溃也。再用排脓泄热解毒，是既溃而用清泄，使毒热速化而外出也。终用清养补肺，是清化余热，而使其生肌收口也。"

第七节 肺 痨

肺痨是具有传染性的慢性虚弱性疾患，以咳嗽、咳血、潮热、盗汗及身体逐渐消瘦为主要临床特征。

病轻者，不一定诸症悉具，重者则每多兼见。本病的名称历代变迁不一，归纳而言，大致有两大类：一类以其具有传染性而定名，如尸注、虫疰、传尸、鬼疰等；一类以其症状特点而定名，如痨瘵、骨蒸、劳嗽、肺痿疾、伏连、急痨等。

《内经》对本病的临床特点即有较具体的记载，认为本病是属于"虚劳"范围的慢性虚损性疾病，如《素问·玉机真脏论》说："大骨枯槁，大肉陷下，胸中气满，喘息不便，内痛引肩项，身热，脱肉破䐃……肩髓内消。"《灵枢·玉版》云："咳，脱形，身热，脉小以疾。"均生动地描述了肺痨的主症及其慢性消耗表现。汉·张仲景《金匮要略·血痹虚劳病脉证并治》叙述了本病及其合并症，指出："若肠鸣、马刀、侠瘿者，皆为劳得之。"汉·华佗《中藏经·传尸论》已认识到本病具有传染的特点，认为："人之血气衰弱，脏腑虚羸……或因酒食而遇，或因风雨而来，或问病吊丧而得……中此病死之气，染而为疾。"唐·王焘《外台秘要·传尸方》则进一步说明了本病的危害："传尸之疾……莫问老少男女，皆有斯疾……不解疗者，乃至灭门。"到唐宋晚清时期，明确了本病的病位、病机和治则。唐·孙思邈《千金要方》把"尸注"列入肺脏病篇，明确病位主要在肺。宋·许叔微《普济本事方·诸虫飞尸鬼注》提出本病是由"肺虫"引起，说："肺虫居肺叶之内，蚀人肺系，故成瘵疾，咯血声嘶。"元·朱丹溪倡"痨瘵主乎阴虚"之说，确立了滋阴降火的治疗大法。元·葛可久《十药神书》收载十方，为我国现存的第一部治疗肺痨的专著。明·虞抟《医学正传·劳极》则提出"杀虫"和"补虚"两大治疗原则。

根据本病临床表现及其传染特点，与西医学的肺结核基本相同。因肺外结核引起的劳损，也可参照本节辨证论治。

【病因病机】

肺痨的致病因素，不外乎内外两端。外因系指痨虫传染，内因系指正气虚弱，两者往往互为因果。痨虫蚀肺，耗损肺阴，进而演变发展，可致阴虚火旺，或导致气阴两虚，甚则阴损及阳。

一、病因

（一）外因——感染痨虫

与病人直接接触，致痨虫侵入人体为害。酒食、问病、看护或与患者朝夕相处，都是导致感染的条件。宋·杨士瀛《仁斋直指方·痨瘵》有"瘵虫食人骨髓"之论。明·朱橚《普济方·劳瘵门》更指出："兄弟子孙，骨肉亲属，绵绵相传，以至灭族。"从互相感染的情况推断，本病有致病的特殊因子，在病原学说上，提出痨虫感染是形成本病的病因。

（二）内因——正气虚弱

1. 禀赋不足

由于先天素质不强，小儿发育未充，"痨虫"入侵致病。如唐·王焘《外台秘要·灸骨蒸法图》指出："婴孺之流，传注更苦。"明·皇甫中《明医指掌·虚损劳瘵证》说："小儿之劳，得于母胎。"

2. 酒色劳倦

酒色过度，耗损精血，正虚受感。正如明·王纶《明医杂著·痨瘵》所云："男子二十前后，色欲过度，损伤精血，必生阴虚火动之病。"指出青壮之年，摄生不当者，最易感染发病。或劳倦太过，忧思伤脾，脾虚肺弱，痨虫入侵。如清·沈金鳌《杂病源流犀烛·虚损痨瘵源流》说："有思虑过度，心气不舒，郁热熏蒸胸中，因生内热，而成痨瘵者。"

3. 病后失调

大病或久病后失于调治（如麻疹、哮喘等病）；外感咳嗽，经久不愈；胎产之后，失于调养（如产后劳）等，正虚受感。

4. 营养不良

生活贫困，营养不充，体虚不能抗邪而致感受痨虫。正如明·汪绮石《理虚元鉴·虚证有六因》说："或贫贱而窘迫难堪，此皆能乱人情志，伤人气血。"

痨虫和正气虚弱两种病因，可以互为因果。痨虫是发病的原因，正虚是发病的基础，正虚而感染痨虫，"两虚相得"为发病的关键。

二、病机

肺痨病机主要为痨虫蚀肺。痨虫侵袭肺脏，腐蚀肺叶，而致肺失清肃，从而发生咳嗽、咳痰、胸痛，如损伤肺中络脉，则发生咯血等症。痨虫致病最易伤阴动热，故见潮热、盗汗等症。同时应注意，正虚是发病的基础。

病理性质主要以阴虚火旺为主，并可导致气阴两虚，甚则阴损及阳。肺喜润而恶燥，痨虫犯肺，侵蚀肺叶，肺体受病，阴分先伤，故见阴虚肺燥之候。

本病的发病部位主要在肺，久则可传脾肾，影响整体。由于肺主呼吸，受气于天，吸清呼浊，若肺脏本体虚弱，卫外功能不强，或因其他脏器病变耗伤肺气，导致肺虚，则"痨虫"极易犯肺，侵蚀肺体，而致发病。清·李用粹《证治汇补·传尸痨》曾说："虽分五脏见症，然皆统归于肺。"均明确突出病位主要在肺，因而在临床表现上，多见干咳、咽燥、痰中带血以及喉疮声嘶等肺系症状。故痨疾中以肺痨为最常见。

由于脏腑之间有互相滋生、制约的关系，因此在病理情况下，肺脏局部病变，也必然会影响到他脏和整体，故有"其邪辗转，乘于五脏"之说，其中与脾肾两脏的关系最为密切，同时也可涉及心肝。

肺肾相生，肾为肺之子，肺虚肾失滋生之源，或肾虚相火灼金，上耗母气，可致肺肾两虚，在肺阴亏损的基础上，伴见骨蒸、潮热、男子遗精、女子月经不调等肾虚症状。若肺虚不能制肝，肾虚不能养肝，肝火偏旺，上逆侮肺，可见性急善怒，胸胁掣痛等症。如肺虚心火乘之，肾虚水不济火，心火偏亢，还可伴见虚烦不寐、盗汗等症。

脾为肺之母。《素问·经脉别论》云："脾气散精，上归于肺。"肺虚子盗母气，则脾亦虚；脾虚不能输化水谷精微，上输以养肺，则肺亦虚，终致肺脾同病，土不生金，肺阴虚与脾气虚两候同时出现，伴见疲乏、食少、便溏等脾虚症状。

肺痨久延而病重者，因精血亏损，可以发展到肺、脾、肾三脏交亏。或因肺病及肾，肾虚不能助肺纳气；或因脾病及肾，脾不能化精以资肾，由后天而损及先天；甚则肺虚不能佐心，不能治节血脉之运行，而致气虚血瘀，出现气短、喘息、心慌、唇紫、浮肿、肢冷等重症。

由于病情有轻重之分，病变发展阶段不同，病理也随之演变转化。一般而言，初起肺体受损，肺阴耗伤，肺失滋润，故见肺阴亏损之候；继则阴虚生内热，而致阴虚火旺；或因阴伤气耗，阴虚不能化气，导致气阴两虚，甚则阴损及阳，而见阴阳两虚之候。

【诊查要点】

一、诊断依据

1. 有与肺痨病人长期密切接触史。
2. 以咳嗽、咳血、潮热、盗汗及形体明显消瘦为主要临床表现。
3. 初期病人仅感疲劳乏力，食欲不振，干咳，形体逐渐消瘦。

二、病证鉴别

1. 肺痨与虚劳

《内经》、《金匮要略》均将肺痨（痨瘵）归属于"虚劳"、"虚损"的范围。两者虽同属虚证，但各有不同特点。肺痨具有传染性，是一个独立的慢性传染性疾患，有其发生发展及传变规律；虚劳病缘于内伤亏损，是多种慢性疾病虚损证候的总称。肺痨病位主要在肺，不同于虚劳的五脏并重，以肾为主；肺痨的病理主在阴虚，不同于虚劳的阴阳并重。

2. 肺痨与肺痿

肺痨与肺痿有一定的联系和区别。两者病位均在肺，但肺痿是肺部多种慢性疾患后期转归而成，如肺痈、肺痨、久嗽等导致肺叶痿弱不用，俱可成痿。正如清·江涵暾《笔花医镜·虚劳论治》所说："肺金痿者，其受病不同，及其成劳一也。"唐·王焘《外台秘要·传尸方》曾指出："传尸之疾……气急咳者，名曰肺痿。"提示肺痨后期可以转成肺痿。但必须明确肺痨并不等于就是肺痿，两者有因果、轻重的不同。若肺痨的晚期，出现干咳、咳吐涎沫等症者，即已转属肺痿。在临床表现上肺痿是以咳吐浊唾涎沫为主症，而肺痨是以咳嗽、咳血、潮热、盗汗为特征。

【辨证论治】

一、辨证要点

1. 辨病变脏器

主要在肺，久则损及脾肾两脏。

2. 辨病理性质

以肺阴虚为主。肺损及脾，以气阴两伤为主；肺肾两伤，元阴受损，则表现阴虚火旺之象；甚则由气虚而致阳虚，表现阴阳两虚之候。同时注意四大主症的主次轻重及其病理特点，结合其他兼症，辨其证候所属。

二、治疗原则

治疗当以补虚培元和抗痨杀虫为原则。根据体质强弱分别主次，但尤需重视补虚培元，增强正气，以提高抗病能力。调补脏器重点在肺，并应注意脏腑整体关系，同时补益脾肾。治疗大法应根据"主乎阴虚"的病理特点，以滋阴为主，火旺者兼以降火，如合并气虚、阳虚见证者，则当同时兼顾。杀虫主要是针对病因治疗。《医学正传·劳极》提出"一则杀其虫，以绝其根本，一则补其虚，以复其真元"的两大治则。

三、证治分类

1. 肺阴亏损证

症状：干咳，咳声短促，或咳少量黏痰，或痰中带有血丝，色鲜红，胸部隐隐闷痛，午后自觉手足心热，或见少量盗汗，皮肤干灼，口干咽燥，疲倦乏力，纳食不香，舌边尖红，苔薄白，脉细数。

证机概要：阴虚肺燥，肺失滋润，肺伤络损。

治法：滋阴润肺。

代表方：月华丸加减。本方养阴润肺止咳，化痰抗痨止血，用于阴虚咳嗽、咳血者，是治疗肺痨的基本方。

常用药：北沙参、麦冬、天冬、玉竹、百合滋阴补肺；白及补肺生肌止血；百部润肺止咳，抗痨杀虫。

咳嗽频而痰少质黏者，可合川贝母、甜杏仁以润肺化痰止咳，并可配合琼玉膏以滋阴润肺；痰中带血丝较多者，加蛤粉炒阿胶、仙鹤草、白茅根（花）等以润肺和络止血；若低热不退者，可配银柴胡、青蒿、胡黄连、地骨皮、功劳叶、葎草等以清热除蒸；若咳久不已，声音嘶哑者，于前方中加诃子、木蝴蝶、凤凰衣等以养肺利咽，开音止咳。

2. 虚火灼肺证

症状：呛咳气急，痰少质黏，或咳痰黄稠量多，时时咯血，血色鲜红，混有泡沫痰涎，午后潮热，骨蒸，五心烦热，颧红，盗汗量多，口渴心烦，失眠，性情急躁易怒，或胸胁掣痛，男子可见遗精，女子月经不调，形体日益消瘦，舌干而红，苔薄黄而剥，脉细数。

证机概要：肺肾阴伤，水亏火旺，燥热内灼，络损血溢。

治法：滋阴降火。

代表方：百合固金汤合秦艽鳖甲散加减。前方功能滋养肺肾，用于阴虚阳浮，肾虚肺燥，咳痰带血，烦热咽干者。后方滋阴清热除蒸，用于阴虚骨蒸，潮热盗汗等症。

常用药：南沙参、北沙参、麦冬、玉竹、百合养阴润肺止咳；百部、白及补肺止血，抗痨杀虫；生地、五味子、玄参、阿胶、龟板、冬虫夏草滋养肺肾之阴，培其本元。

火旺较甚，热象明显者，加胡黄连、黄芩苦寒泻火，坚阴清热；骨蒸劳热，再加秦艽、白薇、鳖甲等清热除蒸；痰热蕴肺，咳嗽，痰黏色黄，酌加桑白皮、花粉、知母、海蛤粉以清热化痰；咳血较著者，加丹皮、黑山栀、紫珠草、醋制大黄等，或配合十灰丸以凉血止血；血色紫黯成块，伴有胸胁刺痛者，加三七、血余炭、花蕊石、广郁金等以化瘀和络止血；盗汗较著，加乌梅、瘪桃干、浮小麦、煅龙骨、煅牡蛎等养阴止汗；咳呛而声音嘶哑者，加诃子肉、血余炭、白蜜等润肺肾而通声音。

3. 气阴耗伤证

症状：咳嗽无力，气短声低，咳痰清稀色白，量较多，偶或夹血，或咳血，血色淡红，午后潮热，伴有畏风，怕冷，自汗与盗汗可并见，纳少神疲，便溏，面色㿠白，颧红，舌质光淡，边有齿印，苔薄，脉细弱而数。

证机概要：阴伤气耗，肺脾两虚，肺气不清，脾虚不健。

治法：益气养阴。

代表方：保真汤或参苓白术散加减。前方功能补气养阴，兼清虚热，主治肺脾气阴耗伤，形瘦体倦，咳而短气，劳热骨蒸等；后方健脾补气，培土生金，主治食少腹胀，便溏，短气，面浮，咳痰清稀等。

常用药：党参、黄芪、白术、甘草、山药补肺益脾，培土生金；北沙参、麦冬滋养肺阴；地黄、阿胶、五味子、冬虫夏草滋肾水以润肺燥；白及、百合补肺止咳，抗痨杀虫；紫菀、冬花、苏子温润肺金，止咳化痰。

夹有湿痰者，可加半夏、橘红、茯苓等燥湿化痰；咳血量多者，可加山萸肉、仙鹤草、煅龙牡、三七等，配合补气药，共奏补气摄血之功；若见劳热、自汗、恶风者，可宗甘温除热之意，加桂枝、白芍、红枣，配合党参、黄芪、炙甘草等和营气而固卫表；兼有骨蒸盗汗等阴伤症状者，酌加鳖甲、牡蛎、乌梅、地骨皮、银柴胡等以益阴，清热除蒸；如纳少腹胀，大便溏薄者，加扁豆、苡仁、莲肉、橘白等健脾之品，忌用地黄、麦冬、阿胶等过于滋腻的药物。

4. 阴阳虚损证

症状：咳逆喘息，少气，咳痰色白有沫，或夹血丝，血色暗淡，潮热，自汗，盗汗，声嘶或失音，面浮肢肿，心慌，唇紫，肢冷，形寒，或见五更泄泻，口舌生糜，大肉尽脱，男子遗精阳痿，女子经闭，舌质光淡隐紫，苔黄而剥，少津，脉微细而数，或虚大无力。

证机概要：阴伤及阳，精气虚竭，肺、脾、肾俱损。

治法：滋阴补阳。

代表方：补天大造丸加减。本方功在温养精气，培补阴阳，用于肺痨五脏俱伤，真气亏损之证。

常用药：人参、黄芪、白术、山药补益肺脾之气；麦冬、生地、五味子滋养肺肾之阴；阿胶、当归、枸杞、山萸肉、龟板培补阴精；鹿角胶、紫河车助真阳而填精髓。

肾虚气逆喘息者，配冬虫夏草、诃子、钟乳石摄纳肾气；心慌者加紫石英、丹参、远志镇心安神；五更泄泻，配煨肉蔻、补骨脂补火暖土，并去地黄、阿胶等滋腻碍脾药物。

总体而言，肺痨初期表现为肺阴亏损证，阴虚程度较轻，无明显火旺现象，病损主要在肺；而虚火灼肺证多见于肺痨中期，病程较长，阴虚程度较重，并有火象，病损由肺及肾；气阴耗伤证多见于肺痨中后期，病程较久，阴伤气耗，肺脾同病；阴阳虚损证则为肺脾同病、气阴耗损的进一步发展，因下损及肾，阴伤及阳，肺、脾、肾三脏交亏，病属晚期，病情重笃，预后多凶。

【预后转归】

肺痨的预后及转归与正气强弱、病情轻重、治疗迟早密切相关。凡正气较强，病情轻浅，为时短暂，早期治疗者，可获康复。若正气虚弱，治疗不及时，迁延日久，每多演变恶化，全身虚弱症状明显。此外，少数患者可呈急性发病，出现剧烈咳嗽，喘促倚息，咳吐大量鲜血，寒热如疟等严重症状，俗称"急痨"、"百日痨"，预后较差。

【预防调护】

对于本病应注意防重于治。接触患者时，应戴口罩，用雄黄擦鼻以避免传染。饮食适宜，不可饥饿，若体虚者，可服补药。

既病之后，不但要耐心治疗，还应重视摄生，禁烟酒，慎房事，怡情志，适当进行体育锻炼，加强食养，忌食一切辛辣刺激、动火燥液之物。

【临证备要】

1. 辨主症治疗。肺痨的证治分类已如上述，但临床有时表现以某一症状为突出，为了便于处理，故列"辨主症治疗"一节，叙述其辨证、选方、用药。

（1）咳嗽：用润肺宁嗽法，方取海藏紫菀散，药用紫菀、贝母、桔梗润肺化痰止咳，知母、五味子、阿胶滋阴补血而退虚热。或用加味百花膏，药用紫菀、冬花、百部止咳化痰，抗痨杀虫，百合、乌梅润肺而敛阴。属于气虚者，可用补肺汤，药用参、芪益气，熟地、五味子补肾而纳气，紫菀、桑白皮化痰止咳。若痰浊偏盛者，可用六君子汤合平胃散治疗。

（2）咳血：一般常用补络止血法，方取白及枇杷丸，药用白及、阿胶补肺止血，生地、藕节凉血止血，蛤粉、枇杷叶肃肺化痰而止咳。亦可采用补络补管汤，药用龙骨、牡蛎、山萸肉酸涩收敛，补络止血，佐以三七化瘀而止血。若咳血较著者，加代赭石以降气镇逆止血；夹瘀者加三七、郁金、花蕊石之类；有实火者，配大黄粉或赭石粉等；属于虚寒出血者，宜加炮姜。

（3）潮热、骨蒸：一般患者多为阴虚，当用清热除蒸法，如柴胡清骨散，药用秦艽、银柴胡、青蒿、地骨皮清热除蒸，鳖甲、知母滋阴清热，佐以猪脊髓、猪胆汁等坚阴填髓。至于气阴两虚而潮热骨蒸者，可用黄芪鳖甲散固护卫阳，清热养阴。

（4）盗汗、自汗：用和营敛汗法。一般以阴虚盗汗为多见，方取当归六黄汤，药用黄芪固表，当归和营，黄芩、黄柏、地黄清热养阴。若气虚自汗，可用牡蛎散、玉屏风散以补气实卫，固表止汗。此外，无论自汗或盗汗均可加用糯稻根、瘪桃干、麻黄根、浮小麦、煅龙牡等收涩敛汗，或用五倍子末敷填神阙。

（5）泄泻：一般用培土生金法，选方如参苓白术散。但辨证属于肾阳不足之五更泄者，当用四神丸。脾肾双亏者二方合用之。

（6）遗精、月经不调：当用滋肾保肺法以滋化源，选取大补元煎为主方，补益元气阴血。见阳痿遗精者，酌加煅龙骨、煅牡蛎、金樱子、芡实、莲须、鱼鳔胶等固肾涩精；女子月经不调或经闭者，加芍药、丹参、丹皮、益母草调其冲任。

2. 重视补脾助肺。因脾为生化之源，能输水谷之精气以养肺，故当重视补脾助肺、"培土生金"的治疗措施，以畅化源。肺脾同病，气阴两伤，伴见疲乏、食少、便溏等脾虚症状，治当益气养阴，健脾补肺，忌用地黄、阿胶、麦冬等滋腻药。进而言之，即使肺阴亏损之证，亦当在甘寒滋阴的同时，兼伍甘淡实脾之药，帮助脾胃对滋阴药的运化吸收，以免纯阴滋腻碍脾。但用药不宜香燥，以免耗气、劫液、动血，方宗参苓白术散意。

3. 掌握虚中夹实的特殊性。本病虽属慢性虚弱性疾病，但因感染痨虫致病，要根据补虚不忘治实的原则，同时杀虫抗痨。如阴虚火旺者，当在滋阴的基础上参以降火；

若阴虚火旺,痰热内郁,咳嗽痰稠,色黄量多,舌苔黄腻,口苦,脉弦滑者,当重视清化痰热,配合黄芩、知母、花粉、海蛤壳、鱼腥草等;若气虚夹有痰湿,咳嗽,痰多色白,纳差,胸闷,舌苔白腻者,当在补益肺脾之气的同时,参以宣化痰湿,配合半夏、橘红、茯苓、杏仁、苡仁之类;如咳血而内有"蓄瘀",瘀阻肺络,咳血反复难止,血出鲜紫相杂,夹有黯块,胸胁刺痛或掣痛,舌质紫,脉涩者,当祛瘀止血,药用三七、血余炭、花蕊石、广郁金、醋大黄等。

4. 忌苦寒太过伤阴败胃。因本病虽具火旺之证,但本质在于阴虚,故当以甘寒养阴为主,适当佐以清火,苦寒之品不宜单独使用。即使内火标象明显者,亦只宜暂予清降,中病即减,不可徒持苦寒逆折,过量或久用,以免苦燥伤阴,寒凉败胃伤脾。

5. 在辨证基础上配合抗痨杀虫药物。根据药理实验结果和临床验证,很多中草药有不同程度的抗痨杀菌作用,如百部、白及、黄连、大蒜、冬虫夏草、功劳叶、葎草等,均可在辨证基础上结合辨病适当选用。

【医案举隅】

宋某,男,27岁。

咳嗽已半年,音哑近4个月。现症:咳嗽不多,音哑喉痛,食欲不振,腹痛便溏,日渐消瘦。舌苔白垢,脉象滑细。

辨证立法:久嗽不愈,伤及声带,遂致发音嘶哑。肺与大肠相表里,肺气不宣,则腹痛便溏。脾胃不强,则消化无力,食欲减退,营养缺少,身体消瘦。幸无过午潮热、夜间盗汗之象,阴分未见大伤,尚冀恢复可期。拟清肺健脾以治。

处方:炙白前5g,炙紫菀5g,半夏曲10g,炙百部5g,化橘红5g,枇杷叶6g,炒杏仁6g,野于术5g,土杭芍10g,焦苡仁6g,紫川朴5g,云茯苓10g,冬桑叶6g,苦桔梗(生炒各半)6g,凤凰衣6g,诃子肉(生煨各半)10g,粉甘草(生炙各半)3g。

上方加减,连续四诊,尚余音哑未见显效外,它症均消失,拟专用诃子亮音丸治之。

按:肺伤音哑,即古人所谓"金破不鸣",治宜清肺。便溏纳少,治宜健脾,即前世医家所谓"培土生金"之意。本案通过脾肺双治,咳嗽便溏等症状消除甚速。治声音嘶哑,用诃子亮音丸最效。

(祝谌予等编. 施今墨临床经验集. 人民卫生出版社. 1982)

【古代文献精选】

《十药神书·葛氏自叙(一)》:"万病无如痨症之难……况为医者,不究其源,不通其治,或大寒大热之药,妄投乱进,不能取效。殊不知大寒则愈虚其中,大热则愈竭其内。……如呕血咳嗽者,先服十灰散揭住,如不住者,须以花蕊石散止之。大抵血热则行,血冷则凝,见黑则止,此定理也。"

《医宗必读·虚劳》:"大抵虚劳之证,疑难不少,如补脾保肺,法当兼行。然脾喜温燥,肺喜清润,保肺则碍脾,补脾则碍肺。惟燥热而甚,能食而不泻者,润肺当急,而补脾之药亦不可缺也。"

《理虚元鉴·阴虚之症统于肺》："就阴虚成痨之统于肺者言之，约有数种：曰劳嗽，曰吐血，曰骨蒸，极则成尸疰。……凡此种种，悉宰于肺治。……故未见骨蒸劳嗽吐血者，预宜清金保肺；已见骨蒸劳热吐血者，急宜清金保肺；曾经骨蒸劳嗽，吐血而愈者，终身不可忘护肺。此阴虚之治，所当悉统于肺也。"

第八节　肺　痿

肺痿是指因咳喘日久不愈，肺气受损，或肺阴耗伤所致肺叶痿弱不用，临床以长期反复咳吐浊唾涎沫为主症的慢性肺脏虚损性疾患。《金匮要略心典·肺痿肺痈咳嗽上气病脉证治》说："痿者萎也，如草木之萎而不荣。"

肺痿病名最早见于东汉·张仲景的《金匮要略》。该书将肺痿列为专篇，对肺痿的临床特征、病因、病机、辨证均做了较为系统的介绍。如《金匮要略·肺痿肺痈咳嗽上气病脉证治》说："寸口脉数，其人咳，口中反有浊唾涎沫者何？师曰：为肺痿之病。"唐·孙思邈《千金要方·肺痿》将肺痿分为热在上焦及肺中虚冷二类，提出虚寒肺痿可用生姜甘草汤，虚热肺痿可用炙甘草汤、麦门冬汤等。历代医家均认识到肺痿是多种肺系疾病的慢性转归，久嗽、肺痈、肺痨、喘哮等伤肺，均有转化为肺痿的可能，故常与相关疾病合并叙述。唐·王焘《外台秘要·许仁则疗咳嗽方十二首》引许仁则论云："肺气嗽经久将成肺痿。"说明久嗽劳热熏肺，肺阴大伤，进而发展成肺痿。明·王肯堂《证治准绳·诸血门》说："久嗽咳血成肺痿。"明·陈实功《外科正宗·肺痈论》说："久嗽劳伤，咳吐痰血……咯吐瘀脓，声哑咽痛，其候传为肺痿。"指出肺痈溃后，热毒不净，伤阴耗气，可以转为肺痿。清·张璐在《张氏医通·肺痿肺胀》中将其治疗要点概括为："缓而图之，生胃津，润肺燥，下逆气，开积痰，止浊唾，补真气……散火热"七个方面，旨在"以通肺之小管"，"以复肺之清肃"，理义精深，非常切合实用。清·沈金鳌《杂病源流犀烛·肺病源流》进一步对肺痿的用药忌宜等作了补充："其症之发，必寒热往来，自汗……宜急治之，切忌升散辛燥温热。……大约此症总以养肺、养气、养血、清金、降火为主。"

凡某些慢性肺实质性病变如肺纤维化、肺硬变、肺不张、矽肺等，临床表现肺痿特征者，均可参照本节辨证论治。

【病因病机】

本病病因可分久病损肺和误治津伤两个方面，而以前者为主。发病机理为津气亏损，肺失濡养所致。

一、病因

1. 久病损肺

如痰热久嗽，热灼阴伤，或肺痨久嗽，虚热内灼，耗伤阴津，或肺痈余毒未清，灼伤肺阴，或消渴津液耗伤，或热病之后，邪热伤津，津液大亏，以致热壅上焦，消灼肺津，变生涎沫，肺燥阴竭，肺失濡养，日渐枯萎。若大病久病之后，耗伤阳气，或内伤久咳，冷哮不愈，肺虚久喘等，日耗肺气，渐而伤阳，或虚热肺痿日久，阴伤及阳，亦可致肺虚有寒，气不化津，津液失于温摄，反为涎沫，肺失濡养，肺叶渐痿不用。此即《金匮要略·肺痿肺痈咳嗽上气病脉证治》所谓"肺中冷"之类。

2. 误治津伤

因医者误治，滥用汗、吐、下等治法，重亡津液，肺津大亏，肺失濡养，发为肺痿。如《金匮要略·肺痿肺痈咳嗽上气病脉证治》说："热在上焦者，因咳为肺痿。肺痿之病……或从汗出，或从呕吐，或从消渴，小便利数，或从便难，又被快药下利，重亡津液，故得之。"

二、病机

肺痿的基本病机总缘肺脏虚损，津气大伤，以致肺叶枯萎。因肺虚有热，热灼肺津，或肺虚有寒，气不化津，以致津气亏损，肺失濡养，肺叶弱而不用则痿。清·喻嘉言《医门法律·肺痈肺痿门》说："肺痿者，肺气委而不振也"，"其寒热不止一端，总由胃中津液不输于肺，肺失所养，转枯转燥"，"于是肺火日炽，肺热日深，肺中小管日窒"。指出肺脏虚损，津液亡失，则肺叶枯萎而不用。

病理性质有肺燥津伤、肺气虚冷之分。清·尤在泾在《金匮要略心典·肺痿肺痈咳嗽上气病脉证治》中说："盖肺为娇脏，热则气烁，故不用而痿；冷则气沮，故亦不用而痿也。"是以其病理表现有虚热、虚寒两类：①虚热肺痿：一为本脏自病所转归，一由失治误治或它脏之病导致。因热壅上焦，消灼津液，肺燥津枯，虚热内生，燥而且热，以致肺失清肃，脾胃上输之津液转从热化，煎熬而成涎沫。或因脾胃阴伤，不能上输于肺，肺失濡养，遂致肺叶枯萎。火逆上气，肺失宣降，则喘咳气促；虚火内炽，灼津炼液，则成浊唾涎沫。②虚寒肺痿：肺气虚冷，不能温摄津液，津气双亏，或阴伤及阳，气不化津，津枯而燥，以致肺失濡养，终致肺叶痿弱不用。肺虚有寒，气不化津，津液失布，聚为涎沫；复因上焦阳虚，治节无权，不能制下，膀胱失约，以致小便频数，或遗尿失禁。

综上所述，本病总由肺脏虚损，津气大伤，失于濡养，以致肺叶枯萎。其病位在肺，但与脾、胃、肾等脏腑密切相关。脾虚气弱，无以生化、布散津液，或胃阴耗伤，津不能上承润肺，均可致土不生金，肺燥津枯，肺失濡养；久病及肾，肾气不足，气不化津，或因肾阴亏耗，肺失濡养，亦可发为肺痿。

肺痿属内伤虚证，有虚热、虚寒之分。若虚热肺痿日久不愈，阴损及阳，进一步发展，可转化为虚寒之候；反之，虚寒肺痿，亦可由寒郁化热，或阳损及阴，从而转化为虚热之证。肺痿日久，迁延不愈，可以转化为虚劳，如清·江涵暾在《笔花医镜·虚劳论治》中曰："肺金痿者，其受病不同，及其成劳一也。"

【诊查要点】

一、诊断依据

1. 临床以长期反复咳吐浊唾涎沫为主症。唾呈细沫稠黏，或白如雪，或带白丝，咳嗽，或不咳，气短，动则气喘。

2. 常伴有面色㿠白或青苍，形体瘦削，神疲，头晕，或时有寒热等全身症状。

3. 有多种慢性肺系疾病史，久病体虚。

二、病证鉴别

肺痿可由多种慢性肺系疾病转化而来，既应注意肺痿与其他肺系疾病的鉴别，又要了解其相互联系。

1. 肺痿与肺痈

肺痿以长期反复咳吐浊唾涎沫为主症，而肺痈以咳则胸痛，咳痰腥臭，甚则咳吐脓血为主症。虽然多为肺中有热，但肺痈属实，肺痿属虚，肺痈失治久延，可以转为肺痿。

2. 肺痿与肺痨

肺痨主症为咳嗽、咳血、潮热、盗汗等，与肺痿有别。肺痨后期可以转为肺痿重症。

【辨证论治】

一、辨证要点

辨虚热、虚寒。虚热证易见肺津干枯、阴伤火旺、火逆上气之象，故症见咳吐涎沫，质地黏稠，咳声不爽，气逆喘息，口渴咽干，午后潮热，舌红而干，脉象虚数。虚寒证则多见肺气虚羸、阳衰气弱之象，故症见咳吐涎沫，其质清稀量多，短气乏力，形寒食少，舌质淡，脉虚弱，日久病甚上不制下时，还可见小便频数或遗尿。此外，虚热或虚寒肺痿日久，阴阳互损，可见寒热夹杂之象，此时应当辨其是阴虚内热为主，还是气伤虚冷为主施治，方可中的。

二、治疗原则

治疗总以补肺生津为原则。虚热证，治当生津清热，以润其枯；虚寒证，治当温肺益气，而摄涎唾。临床以虚热证为多见，但久延伤气，亦可转为虚寒证。治疗应时刻注意保护津液，重视调理脾肾。脾胃为后天之本，肺金之母，培土有助于生金；肾为气之根，司摄纳，温肾可以助肺纳气。

三、证治分类

1. 虚热证

症状：咳吐浊唾涎沫，其质较黏稠，或咳痰带血，咳声不扬，甚则音嘎，气急喘促，口渴咽燥，午后潮热，形体消瘦，皮毛干枯，舌红而干，脉虚数。

证机概要：肺阴亏耗，虚火内炽，灼津为痰。

治法：滋阴清热，润肺生津。

代表方：麦门冬汤合清燥救肺汤加减。前方润肺生津，降逆下气，用于咳嗽气逆，咽喉干燥不利，咳痰黏浊不爽。后方养阴润燥，清金降火，用于阴虚燥火内盛，干咳痰少，咽痒气逆。

常用药：太子参、甘草、大枣、粳米益气生津，甘缓补中；桑叶、石膏清泄肺经燥热；阿胶、麦冬、胡麻仁滋肺养阴；杏仁、枇杷叶、半夏化痰止咳，下气降逆。

如火盛，出现虚烦、咳呛、呕逆者，则去大枣，加竹茹、竹叶清热和胃降逆；咳吐浊黏痰，口干欲饮者，加天花粉、知母、川贝母清热化痰；津伤甚者，加沙参、玉竹以养肺津；潮热者，加银柴胡、地骨皮以清虚热，退骨蒸。中成药可服麦味地黄丸或七味都气丸。

2. 虚寒证

症状：咳吐涎沫，其质清稀量多，不渴，短气不足以息，头眩，神疲乏力，食少，形寒，小便数，或遗尿，舌质淡，脉虚弱。

证机概要：肺气虚寒，气不化津，津反为涎。

治法：温肺益气。

代表方：甘草干姜汤或生姜甘草汤加减。前方甘辛合用，甘以滋液，辛以散寒。后方则以补脾助肺，益气生津为主。

常用药：甘草、干姜温肺脾；人参、大枣、白术、茯苓甘温补脾，益气生津。

如肺虚失约，唾沫多而尿频者，加煨益智仁；肾虚不能纳气，喘息，短气者，可配磁石、五味子，另吞蛤蚧粉。

【预后转归】

肺痿病情较重，在治疗过程中，往往肺体虽得滋润，但涎沫一时难止，肺中津液难复，故迁延难愈。如治疗正确，调理适宜，病情稳定改善，可带病延年，或可获愈；如治疗不当，或不注意调摄，则使病情恶化，以至不治。若见张口喘气，或气高息粗，喉哑声嘶，咳血，皮肤干枯，脉沉涩而急或细数无神者，预后多不良。

【预防调护】

积极治疗原发性肺部疾患，防止其久病迁延而向肺痿转变。同时根据个人情况，慎起居，适寒温，避时邪，加强体育锻炼，增强体质。

因本病治疗时间长，故应劝说患者安心养病，不可急躁；饮食宜清淡，忌辛热、寒凉、油腻之品；戒烟，避免烟尘对呼吸道的刺激。

【临证备要】

1. 重视调补脾胃。脾胃为后天之本，肺金之母，培土有助于生金。阴虚者，宜补胃津以润肺燥，使胃津能上输以养肺；气虚者，宜补脾气以温养肺体，使脾能转输精气以上承。另外，肾为气之根，司摄纳，补肾可以助肺纳气。

2. 不可妄投燥热，以免助火伤津，亦忌苦寒滋腻碍胃。肺痿病属津枯，故应时刻注意保护其津，无论寒热，皆不宜妄用温燥之药，消灼肺津。即使虚寒肺痿，亦必须掌握辛甘合用的原则。

3. 慎用祛痰峻剂。肺痿属虚，故应牢记缓而图之之法则，忌用峻剂攻逐痰涎，犯虚虚实实之戒，宜缓图取效。

4. 时刻注意病机演变，随时调整治则治法。肺痿有虚热、虚寒之分，二者不仅可以相互转化，甚则可相兼为病，从而出现气阴两虚、寒热错杂之证。因此，在辨治过程中，应时刻注意病机演变，分清主次，抓住主证，兼顾次证，施治方可中的。

【医案举隅】

范某，女，57 岁，罗山县尤店人。1981 年 2 月 3 日初诊。

病史：近年来咳嗽，气喘不续，午后面部潮热，口干咽燥，喜饮水，夜睡时脊背正中有冷束感，盗汗，纳减，日趋消瘦。勉强支持，拖延未治，以致咳嗽频作，咳唾涎沫，稀而量多，日咳盈碗，有时痰中夹带血丝。经 X 线检查，确诊为"肺结核伴肺不张"。

主症：除上症外，面色苍白，两目下陷，精神疲惫，语声低弱，头晕心慌，畏寒，舌质淡，少苔，脉细弱结代。

此为气血被夺，阴损及阳。急宜补气养血，救阴扶阳，投以炙甘草汤加味。

处方：炙甘草 15g，阿胶珠 15g，党参 15g，生地 20g，桂枝 12g，火麻仁 12g，生姜 12g，大枣 6 枚，藕节 5 个（打碎），血余炭 10g。5 剂。

二诊：咳血渐止，余症仍在。系乃气血大伤，难以速补，阴阳俱虚，岂能立见回春。宗上方加沙参 12g，续服 5 剂。

三诊：气血得补，阴阳相济，头晕、心慌好转，精神较前振作，咳唾涎沫减少，舌质淡，脉沉细结代。宗前方减藕节、血余炭，再进 5 剂。

半月后，诸症大减，殊收良功。

患者因有肺结核，配合抗痨之西药，治疗 4 个月。其间，多次来诊，若见咳唾涎沫量多时，以干姜易生姜加白术，意在温补脾肺，使气能化津。或见痰中带血丝，减桂枝，加藕节、血余炭。或感气力不及，加黄芪、山药，求培土生金之效。总之，不离炙甘草汤为主方，权衡变化，随证加减，先后经半年治疗，服药数十帖，X 线检查肺不张已愈，肺结核亦逐步好转。

编者按：本例早有肺痿之疾，未及时而治，致劳热伤津，肺失濡养，肺叶萎缩不用。然此期尚属虚热之证，故既往有阴虚潮热，口干咽燥，盗汗之见症。但久而久之，阴损及阳，阳虚则寒，气不化津，津反为涎，故后来见口唾大量涎沫。病已至此，阴阳气血俱损，已是危候。而炙甘草汤有补阴阳气血之功，对虚劳肺痿者，良为有效之方。

（河南省卫生厅编. 河南省老中医经验集锦. 河南科学技术出版社. 1983）

【古代文献精选】

《红炉点雪·肺痿肺痈》："盖肺体清虚，本燥，主乎气……火郁邪壅，致金体燥烈，肺气虚微，而敷运停息，亦自衰弱，不能充盈百脉，乃使筋骨痿躄，由是痿病作焉。故经曰肺伤善痿。"

《辨证录·痿证门》："人有胃火熏蒸，日冲肺金，遂至痿弱不能起立，欲嗽不能，欲咳不敢，及至咳嗽又连声不止，肺中大痛，非肺痈之毒，乃肺痿之病也。"

《证治汇补·胸膈门》："久嗽肺虚，寒热往来，皮毛枯燥，声音不清，或嗽血线，口中有浊唾涎沫，脉数而虚，为肺痿之病。因津液重亡，火炎金燥，如草木亢旱而枝叶萎落也。治宜养血润肺，养气清金，初用二地二冬汤以滋阴，后用门冬清肺饮以收功。"

第二章　心系病证

心为君主之官，主血脉，藏神明，其华在面，开窍于舌，与小肠相表里。心之阴阳气血是其进行生理活动的基础。心气心阳主要温煦和推动血液运行（主血脉），心阴心血则可濡养心神（主神志）。心的病理表现主要为血脉运行的障碍和情志思维活动的异常。

心系病证的病因主要有情志失调、饮食劳倦、年老体虚、外邪侵袭等，病机不外虚实两个方面。虚者为心之气血阴阳亏损，心失所养；实者为痰、饮、火、瘀等阻滞，致心脉不畅。正虚邪扰，血脉不畅，心神不宁，则为心悸；寒、痰、瘀等邪痹阻心脉，胸阳不展，则为胸痹；阳盛阴衰，阴阳失调，心肾不交则为不寐；痰气痰火扰动心神，神机失灵，则为癫狂；痰凝气郁，蒙蔽清窍，元神失控则为痫病；髓减脑消，或痰瘀痹阻脑络，神机失用，则为痴呆；气血逆乱，阴阳之气不能相接，则为厥证。根据心的生理功能和病机变化特点，将心悸、胸痹、不寐、癫狂、痫病、痴呆、厥证归属为心系病证。

由于五脏相关，心系病证与其他脏腑病变亦有密切联系。心病日久，可以累及他脏，从而合并他脏疾病。如心悸、胸痹日久，心之气阳进一步耗伤，阳虚水泛，可出现咳嗽、喘证、痰饮、鼓胀、水肿等病证，甚至阴盛格阳，可出现心阳虚衰之喘脱。同样，他脏之病日久亦可导致心系病证产生。如咳嗽、哮证、肺胀日久伤及正气，心肺气虚而致心悸；或眩晕、头痛等病久则肝肾阴精损伤，心肾不交而成不寐；或消渴日久，阴虚燥热，痰瘀阻络而致胸痹。因此，临证时应将心系病证与他系病证联系互参。

第一节　心　悸

心悸是指心之气血阴阳亏虚，或痰饮瘀血阻滞，致心神失养或心神受扰，出现心中悸动不安甚则不能自主的一种病证。临床一般多呈发作性，每因情志波动或劳累过度而诱发，且常伴胸闷、气短、失眠、健忘、眩晕等症。按病情轻重分为惊悸和怔忡。

《内经》虽无心悸或惊悸、怔忡之病名，但已认识到心悸的病因有宗气外泄、心脉不通、突受惊恐、复感外邪等。如《素问·平人气象论》曰："左乳下，其动应衣，宗气泄也。"《素问·举痛论》云："惊则心无所倚，神无所归，虑无所定，故气乱矣。"《素问·痹论》亦云："脉痹不已，复感于邪，内舍于心"，"心痹者，脉不通，烦则心下鼓。"并对心悸脉象的变化有深刻认识，记载脉律不齐是本病的表现。《素问·平人气象论》说："脉绝不至曰死，乍疏乍数曰死。"这是认识到心悸时严重脉律失常与疾病预后关系的最早记载。心悸的病名，首见于汉·张仲景的《金匮要略》和《伤寒论》，称之为"心动悸"、"心下悸"、"心中悸"及"惊悸"等，认为其主要病因有惊扰、水饮、虚劳及汗后受邪等，并记载了心悸时表现的结、代、促脉及其区别，提出了基本治则，并以炙甘草汤等治疗心悸。元代朱丹溪认为心悸的发病应责之虚与痰，《丹溪心法·惊悸怔忡》："惊悸者血虚，惊悸有时，从朱砂安神丸。""怔忡者血虚，怔忡无时，血少者多，有思虑便动属虚，时作时止者，痰因火动。"明·虞抟《医学正传·惊悸怔忡健忘证》曰："怔忡者，心中惕惕然动摇而不得安静，无时而作者是也；惊悸者，蓦然而跳跃惊动，而有欲厥之状，有时而作者是也。"对惊悸、怔忡的区别与联系有详尽的描述。清代王清任重视瘀血内阻导致心悸怔忡，《医林改错》中记载用血府逐瘀汤治疗心悸每多获效。

根据心悸的临床表现，西医学中由各种原因引起的心律失常，如心动过速、心动过缓、期前收缩、心房颤动或扑动、房室传导阻滞、病态窦房结综合征、预激综合征以及心功能不全、心肌炎、一部分神经官能症等，如表现以心悸为主症者，均可参照本节辨证论治。

【病因病机】

心悸的发生多因体质虚弱、饮食劳倦、七情所伤、感受外邪及药食不当等，以致气血阴阳亏损，心神失养，心主不安，或痰、饮、火、瘀阻滞心脉，扰乱心神。

一、病因

1. 体虚劳倦

禀赋不足，素质虚弱，或久病伤正，耗损心之气阴，或劳倦太过伤脾，生化之源不足，气血阴阳亏乏，脏腑功能失调，致心神失养，发为心悸。如《丹溪心法·惊悸怔忡》所言："人之所主者心，心之所养者血，心血一虚，神气不守，此惊悸之所肇端也。"

2. 七情所伤

平素心虚胆怯，突遇惊恐，忤犯心神，心神动摇，不能自主而心悸。《济生方·惊悸论治》指出："惊悸者，心虚胆怯之所致也。"长期忧思不解，心气郁结，阴血暗耗，不能养心而心悸；或化火生痰，痰火扰心，心神失宁而心悸。此外，大怒伤肝，大恐伤肾，怒则气逆，恐则精却，阴虚于下，火逆于上，动撼心神亦可发为惊悸。

3. 感受外邪

风、寒、湿三气杂至，合而为痹。痹证日久，复感外邪，内舍于心，痹阻心脉，心血运行受阻，发为心悸。或风、寒、湿热之邪，由血脉内侵于心，耗伤心气心阴，亦可引起心悸。温病、疫毒均可耗气伤阴，气阴两虚，心失所养，或邪毒内扰心神，如春温、风温、暑温、白喉、梅毒等病，往往伴见心悸。

4. 药食不当

嗜食醇酒厚味、煎炸炙煿，蕴热化火生痰，痰火上扰心神则为悸。正如清代吴澄《不居集·怔忡惊悸健忘善怒善恐不眠》所谓："心者，身之主，神之舍也。心血不足，多为痰火扰动。"或因药物过量或毒性较剧，耗伤心气，损伤心阴，引起心悸。如中药附子、乌头、雄黄、蟾酥、麻黄等，西药锑剂、洋地黄、奎尼丁、阿托品、肾上腺素等，或补液过快、过多等。

二、病机

心悸的病因虽有上述诸端，然病机不外乎气血阴阳亏虚，心失所养，或邪扰心神，心神不宁。其病位在心，而与肝、脾、肾、肺四脏密切相关。如心之气血不足，心失滋养，搏动紊乱；或心阳虚衰，血脉瘀滞，心神失养；或肾阴不足，不能上制心火，水火失济，心肾不交；或肾阳亏虚，心阳失于温煦，阴寒凝滞心脉；或肝失疏泄，气滞血瘀，心血失畅；或脾胃虚弱，气血乏源，宗气不行，血脉凝留；或脾失健运，痰湿内生，扰动心神；或热毒犯肺，肺失宣肃，内舍于心，血运失常；或肺气亏虚，不能助心以治节，心脉运行不畅，均可引发心悸。

心悸的病理性质主要有虚实两方面。虚者为气、血、阴、阳亏损，使心失滋养而致心悸；实者多由痰火扰心，水饮上凌，或心血瘀阻，气血运行不畅所致。虚实之间可以相互夹杂或转化。实证日久，病邪伤正，可分别兼见气、血、阴、阳之亏损；而虚证也可因虚致实，兼见实证表现。临床上阴虚者常兼火盛或痰热；阳虚者易夹水饮、痰湿；气血不足者，易兼气血瘀滞。

心悸初起以心气虚为多见，常兼阴虚或血虚，可表现为心气不足、心胆气虚、心血不足、心脾两虚、气阴两虚等证。病久阳虚者则表现为心阳不振、脾肾阳虚甚或水饮凌心之证；阴虚血亏者多表现为肝肾阴虚、心肾不交等证。若阴损及阳，或阳损及阴，可出现阴阳俱损之候。若病情恶化，心阳暴脱，可出现厥脱等危候。

【诊查要点】

一、诊断依据

1. 自觉心中悸动不安，心搏异常，或快速，或缓慢，或跳动过重，或忽跳忽止，呈阵发性或持续不解，是心悸诊断的主要依据，常兼见神情紧张、心慌不安、不能自主等症状，及数、促、结、代、涩、缓、沉、迟等脉象。

2. 伴有胸闷不舒，易于激动，心烦寐差，颤抖乏力，头晕等症。中老年患者，可伴有心胸疼痛，甚则喘促，汗出肢冷，甚则晕厥。

3. 发病常与情志刺激如惊恐、紧张及劳倦、饮酒、饱食、服用特殊药物等有关。

二、病证鉴别

1. 惊悸与怔忡

惊悸发病，多与情绪因素有关，可由骤遇惊恐、忧思恼怒、悲哀过极或过度紧张而诱发，多为阵发性，病来虽速，病情较轻，实证居多，可自行缓解，不发时如常人。怔忡多由久病体虚，心脏受损所致，无精神等因素亦可发生，常持续心悸，心中惕惕，不能自控，活动后加重，多属虚证，或虚中夹实。病来虽渐，病情较重，不发时亦可兼见脏腑虚损症状。惊悸日久不愈，亦可渐成怔忡。

2. 心悸与奔豚

心悸为心中剧烈跳动，发自于心；奔豚发作之时，虽觉心胸躁动不安，但气发自少腹，冲气上逆，正如《难经·五十六难》所云："发于小腹，上至心下，若豚状，或上或下无时。"称之为肾积。

【辨证论治】

一、辨证要点

1. 辨病性的虚实

大凡有气血阴阳不足导致心失所养者为虚；痰火扰心，气滞血瘀或外邪内传扰心，痹阻心脉者为实；亦常见虚实夹杂者，临床宜分清虚实主次。

2. 辨本脏与他脏疾病

心悸的病位在心，心脏病变可以导致其他脏腑功能失调或亏损，其他脏腑病变亦可以直接或间接影响及心。故临床亦应分清心脏与它脏的病变情况，有利于决定治疗的先后缓急。

二、治疗原则

心悸应分虚实论治。虚证分别予以补气、养血、滋阴、温阳；实证则应祛痰、化饮、清火、行瘀。但本病以虚实错杂为多见，且虚实的主次、缓急各有不同，故治当相应兼顾。同时，由于心悸均有心神不宁的病理特点，故应酌情配合安神宁心或镇心之法。

三、证治分类

1. 心虚胆怯证

症状：心悸不宁，善惊易恐，坐卧不安，少寐多梦而易惊醒，恶闻声响，食少纳呆，苔薄白，脉细略数或细弦。

证机概要：气血亏损，心虚胆怯，心神失养。

治法：镇惊定志，养心安神。

代表方：安神定志丸加减。本方益气养心，镇惊安神，用于心悸不宁，善惊易恐，少寐多梦，食少，纳呆者。

常用药：龙齿、琥珀镇惊安神；酸枣仁、远志、茯神养心安神；人参、茯苓、山药益气壮胆；天冬、生地、熟地滋养心血；配伍少许肉桂，有鼓舞气血生长之效；五味子收敛心气。

气短乏力，头晕目眩，动则为甚，静则悸缓，为心气虚损明显，重用人参，加黄芪以加强益气之功；兼见心阳不振，用肉桂易桂枝，加附子以温通心阳；兼心血不足，加阿胶、首乌、龙眼肉以滋养心血；兼心气郁结，心悸烦闷，精神抑郁，加柴胡、郁金、合欢皮、绿萼梅以疏肝解郁；气虚夹湿，加泽泻，重用白术、茯苓；气虚夹瘀，加丹参、川芎、红花、郁金。

2. 心血不足证

症状：心悸气短，头晕目眩，失眠健忘，面色无华，倦怠乏力，纳呆食少，舌淡红，脉细弱。

证机概要：心血亏耗，心失所养，心神不宁。

治法：补血养心，益气安神。

代表方：归脾汤加减。本方有益气补血、健脾养心的作用，重在益气，意在生血，适用于心悸怔忡，健忘失眠，头晕目眩之症。

常用药：黄芪、人参、白术、炙甘草益气健脾，以资气血生化之源；熟地、当归、龙眼肉补养心血；茯神、远志、酸枣仁宁心安神；木香理气醒脾，使补而不滞。

五心烦热，自汗盗汗，胸闷心烦，舌淡红少津，苔少或无，脉细数或结代，为气阴两虚，治以益气养血，滋阴安神，用炙甘草汤加减以益气滋阴，补血复脉。兼阳虚而汗出肢冷，加附子、黄芪、煅龙骨、煅牡蛎；兼阴虚，重用麦冬、地黄、阿胶，加沙参、玉竹、石斛；纳呆腹胀，加陈皮、谷芽、麦芽、神曲、山楂、鸡内金、枳壳健脾助运；失眠多梦，加合欢皮、夜交藤、五味子、柏子仁、莲子心等养心安神。若热病后期损及心阴而心悸者，以生脉散加减，有益气养阴补心之功。

3. 阴虚火旺证

症状：心悸易惊，心烦失眠，五心烦热，口干，盗汗，思虑劳心则症状加重，伴耳鸣腰酸，头晕目眩，急躁易怒，舌红少津，苔少或无，脉细数。

证机概要：肝肾阴虚，水不济火，心火内动，扰动心神。

治法：滋阴清火，养心安神。

代表方：天王补心丹合朱砂安神丸加减。前方滋阴养血，补心安神，适用于阴虚血少，心悸不安，虚烦神疲，手足心热之症；后方清心降火，重镇安神，适用于阴血不足，虚火亢盛，惊悸怔忡，心神烦乱，失眠多梦等症。

常用药：生地、玄参、麦冬、天冬滋阴清热；当归、丹参补血养心；人参、炙甘草补益心气；黄连清热泻火；朱砂、茯苓、远志、酸枣仁、柏子仁安养心神；五味子收敛耗散之心气；桔梗引药上行，以通心气。

肾阴亏虚，虚火妄动，遗精腰酸者，加龟板、熟地、知母、黄柏，或加服知柏地黄丸；若阴虚而火热不明显者，可单用天王补心丹；若阴虚兼有瘀热者加赤芍、丹皮、桃仁、红花、郁金等清热凉血，活血化瘀。

4. 心阳不振证

症状：心悸不安，胸闷气短，动则尤甚，面色苍白，形寒肢冷，舌淡苔白，脉虚弱或沉细无力。

证机概要：心阳虚衰，无以温养心神。

治法：温补心阳，安神定悸。

代表方：桂枝甘草龙骨牡蛎汤合参附汤加减。前方温补心阳，安神定悸，适用于心悸不安、自汗盗汗等症；后方益心气，温心阳，适用于胸闷气短、形寒肢冷等症。

常用药：桂枝、附子温振心阳；人参、黄芪益气助阳；麦冬、枸杞滋养心阴，取"阳得阴助而生化无穷"之意；炙甘草益气养心；龙骨、牡蛎重镇安神定悸。

形寒肢冷者，重用附子、肉桂温阳散寒；大汗出者，重用人参、黄芪、煅龙骨、煅牡蛎、山萸肉益气敛汗，或用独参汤煎服，以急救心阳；兼见水饮内停者，加葶苈子、五加皮、车前子、泽泻等利水化饮；夹瘀血者，加丹参、赤芍、川芎、桃仁、红花；兼见阴伤者，加麦冬、枸杞子、玉竹、五味子；若心阳不振，以致心动过缓者，酌加炙麻黄、补骨脂，重用桂枝以温通心阳。

5. 水饮凌心证

症状：心悸眩晕，胸闷痞满，渴不欲饮，小便短少，或下肢浮肿，形寒肢冷，伴恶心，欲吐，流涎，舌淡胖，苔白滑，脉弦滑或沉细而滑。

证机概要：脾肾阳虚，水饮内停，上凌于心，扰乱心神。

治法：振奋心阳，化气行水，宁心安神。

代表方：苓桂术甘汤加减。本方通阳利水，适用于痰饮为患，胸胁支满，心悸目眩等症。

常用药：泽泻、猪苓、车前子、茯苓淡渗利水；桂枝、炙甘草通阳化气；人参、白术、黄芪健脾益气助阳；远志、茯神、酸枣仁宁心安神。

兼见恶心呕吐，加半夏、陈皮、生姜以和胃降逆；兼见肺气不宣，肺有水湿者，咳喘，胸闷，加杏仁、前胡、桔梗以宣肺，葶苈子、五加皮、防己以泻肺利水；兼见瘀血者，加当归、川芎、刘寄奴、泽兰、益母草；若见因心功能不全而致浮肿、尿少、阵发性夜间咳喘或端坐呼吸者，当重用温阳利水之品，可用真武汤加减。

6. 瘀阻心脉证

症状：心悸不安，胸闷不舒，心痛时作，痛如针刺，唇甲青紫，舌质紫暗或有瘀斑，脉涩或结或代。

证机概要：血瘀气滞，心脉瘀阻，心阳被遏，心失所养。

治法：活血化瘀，理气通络。

代表方：桃仁红花煎加减。本方养血活血，理气通脉止痛，适用于心悸伴阵发性心痛，胸闷不舒，舌质紫暗等症。

常用药：桃仁、红花、丹参、赤芍、川芎活血化瘀；延胡索、香附、青皮理气通脉止痛；生地、当归养血活血。

气滞血瘀，加用柴胡、枳壳；兼气虚，加黄芪、党参、黄精；兼血虚，加何首乌、枸杞子、熟地；兼阴虚，加麦冬、玉竹、女贞子；兼阳虚，加附子、肉桂、淫羊藿；络脉痹阻，胸部窒闷，加沉香、檀香、降香；夹痰浊，胸满闷痛，苔浊腻，加瓜蒌、薤白、半夏、陈皮；胸痛甚，加乳香、没药、五灵脂、蒲黄、三七粉等祛瘀止痛。

7. 痰火扰心证

症状：心悸时发时止，受惊易作，胸闷烦躁，失眠多梦，口干苦，大便秘结，小便短赤，舌红，苔黄腻，脉弦滑。

证机概要：痰浊停聚，郁久化火，痰火扰心，心神不安。

治法：清热化痰，宁心安神。

代表方：黄连温胆汤加减。本方清心降火，化痰安中，用于痰热扰心而见心悸时作，胸闷烦躁，尿赤便结，失眠多梦等症状者。

常用药：黄连、山栀苦寒泻火，清心除烦；竹茹、半夏、胆南星、全瓜蒌、陈皮清化痰热，和胃降逆；生姜、枳实下气行痰；远志、菖蒲、酸枣仁、生龙骨、生牡蛎宁心安神。

痰热互结，大便秘结者，加生大黄；心悸重者，加珍珠母、石决明、磁石重镇安神；火郁伤阴，加麦冬、玉竹、天冬、生地养阴清热；兼见脾虚者，加党参、白术、谷麦芽、砂仁益气醒脾。

8. 邪毒犯心证

症状：心悸，胸闷，气短，左胸隐痛，发热，恶寒，咳嗽，神疲乏力，口干渴，舌质红，少津，苔薄黄，脉细数或结代。

证机概要：邪毒犯心，损及阴血，耗伤气阴，心神失养。

治法：清热解毒，益气养阴。

代表方：银翘散合生脉散加减。

常用药：金银花、连翘辛凉透表，清热解毒；薄荷、荆芥、豆豉疏风解表，透热外出；桔梗、牛蒡子、甘草宣肺止咳，利咽消肿；淡竹叶、芦根清热生津；人参、麦冬、五味子益气养阴。

热毒甚者，加大青叶、板蓝根；若夹血瘀，加丹皮、丹参、益母草、赤芍、红花；若夹湿热，加茵陈、苦参、藿香、佩兰；若兼气滞，加绿萼梅、佛手、香橼等理气而不伤阴之品；若邪毒已去，气阴两虚为主者，用生脉散加味。

【预后转归】

心悸预后转归主要取决于本虚标实的程度、邪实轻重、脏损多少、治疗当否及脉象变化情况。如患者气血阴阳虚损程度较轻，未见瘀血、痰饮之标证，病损脏腑单一，呈偶发、短暂、阵发，治疗及时得当，脉象变化不显著者，病证多能痊愈；反之，脉象过数、过迟、频繁结代或乍疏乍数，反复发作或长时间持续发作者，预后较差，甚至出现喘促、水肿、胸痹心痛、厥证、脱证等变证、坏病，若不及时抢救治疗，预后极差，甚至猝死。

【预防调护】

居住环境宜安静，避免噪音、突然性的声响等一切不良刺激。室内宜空气清新，温度适宜，避免外邪侵袭。一般心悸患者宜参加适当活动，有利于调畅气机，怡神养心。但久病或心阳虚弱者以休息为主，避免过劳耗伤心气。保持良好的精神状态，避免情志刺激以及思虑过度，有利于心悸的少发或不发。

虚证患者饮食方面需注意加强营养，补益气血。实证患者则需根据病情当有所忌食。如痰浊盛者，忌食肥甘、辛辣、酒等；伴有水肿者当限制水量和低盐等。

【临证备要】

1. 在辨证论治基础上酌情加用经现代药理研究证实有抗心律失常作用的中草药，可进一步提高疗效，如快速型心律失常加用益母草、苦参、莲子心、延胡索等，缓慢型心律失常加用麻黄、细辛、熟附子、桂枝等。

2. 功能性心律失常，多为肝气郁结所致，特别是因情志刺激而发病者，当在辨证基础上加郁金、佛手、香附、柴胡、枳壳、合欢皮等疏肝解郁之品，往往取得良好效果。

3. 根据中医"久病必虚"、"久病入络"的理论，心悸日久当补益与通络并用。

4. 临证如出现严重心律失常，如室上性心动过速、快速心房纤颤、Ⅲ度房室传导阻滞、室性心动过速、严重心动过缓、病态窦房结综合征等，导致较严重的血流动力学异常者，当及时运用中西医两法加以处理。

【医案举隅】

李某

患关节痛七八年，目前出现心悸，胸口压迫感。心电图示：窦性心动过速，不完全性右束支传导阻滞，Ⅰ度房室传导阻滞。就诊时症见：心悸，胸口压迫感，关节痛，面肿，疲乏无力，睡眠仅2～3小时，纳食一般，舌淡嫩，苔白，脉细数而涩促。

本病为本虚标实之证。本虚为气阴亏虚，标实是风湿痹阻。治宜益气养阴为主，兼以祛湿通络，方以生脉散加味。

处方：太子参21g，麦门冬9g，五味子9g，桑椹子12g，女贞子15g，沙参12g，玉竹15g，甘草6g，枳壳4.5g，桑寄生30g。

服药21剂，诸症改善，舌脉同前，因虚象有所改善，稍增治标之药。

处方：桑寄生30g，白蒺藜12g，威灵仙12g，太子参24g，麦冬9g，丹参12g，五味子9g，炙甘草4.5g，怀山药12g，茯苓9g，鸡血藤15g。

服药30剂，心悸一直未再发，精神、食欲均佳，关节仍痛，舌嫩，舌上有针头样红点，苔薄，脉细数，已无促脉。治疗仍以祛风湿为主。

处方：桑寄生30g，白蒺藜12g，威灵仙12g，鸡血藤18g，太子参24g，麦门冬9g，五味子9g，炙甘草6g，茯苓9g，怀山药9g，宽筋藤18g。

追踪3年，未再复发。

按：由风湿病引起的心悸，可见于风湿性心脏炎及慢性风湿性心脏病。此病除按痹证辨证外，还应重视心悸的辨证，注意邪与正的矛盾关系。此属标实而本虚之证，治以攻补兼施，以攻为补，寓攻于补，是治疗本病的关键。

（邓铁涛著．邓铁涛医集．人民卫生出版社．1995）

【古代文献精选】

《丹溪手镜·悸》："有痰饮者，饮水多必心下悸，心火恶水，心不安也。""有气虚者，由阳明内弱，心下空虚，正气内动，心悸脉代，气血内虚也，宜炙甘草汤补之。"
"又伤寒二三日，心悸而烦，小建中汤主之。"

《证治准绳·惊悸恐》："人之所主者心，心之所养者血，心血一虚，神气失守，失守则舍空，舍空而痰入客之，此惊悸之所由发也。""心悸之由，不越二种，一者虚也，二者饮也。气虚者由阳气内虚，心下空虚，火气内动而为悸也。血虚者亦然。其停饮者，由水停心下，心为火而恶水，水既内停，心不自安，故为悸也。"

《医学衷中参西录·论心病治法》："有其惊悸恒发于夜间，每当交睫甫睡之时，其心中即惊悸而醒，此多因心下停有痰饮。心脏属火，痰饮属水，火畏水迫，故作惊悸也。宜清痰之药与养心之药并用。方用二陈汤加当归、菖蒲、远志煎汤送服朱砂细末三分，有热者加玄参数钱，自能安枕熟睡而无惊悸矣。"

第二节　胸　痹

胸痹是指以胸部闷痛，甚则胸痛彻背，喘息不得卧为主症的一种疾病，轻者仅感胸闷隐痛，呼吸欠畅，重者则有胸痛，严重者心痛彻背，背痛彻心。

胸痹的临床表现最早见于《内经》。《灵枢·五邪》指出："邪在心，则病心痛。"《素问·脏气法时论》亦说："心病者，胸中痛，胁支满，胁下痛，膺背肩胛间痛，两臂内痛。"《素问·缪刺论》又有"猝心痛"、"厥心痛"之称。《素问·厥论》把心痛严重，并迅速造成死亡者，称为"真心痛"，谓："真心痛，手足清至节，心痛甚，旦发夕死，夕发旦死。"汉代张仲景《金匮要略》正式提出"胸痹"的名称，并作专篇论述。如《胸痹心痛短气病脉证治》说："胸痹之病，喘息咳唾，胸背痛，短气，寸口脉沉而迟，关上小紧数，栝蒌薤白白酒汤主之。""胸痹不得卧，心痛彻背者，栝蒌薤白半夏汤主之。"且把病因病机归纳为"阳微阴弦"，即胸阳不振，阴寒凝结，认为乃本虚标实之证。宋金元时代有关胸痹的论述更多，治疗方法也十分丰富。如宋代《圣济总录·胸痹门》有"胸痹者，胸痹痛之类也……胸脊两乳间刺痛，甚则引背胛，或彻背膂"的症状记载。《太平圣惠方》将心痛、胸痹并列，在"治猝心痛诸方"、"治久心痛诸方"、"治胸痹诸方"等篇中，收集治疗本病的方剂甚丰，观其制方，芳香、温通、辛散之品，每与益气、养血、滋阴、温阳之品相互为用，标本兼顾，丰富了胸痹的治疗内容。到了明清时期，对胸痹的认识有了进一步提高，如明代徐彦纯《玉机微义·心痛》中揭示胸痹不仅有实证，亦有虚证，补前人之未备。明代王肯堂《证治准绳·诸痛门》提出用大剂桃仁、红花、降香、失笑散等治疗死血心痛，清代陈修园《时方歌括》以丹参饮治心腹诸痛，《医林改错》以血府逐瘀汤治胸痹心痛等。

胸痹主要与冠状动脉粥样硬化性心脏病（心绞痛、心肌梗死）关系密切，其他如心包炎、二尖瓣脱垂综合征、胸膜炎、病毒性心肌炎、心肌病、心脏神经症、慢性阻塞性肺气肿、肺动脉血栓等，出现胸闷、心痛彻背、短气、喘不得卧等症状者，亦可参照本节内容辨证论治。

【病因病机】

本病证的发生多与寒邪内侵、饮食失调、情志失节、年迈体虚等因素有关。其病机有虚实两方面。实为寒凝、血瘀、气滞、痰浊，痹阻胸阳，阻滞心脉；虚为气虚、阴伤、阳衰，脾、肝、肾亏虚，心脉失养。在本病的形成和发展过程中，大多先实而后致虚，亦有先虚而后致实者。

一、病因

1. 寒邪内侵

寒主收引，既可抑遏阳气，所谓暴寒折阳，又可使经脉挛急，血行瘀滞，发为本病。《素问·调经论》曰："寒气积于胸中而不泻，不泻则温气去，寒独留，则血凝泣，凝则脉不通。"《医学正传·胃脘痛》："有真心痛者，大寒触犯心君。"素体阳衰，胸阳不足，阴寒之邪乘虚侵袭，寒凝气滞，痹阻胸阳，而成胸痹。诚如《医门法律·中寒门》所说："胸痹心痛，然总因阳虚，故阴得乘之。"

2. 饮食失调

饮食不节，如过食肥甘厚味，或嗜烟酒而成癖，以致脾胃损伤，运化失健，聚湿生痰，上犯心胸清旷之区，阻遏心阳，胸阳失展，气机不畅，心脉闭阻，而成胸痹。如痰浊留恋日久，痰阻血瘀，亦成本病证。

3. 情志失节

忧思伤脾，脾运失健，津液不布，遂聚为痰。郁怒伤肝，肝失疏泄，肝郁气滞，甚则气郁化火，灼津成痰。无论气滞或痰阻，均可使血行失畅，脉络不利，而致气血瘀滞，或痰瘀交阻，胸阳不运，心脉痹阻，不通则痛，而发胸痹。《杂病源流犀烛·心病源流》曰："总之七情之由作心痛。"七情失调可致气血耗逆，心脉失畅，痹阻不通而发心痛。

4. 年迈体虚

本病多见于中老年人，年过半百，肾气自半，精血渐衰。如肾阳虚衰，则不能鼓舞五脏之阳，可致心气不足或心阳不振，血脉失于温运，痹阻不畅，发为胸痹；肾阴亏虚，则不能濡养五脏之阴，水不涵木，又不能上济于心，因而心肝火旺，心阴耗伤，心脉失于濡养，而致胸痹；心阴不足，心火燔炽，下汲肾水，又可进一步耗伤肾阴；心肾阳虚，阴寒痰饮乘于阳位，阻滞心脉。凡此均可在本虚的基础上形成标实，导致寒凝、血瘀、气滞、痰浊，而使胸阳失运，心脉阻滞，发生胸痹。

二、病机

胸痹的主要病机为心脉痹阻，病位在心，涉及肝、脾、肾等脏。其病理变化为本虚标实，虚实夹杂。本虚有气虚、血虚、阴虚及阳虚；标实有血瘀、寒凝、痰浊、气滞，且可相兼为病，如气滞血瘀、寒凝气滞、痰瘀交阻等。

胸痹发展趋势，由标及本，由轻转剧，轻者多为胸阳不振，阴寒之邪上乘，阻滞气机，临床表现胸中气塞，短气；重者则为痰瘀交阻，壅塞胸中，气机痹阻，临床表现不得卧，心痛彻背。同时亦有缓作与急发之异，缓作者，渐进而为，日积月累，始则偶感心胸不舒，继而心痹痛作，发作日频，甚则心胸后背牵引作痛；急作者，素无不舒之感，或许久不发，因感寒、劳倦、七情所伤等诱因而猝然心痛欲窒。

胸痹病机转化可因实致虚，亦可因虚致实。痰踞心胸，胸阳痹阻，病延日久，每可耗气伤阳，向心气不足或阴阳并损证转化；阴寒凝结，气失温煦，日久寒邪伤及阳气，亦可向心阳虚衰转化；瘀阻脉络，血行滞涩，瘀血不去，新血不生，留瘀日久，心气痹阻，心阳不振。此三者皆因实致虚。心气不足，鼓动不力，易致气滞血瘀；心肾阴虚，水亏火炎，炼液为痰；心阳虚衰，阳虚内寒，寒痰凝络。此三者皆由虚而致实。

【诊查要点】

一、诊断依据

1. 胸闷胸痛一般持续几分钟至十几分钟，经休息或服药后可缓解。疼痛可窜及肩背、前臂、胃脘部等，甚至可沿手少阴、手厥阴经循行部位窜及中指或小指。呈发作性或持续不解。常伴有心悸、气短、自汗甚至喘息不得卧。

2. 突然发病，时作时止，反复发作。严重者可见疼痛剧烈，持续不解，汗出肢冷，面色苍白，唇甲青紫等危候，甚至发生猝死。

3. 多见于中年以上，常因操劳过度、抑郁恼怒或多饮暴食、感受寒冷而诱发，亦有安静时发病者。

二、病证鉴别

1. 胸痹与悬饮

悬饮、胸痹均有胸痛，但胸痹为当胸闷痛，并可向左肩或左臂内侧等部位放射，常因受寒、饱餐、情绪激动、劳累而突然发作，历时短暂，休息或用药后得以缓解。悬饮为胸胁胀痛，持续不解，多伴有咳唾转侧、呼吸时疼痛加重，并有咳嗽、咳痰等肺系证候。

2. 胸痹与胃脘痛

心在脘上，脘在心下，故心痛有胃脘当心而痛之称，以其部位相近。胸痹之不典型者，其疼痛可在胃脘部，极易混淆。但胸痹以闷痛为主，为时极短，虽与饮食有关，但休息、服药常可缓解。胃脘痛与饮食相关，以胀痛为主，局部有压痛，持续时间较长，常伴有泛酸、嘈杂、嗳气、呃逆等胃部症状。

3. 胸痹与真心痛

真心痛乃胸痹的进一步发展，症见心痛剧烈，甚则持续不解，伴有汗出、肢冷、面白、唇紫、手足清至节、脉微或结代等危候。

【辨证论治】

一、辨证要点

1. 辨标本虚实

胸痹总属本虚标实之证，辨证首先辨别虚实，分清标本。标实应区别气滞、痰浊、血瘀、寒凝的不同，本虚又应区别阴阳气血亏虚的不同。标实者：闷重而痛轻，兼见胸胁胀满，善太息，憋气，苔薄白，脉弦者，多属气滞；胸部窒闷而痛，伴唾吐痰涎，苔腻，脉弦滑或弦数者，多属痰浊；胸痛如绞，遇寒则发，或得冷加剧，伴畏寒肢冷，舌淡苔白，脉细，为寒凝心脉所致；刺痛固定不移，痛有定处，夜间多发，舌紫暗或有瘀斑，脉结代或涩，由心脉瘀滞所致。本虚者：心胸隐痛而闷，因劳累而发，伴心慌，气短，乏力，舌淡胖嫩，边有齿痕，脉沉细或结代者，多属心气不足；若绞痛兼见胸闷气短，四肢厥冷，神倦自汗，脉沉细，则为心阳不振；隐痛时作时止，缠绵不休，动则多发，伴口干，舌淡红而少苔，脉沉细而数，则属气阴两虚。

2. 辨病情轻重

疼痛持续时间短暂，瞬息即逝者多轻；持续时间长，反复发作者多重；若持续数小时甚至数日不休者常为重症或危候。疼痛遇劳发作，休息或服药后能缓解者为顺症；服药后难以缓解者常为危候。一般疼痛发作次数多少与病情轻重程度呈正比，但亦有发作次数不多而病情较重的不典型情况，尤其在安静或睡眠时发作疼痛者病情较重，必须结合临床表现，具体分析判断。

二、治疗原则

先治其标，后治其本，先从祛邪入手，然后再予扶正，必要时可根据虚实标本的主次，兼顾同治。标实当泻，针对气滞、血瘀、寒凝、痰浊而疏理气机，活血化瘀，辛温通阳，泄浊豁痰，尤重活血通脉治法；本虚宜补，权衡心之阴阳气血不足，有无兼见他脏之亏虚，补气温阳，滋阴益肾，纠正脏腑之偏衰，尤其重视补益心气。在胸痹的治疗中，必须辨清证候之重危顺逆，一旦发现脱证之先兆，必须尽早投用益气固脱之品。

三、证治分类

1. 心血瘀阻证

症状：心胸疼痛，如刺如绞，痛有定处，入夜为甚，甚则心痛彻背，背痛彻心，或痛引肩背，伴有胸闷，日久不愈，可因暴怒、劳累而加重，舌质紫暗，有瘀斑，苔薄，脉弦涩。

证机概要：血行瘀滞，胸阳痹阻，心脉不畅。

治法：活血化瘀，通脉止痛。

代表方：血府逐瘀汤加减。本方祛瘀通脉，行气止痛，用于胸中瘀阻，血行不畅，心胸疼痛，痛有定处，伴胸闷心悸之胸痹。

常用药：川芎、桃仁、红花、赤芍活血化瘀，和营通脉；柴胡、桔梗、枳壳、牛膝调畅气机，行气活血；当归、生地补养阴血；降香、郁金理气止痛。

瘀血痹阻重证，胸痛剧烈，可加乳香、没药、郁金、丹参等；若血瘀气滞并重，胸闷痛甚者，可加沉香、檀香、荜茇等；若寒凝血瘀或阳虚血瘀者，可加桂枝或肉桂、细辛、高良姜、薤白，或人参、附子等益气温阳之品；若气虚血瘀者，用人参养荣汤合桃红四物汤加减，重用人参、黄芪等；若猝然心痛发作，可含化复方丹参滴丸、速效救心丸等活血化瘀、芳香止痛之品。

2. 气滞心胸证

症状：心胸满闷，隐痛阵发，时欲太息，遇情志不遂时容易诱发或加重，或兼有脘部胀闷，得嗳气或矢气则舒，苔薄或薄腻，脉细弦。

证机概要：肝失疏泄，气机郁滞，心脉不和。

治法：疏肝理气，活血通络。

代表方：柴胡疏肝散加减。本方疏肝理气，适用于肝气抑郁，气滞上焦，胸阳失展，血脉失和之胸胁疼痛等。

常用药：柴胡、枳壳疏肝理气；香附、陈皮理气解郁；川芎、赤芍活血通脉。

胸闷心痛明显，为气滞血瘀之象，可合用失笑散，加薤白、苏木；气郁日久化热，心烦易怒，口干便秘，舌红苔黄，脉弦数者，用丹栀逍遥散；便秘严重者加当归龙荟丸。

3. 痰浊闭阻证

症状：胸闷重而心痛微，痰多气短，肢体沉重，形体肥胖，遇阴雨天易发作或加重，伴有倦怠乏力，纳呆便溏，咯吐痰涎，舌体胖大且边有齿痕，苔浊腻或白滑，脉滑。

证机概要：痰浊盘踞，胸阳失展，气机痹阻，脉络阻滞。

治法：通阳泄浊，豁痰宣痹。

代表方：栝蒌薤白半夏汤合涤痰汤加减。两方均能温通豁痰，前方偏于通阳行气，用于痰阻气滞，胸阳痹阻者，后方偏于健脾益气，豁痰开窍，用于脾虚失运，痰阻心窍者。

常用药：瓜蒌、薤白化痰通阳，行气止痛；半夏、胆南星燥湿化痰；竹茹清化痰热；人参、茯苓、甘草健脾益气；石菖蒲、陈皮、枳实理气宽胸。

痰浊郁而化热者，用黄连温胆汤加郁金。如痰热者，加海浮石、海蛤壳、黑山栀、天竺黄、竹沥；大便干结，加桃仁、番泻叶、大黄。

痰浊与瘀血往往同时并见，因此通阳豁痰、活血化瘀、宽胸理气、温通散寒经常并用，但必须根据病理因素偏重而有所侧重。

4. 寒凝心脉证

症状：猝然心痛如绞，心痛彻背，喘不得卧，多因气候骤冷或骤感风寒而发病或加重，伴形寒，甚则手足不温，冷汗自出，胸闷气短，心悸，面色苍白，苔薄白，脉沉紧或沉细。

证机概要：素体阳虚，阴寒凝滞，气血痹阻，心阳不振。

治法：辛温散寒，宣通心阳。

代表方：枳实薤白桂枝汤合当归四逆汤加减。两方皆能辛温散寒，助阳通脉。前方重在通阳理气，用于胸痹阴寒证，见心中痞满，胸闷气短者；后方以温经散寒为主，用于血虚寒厥证，见胸痛如绞，手足不温，冷汗自出，脉沉细者。

常用药：桂枝、细辛温散寒邪，通阳止痛；薤白、瓜蒌化痰通阳行气止痛；当归、芍药养血活血；枳实、厚朴理气通脉；大枣养脾和营。

阴寒极盛之胸痹重症，表现胸痛剧烈，痛无休止，伴身寒肢冷，气短喘息，脉沉紧或沉微者，予乌头赤石脂丸加荜茇、高良姜、细辛等。若痛剧而四肢不温，冷汗自出，即刻舌下含化苏合香丸或麝香保心丸芳香化浊，理气温通开窍。

5. 气阴两虚证

症状：心胸隐痛，时作时休，心悸气短，动则益甚，伴倦怠乏力，声息低微，心烦口干，大便微结，面色㿠白，易汗出，舌质淡红，舌体胖且边有齿痕，苔薄白，脉虚细缓或结代。

证机概要：心气不足，阴血亏耗，血行瘀滞。

治法：益气养阴，活血通脉。

代表方：生脉散合人参养荣汤加减。两者皆能补益心气。前方长于益心气，敛心阴，适用于心气不足，心阴亏耗者；后方补气养血，安神宁心，适用于胸闷气短，头昏神疲等症。

常用药：人参、黄芪、炙甘草大补元气，通经利脉；肉桂温通心阳；麦冬、玉竹滋养心阴；五味子收敛心气；丹参、当归养血活血。

兼有气滞血瘀者，可加川芎、郁金；兼见痰浊之象者，加茯苓、白术、白蔻仁以健脾化痰；兼见纳呆、失眠等心脾两虚者，加茯苓、茯神、远志、半夏曲、柏子仁、酸枣仁。

6. 心肾阴虚证

症状：心痛憋闷，心悸盗汗，虚烦不寐，腰酸膝软，头晕耳鸣，口干便秘，舌红少津，苔薄或剥，脉细数或促代。

证机概要：水不济火，虚热内灼，心失所养，血脉不畅。

治法：滋阴清火，养心和络。

代表方：天王补心丹合炙甘草汤加减。两方均为滋阴养心之剂。天王补心丹以养心安神为主，治疗心肾两虚，阴虚血少者；炙甘草汤以养阴复脉见长，主要用于气阴两虚，心动悸，脉结代之症。

常用药：生地、玄参、天冬、麦冬滋水养阴，以降虚火；人参、炙甘草、茯苓益助心气；柏子仁、酸枣仁、五味子、远志交通心肾，养心安神；丹参、当归身、芍药、阿胶滋养心血而通心脉。

阴不敛阳，虚火内扰心神，虚烦不寐，舌尖红少津者，可用酸枣仁汤；若兼见风阳上扰，加用珍珠母、灵磁石、石决明、琥珀等。若不效，再予黄连阿胶汤。若心肾阴虚，兼见头晕目眩，腰酸膝软，遗精盗汗，心悸不宁，口燥咽干，用左归饮。

7. 心肾阳虚证

症状：心悸而痛，胸闷气短，动则更甚，自汗，面色㿠白，神倦怯寒，四肢欠温或肿胀，舌质淡胖，边有齿痕，苔白或腻，脉沉细迟。

证机概要：阳气虚衰，胸阳不振，气机痹阻，血行瘀滞。

治法：温补阳气，振奋心阳。

代表方：参附汤合右归饮加减。两方均能补益阳气，前方大补元气，温补心阳，后方温肾助阳，补益精气。

常用药：人参大补元气；附子温补真阳；肉桂振奋心阳；炙甘草益气复脉；熟地、山萸肉、仙灵脾、补骨脂温养肾气。

伴有寒凝血瘀标实症状者适当兼顾。若肾阳虚衰，不能制水，水饮上凌心肺，症见水肿、喘促、心悸，用真武汤加黄芪、汉防己、猪苓、车前子。若阳虚欲脱厥逆者，用四逆加人参汤，或参附注射液40～60ml加入5%葡萄糖注射液250～500ml中静脉点滴，可增强疗效。

【预后转归】

胸痹病程较长，易反复发作。病之初多以实证为主，寒凝、气滞、血瘀、痰阻之间相互影响。在实证形成的过程中，则阴、阳、气、血渐虚，常交互出现，逐渐加重。胸痹如果治疗及时，坚持用药，病情轻者可以治愈；一般可以带病延年；若失治或误治，病情发展可成为真心痛，甚则可"旦发夕死，夕发旦死"。

【预防调护】

防治本病必须高度重视精神调摄，避免过于激动或喜怒忧思无度，保持心情平静愉快。注意生活起居，寒温适宜。

饮食宜清淡低盐，食勿过饱。多吃水果及富含纤维素食物，保持大便通畅。忌烟酒等刺激之品。注意劳逸结合，坚持适当活动。发作期患者应立即卧床休息，缓解期要注意适当休息，保证充足的睡眠，坚持力所能及的活动，做到动中有静。

【临证备要】

1. 胸痹治疗应以通为补，通补结合。其"通"法包括芳香温通法，如冠心苏合丸、速效救心丸、麝香保心丸、复方丹参滴丸等；宣痹通阳法，如栝蒌薤白半夏汤、枳实薤白桂枝汤等；活血通络法，如血府逐瘀汤、丹参饮、川芎嗪、三七总苷、冠心Ⅱ号、脉络宁注射液等。临证可加用养血活血药，如鸡血藤、益母草、当归等，活血而不伤正。"补"法包括补气血，选用八珍汤、当归补血汤、四物汤等；温肾阳，选加仙灵脾、仙茅、补骨脂；补肾阴，选加旱莲草、牛膝、生地黄等。临床证明，通法与补法是治疗胸痹的不可分割的两大原则，应通补结合，或交替应用。

2. 活血化瘀法的应用：活血化瘀法治疗胸痹不失为一个重要途径，但切不可不辨证施治，一味地活血化瘀。临床治疗应注意在活血化瘀中伍以益气、养阴、化痰、理气之品，辨证配伍用药。活血化瘀药物临床上主要选用养血活血之品，如丹参、鸡血藤、当归、赤芍、郁金、川芎、泽兰、牛膝、三七、益母草等。破血活血之品，如乳香、没药、苏木、三棱、莪术、水蛭等，虽有止痛作用，但易伤及正气，应慎用，不可久用、多用。同时必须注意有无出血倾向或征象，一旦发现，立即停用，并予相应处理。

3. 芳香温通药的应用：寒邪内闭是导致胸痹发作的重要病机之一，临床采用芳香走窜、温通行气类中药，如桂心、干姜、吴茱萸、麝香、细辛、蜀椒、丁香、木香、安息香、苏合香油等。实验研究证实，芳香温通类药大多含有挥发油，可解除冠脉痉挛，增加冠脉流量，减少心肌耗氧量，改善心肌供血，同时对血液流变性、心肌收缩力均有良好的影响。

【医案举隅】

某，患者自 1974 年秋开始出现胸痛，突然发作，疼痛难忍，转瞬即过，多在饱餐之后、激动之时、劳累之中或突遇惊恐情况下发作。胸痛发作时，舌下含服硝酸甘油片可使疼痛终止。近来发作频繁，且胸痹持续时间长，心前区有压榨感，痛引左肩，重时延至颈背，伴有冷汗出，心悸气短，夜寐不宁。舌质紫黯，脉沉涩而短。心电图提示：ST 段下移，T 波倒置，完全性右束支传导阻滞。证属胸阳不振，气滞血瘀，心肌失养。治拟宽胸通阳，行气化瘀。

当归 20g，赤芍 15g，桃仁 10g，红花 10g，延胡索 15g，瓜蒌 25g，薤白 15g，枳壳 10g。

二诊：上方服后，胸痛悉除，惟感气短神疲，口干心烦，心悸少寐。舌质红，脉细弱。此乃气阴两虚，神不宁舍所致，治拟益气养阴宁神法，加活血通脉之味。

党参 15g，麦冬 15g，五味子 10g，当归 15g，丹参 20g，炒枣仁 15g，炙甘草 10g，黄芪 30g，川芎 10g。

以上方加减治疗月余，胸痛未再发作，其他诸症，亦渐消失。复查心电图示 ST 段、T 波均已恢复正常图像。追访 2 年，一切情况良好。

按：本例初诊系气滞血瘀、胸阳不振之胸痹，治当行气化瘀、宽胸通阳，故用桃仁、红花、当归、赤芍活血化瘀，延胡索、瓜蒌、薤白、枳壳宽胸通阳止痛。方证相合，胸痛悉除。二诊出现气阴两虚、神不宁舍之症状，改用生脉散加黄芪益气养阴，当归、丹参、川芎活血通脉，枣仁安神宁心。继续治疗月余，胸痛未再作，诸症悉无。可见活血化瘀法不失为治疗胸痹一个重要途径，但切不可一味地活血化瘀，临床治疗应注意根据伴随证候，辨证伍以益气、养阴、化痰、理气之品。

（周升平等编著．当代名医周鸣岐疑难病临证精粹．大连出版社．1994）

【古代文献精选】

《素问·痹论》："心痹者，脉不通，烦则心下鼓，暴上气而喘。"

《难经·六十难》："心之病……其痛甚，但在心，手足清者，即名真心痛。其真心痛者，旦发夕死，夕发旦死。"

《类证治裁·胸痹》："胸痹，胸中阳微不运，久则阴乘阳位而为痹结也，其症胸满喘息，短气不利，痛引心背。由胸中阳气不舒，浊阴得以上逆，而阻其升降，甚则气结咳唾，胸痛彻背。夫诸阳受气于胸中，必胸次空旷，而后清气转运，布息展舒。胸痹之脉，阳微阴弦，阳微知在上焦，阴弦则为心痛，以《金匮》、《千金》均以通阳主治也。"

附　真心痛

真心痛是胸痹进一步发展的严重病证，其特点为剧烈而持久的胸骨后疼痛，伴心悸、水肿、肢冷、喘促、汗出、面色苍白等症状，甚至危及生命。其病因病机和"胸痹"一样，与年老体衰、阳气不足、七情内伤、气滞血瘀、过食肥甘或劳倦伤脾、痰浊化生、寒邪侵袭、血脉凝滞等因素有关。其发病基础是本虚，标实是发病条件。如寒凝气滞，血瘀痰浊，闭阻心脉，心脉不通，出现心胸疼痛，严重者心脉突然闭塞，气血运行中断，可见心胸猝然大痛，而发为真心痛。若心气不足，运血无力，心脉瘀阻，心血亏虚，气血运行不利，可见心动悸，脉结代；若心肾阳虚，水邪泛滥，水饮凌心射肺，可出现心悸、水肿、喘促，或亡阳厥脱，或亡阴厥脱，或阴阳俱脱，最后导致阴阳离决。总之，本病其位在心，总的病机为本虚标实，而在急性期则以标实为主。在发作期必须选用有速效止痛作用之药物，以迅速缓解心痛症状。疼痛缓解后予以辨证施治，常以补气活血、温阳通脉为法，可与胸痹辨证互参。

真心痛发作时应用宽胸气雾剂口腔喷雾给药，或舌下含化复方丹参滴丸或速效救心丸或麝香保心丸，缓解疼痛，并合理护理：卧床休息，低流量给氧，保持情绪稳定，大便通畅等。必要时采用中西医结合抢救治疗。

1. 气虚血瘀证

症状：心胸刺痛，胸部闷窒，动则加重，伴短气乏力，汗出心悸，舌体胖大，边有齿痕，舌质黯淡或有瘀点瘀斑，舌苔薄白，脉弦细无力。

治法：益气活血，通脉止痛。

方药：保元汤合血府逐瘀汤加减。人参、黄芪补益心气；失笑散、桃仁、红花、川芎活血化瘀；赤芍、当归、丹参养血活血；柴胡、枳壳、桔梗行气豁痰宽胸；甘草调和诸药。

瘀重刺痛明显，加莪术、延胡索，另吞三七粉；口干，舌红，加麦冬、生地养阴；舌淡肢冷，加肉桂、仙灵脾；痰热内蕴，加黄连、瓜蒌、半夏。

2. 寒凝心脉证

症状：胸痛彻背，胸闷气短，心悸不宁，神疲乏力，形寒肢冷，舌质淡黯，舌苔白腻，脉沉无力，迟缓或结代。

治法：温补心阳，散寒通脉。

方药：当归四逆汤加味。当归补血活血；芍药养血和营；桂枝、附子温经散寒；细辛散寒，除痹止痛；人参、甘草益气健脾；通草、三七、丹参通行血脉。

寒象明显，加干姜、蜀椒、荜茇、高良姜；气滞加白檀香；痛剧急予苏合香丸之类。

3. 正虚阳脱证

症状：心胸绞痛，胸中憋闷或有窒息感，喘促不宁，心慌，面色苍白，大汗淋漓，烦躁不安或表情淡漠，重则神识昏迷，四肢厥冷，口开目合，手撒尿遗，脉疾数无力或脉微欲绝。

治法：回阳救逆，益气固脱。

方药：四逆加人参汤加减。阴竭阳亡，合生脉散。红参大补元气；附子、肉桂温阳；山萸肉、龙骨、牡蛎固脱；玉竹、炙甘草养阴益气。

阴竭加五味子，并可急用独参汤灌服或鼻饲，或参附注射液静脉用药。亦可选用蝮蛇抗栓酶、蚓激酶、三七总苷、毛冬青甲素、川芎嗪等活血药物，具有一定程度的抗凝和溶栓作用，并可扩张冠状动脉。

第三节 厥 证

厥证是由于阴阳失调，气机逆乱所引起的，以突然昏倒、不省人事、四肢逆冷为主要临床表现的一种病证。轻者短时苏醒，醒后无偏瘫、失语、口眼歪斜等后遗症；重者昏厥时间较长，甚则可一厥不醒而死亡。

有关厥的记载，始于《内经》，论述甚多，从症状而言可分为两种情况：一种是指突然昏倒，不知人事。如《素问·厥论》指出："厥……或令人暴不知人，或至半日，远至一日乃知人者。"《素问·大奇论》亦认为："暴厥者，不知与人言。"另一种是指肢体和手足逆冷。如《素问·厥论》说："寒厥之为寒也，必从五指而上于膝。"汉代张仲景继承了《内经》中手足逆冷为厥的论点，在《伤寒论·辨厥阴病脉证并治》指出："凡厥者，阴阳气不相顺接，便为厥。厥者，手足逆冷是也。"元·张子和《儒门事亲》对厥证立专篇论述，不仅记载了手足逆冷之厥，而且还论证了昏不知人之厥，并将昏厥分为尸厥、痰厥、酒厥、气厥、风厥等，如《儒门事亲·指风痹痿厥近世差玄说》指出："厥之为状，手足及膝下或寒或热也……厥亦有令人腹暴满不知人者，或一二日稍知人者，或猝然闷乱无觉知者……有涎如拽锯，声在咽喉中为痰厥，手足搐搦者为风厥，因醉而得之为酒厥，暴怒而得之为气厥。"此后医家对厥证的理论不断充实和系统化，提出了气、血、痰、食、暑、尸、酒、蛔等厥，并以此作为辨证的重要依据，指导临床治疗。

鉴于厥的含义较多，本节厥证所讨论的范围是以内伤杂病中具有突然发生的一时性昏倒不知人事为主症，伴有四肢逆冷的病证。西医学中多种原因所致之晕厥，如癔症、高血压脑病、脑血管痉挛、低血糖、休克等，均可参考本节进行辨证论治。

【病因病机】

引起厥证的病因较多，常在素体亏虚或素体气盛有余的基础上，因情志内伤、久病体虚、亡血失津、饮食不节等因素诱发。主要病机为气机突然逆乱，升降乖戾，气血阴阳不相顺接。

一、病因

1. 情志内伤

七情刺激，气逆为病，以恼怒致厥者为多。若所愿不遂，肝气郁结，郁久化火，肝火上炎，或因大怒而气血并走于上等，以致阴阳不相顺接而发为厥证。此外，其人若平素神气衰弱，加上突如其来的外界影响，如见死尸，或见鲜血喷涌，或闻巨响等，亦可使气血逆乱而发为昏厥。

2. 久病体虚

体质虚弱或多种慢性病日久，阴阳气血暗耗，元气亏虚，脑海失养，猝遇过度劳累或情志刺激，致清阳不升或气逆于上，发为厥证。

3. 亡血失津

如因大汗吐下，气随液耗，或因创伤出血，或血证失血过多，以致气随血脱，阳随阴消，津血亏虚，不能上荣，神明失主，而发为厥证。

4. 饮食不节

暴饮暴食，饮食积滞，停于中焦，气机阻滞，胃失和降，脾失升清，上下痞隔，发为厥证。或嗜食酒酪肥甘，脾胃受伤，运化失常，聚湿生痰，痰浊阻滞，气机不畅，如遇恼怒，痰随气逆上壅，阻遏清阳，发为厥证。

二、病机

厥证的病机主要是气机突然逆乱，升降乖戾，气血阴阳不相顺接。正如《景岳全书·厥逆》所说："厥者尽也，逆者乱也，即气血败乱之谓也。"情志变动，最易影响气机运行，轻则气郁，重则气逆，逆而不顺则气厥。气盛有余之人，骤遇恼怒惊骇，气机上冲逆乱，清窍壅塞而发为气厥实证；素来元气虚弱之人，加之劳累饥饿等诱因，气机不相顺接，中气下陷，清阳不升，神明失养，而发为气厥虚证。气与血阴阳相随，互为资生，互为依存，气血的病变互相影响。素有肝阳偏亢，遇暴怒伤肝，肝阳上亢，肝气上逆，血随气升，气血逆乱于上，发为血厥实证；大量失血，血脱则气无以附，气血不能上达清窍，神明失养，昏不知人，则发为血厥虚证。由于肝气郁结，木旺乘脾，或饮食不节，痰浊内生，猝遇情志刺激而致气机逆乱，痰随气升，发为痰厥。由于暴饮多食，食滞中脘，胃气不降，气逆于上，清窍闭塞，而发为食厥。

因体质和病机转化的不同，病理性质有虚实之别。大凡气盛有余，气逆上冲，血随气逆，或夹痰浊、瘀血壅滞于上，以致清窍闭塞，不知人事，为厥之实证；气虚不足，清阳不升，气陷于下，或大量出血，气随血脱，血不上达，气血一时不相顺接，以致神明失养，不知人事，为厥之虚证。

病变所属脏腑主要在于心，涉及脑（清窍），与肝、脾、肾、肺密切相关。其中厥之实证与肝的关系最为密切。肝郁则全身之气皆郁，肝气逆则全身之气皆逆也，气血并走于上则昏不知人，阳郁不达则四肢逆冷。厥之虚证，与肺脾的关系最为密切。肺脾气虚，清阳不升，气陷于下，血不上达，致神明失主，而发为厥证。此外，心主神明，心病则神明失用，而致昏厥。肾为元气之根，肾虚精气不能上注，导致神明失养，可发为厥证。

厥证之病理转归主要有三：一是阴阳气血不相顺接，进而阴阳离决，发展为一厥不复之死证。二是阴阳气血失常，或为气血上逆，或为中气下陷，或气血痰瘀内闭，气机逆乱而阴阳尚未离决，此类厥证或生或死，取决于正气来复与否及治疗措施是否及时得当。若正气来复，治疗得当，则气复返而生；反之，则气机逆乱加重，气不复返而死。

三是表现为各种证候之间的转化。如气厥和血厥之实证，常转化为气滞血瘀之证；血厥虚证常转化为脱证等。

【诊查要点】

一、诊断依据

1. 突然昏仆，不省人事，或伴四肢逆冷等临床表现，是厥证诊断的主要依据。

2. 发病前常有先兆症状，如头晕、心悸、视物模糊、面色苍白、出汗等，而后突然发生昏仆，不知人事，移时苏醒。发病时常伴汗出、四肢逆冷，醒后感头晕、疲乏、口干，但无失语、偏瘫等后遗症。

3. 发病前常有明显的精神刺激、情绪波动等因素，或有大失血病史，或有暴饮暴食史，或有痰盛宿疾。应了解既往有无类似病证发生。注意询问发作时的体位、持续时间以及昏厥前后的表现。

二、病证鉴别

1. 厥证与中风

中风以口舌歪斜，半身不遂，甚至突然昏仆、不省人事为特征。厥证与中风均可出现猝然昏仆，但厥证醒后无后遗症。但血厥之实证重者可发展为中风。

2. 厥证与痫病

痫病是一种发作性的神志异常，甚则突然昏仆，昏不知人，口吐白沫，两目上视，四肢抽搐，或口中如作猪羊叫声，移时苏醒。病有宿根，反复发作，每次发作，症状类似。厥证虽亦有突然昏仆，但无喉中异常叫声及反复发作的特点。

3. 厥证与昏迷

昏迷为多种疾病发展到一定阶段所出现的危重证候。一般来说发生较为缓慢，有一个昏迷前的临床过程，先轻后重，由烦躁、嗜睡、谵语渐次发展，一旦昏迷后，持续时间一般较长，恢复较难，苏醒后原发病仍然存在。而厥证发作前一如常人。

【辨证论治】

一、辨证要点

1. 辨病因

厥证的发生常有明显的病因可寻。如气厥虚证，多发生于体质素虚，且有过度疲劳、睡眠不足、饥饿受寒、突受惊恐等诱因；血厥虚证，常继发于大出血之证；气厥、血厥实证，多发生于形壮体实者，而发作多与急躁恼怒、情志过极密切相关；痰厥好发于恣食肥甘、体丰湿盛之人。

2. 辨虚实

此为厥证辨证之关键所在。实证者表现为突然昏仆，面红气粗，声高息促，口噤握拳，或夹痰涎壅盛，舌红苔黄腻，脉洪大有力。虚证者表现眩晕昏厥，面色苍白，声低息微，口开手撒，或汗出肢冷，舌胖或淡，脉细弱无力。

二、治疗原则

厥证总由气机逆乱，升降失常，阴阳之气不相顺接而致，故发作时的治疗原则是回厥醒神，醒后则需辨证论治，调治气血。气厥实证顺气开郁，气厥虚证补气回阳；血厥实证活血顺气，血厥虚证补养气血；痰厥行气豁痰；食厥和中消导。

三、证治分类

（一）气厥

1. 实证

症状：多因情志异常、精神刺激而发作，突然昏倒，不知人事，或四肢厥冷，呼吸气粗，口噤握拳，舌苔薄白，脉伏或沉弦。

证机概要：肝郁不舒，气机上逆，壅阻心胸，内闭神机。

治法：顺气降逆开郁。

代表方：五磨饮子加减。必要时可先鼻饲苏合香丸宣郁理气，开闭醒神。

常用药：沉香、乌药降气调肝；槟榔、枳实、木香行气破滞；檀香、丁香、藿香理气宽胸。

若肝阳偏亢，头晕而痛，面赤躁扰者，可加钩藤、石决明、磁石等平肝潜阳；若兼有痰热，症见喉中痰鸣，痰壅气塞者，可加胆南星、贝母、橘红、竹沥等涤痰清热；若醒后哭笑无常，睡眠不宁者，可加茯神、远志、酸枣仁等安神宁志。

2. 虚证

症状：眩晕昏仆，面色苍白，呼吸微弱，汗出肢冷，舌淡，脉沉细微。患者多素体虚弱，因陡受惊恐或过度劳倦、饥饿受寒而诱发。

证机概要：元气素虚，清阳不升，神明失养。

治法：补气回阳。

代表方：生脉饮、参附汤、四味回阳饮。三方均能补益正气，生脉饮重在益气生津，参附汤及四味回阳饮重在益气固阳。

常用药：临床可先急用生脉注射液或参附注射液静脉推注或滴注，补气摄津醒神。苏醒后可用四味回阳饮加味补气温阳，药用人参大补元气，附子、炮姜温里回阳，甘草调中缓急。

汗出多者，加黄芪、白术、煅龙骨、煅牡蛎，加强益气功效，更能固涩止汗；心悸不宁者，加远志、柏子仁、酸枣仁等养心安神；纳谷不香，食欲不振者，加白术、茯苓、陈皮健脾和胃。

（二）血厥

1. 实证

症状：多因急躁恼怒而发，突然昏倒，不知人事，牙关紧闭，面赤唇紫，舌暗红，脉弦有力。

证机概要：怒而气上，血随气升，菀阻清窍。

治法：平肝息风，理气通瘀。

代表方：羚角钩藤汤或通瘀煎加减。前方以平肝潜阳息风为主，适用于肝阳上亢之肝厥、头痛、眩晕。后方活血顺气，适用于气滞血瘀，经脉不利之血逆、血厥等症。

常用药：羚羊角粉（可先吞服）清心肝，息风潜阳；钩藤、桑叶、菊花、泽泻、生石决明平肝息风；乌药、青皮、香附、当归理气通瘀。

若急躁易怒，肝热甚者，加菊花、丹皮、龙胆草清泄肝火；若兼见阴虚不足，眩晕头痛者，加生地、枸杞、珍珠母以育阴潜阳。

2. 虚证

症状：常因失血过多，突然昏厥，面色苍白，口唇无华，四肢震颤，自汗肢冷，目陷口张，呼吸微弱，舌质淡，脉芤或细数无力。

证机概要：血出过多，气随血脱，神明失养。

治法：补养气血。

代表方：急用独参汤灌服，继服人参养荣汤。前方益气固脱，后方补益气血。

常用药：独参汤即重用一味人参，大补元气，所谓"有形之血不能速生，无形之气所当急固"。缓解后用人参养荣汤补养气血，药用人参、黄芪益气，当归、熟地养血，白芍、五味子敛阴，白术、茯苓、远志、甘草健脾安神，肉桂温养气血，生姜、大枣和中补益，陈皮行气。

若自汗肤冷，呼吸微弱者，加附子、干姜温阳；若口干少津者，加麦冬、玉竹、沙参养阴；心悸少寐者，加龙眼肉、酸枣仁养心安神。

（三）痰厥

症状：素有咳喘宿痰，多湿多痰，恼怒或剧烈咳嗽后突然昏厥，喉有痰声，或呕吐涎沫，呼吸气粗，舌苔白腻，脉沉滑。

证机概要：肝郁肺痹，痰随气升，上闭清窍。

治法：行气豁痰。

代表方：导痰汤加减。本方燥湿化痰，行气开郁，适用于风痰上逆，时发晕厥，头晕，胸闷，痰多等症。喉中痰涎壅盛者，可先予猴枣散化服。

常用药：陈皮、枳实理气降逆；半夏、胆南星、茯苓燥湿祛痰；苏子、白芥子化痰降气。

若痰湿化热，便干便秘，舌苔黄腻，脉滑数者，加黄芩、栀子、竹茹、瓜蒌仁清热降火。

（四）食厥

症状：暴饮暴食，突然昏厥，脘腹胀满，呕呃酸腐，头晕，苔厚腻，脉滑。

证机概要：食填中脘，胃气不降，气逆于上，清窍闭塞。

治法：和中消导。

代表方：昏厥若在食后未久，应用盐汤探吐以去实邪，再用神术散合保和丸加减治之。

常用药：山楂、神曲、莱菔子消食；藿香、苍术、厚朴、砂仁理气化浊；半夏、陈皮、茯苓和胃化湿。

若腹胀而大便不通者，可用小承气汤导滞通腑。

【预后转归】

发病之后，若呼吸比较平稳，脉象有根，表示正气尚强，预后良好。反之，若气息微弱，久久一息，甚则鼻中无气，说明肺气已绝；若见怪脉，或人迎、寸口、跌阳之脉全无，说明心气已绝；若手冷过肘，足冷过膝，说明阴阳之气隔绝。以上均属危候，预后不良。厥证病情加重或失治误治可演变为脱证。而血证、郁证、虚劳患者，因气随血脱或气机逆乱，亦可发生厥证。

【预防调护】

气厥、血厥实证患者，应避免一切不良刺激，使其心情舒畅。对于情绪容易激动，思想狭隘者，平时注意加强思想修养，避免病情反复发作或加重。虚证患者要注意劳逸结合，保持充足的睡眠，勿使过度疲劳或饥饿等。痰厥、食厥患者应及时清除痰、食以防窒息。失血或伤津亡液者应及时补充液体或输血。

【临证备要】

1. 本病的发病有急骤性、突发性和一时性的特点。急骤发病，突然昏倒，移时苏醒。往往在发病前有明显的诱发因素，最多见的是情志过极，如暴怒、紧张、恐惧、惊吓等。发作前有头晕、恶心、面色苍白、出汗等先期症状。发作时昏仆，不知人事，或伴有四肢逆冷。对于重症患者，应采取中西医结合疗法，及中成药、针灸等综合应急措施，及时救治。

2. 各型之厥，特点不同，但也有其内在的联系，这种联系主要是由生理上的关联和病因病机的共性所决定。例如气厥与血厥，因气为血帅，血为气母，而互相影响；又如痰厥与气厥，由于痰随气动而互相联系。至于情志过极以致气血逆乱而发厥，则与气厥、血厥、痰厥均有密切关系。因此临床上既要注意厥证不同类型的特点，又要把握厥证的共性，全面兼顾，方能提高疗效。

3. 厥证是内科常见危急重症。由于厥证常易进而并发脱证，故有时也厥脱并称。近十多年来，中医加强了对本证的研究与探索，治疗本证的药物剂型，已从传统的口服丸、散、片、汤剂型发展为多种剂型，尤其是注射剂型，给药途径也从单一口服发展为多途径的给药，从而提高了中医治疗厥脱证的疗效。回阳救逆的参附注射液，益气养阴的生脉注射液和参麦注射液等，可根据临床情况，于急需时采用。

【病案举隅】

吉某，男，43岁。1967年5月15日初诊。

去年5月突然昏倒，四肢抽筋，不吐白沫。起初1~2月发作一次，以后逐渐加剧，每2~3天发作一次，经中西医治疗，效果不显。目前神疲乏力，头昏目糊，夜寐易醒，纳呆，每餐约一两半。舌苔腻，脉弦滑。证属厥证之风阳上扰，痰浊内蒙，治拟平肝潜阳，化痰宣窍。

处方：珍珠母30g，生铁落60g，白蒺藜9g，制南星9g，石菖蒲9g，夜交藤30g，决明子15g，蝎蜈片3g。5剂。

5月20日二诊：5天来未发昏厥、抽搐，头晕目糊有显著改善，胃纳亦增，精神较前振作。苔腻渐化，脉象弦滑。原方去珍珠母。10剂。

后经随症加减治疗一月，至6月22日诸症解除，返回单位上班。随访4年未复发。

按：本案为癔症，病机为风痰上扰，属于中医学厥证范畴。由于肝风内动，故四肢抽筋；肝阳上扰，故头晕目糊；痰浊内蒙，故突然昏倒；舌苔腻，脉弦滑，提示肝旺而痰浊壅盛。方用珍珠母、生铁落、白蒺藜、决明子平肝潜阳；蝎蜈片息风镇痉；南星、菖蒲化痰开窍；夜交藤养心安神。明确病因病理，立法处方相宜，终能获效。

（上海中医学院附属龙华医院. 医案选编. 上海人民出版社. 1977）

【古代文献精选】

《卫生宝鉴·厥逆》："病患寒热而厥，面色不泽，冒昧，两手忽无脉，或一手无脉，此是将有好汗。""杂病厥冷，手足冷或身微热，脉皆沉细微弱而烦躁者，治用四逆汤加葱白。"

《景岳全书·厥逆》："气厥之证有二，以气虚、气实皆能厥也。""气实而厥者，其形气愤然勃然，脉沉弦而滑，胸膈喘满，此气逆证也。""血厥之证有二，以血脱、血逆皆能厥也。血脱者如大崩、大吐或产血尽脱，则气亦随之而脱，故致猝仆暴死。……血逆者，即经所云血之与气并走于上之谓。"

《证治汇补·厥门》："人身气血，灌注经脉，刻刻流行，绵绵不绝，凡一昼夜，当五十营于身，或外因六淫，内因七情，气血痰食皆能阻遏营运之机，致阴阳二气不相接续，而厥作焉。"

第四节 不 寐

不寐亦称失眠，是由心神失养或心神不安所致，以经常不能获得正常睡眠为特征的一类病证。主要表现为睡眠时间、深度的不足，轻者入睡困难，或寐而不酣，时寐时醒，或醒后不能再寐，重则彻夜不寐。

不寐在《内经》称为"不得卧"、"目不瞑"，认为是邪气客于脏腑，卫气行于阳而不入阴所得。《素问·逆调论》记载有"胃不和则卧不安"，后世医家引申为凡脾胃不和，痰湿食滞内扰，以致寐寝不安者均属此。汉·张仲景《伤寒论·辨少阴病脉证并治》云："少阴病，得之二三日以上，心中烦，不得卧，黄连阿胶汤主之。"指出少阴病热化伤阴后阴虚火旺之不寐证。《金匮要略·血痹虚劳病脉证并治》云："虚劳虚烦，不得眠，酸枣仁汤主之。"指出肝血不足虚热烦躁的不寐证。明·张景岳《景岳全书·杂证谟》指出："不寐证虽病有不一，然惟知邪正二字，则尽之矣。盖寐本乎阴，神其主也，神安则寐，神不安则不寐，其所以不安者，一由邪气之扰，一由营气之不足耳。有邪者多实证，无邪者皆虚证。"明·李中梓结合自己的临床经验对不寐的病因及治疗提出了卓有见识的论述，《医宗必读·不得卧》云："不寐之故大约有五：一曰气虚，六君子汤加酸枣仁、黄芪。一曰阴虚，血少心烦，酸枣仁一两，生地黄五钱，米二合，煮粥食之。一曰痰滞，温胆汤加南星、酸枣仁、雄黄末。一曰水停，轻者六君子汤，加菖蒲、远志、苍术；重者控涎丹。一曰胃不和，橘红、甘草、石斛、茯苓、半夏、神曲、山楂之类。"清·冯兆张《冯氏锦囊秘录·卷十二》云："是以壮年肾阴强盛，则睡沉熟而长，老年阴气衰弱，则睡轻而短。"说明不寐的病因与肾阴盛衰有关。

西医学中不与精神疾病或躯体疾病相关联的失眠为原发性失眠，可参考本节内容辨证论治。失眠又是多种精神障碍和多种躯体疾病中的常见伴发症状，当以失眠为主要临床表现时亦可参考本节内容辨证论治。

【病因病机】

正常睡眠依赖于人体的"阴平阳秘"，脏腑调和，气血充足，心神安定，卫阳能入于阴。如思虑过度，内伤心脾；或体虚阴伤，阴虚火旺；或受大惊大恐，心胆气虚；或宿食停滞化为痰热，扰动胃腑；或情志不舒，气郁化火，肝火扰神，均能使心神不安而发为本病。

一、病因

1. 情志失常

喜怒哀乐等情志过极可导致脏腑功能失调而发生不寐。或由情志不遂，郁怒伤肝，气郁化火，上扰心神；或由五志过极，心火内炽；或由喜笑无度，心神激动；或因过度忧思，伤及心脾，营血亏虚，不能上奉于心，而致心神不安；或由暴受惊恐，导致心虚胆怯，神魂不安，均可导致夜不能寐。

2. 饮食不节

暴饮暴食，宿食停滞，脾胃受损，酿生痰热，壅遏于中，痰热上扰，胃气失和而不得安寐。此外，浓茶、咖啡、酒之类饮料也可导致不寐。

3. 劳逸失调

劳倦太过则伤脾，过逸少动亦致脾虚气弱，运化不健，气血生化乏源，不能上奉于心，以致心神失养而失眠。

4. 病后体虚

久病血虚，年迈血少，引起心血不足，心失所养，心神不安而不寐。亦可因年迈体虚，阴阳亏虚而致不寐。若素体阴虚，兼因房劳过度，肾阴耗伤，阴衰于下，不能上奉于心，水火不济，心火独亢，火盛神动，心肾失交而心神不宁。

二、病机

不寐的病因虽多，但其病理变化，总属阳盛阴衰，阴阳失交。一为阴虚不能纳阳；一为阳盛不得入于阴。病位主要在心，与肝、脾、肾密切相关。因血之来源，由水谷精微所化，上奉于心，则心得所养；受藏于肝，则肝体柔和；统摄于脾，则生化不息；调节有度，化而为精，内藏于肾，肾精上承于心，心气下交于肾，阴精内守，卫阳护于外，阴阳协调，则神志安宁。

不寐的病理性质有虚实之分。肝郁化火，或痰热内扰，心神不安者以实证为主。心脾两虚，气血不足，或心胆气虚，或心肾不交，水火不济，心神失养，神不安宁，多属虚证。但久病可表现为虚实兼夹，或为瘀血所致。

不寐失治误治可发生病机转化，如肝郁化火证病情加重，火热伤阴耗气，则由实转虚；心脾两虚者，饮食不当，更伤脾胃，使气血愈虚，食积内停，而见虚实夹杂；如温燥太过，易致阴虚火旺；属心肾不交者，可进一步发展为心火独亢，肾水更虚之证。

【诊查要点】

一、诊断依据

1. 不寐，轻者入睡困难，或寐而不酣，时寐时醒，或醒后不能再寐，重则彻夜不寐。

2. 可伴有头昏头痛、心悸健忘、心烦、神疲等。

3. 常有情志失常、饮食不节、劳倦过度及病后、体虚等病史。

二、病证鉴别

不寐应与一时性失眠、生理性少寐、他病痛苦引起的失眠相区别。不寐是指单纯以失眠为主症，表现为持续的、严重的睡眠困难。若因一时性情志影响或生活环境改变引起的暂时性失眠不属病态。至于老年人少寐早醒，亦多属生理状态。若因其他疾病痛苦引起失眠者，则应以祛除有关病因为主。

【辨证论治】

一、辨证要点

不寐首先应辨虚实。虚证多为阴血不足，心失所养。如虽能入睡，但睡间易醒，醒后不易再睡，兼见体质瘦弱，面色无华，神疲懒言，心悸健忘，多属心脾两虚证；如心烦失眠，不易入睡，兼见心悸，五心烦热，潮热，多属阴虚火旺证；如入睡后容易惊醒，平时善惊，多为心虚胆怯证或血虚肝旺证。实证为邪热扰心，心神不安。如心烦易怒，不寐多梦，兼见口苦咽干，便秘溲赤，为肝火扰心证；如不寐头重，痰多胸闷，为痰热扰心证。

二、治疗原则

治疗当以补虚泻实、调整脏腑阴阳为原则。实证泻其有余，如疏肝泻火、清化痰热、消导和中；虚证补其不足，如补益心脾、滋阴降火、益气镇惊安神。在此基础上选加安神之品。

三、证治分类

1. 肝火扰心证

症状：不寐多梦，甚则彻夜不眠，急躁易怒，伴有头晕头胀，目赤耳鸣，口干而苦，便秘溲赤，舌红苔黄，脉弦而数。

证机概要：肝郁化火，上扰心神。

治法：疏肝泻火，镇心安神。

代表方：龙胆泻肝汤加减。本方有清泻肝胆实火之功效，适用于肝郁化火上炎所致的不寐。

常用药：龙胆草、黄芩、栀子清肝泻火；泽泻、车前子清利湿热；当归、生地滋阴养血；柴胡疏畅肝胆之气；甘草和中；生龙骨、生牡蛎、灵磁石镇心安神。

若胸闷胁胀，善太息者，加香附、郁金、佛手以疏肝解郁。若肝胆之火上炎的重症，彻夜不寐，头晕目眩，头痛欲裂，大便秘结者，可改服当归龙荟丸。

2. 痰热扰心证

症状：心烦不寐，胸闷脘痞，泛恶嗳气，口苦，头重，目眩，舌偏红，苔黄腻，脉滑数。

证机概要：湿食生痰，郁痰生热，扰动心神。

治法：清化痰热，和中安神。

代表方：黄连温胆汤加减。本方清心降火，化痰安中，适用于痰热扰心所致的不寐。

常用药：半夏、陈皮、茯苓健脾化痰；枳实、黄连、竹茹清心降火化痰；龙齿、珍珠母、磁石镇心安神。

若不寐伴胸闷嗳气，脘腹胀满，大便不爽，苔腻脉滑，加用半夏秫米汤和胃健脾，交通阴阳；若饮食停滞，胃中不和，嗳腐吞酸，脘腹胀痛，再加神曲、焦山楂、莱菔子，或用保和丸消导和中。若痰热盛，痰火上扰心神，彻夜不寐，大便秘结者，可用礞石滚痰丸以泻火逐痰。

3. 心脾两虚证

症状：不寐，多梦易醒，心悸健忘，神疲食少，头晕目眩，四肢倦怠，腹胀便溏，面色少华，舌淡苔薄，脉细无力。

证机概要：脾虚血亏，心神失养，神不安舍。

治法：补益心脾，养血安神。

代表方：归脾汤加减。本方益气补血，健脾养心，适用于不寐健忘，心悸怔忡，面黄食少等心脾两虚证。

常用药：人参、炒白术、炙甘草、黄芪、当归健脾益气补血；远志、酸枣仁、茯神、龙眼肉补益心脾安神；木香行气舒脾。

若不寐较重者，加五味子、夜交藤、柏子仁养心安神，或加生龙骨、生牡蛎、琥珀末以镇静安神；若心血不足较甚者，加熟地、芍药、阿胶以养心血；若兼见脘闷纳呆，苔腻，重用白术，加苍术、半夏、陈皮、茯苓以健脾燥湿，理气化痰。

4. 心肾不交证

症状：心烦不寐，入睡困难，心悸多梦，伴头晕耳鸣，腰膝酸软，潮热盗汗，五心烦热，咽干少津，男子遗精，女子月经不调，舌红少苔，脉细数。

证机概要：肾水亏虚，不能上济于心，心火炽盛，不能下交于肾。

治法：滋阴降火，交通心肾。

代表方：六味地黄丸合交泰丸加减。前方以滋阴补肾为主，用于头晕耳鸣，腰膝酸软，潮热盗汗等肾阴不足证；后方清心降火，引火归原，用于心烦不寐，梦遗失精等心火偏亢证。

常用药：熟地、山萸肉、山药滋补肾阴；泽泻、茯苓、丹皮清泄相火；黄连清心降火；肉桂引火归原。

若心阴不足为主者，可选用天王补心丹以滋阴养血，补心安神。若阴血不足，心火亢盛者，可选用朱砂安神丸。心烦不寐，彻夜不眠者，加朱砂、磁石、生龙骨、龙齿重镇安神。

5. 心胆气虚证

症状：不寐，多噩梦，易于惊醒，触事易惊，终日惕惕，胆怯心悸，伴气短自汗，倦怠乏力，舌淡，脉弦细。

证机概要：心胆虚怯，心神失养，神魂不安。

治法：益气镇惊，安神定志。

代表方：安神定志丸合酸枣仁汤加减。前方益气、镇惊、安神，适用于心胆气虚，痰浊扰心所致的不寐易惊，心悸气短；后方养血清热除烦，适用于阴血偏虚的虚烦不寐。

常用药：人参、茯苓、炙甘草益心胆之气；茯神、远志、龙齿、石菖蒲化痰宁心，镇惊安神；川芎、酸枣仁调血养心；知母清热除烦。

若心肝血虚，惊悸汗出者，重用人参，加白芍、当归、黄芪以益气养血；若木不疏土，胸闷，善太息，纳呆腹胀者，加柴胡、香附、陈皮、山药、白术以疏肝健脾；若心悸甚，惊惕不安者，加生龙骨、生牡蛎、朱砂以重镇安神。

【预后转归】

不寐因病情不一，预后亦各异。病程短，病情单纯者，治疗收效较快。病程较长，病情复杂者，治疗难以速效。而且病因不除或治疗不当，易产生情志病变，使病情更加复杂，治疗难度增加。痰热扰心证者，如病情加重有成狂或癫之势。心胆气虚证者，日久不愈亦有成癫之虑。

【预防调护】

重视精神调摄，避免过度紧张、兴奋、焦虑、抑郁、惊恐、愤怒等不良情绪刺激，保持心情舒畅，以放松的、顺其自然的心态对待睡眠。生活规律，加强体育锻炼，增强体质，参加适当的体力劳动，以及参加怡情养性的文艺活动。

晚餐不宜过饥、过饱，宜进清淡、易消化的食物。睡前不饮浓茶、咖啡等兴奋性饮料。讲究睡眠卫生，养成良好的睡眠习惯，创造良好的睡眠环境。

【临证备要】

1. 注意调整脏腑气血阴阳的平衡。如补益心脾，应佐以少量醒脾运脾药，以防碍脾；交通心肾，用引火归原的肉桂，其量宜轻；益气镇惊，常需健脾，慎用滋阴之剂；疏肝泻火，注意养血柔肝，因"肝体阴而用阳"。补其不足，泻其有余，调其虚实，使气血调和，阴平阳秘。

2. 在辨证论治基础上，根据不寐虚实的不同，加用重镇安神或养血安神之品。重镇安神常用生龙骨、生牡蛎、朱砂、琥珀；养血安神常用酸枣仁、柏子仁、夜交藤、龙眼肉。

3. 活血化瘀法的应用：顽固难愈的失眠，多与脏腑气血失和有关，伴有心烦，舌质偏暗，或有瘀点者，可从瘀血论治，以血府逐瘀汤为主方。

4. 心理治疗在不寐治疗中占有重要的地位。要使患者消除顾虑和紧张情绪，保持精神舒畅。必要时请心理医生进行心理治疗。

【医案举隅】

姚某，女，48岁，1956年10月就诊。

长期脑力劳动，经常不能安眠，每服安定2~3片，已成习惯。心烦急躁，月事提前、色黑，舌红口干，脉弦滑有力。

处方：胆草3g，竹茹6g，陈皮6g，清半夏10g，栀子6g，黄芩10g，苏子10g，焦三仙各10g。

5剂后病证减轻，且能安寐，后每晚以炒枣仁汤送服天王补心丹10g而收功。

编者按：患者长期不能安眠，心烦急躁，月事提前，舌红，脉弦有力，均为肝郁化火，扰动心神之征；脉滑又提示有痰浊阻滞；口干乃郁火伤阴。辨证总属郁热痰火扰心，日久伤阴。先以清化痰浊郁火为法。方中胆草、栀子、黄芩清解郁火，竹茹、陈皮、清半夏、苏子、焦三仙化痰消食。热减痰化后，转从滋养心肝阴血为主，每晚以炒枣仁汤送服天王补心丹而收功。

（赵绍琴著. 赵绍琴临床经验辑要. 中国医药科技出版社. 2009）

【古代文献精选】

《医学心悟·不得卧》："有胃不和卧不安者，胃中胀闷疼痛，此食积也，保和丸主之。有心血空虚，卧不安者，皆由思虑太过，神不藏也，归脾汤主之。……有惊恐不安卧者，其人梦中惊跳怵惕是也，安神定志丸主之。有湿痰壅遏，神不安者，其证呕恶气闷，胸膈不利，用二陈汤导去其痰，其卧立至。"

《古今医统大全·不寐候》："痰火扰乱，心神不宁，思虑过伤，火炽痰郁而致不眠者，多矣。有因肾水不足，真阴不升，而心阳独亢，亦不得眠；有脾倦火郁，夜卧遂不疏散，每至五更，随气上升而发躁，便不成寐。此宜快脾发郁、清痰抑火之法也。"

《医林改错·血府逐瘀汤所治之症目》："夜不安者，将卧则起，坐未稳，又欲睡，一夜无宁刻，重者满床乱滚，此血府血瘀，此方服十余付可除根。""夜不能睡，用安神养血药治之不效者，此方若神。"

附 多 寐

多寐是指不分昼夜，时时欲睡，呼之即醒，醒后复睡的病证。西医的发作性嗜睡病、神经官能症、某些精神病，其临床症状与多寐类似者，可参考本节辨证论治。

多寐的病机关键是湿、浊、痰、瘀困滞阳气，心阳不振；或阳虚气弱，心神失荣。病位在心、脾，与肾关系密切。病理性质多属本虚标实。本虚主要为心、脾、肾阳气虚弱，心窍失荣；标实为湿邪、痰浊、瘀血等蒙塞心窍。

1. 湿盛困脾证

症状：头蒙如裹，昏昏欲睡，肢体沉重，或伴浮肿，胸脘痞满，舌苔白腻，脉濡。

治法：燥湿，健脾，醒神。

代表方：平胃散加减。

常用药：苍术、厚朴、陈皮燥湿健脾，理气和中；薏苡仁健脾利湿；藿香、佩兰芳香化浊；石菖蒲化浊开窍。

2. 瘀血阻滞证

症状：神倦嗜睡，头痛头晕，或有外伤史，病程较长，舌质紫暗，或有瘀斑，脉涩。

治法：活血，通络，开窍。

代表方：通窍活血汤加减。

常用药：当归、川芎、赤芍、桃仁、红花活血化瘀；老葱、麝香通窍。

3. 脾气虚弱证

症状：神疲乏力，多卧嗜睡，饭后尤甚，纳少便溏，面色萎黄，舌淡，苔薄白，脉虚弱。

治法：健脾益气。

代表方：六君子汤加减。

常用药：党参、炒白术、茯苓、炙甘草健脾益气；半夏、陈皮化痰和中。

4. 脾肾阳虚证

症状：神疲乏力，多卧嗜睡，健忘，畏寒肢冷，舌淡胖，脉沉细无力。

治法：温补脾肾。

代表方：附子理中汤加减。

常用药：附子、干姜温补脾肾之阳；黄芪、人参、炒白术、炙甘草大补元气；升麻升阳，以助清气上升。

附 健 忘

健忘是指记忆力减退，遇事善忘的一种病证。西医学中神经衰弱、脑动脉硬化等疾病出现健忘者，可参考本病辨证论治。

健忘病位在脑。病机以心、脾、肾虚损，气血阴精不足为主，亦有因气滞血瘀、痰浊上扰而成者。盖心主血，脾化生气血，肾藏精生髓，脑为髓之海，思虑过度，伤及心脾，则阴血损耗，房事不节，损耗肾精，均可导致脑失所养，神明失聪，出现健忘。本病以本虚标实、虚多实少、虚实兼杂者多见。

1. 心脾不足证

症状：健忘失眠，心悸神倦，纳呆气短，舌淡，脉细弱。

治法：补益心脾。

代表方：归脾汤加减。

常用药：人参、炒白术、炙甘草、黄芪、当归健脾益气补血；远志、酸枣仁、茯神、龙眼肉补益心脾安神；木香行气舒脾。

2. 肾精亏耗证

症状：健忘，腰酸乏力，甚则遗精早泄，头晕耳鸣，或五心烦热，舌红，脉细数。

治法：补肾填精。

代表方：河车大造丸加减。

常用药：紫河车、龟板、熟地、杜仲、牛膝填精补髓；人参益气生津；天冬、麦冬养阴；黄柏清相火；酸枣仁、五味子养心安神；石菖蒲开窍醒脑。

3. 痰浊阻滞证

症状：健忘，头晕，嗜卧，胸脘痞闷，呕恶，痰多，舌苔腻，脉滑。

治法：化痰开窍。

代表方：温胆汤加减。

常用药：半夏、陈皮、茯苓、甘草健脾化痰；枳实、竹茹清心降火化痰；龙齿、珍珠母、磁石镇心安神。

4. 瘀血痹阻证

症状：健忘，言语迟缓，神思迟钝，面唇暗红，舌质紫暗，或有瘀点，脉细涩。

治法：化瘀开窍。

代表方：血府逐瘀汤加减。

常用药：桃仁、红花、当归、生地、赤芍、川芎活血养血；柴胡、枳壳、桔梗、牛膝调畅气机，行气活血；甘草调和诸药。

第五节　痴　呆

痴呆是由髓减脑消或痰瘀痹阻脑络，神机失用而导致的一种神志异常疾病，以呆傻愚笨、智能低下、善忘等为主要临床表现。轻者可见神情淡漠，寡言少语，反应迟钝，善忘；重则表现为终日不语，或闭门独居，或口中喃喃，言辞颠倒，行为失常，忽笑忽哭，或不欲食，数日不知饥饿等。

中医古籍中有关痴呆的专论较少，与本病有关的症状、病因病机、治疗预后等认识散在于历代医籍中。《内经》中有类似痴呆症状的描述，如《灵枢·天年》云："六十岁，心气始衰，苦忧悲，血气懈惰，故好卧……八十岁，肺气衰，魄离，故言善误。"唐·孙思邈在《华佗神医秘传》中首倡"痴呆"病名。明·张景岳《景岳全书·杂证谟》有"癫狂痴呆"篇，指出该病由郁结、不遂、思虑、惊恐等多种病因积渐而成，临床表现变化多端，并指出病机为"逆气在心或肝胆二经，气有不清而然"，至于其预后则有"有可愈者，有不可愈者，亦在乎胃气元气之强弱"之说，至今仍对临床有指导意义。清·陈士铎《辨证录》立有"呆病门"，对呆病症状描述甚详，认为其主要病机在于肝郁乘脾，痰积胸中，盘踞心窍，使神明不清而发病，治疗应以开郁逐痰、健胃通气为主要方法，立有洗心汤、转呆丹、还神至圣汤等方，对临床有一定参考价值。清·王清任《医林改错·脑髓说》曰："小儿无记性者，脑髓未满；高年无记性者，脑髓渐空。"说明年老肝肾亏损、脑髓失充是本病的主要原因。清·叶天士《临证指南医案·中风》"（中风）初起神呆遗溺，老人厥中显然"以及清·沈金鳌《杂病源流犀烛·中风源流》"中风后善忘"等，是中医学较早关于血管性痴呆的记载。

西医学中老年性痴呆（Alzheimer 病）、血管性痴呆、混合性痴呆以及脑叶萎缩症、正压性脑积水、脑淀粉样血管病、代谢性脑病、中毒性脑病等疾病均可参考本节内容辨证治疗。

【病因病机】

本病的形成以内因为主，多由于年迈体虚、七情内伤、久病耗损等原因导致气血不足，肾精亏耗，脑髓失养，或气滞、痰浊、血瘀痹阻于脑络而成。

一、病因

1. 年老肾虚

脑为髓海，元神之府，神机之用。肾主骨生髓而通于脑，年老肾衰，肾精日亏，不能生髓，髓海空虚，髓减脑消，则神机失用而成痴呆。此外，年高气血运行迟缓，血脉瘀滞，脑络瘀阻，亦可使神机失用而发生痴呆。

2. 情志所伤

郁怒伤肝，可致肝气郁结，肝气乘脾，脾失健运，则聚湿生痰，蒙闭清窍，使神明被扰，神机失用而形成痴呆；肝郁日久化火，上扰神明，则性情烦乱，哭笑无常而成痴呆。思虑伤脾，脾虚气血生化无源，气血不足，脑失所养，神明失用；或脾虚失运，痰湿内生，清窍受蒙而致痴呆。或惊恐伤肾，肾虚精亏，髓海失充，脑失所养，皆可导致神机失用，神情失常，发为痴呆。

3. 久病耗损

患中风、眩晕等病日久，或失治误治，一则耗伤正气，肝肾亏损，气血亏虚，致脑髓失养或脑窍不荣；二则久病入络，血行不畅致脑脉痹阻，清窍失养，神机失用，而发为痴呆。

二、病机

本病基本病机为髓减脑消，神机失用。髓减脑消可由肾精不足或气血亏虚致髓海失充，脑失所养所致，亦可由痰瘀实邪痹阻脑络，清窍失养所致。

本病病位在脑，与心、肝、脾、肾功能失调相关，尤其与肾虚关系密切。病理性质属本虚标实。本虚为肾精不足、气血亏虚。肾精不足则髓海空虚，气血亏虚则脑脉失养。标实为痰浊、瘀血痹阻脑络。痰瘀之邪蕴久易化火上扰清窍，或心肝火旺上犯清窍而致病情加重。总之，本病病机不外虚、痰、瘀、火四端。虚，指肾精、气血亏虚，髓海失充；痰，指痰浊蕴结，蒙蔽清窍；瘀，指瘀血内阻，脑脉不通；火，指心肝火旺或痰郁化火，上扰神明。

本病在病机上常发生转化。一是痰、瘀、火等实邪之间相互影响、相互转化，如痰浊、瘀血相兼致痰瘀互结，使病情缠绵难愈。二是肝郁、痰浊、血瘀可以化热，而形成肝火、痰热、瘀热，上扰清窍。若进一步发展，火邪可耗伤肝肾之阴，致水不涵木，阴不制阳，肝阳上亢，阳亢风动，上扰清窍，而使痴呆加重。三是虚实之间可相互转化。实证的痰浊、瘀血日久，若损及心脾，则气血不足，或耗伤心阴，神明失养，或伤及肝肾，则阴精不足，脑髓失养，可转化为痴呆的虚证。而虚证病久，气血亏乏，脏腑功能受累，气血运行失畅，或积湿为痰，或留滞为瘀，又可因虚致实，虚实兼夹而成难治之证。

【诊查要点】

一、诊断依据

1. 以记忆力减弱为主，表现为记忆近事及远事能力减弱，判定认知人物、物品、时间、地点能力减退，计算力和识别空间位置结构的能力减弱，理解别人语言及有条理回答问题的能力障碍等。伴性情孤僻，表情淡漠，语言重复，自私狭隘，顽固固执，或无理由地欣快，易于激动或暴怒，道德伦理缺乏，不知羞耻等。

2. 起病隐匿，发展缓慢，渐进加重，病程一般较长。

3. 患者多为老年，常有中风、头晕、脑外伤等病史。

二、病证鉴别

1. 痴呆与郁病

痴呆的神志异常需与郁病相鉴别。郁病主要因情志不舒、气机郁滞而导致，多在精神因素的刺激下呈间歇性发作，不发作时可如常人，无智能、人格方面的变化，多发于青中年女性，也可见于老年人，尤其中风过后常易并发郁病。而痴呆多见于老年人，以呆傻愚笨为主要特征，且病程迁延，其心神失常症状不能自行缓解，伴有明显的智能、人格方面的变化。

2. 痴呆与癫证

癫证属于精神失常性疾患，以沉默寡言、情感淡漠、语无伦次、静而多喜为特征，成年人多见。而痴呆则属智能活动性障碍，是以神情呆滞、愚笨迟钝为主要临床表现的神志异常疾病，以老年人多见。另一方面，痴呆的部分症状可自制，治疗后有不同程度的恢复。但须指出：重症痴呆患者与癫证在临床症状上有许多相似之处，临床难以区分。

3. 痴呆与健忘

健忘是以记忆力减退、遇事善忘为主症的一种病证。而痴呆则以呆傻愚笨、智能低下、善忘等为主要临床表现。二者均有记忆力下降（善忘）表现，但痴呆不知前事或问事不知等表现，与健忘之"善忘前事"有根本区别。痴呆根本不晓前事，而健忘则晓其事却易忘，且健忘不伴有智能减退、神情呆钝。健忘可以是痴呆的早期临床表现，日久可转化为痴呆。

【辨证论治】

一、辨证要点

1. 辨虚实

本病乃本虚标实之证，因而辨证时需辨明标本虚实。本虚者，应辨明精、气、血之别；标实者，应辨明痰、瘀、火之异。本虚主要以神气不足，面色失荣，形体消瘦，言行迟弱为特征，标实常有因邪蒙神窍而引起的情志、性格方面或亢奋或抑制的明显改变，以及痰浊、瘀血、风火等诸实邪引起的相应证候。临床上本病以虚实夹杂者多见，或以正虚为主，兼有实邪，或以邪实为主，兼有正虚，此时尚应分清虚实，辨明主次。

2. 辨脏腑

本病病位在脑，但与肾、心、肝、脾相关。若年老体衰、头晕目眩、记忆认知能力减退、神情呆滞、齿枯发焦、腰膝酸软、步履艰难，为病在脑与肾；若兼见双目无神、筋惕肉瞤、毛甲无华，为病在脑与肝肾；若兼见食少纳呆、气短懒言、口涎外溢、四肢不温、五更泻泄，为病在脑与脾肾；若兼见失眠多梦、五心烦热，为病在脑与心肾。

二、治疗原则

痴呆的治疗原则是补虚泻实。补虚常用补肾填髓、补益气血等以治其本，泻实常用开郁逐痰、活血通窍、平肝泻火以治其标。补虚时常酌加血肉有情之品如鹿角胶、龟板胶、阿胶等以增强滋补功效。在扶正补虚、填补肾精的同时，应注意培补后天脾胃，以冀脑髓得充，化源得滋。而补虚切忌滋腻太过，以免损伤脾胃，酿生痰浊。此外，在药物治疗的同时，移情易性、智力训练与功能锻炼亦有助于本病的康复。

三、证治分类

1. 髓海不足证

症状：智能减退，计算力、记忆力、定向力、判断力明显减退，神情呆钝，词不达意，头晕耳鸣，懒惰思卧，齿枯发焦，腰酸骨软，步履艰难，舌瘦色淡，苔薄白，脉沉细弱。

证机概要：肾精亏虚，髓海失养，神机失用。

治法：补肾填精，益髓养神。

代表方：七福饮加减。本方益气养血，滋阴补肾，兼有化痰宣窍之功，适用于痴呆证属肾精亏虚，髓海不足者。

常用药：熟地滋阴补肾；鹿角胶、龟板胶、阿胶、紫河车等血肉有情之品以补髓填精；当归养血补肝；人参、白术、炙甘草益气健脾；石菖蒲化痰宣窍；远志安神益智。

若兼心烦溲赤，舌红少苔，脉细而弦数，乃肾精不足，水不制火而心火亢盛，可用知柏地黄丸加丹参、莲子心等清泻心火。如舌质红苔黄腻者，是痰热内蕴，可加用清心滚痰丸，俟痰热化净，再投滋补之品。

本型以虚为主，但不可峻补，一般多以本方为主加减配制蜜丸或膏剂以图缓治，也可用参茸地黄丸或河车大造丸补肾益精。

2. 脾肾两虚证

症状：表情呆滞，沉默寡言，记忆减退，失认失算，口齿含糊，词不达意，伴腰膝酸软，肌肉萎缩，食少纳呆，气短懒言，口涎外溢，或四肢不温，腹痛喜按，鸡鸣泄泻，舌质淡白，舌体胖大，苔白，或舌红，苔少或无苔，脉沉细弱。

证机概要：气血亏虚，肾精不足，髓海失养。

治法：补肾健脾，益气生精。

代表方：还少丹加减。本方既能益气健脾，又能补肾益精，适用于痴呆证属脾肾两虚，气血不足，肾精亏虚者。

常用药：熟地、枸杞子、山茱萸滋阴补肾；肉苁蓉、巴戟天、小茴香助命火、补肾气；杜仲、牛膝补益肝肾；人参、白术、茯苓、山药益气健脾；石菖蒲开窍；远志安神益智。

如见气短乏力较著，甚至肌肉萎缩，可配伍紫河车、阿胶、续断、杜仲、鸡血藤、何首乌、黄芪等，或合归脾汤加减以益气养血。若脾肾两虚，偏于阳虚者，出现四肢不温，形寒肢冷，五更泄泻等症，方用金匮肾气丸温补肾阳，再加紫河车、鹿角胶、龟板胶等血肉有情之品，填精补髓。若伴有腰膝酸软，颧红盗汗，耳鸣如蝉，舌瘦质红，少苔，脉弦细数者，是为肝肾阴虚，可用知柏地黄丸合转呆定智汤加减。

3. 痰浊蒙窍证

症状：表情呆钝，智力衰退，或哭笑无常，喃喃自语，或终日无语，呆若木鸡，伴不思饮食，脘腹胀痛，痞满不适，口多涎沫，头重如裹，舌质淡，苔白腻，脉滑。

证机概要：痰浊上蒙，清窍被阻，神机失用。

治法：健脾化浊，豁痰开窍。

代表方：洗心汤加减。本方健脾化痰，泄浊宣窍，适用于痰浊蒙窍之痴呆。

常用药：人参、白术、甘草健脾益气；半夏、陈皮、枳实、竹茹、生姜理气化痰泄浊；石菖蒲、郁金、远志化痰开窍；茯神、酸枣仁宁心安神；神曲、麦芽消食和胃。

脾虚明显者，可加党参、黄芪、山药、砂仁等；若头重如裹，哭笑无常，喃喃自语，口多涎沫者，痰浊壅塞较著，重用陈皮、半夏，配伍胆南星、佩兰、白豆蔻、全瓜蒌等豁痰理气之品。若痰浊郁久化火，蒙蔽清窍，扰动心神，症见心烦躁动，言语颠倒，哭笑不休，甚至反喜污秽等，宜用涤痰汤化痰开窍，并加黄芩、黄连、竹沥以增强清化热痰之功。

4. 瘀血内阻证

症状：表情迟钝，言语不利，善忘，易惊恐，或思维异常，行为古怪，伴肌肤甲错，口干不欲饮，面色晦暗，舌质暗或有瘀点瘀斑，脉细涩。

证机概要：瘀血内结，脑脉痹阻，神机失用。

治法：活血化瘀，开窍健脑。

代表方：通窍活血汤加减。本方活血通络，开窍宣痹，适用于瘀血痹阻脑脉所致痴呆。

常用药：石菖蒲、郁金芳香开窍；桃仁、红花、赤芍、川芎、丹参活血化瘀；地龙、水蛭通络逐瘀；老葱、生姜通阳宣窍；珍珠母、柏子仁安神定惊；白芍、大枣敛阴，以防辛散太过。

如久病气血不足，加党参、黄芪、熟地黄、当归以补益气血；瘀血日久，瘀血不去，新血不生，血虚明显者，可加当归、鸡血藤、三七、何首乌以养血活血；瘀血日久，郁而化热，症见头痛，呕恶，口干苦，舌红苔黄等，加丹皮、生地、夏枯草、栀子等清热凉血，清泻肝火。

5. 心肝火旺证

症状：急躁易怒，善忘，言行颠倒，伴眩晕头痛，面红目赤，心烦失眠，口干咽燥，口臭生疮，尿黄便秘，舌红苔黄，脉弦数。

证机概要：心肝火旺，上扰清窍，神机失用。

治法：清热泻火，安神定志。

代表方：黄连解毒汤加减。本方清泻心肝之火，兼以开窍醒神，安神定志，用于心肝火盛之痴呆伴头痛眩晕、面红目赤、烦躁易怒者。

常用药：黄连清泻心火；黄芩、栀子清泻肝火；生地黄、麦冬、五味子滋阴安神；柴胡、薄荷疏肝解郁；石菖蒲、远志、合欢皮养心安神。

大便秘结者，加大黄、火麻仁以通下便结；眩晕头痛甚者，加天麻、钩藤、石决明平肝息风；失眠多梦者，加酸枣仁、柏子仁、夜交藤以加强养心安神之功。若心火偏旺者可用牛黄清心丸。

【预后转归】

痴呆的病程多较长。实证患者，早期有效治疗，待实邪去，部分患者可获愈。虚证患者，若长期积极接受治疗，部分症状可有明显改善，但不易根治。虚中夹实者，往往病情缠绵，疗效欠佳。合并中风、眩晕等病证的老年患者病情进展较快，预后欠佳。治不及时或治不得法的患者，日久易向重症痴呆发展，完全丧失生活自理能力，预后差。

【预防调护】

精神调摄、智能训练、调节饮食起居既是预防措施，又是治疗的重要环节。饮食宜清淡，少食肥甘厚味，戒烟酒，多食具有补肾益精作用的食品。

应积极查明痴呆的病因，及时治疗。医护人员应帮助病人正确认识和对待疾病，解除思想顾虑。对轻症病人应耐心细致地进行智能训练，使之逐渐掌握一定的生活及工作技能，多参加社会活动，适当体育锻炼。对重症病人则应注意生活照顾，防止病人自伤或伤人，或长期卧床引发褥疮、感染等并发症。

【临证备要】

1. 痴呆首重补肾。《灵枢·经脉》云："人始生，先成精，精成而脑髓生。"肾藏精，精充髓，髓荣脑，"脑为髓之海"。《医学心悟》明确指出："肾主智，肾虚则智不足。"年老肾衰，肾虚不能化精，髓海失充，造成髓少不能养脑，脑失滋养枯萎，萎则神机不用而发为痴呆。故肾虚是痴呆病的核心病机，治疗首应补肾。临证时根据肾阴阳之偏衰选择补肾药。补肾温阳药常用仙茅、淫羊藿、巴戟天、补骨脂、骨碎补、续断、狗脊、益智仁、鹿茸、冬虫夏草等；滋肾填精药常用熟地、山茱萸、枸杞子、沙苑子、菟丝子、女贞子、黄精、鹿角胶、龟板、五味子等。但临床上不可因肾虚病机或见肾虚之候而猛投妄投补肾之品，应注意缓补而非峻补，或补中寓通，补而不腻，以免滋生痰浊。

2. 痴呆应重化痰活血。痴呆病程长且病情缠绵难解，难以治愈，"怪病多痰，久病多瘀"，痰瘀在本病的发病机制中具有重要的作用。痰瘀既是病理产物，又是导致痴呆发生的致病因素，为病之标。痰瘀证贯穿本病始终，痰瘀不除，本病难愈。正如唐容川在《血证论》所云："瘀血踞住……故以祛瘀为治血要法。"陈士铎更明确指出："治呆无奇法，治痰即治呆。"并提出"开郁逐痰法"，对指导临床有重要价值。因而化痰活血是临床治疗本病的常用方法，如古方治疗此类疾病之癫狂梦醒汤（《医林改错》）中，既有活血化瘀药，又有化痰药。临床化痰药常用浙贝母、胆南星、天竺黄、陈皮、茯苓、半夏、竹沥等，活血通络药常用赤芍、丹参、红花、大黄、桃仁、川芎、三七、葛根、土鳖虫、地龙等。临床实践中常根据标本虚实轻重将化痰活血法与补虚法联合应用。

3. 注重开窍醒神法及"风药"应用。由于痴呆病多有痰阻血瘀之病机，甚至痰浊瘀血夹风火上蒙清窍而致神机失灵，故临床常以芳香之品开窍醒神，以增强临床疗效，常用冰片、石菖蒲、远志、郁金、麝香等药。另外，临床多有用"风药"治疗本病的经验，一则脑居颠顶，为诸阳之会，惟风药辛宣，方可疏通经脉，升发清阳之气贯注于脑，以壮髓海；二则阳升气旺，有助于化痰逐瘀。常用"风药"有羌活、防风、藁本、白芷、苍耳子、柴胡、升麻、蝉衣等。

【医案举隅】

李某，男，54岁，司机，1999年9月14日初诊。

脑腔隙性梗死2次，恢复尚可，一年来智力下降，健忘，不识路径，不辨红绿灯，不能继续开车。继之言语减少，答非所问。常呆坐，看电视不能记忆和理解电视节目内容。脉弦滑有力，舌红暗。此痰瘀互结，蔽阻心窍，予活血涤痰开窍。

陈皮、半夏、胆南星、枳实、石菖蒲、郁金各100g，白矾30g，天竺黄、茯苓各100g，川芎90g，赤芍100g，桃仁、红花各30g，当归、土鳖虫、水蛭各100g，蜈蚣60条，全蝎90g，怀牛膝、天麻各100g，乳香80g，地龙100g，银杏叶90g，丹参120g，珍珠粉50g，炙鳖甲120g，甲珠100g，生牡蛎120g，夏枯草、海藻各100g。1料，共为细面，早晚各1匙。

2000年1月17日诊：上药共服4个月，精神状况明显好转，能简单计数，看电视后故事情节可大致复述，亦可帮助料理家务。脉转缓滑，尺脉较弱。当增扶正之品。

菟丝子120g，巴戟天100g，仙灵脾90g，肉苁蓉、何首乌各100g，鹿茸30g，红参60g，生黄芪100g，茯苓120g，半夏100g，胆南星90g，天竺黄100g，枳实、石菖蒲、郁金各80g，川芎70g，归尾90g，赤芍、桃仁、红花各100g，土鳖虫70g，水蛭60g，蜈蚣40条，全蝎80g，天麻100g，怀牛膝120g，地龙100g，珍珠粉30g，银杏叶90g，丹参、炙鳖甲各120g，白矾20g，海藻、甲珠各100g。1料，共为细面，服如上法。

2001年3月2日诊：上药共服两料，现精神、智力与常人无明显差异，其语言及思维近似常人，嘱其继服一料，以巩固疗效。现已上老年大学，能正常听课及与人交流。

按：关于痴呆，薛生白于《湿热病篇》曾有生动的描述，曰："湿热证，七八日，口不渴，声不出，与饮食亦不却，默默不语，神识昏迷，进辛开凉泄，芳香逐秽，俱不效，此邪入厥阴，主客浑受，宜仿吴又可三甲散。"薛生白注云，此为"阴阳交困，气钝血滞而致，湿不得外泄，遂深入厥阴，络脉凝瘀，使一阳不能萌动，生气有降无升。心主阻遏，灵气不通，所以神不清而昏迷默默也。破滞破瘀，斯络通而邪得解矣。"此脑络被阻，灵机不运。脉弦滑有力，舌红暗，乃痰瘀互阻脑络，故宗薛生白所云，破滞破瘀，通其脑络，大队涤痰化瘀开窍。一料后脉较缓滑，且尺脉较弱，乃痰瘀挫后，虚象渐显，故增益脾肾之品与涤痰破瘀开窍同用。历经一年半坚持治疗，竟获殊功。

〔张腾，王四平，张拴成，等. 李士懋教授论血管性痴呆治疗. 河北中医药学报
2011；26（1）：41-42〕

【古代文献精选】

《素问·五常政大论》："根于中者，命曰神机，神去则机息。"

《景岳全书·癫狂痴呆》："痴呆证，凡平素无痰，而或以郁结，或以不遂，或以思虑，或以疑贰，或以惊恐，而渐致痴呆，言辞颠倒，举动不经，或多汗，或善愁，其证则千奇万怪，无所不至，脉必或弦或数，或大或小，变易不常，此其逆气在心或肝胆二经，气有不清而然。"

《石室秘录·呆病》："呆病如痴，而默默不言也，如饥而悠悠如失也……实亦胸腹之中，无非痰气。故治呆无奇法，治痰即治呆也。"

第六节 癫 狂

癫与狂都是精神失常的疾患。癫证以精神抑郁，表情淡漠，沉默痴呆，语无伦次，静而少动，或静而多喜为特征，多由痰气郁结，蒙蔽心窍所致。狂证以精神亢奋，狂躁刚暴，喧扰不宁，毁物打骂，动而多怒为特征，多由痰火壅盛，迷乱心窍所致。但两者在临床上不能截然分开，又能相互转化，故常癫狂并称。本病多见于青壮年。

癫狂病名出自《内经》，《灵枢·癫狂》曰："癫疾始生，先不乐，头重痛，视举，目赤，甚作极，已而烦心。""狂始发，少卧，不饥，自高贤也，自辨智也，自尊贵也，善骂詈，日夜不休。"对其病因病机，《素问·至真要大论》曰："诸躁狂越，皆属于火。"《素问·脉解》云："阳尽在上，而阴气从下，下虚上实，故狂颠疾也。"说明火邪扰心和阴阳失调可以发病。《灵枢·癫狂》指出情志因素有"得之忧饥"、"得之大恐"、"得之有所大喜"。对于本病的治疗，《内经》首先提出"服以生铁落为饮"。至《难经》则详述了癫与狂的不同临床表现，如《难经·五十九难》曰："狂疾之始发，少卧而不饥，自高贤也，自辨智也，自倨贵也，妄笑好歌乐，妄行不休是也。癫疾始发，意不乐，僵仆直视，其脉三部阴阳俱盛是也。"金元时期，癫狂的病因学又有了较大发展，如金·刘完素《素问玄机原病式·六气主病》云："多喜为癫，多怒为狂。然喜为心志，故心热甚则多喜而癫也；怒为肝志，火实制金，不能平木，故肝实则多怒而为狂也。况五志所发皆为热，故狂者五志间发，但怒多尔。"指出五志可以化火，尤以心肝为甚。元·朱震亨《丹溪心法·癫狂》说："癫属阴，狂属阳……大率多因痰结于心胸间。"提出癫狂发病与"痰"有关，有"痰迷心窍"之说。至金元时期，总结了本病的治疗经验，如治癫用养心血、镇心神、开痰结，治狂用大吐下之法。明清时期，多数医家主张治癫宜解郁化痰，宁心安神为主，治狂则先夺其食，或降其火，或下其痰，药用重剂，不可畏首畏尾。清·王清任《医林改错》说："癫狂一症……乃气血凝滞，脑气与脏腑气不接。"癫狂日久不愈，痰浊留恋，气病及血，气滞血瘀，凝滞脑气，创癫狂梦醒汤治疗癫狂病。

从临床表现来看，精神分裂症、躁狂症、抑郁性精神病以及部分神经官能症多属本病，可参照本节内容辨证治疗。

【病因病机】

癫狂的发生与七情内伤、饮食失节、禀赋不足相关，损及心、肝、脾、肾，导致脏腑功能失调和阴阳失于平秘，进而产生气滞、痰结、火郁、血瘀等，蒙蔽心窍或心神被扰，神明失养，而引起神志异常。

一、病因

1. 情志所伤

多因恼怒郁愤，肝郁不解，气郁痰结，或血行凝滞，气血不能上荣脑髓，神机失用；或肝郁化火，火窜逆乱，心神被扰；或情志过激，勃然大怒，引动肝胆木火，冲心犯脑，神明失其主宰；或猝受惊恐，触动心火，上扰清窍，神明无由自主，神志逆乱，发为本病。

2. 饮食不节

过食肥甘膏粱肥厚之品，酿成痰浊，复因心火暴涨，痰随火升，蒙蔽心窍；或贪杯好饮，素有内湿，郁而化热，充斥胃肠，腑热上冲，扰动元神而发病。

3. 禀赋不足

因禀赋异常，或胎儿在母腹中有所大惊，胎气被扰，升降失调，阴阳失平，致使脑神虚损，生后一有所触，则气机逆乱而发为本病。本病有一定的家族性，故患者的家族中往往有类似病史。

二、病机

癫狂病机总由脏腑功能失调或阴阳失于平衡，产生气滞、痰结、火郁、血瘀。本病的病理因素主要是气、痰、火、瘀，而以气郁为先，继而化火或生痰，日久致瘀，终致心窍蒙蔽或神明被扰，引发神志异常之癫狂。病位在脑，涉及肝、心、胆、脾，久而伤肾。

癫狂多属虚实夹杂证，病理性质为本虚标实。癫证痰气郁结日久，心脾耗伤，气血不足；狂证多痰火壅盛，火盛阴伤，阴液耗损；或炼液成痰，日久痰瘀互结，可出现由实转虚而为虚实夹杂证候。分而言之，癫证病理以痰气为主，多属虚证，病变脏器主要在心、肝、脾；因气血不足，痰气郁结，神志被蒙，因而出现沉默痴呆、语无伦次等抑郁症状。狂证以痰火为主，多属实证，病变脏器涉及心、肝、胆；因痰火内扰，心神不安，因而出现神志逆乱、狂躁不宁等兴奋症状。故清·叶天士《临证指南医案·癫狂》认为，癫系"气郁则痰迷，神志为之混淆"，狂系"火炽则痰涌，心窍为之闭塞"。癫与狂在临床上不能截然分开，在病理上亦有密切联系。如癫证痰气郁而化火，可转化为狂证；狂证日久，郁火宣泄，或痰热伤阴而致气阴两伤，又往往转为癫证。

【诊查要点】

一、诊断依据

1. 以神情抑郁、表情淡漠、沉默痴呆、语无伦次，或喃喃自语、静而少动或精神亢奋、狂躁刚暴、喧扰不宁、毁物打骂、动而多怒为主要症状。

2. 多因精神刺激而发病，平素性格内向，或患有郁病、失眠，或近期情绪不稳多变等。

3. 有癫狂家族史或脑外伤史。

4. 排除药物、中毒、热病原因所致。

二、病证鉴别

1. 癫狂与谵语、郑声

谵语是因阳明实热或温邪入于营血，热邪扰乱神明而出现神志不清、胡言乱语的重症。郑声是指疾病晚期心气内损，精神散乱而出现神识不清、不能自主、语声低怯、断续重复而语不成句的垂危征象。与癫狂之喃喃自语、出言无序或躁妄骂詈自有不同。

2. 癫证与郁证

两者均与五志过极、七情内伤有关，临床表现有相似之处。然郁证以心情抑郁，情绪不宁，胸胁胀闷，急躁易怒，心悸失眠，喉中如有异物等自我感觉异常为主，或悲伤欲哭，数欠伸，像如神灵所作，神志清楚，有自制能力，不会自伤或伤及他人。癫证亦见喜怒无常，多语或不语等症，但一般已失去自我控制能力，神明逆乱，神志不清。

【辨证论治】

一、辨证要点

1. 辨病情之轻重

癫证初发时精神抑郁，表情淡漠，寡言呆滞，喜怒无常，喃喃自语，语无伦次，舌苔白腻，此为痰结不深，病情尚轻。若病情迁延日久，正气渐耗，则见呆若木鸡，目瞪如愚，灵机混乱，舌苔白厚而腻，此为痰结日深。久则愈发愈频，正气愈衰，痰浊日重，两者互为因果，病深难复。

2. 辨病性虚实

狂证初起是以狂暴无知、情感高涨为主要表现，概由痰火实邪扰乱神明而成，病性属实。病久则火灼阴液渐成阴虚火旺之证，可见情绪焦躁、多言不眠、形瘦面赤、舌红少苔等症象，病性属虚。一般而言，亢奋症状突出，舌苔黄腻，脉弦滑数者，以痰火实邪为主，而焦虑、不眠、精神疲惫、舌红少苔或无苔、脉细数者，以正虚为主。

3. 辨癫证与狂证

癫证以精神抑郁、表情淡漠、沉默痴呆、语无伦次，或喃喃自语、静而少动为主要症状。狂证以精神亢奋、狂躁刚暴、喧扰不宁、毁物打骂、动而多怒为主要症状。

二、治疗原则

癫证与狂证治疗总以调整阴阳为原则，以平为期。本病初期多以实邪为主，治当理气解郁，泻火豁痰，化瘀通窍；后期以正虚为主，治当补益心脾，滋阴养血，调整阴阳。

三、证治分类

（一）癫证

1. 痰气郁结证

症状：精神抑郁，表情淡漠，沉默痴呆，时时太息，语无伦次，或喃喃独语，多疑多虑，喜怒无常，不思饮食，舌苔白腻，脉弦滑。

证机概要：肝气郁结，脾失健运，气郁痰结，蒙蔽神窍。

治法：疏肝解郁，化痰醒神。

代表方：逍遥散合涤痰汤加减。逍遥散疏肝解郁，涤痰汤化痰开窍，用于痰气郁结之癫证。

常用药：柴胡、白芍、当归疏肝养血柔肝；茯苓、白术健脾益气；枳实、香附、木香理气解郁；半夏、陈皮、竹茹、胆南星理气化痰；菖蒲、郁金解郁醒神。

痰浊甚者，可加用控涎丹，临卧姜汤送下。控涎丹虽无芫花逐水，但有甘遂、大戟之峻攻，白芥子能祛皮里膜外之痰，故搜剔痰结伏饮，功效甚佳，尤其制成丸剂，小量服用，祛痰而不伤正。若痰浊壅盛，胸膈瞀闷，口多痰涎，脉滑大有力，形体壮实者，可暂用三圣散取吐，劫夺痰涎，盖药性猛悍，自当慎用。倘吐后形神俱乏，宜以饮食调养。如神思迷惘，表情呆钝，言语错乱，目瞪不瞬，舌苔白腻，为痰迷心窍，治宜理气豁痰，宣窍散结，用苏合香丸芳香开窍。如不寐易惊，烦躁不安，舌红苔黄，脉滑数者，为痰郁化热，痰热互结，干扰心神所致，宜清热化痰，可加入黄连、黄芩、栀子；若病程日久，舌质紫暗或有瘀点、瘀斑，脉弦涩，为兼瘀血之象，加丹参、郁金、红花、川芎等；若神昏志乱，动手毁物，为火盛欲狂之征，当从狂证论治。

2. 心脾两虚证

症状：神思恍惚，魂梦颠倒，心悸易惊，善悲欲哭，肢体困乏，言语无序，面色苍白，舌淡，苔薄白，脉细弱无力。

证机概要：脾失健运，生化乏源，心神失养。

治法：健脾养心，解郁安神。

代表方：养心汤合越鞠丸加减。前方健脾养心安神，用于气血不足之惊惕不宁等；后方行气解郁，调畅气机，用于胸膈痞闷、饮食不消等六郁之证。

常用药：人参、黄芪、甘草补脾益气；香附、神曲、苍术、茯苓醒脾化湿；当归、川芎养心血；茯苓、远志、柏子仁、酸枣仁、五味子宁心神。

兼见畏寒蜷缩，卧姿如弓，小便清长，下利清谷者，属肾阳不足，应加入温补肾阳之品，如补骨脂、巴戟天、肉苁蓉等；兼心气耗伤，营血内亏，悲伤欲哭者，仿甘麦大枣汤意加淮小麦、大枣清心润燥安神。

（二）狂证

1. 痰火扰神证

症状：起病常先有性情急躁，头痛失眠，两目怒视，面红目赤，突然狂暴无知，逾垣上屋，骂詈叫号，不避亲疏，或毁物伤人，或哭笑无常，登高而歌，弃衣而走，不食不眠，舌质红绛，苔多黄腻，脉弦滑数。

证机概要：五志化火，炼液为痰，上扰清窍，扰乱心神。

治法：镇心涤痰，清肝泻火。

代表方：生铁落饮加减。本方镇心豁痰，安神定志，用于痰火上扰而致的癫狂证。

常用药：生铁落、钩藤平肝重镇，降逆泻火；胆星、贝母、橘红祛痰化浊；菖蒲、远志、茯神、辰砂宣窍宁心安神；天冬、麦冬、玄参养阴清热。

痰火壅盛而舌苔黄腻垢者，可加礞石、黄芩、大黄逐痰泻火，再用安宫牛黄丸清心开窍；脉弦实，肝胆火盛者，可用当归龙荟丸清肝泻火。

2. 火盛伤阴证

症状：狂证日久，病势较缓，时作时止，精神疲惫，情绪焦虑，烦躁不眠，形瘦面红，五心烦热，舌质红，少苔或无苔，脉细数。

证机概要：久病阴伤，气阴两伤，虚火旺盛，扰乱心神。

治法：滋阴降火，安神定志。

代表方：二阴煎合琥珀养心丹加减。前方重在滋阴降火，安神宁心，适用于心中烦躁、惊悸不寐等阴虚火旺之证；后方偏于滋养肾阴，镇惊安神，适用于悸惕不安，反应迟钝等心肾不足之证。

常用药：黄连、黄芩清心泻火，生地、麦冬、玄参、阿胶、生白芍滋阴养血，共奏泻南补北之用；人参、茯神、酸枣仁、柏子仁、远志、石菖蒲交通心肾，安神定志；生龙齿、琥珀、朱砂镇心安神。

痰火未平，舌苔黄腻，质红，加胆南星、天竺黄；心火亢盛者，加朱砂安神丸；睡不安稳者，加孔圣枕中丹。

3. 痰热瘀结证

症状：癫狂日久不愈，面色晦滞而秽，情绪躁扰不安，多言无序，恼怒不休，甚至登高而歌，弃衣而走，妄见妄闻，妄思离奇，头痛，心悸而烦，舌质紫暗或有瘀斑，苔少或薄黄而干，脉弦细或细涩。

证机概要：气郁痰结，血气凝滞，瘀热互结，神窍被扰。

治法：豁痰化瘀，调畅气血。

代表方：癫狂梦醒汤加减。本方重在调畅气血，豁痰化瘀，适用于气血郁滞，痰热瘀结之证。

常用药：半夏、胆南星、陈皮理气豁痰；柴胡、香附、青皮疏肝理气；桃仁、赤芍、丹参活血化瘀。

蕴热者，加黄连、黄芩以清之；有蓄血内结者，加服大黄䗪虫丸，以祛瘀生新，攻逐蓄血；不饥不食者，加白金丸，以化顽痰，祛恶血。

【预后转归】

本病的预后及转归，关键在于早期诊断，及时治疗，重视精神呵护，避免精神刺激。若失治、误治，或多次复发，则病情往往加重，形神俱坏，难以逆转。

狂证骤起，急投泻火逐痰之法，病情多可迅速缓解。如治不得法或不及时，致使真阴耗伤，则转为阴虚火旺。若病久迁延不愈，可转化为癫病，甚则气机逆乱，气血阴阳俱衰，预后不良。

【预防调护】

癫狂之病多由内伤七情而引起，故注意精神调摄最为关键。应正确对待病人的病态表现，不应讥笑和讽刺病人，鼓励患者参加社会交往，保持愉悦性情。严密观察和看护病人。对重症病人的打人、骂人、自伤、毁物等行为，及早采取防护措施，防止意外。

【临证备要】

1. 注意癫狂先兆症状的发现。癫狂病患者在发病前，往往有精神异常的先兆出现，如本病患者平素性格内向，心情抑郁，若遇有志意不遂或猝受惊恐而出现神情淡漠，沉默不语，或喜怒无常，坐立不安，睡眠障碍，夜梦多，饮食变化等症状者，均应考虑癫狂病的可能，应及时就诊，力争早诊断，早治疗。

2. 掌握吐下逐痰法的应用。癫狂的基本病理因素为痰，或痰凝气滞，或痰郁化火。故初病体实，饮食不衰者，可予吐下劫夺，荡涤痰浊，如大黄、礞石、芒硝、芫花之类。若痰浊壅盛，胸膈督闷，口多痰涎，脉滑大有力，形体壮实者，可先用三圣散取吐，劫夺痰涎，倘吐后形神俱乏，宜及时饮食调养。必要时可用验方龙虎丸（牛黄、巴豆霜、辰砂、白矾、米粉），使痰涎吐下而出，临床有经吐下而神清志定者。此法现虽罕用，但不可不知。

3. 注意活血化瘀法在癫狂病中的应用。癫狂日久，气滞痰凝，影响血行，形成痰瘀胶结，痰为瘀之基，瘀亦能变生痰浊，痰夹瘀血，形成宿疾，潜伏脏腑经络之中，每因触动而发，遂成灵机逆乱，神志失常。为此学者将癫狂责之痰浊血瘀为主而加以辨证论治，选用活血化瘀法治疗，常用破血下瘀的桃仁承气汤，理气活血的血府逐瘀汤、癫狂梦醒汤、通窍活血汤等。

4. 注意开窍法的应用。本病总由痰闭心窍，蒙蔽神志所致，故开窍法的应用十分重要。癫属痰气为主，可予温开，药用苏合香丸；狂属痰火上扰，可予凉开，药用安宫牛黄丸、至宝丹等。

【医案举隅】

龚某，女，44岁，工人。

初诊：去年8月因受惊恐，情绪过度，以致神志失常。时而抑郁寡言，神情淡漠，时而语言喋喋不休，无故打骂子女，有时觉耳内有人言语，心慌胆怯，恐惧多疑，有时悲哭流泪，扬言要寻短见。兼有夜寐不宁，盗汗，两目直视，大便干燥等症。脉象弦细，舌质淡紫，苔腻。

辨证：惊恐之后，心胆俱虚，痰浊留恋，肝气郁滞。

治法：养心安神，镇惊豁痰。

处方：炙甘草9g，淮山药30g，大枣5枚，丹参9g，陈胆星9g，生铁落60g（先煎），菖蒲9g，炙远志5g，郁金9g。7剂。

二诊：多思善虑，大便干燥，口臭，面目虚浮，走路不稳。脉弦细，舌淡紫，苔腻，根起刺。再宗原意。

处方：炙甘草9g，淮小麦30g，大枣5枚，丹参9g，合欢花12g，郁金9g，陈胆星9g，菖蒲9g，生铁落60g（先煎），制大黄5g。7剂。

后前方续服四月有余，嘱停止服药。

按：惊恐而致心胆虚，气郁痰留，治以养心安神，镇惊解郁豁痰，药证相符，症自平。

（上海中医学院附属龙华医院编．黄文东医案．上海科学技术出版社．2008）

【古代文献精选】

《素问·阳明脉解》："帝曰：病甚则弃衣而走，登高而歌，或至不食数日，逾垣上屋，所上之处，皆非其素所能也，病反能者何也？岐伯曰：四肢者，诸阳之本也，阳盛则四肢实，实则能登高也。"

《景岳全书·癫狂痴呆》："凡狂病多因于火……故治此者，当以治火为先，而或痰或气，察其甚而兼治之……若水不制火而兼心肾微虚者，宜朱砂安神丸，或服蛮煎、二阴煎主之……若因火致痰者，宜清膈饮、抱龙丸、生铁落饮主之，甚者宜滚痰丸。若痰饮壅闭，气道不通者，必须先用吐法，并当清其饮食，此治狂之要也。"

《张氏医通·神志门》："狂之为病……上焦实者，从高抑之，生铁落饮；阳明实则脉浮，大承气汤去厚朴加当归、铁落饮，以大利为度；在上者，因而越之，来苏膏或戴人三圣散涌吐，其病立安，后用洗心散、凉膈散调之。"

第七节　痫　病

痫病是由先天或后天因素使脏腑功能失调，气机逆乱，元神失控所导致的一种发作性神志异常性疾病，以突然意识丧失，甚则仆倒，不省人事，两目上视，口吐涎沫，强直抽搐，或口中怪叫，移时苏醒，醒后一如常人为主要临床表现，又称为"痫证"、"癫痫"、"羊痫风"等。发作前可有眩晕、胸闷等先兆，发作后常有疲倦乏力等症状。

痫病首见于《内经》，如《素问·奇病论》曰："人生而有病癫疾者……病名为胎病，此得之在母腹中时，其母有所大惊，气上而不下，精气并居，故令子发为癫疾也。"不仅提出"胎病"、"癫疾"的病名，而且指出发病与先天因素有关，主张针刺治疗。隋·巢元方《诸病源候论·小儿杂病诸候·痫候》对本病临床特点有较详细的描述，指出其有反复发作的特点，并按不同病因分为风痫、惊痫、食痫等。宋金时代对本病的病因病机有较深刻的认识，如宋·陈言《三因极一病证方论·癫痫叙论》云："夫癫痫病，皆由惊动，使脏气不平，郁而生涎，闭塞诸经，厥而乃成。或在母胎中受惊，或少小感风寒暑湿，或饮食不节，逆于脏气。"指出惊恐、痰涎、外感、饮食不节等多种因素导致脏气不平，阴阳失调，神乱而病。元·朱震亨《丹溪心法·痫》认为"无非痰涎壅塞，迷闷孔窍"而引发本病。明清时期对该病理法方药的认识逐渐完善，如明·龚信《古今医鉴·五痫》提出痫病发病特点："发则猝然倒仆，口眼相引，手足搐搦，背脊强直，口吐涎沫，声类畜叫，食顷乃苏"，并指出其多由七情郁结、感受外邪、惊恐等因素致痰迷心窍而发病，治宜豁痰顺气，清火平肝。明·王肯堂《证治准绳·癫狂痫总论》对癫狂痫加以区别，是痫病认识上的一大飞跃。清·程国彭《医学心悟》创制定痫丸，至今仍为痫病治疗的代表方剂。清·李用粹在《证治汇补·痫病》提出阳痫、阴痫的分证方法及相应治则治法。清·叶天士《临证指南医案·癫痫》龚商年按语云："痫之实者，用五痫丸以攻风，控涎丸以劫痰，龙荟丸以泻火；虚者当补助气血，调摄阴阳，养营汤、河车丸之类主之。"主张从虚实论治本病。清·王清任《医林改错》则认为痫病的发生与"元气虚"和"脑髓瘀血"有关，并创龙马自来丹、黄芪赤风汤治疗本病证属气虚血瘀者，至今对本病的治疗仍具有参考价值。

根据痫病的临床表现，西医学的癫痫无论原发性还是继发性，无论大发作、小发作还是局限性发作、精神运动性发作，均可参考本节内容辨证治疗。

【病因病机】

一、病因

痫病的病因可分为先天因素和后天因素两大类，先天因素主要为先天禀赋不足或禀赋异常，后天因素包括情志失调、饮食不节、跌仆外伤或患他病致脑窍损伤等，先天或后天因素均可造成脏腑功能失调，偶遇诱因触动，则气机逆乱，元神失控而发病。

1. 禀赋异常

痫病之始于幼年者多见，与先天因素有密切关系，所谓"病从胎气而得之"，责之胎儿在母腹时，母亲突受惊恐而致气机逆乱、精伤肾亏，或妊娠期间母体多病、过度劳累、服药不当等原因损及胎儿，使胎气受损，胎儿出生后发育异常，发为本病。另外，父母体质虚弱致胎儿先天禀赋不足，或父母本患痫病而脏气不平，胎儿先天禀赋异常，后天亦容易发生痫病。

2. 情志失调

七情中主要责之于惊恐，如《素问·举痛论》说："恐则气下"，"惊则气乱"。由于突受惊恐，致气机逆乱，痰浊随气上逆，蒙蔽清窍；或五志过极化火生风，或肝郁日久化火生风，风火夹痰上犯清窍，元神失控，发为本病。小儿脏腑娇嫩，元气未充，神气怯弱，更易因惊恐而发生本病。

3. 饮食不节

过食肥甘厚味，损伤脾胃，脾失健运，聚湿生痰，痰浊内蕴，或气郁化火，火邪炼津成痰，积痰内伏，一遇诱因，痰浊或随气逆，或随火炎，或随风动，蒙蔽元神清窍，发为本病。

4. 脑窍损伤

由于跌仆撞击，或出生时难产，或患他病如中风、温疫（颅内感染）、中毒等导致脑脉瘀阻或脑窍损伤，而致经脉不畅，脑神失养，猝遇诱因而使神志逆乱，昏不知人，而发为本病。

二、病机

本病主要为先天或后天因素造成脏腑功能失调，脏气不平，阴阳失衡而致气机逆乱，风火痰瘀等邪闭塞清窍而发病，其基本病机为气机逆乱，元神失控。病理因素涉及风、火、痰、瘀等，其中尤以痰邪作祟最为重要，《医学纲目·癫痫》所云"癫痫者，痰邪逆上也"即是此意。积痰内伏，每由风火触动，痰瘀互结，上蒙清窍而发病。

本病病位在脑，与心、肝、脾、肾等脏密切相关。病理性质虚实夹杂。早期以实为主，主要表现为风痰闭阻，或痰火阻窍，或痰瘀互结。后期因病情迁延，正气损伤，多为虚实夹杂，除风、火、痰、瘀等表现外，常还有虚证证候，如脾虚不运、心脾两虚、心肾两虚、肝肾阴虚等。幼年即发病者，多为先天禀赋不足，病性多属虚或虚中夹实。痫病发作期多实或实中夹虚，休止期多虚或虚中夹实。休止期仅是逆气暂时消散，风、火、痰、瘀等邪气暂时安静，但由于病因未除，宿痰未净，脏腑功能未能恢复，随时可能再次发作。

　　本病的病机转化决定于正气的盛衰及痰邪深浅。发病初期，痰瘀阻窍、肝郁化火生风，风痰闭阻，或痰火炽盛等，以实证为主，因正气尚足，痰邪尚浅，瘀血尚轻，易于康复；若日久不愈，损伤正气，脏腑功能失调加重，可转为虚实夹杂之证，痰邪深伏难去，痰瘀凝结胶固，表现为虚实夹杂，治愈较难。因本病常时发时止，且时有反复，若久治不愈，必致脏腑愈虚，痰浊愈结愈深，而成顽痰；顽痰难除，则痫病反复发作，乃成痼疾。

【诊查要点】

一、诊断依据

　　1. 任何年龄、性别均可发病，但多在儿童期、青春期或青年期发病，多有家族史，或产伤史，或脑部外伤史，老年人可有中风史，每因惊恐、劳累、情志过极等诱发。

　　2. 典型大发作时突然昏倒，不省人事，两目上视，四肢抽搐，口吐涎沫，或有异常叫声等，醒后如常人；小发作时仅有突然呆木无知，两眼瞪视，呼之不应，或头部下垂，面色苍白，短时间即醒，恢复正常；局限性发作可见多种形式，如口、眼、手等局部抽搐而无突然昏倒，或凝视，或语言障碍，或无意识动作等，多数在数秒至数分钟即止。

　　3. 发作前可有眩晕、胸闷、叹息等先兆症状，发作后常伴疲乏无力。

　　4. 反复发作，发无定时，发作持续时间长短不等，多数在数秒至数分钟即止，少数持续数小时以上，苏醒后对发作时情况全然不知。

二、病证鉴别

1. 痫病与中风

　　典型发作痫病与中风均有突然仆倒、昏不知人等，但痫病有反复发作史，发时口吐涎沫，两目上视，四肢抽搐，或作怪叫声，可自行苏醒，无半身不遂、口舌㖞斜等症，而中风无口吐涎沫，两目上视，或病作怪叫等症，醒后常有半身不遂等后遗症。

2. 痫病与厥证

　　厥证除见突然仆倒、昏不知人主症外，还有面色苍白、四肢厥冷，或见口噤、握拳、手指拘急，而无口吐涎沫、两目上视、四肢抽搐和病作怪叫等症，临床上不难区别。

3. 痫病与痉证

　　两者都具有四肢抽搐等症状，但痫病时发时止，兼有口吐涎沫、病作怪叫、醒后如常人，多无发热。而痉证多见持续发作，伴有角弓反张，身体强直，多不能自止，常伴发热，多有原发疾病的存在。

【辨证论治】

一、辨证要点

1. 辨病情轻重

判断本病之轻重要注意两个方面，一是病发持续时间之长短，一般持续时间长则病重，短则病轻；二是发作间隔时间之久暂，即间隔时间短暂则病重，间隔时间长久则病轻。从病机方面看，病情轻重与痰浊浅深和正气盛衰密切相关。

2. 辨标本虚实

发作期多实或实中夹虚，休止期多虚或虚中夹实。实者当辨风、痰、火、瘀之别。如来势急骤，神昏猝倒，不省人事，口噤牙紧，颈项强直，四肢抽搐者，属风；发作时口吐涎沫，气粗痰鸣，呆木无知，发作后或有情志错乱，幻听错觉，或有梦游者，属痰；如猝倒啼叫，面赤身热，口流血沫，平素或发作后有大便秘结，口臭苔黄者，属火；发作时面色潮红、紫红，继则青紫，口唇紫绀，或有颅脑外伤、产伤等病变者，属瘀。虚者则当区分脾虚不运、心脾两虚、心肾两虚、肝肾阴虚等不同。

3. 发作时辨阴痫、阳痫

痫病发作时有阴痫、阳痫之分。发作时牙关紧闭，伴面红、痰鸣声粗、舌红脉数有力者多为阳痫；面色晦暗或萎黄、肢冷、口无怪叫或叫声低微者多为阴痫。阳痫发作多属实，阴痫发作多属虚。

二、治疗原则

痫病临床表现复杂，治疗首当分清标本虚实，轻重缓急。发作期病急以开窍醒神定痫以治其标，治宜清泻肝火，豁痰息风，开窍定痫；休止期病缓以祛邪补虚以治其本，治宜健脾化痰，滋补肝肾，养心安神等。

三、证治分类

（一）发作期

1. 阳痫

症状：突然昏仆，不省人事，面色潮红、紫红，继之转为青紫或苍白，口唇青紫，牙关紧闭，两目上视，项背强直，四肢抽搐，口吐涎沫，或喉中痰鸣，或发怪叫，甚则二便自遗，移时苏醒如常人。病发前多有眩晕，头痛而胀，胸闷乏力，喜伸欠等先兆症状。平素多有情绪急躁，心烦失眠，口苦咽干，便秘尿黄等症。舌质红，苔白腻或黄腻，脉弦数或弦滑。

证机概要：肝风夹痰，蒙蔽清窍，气血逆乱。

治法：急以开窍醒神，继以泻热涤痰息风。

代表方：黄连解毒汤合定痫丸加减。发作时急以针刺人中、十宣、合谷等穴以醒神开窍，继之灌服汤药。黄连解毒汤能清上、中、下三焦之火，定痫丸能化痰开窍、息风定痫，二方合用，共奏清热息风、涤痰开窍之功，适用于风火夹痰上扰清窍之阳痫发作。

常用药：黄芩、黄连、黄柏、栀子清泻肝火；贝母、胆南星清化热痰；半夏、茯苓、陈皮健脾燥湿化痰；天麻、全蝎、僵蚕息风止痉；石菖蒲辛温芳香，与远志相合，能增强化痰开窍之功；琥珀、石决明、牡蛎重潜安神。

热甚者可选用安宫牛黄丸清热化痰、开窍醒神，或紫雪丹清热息风止痉；大便秘结加生大黄、芒硝、枳实、厚朴等泻下通便。

2. 阴痫

症状：突然昏仆，不省人事，面色晦暗青灰而黄，手足清冷，双眼半开半合，肢体拘急，或抽搐时作，口吐涎沫，一般口不啼叫，或声音微小。醒后周身疲乏，或如常人。或仅表现为一过性呆木无知，不闻不见，不动不语，数秒至数分钟即可恢复，恢复后对上述症状全然不知，多一日数次或十数次频作。平素多见神疲乏力，恶心泛呕，胸闷咳痰，纳差便溏等症。舌质淡，苔白腻，脉多沉细或沉迟。

证机概要：寒痰湿浊，上蒙清窍，元神失控。

治法：急以开窍醒神，继以温化痰涎，顺气定痫。

代表方：五生饮合二陈汤加减。昏仆者急以针刺人中、十宣穴开窍醒神，继而灌服五生饮合二陈汤加减方。五生饮温阳散寒化痰，二陈汤理气化痰，二方合用，共奏温阳、除痰、顺气、定痫之功，适用于阳痫日久不愈，正气损伤，脾肾虚损，阳虚湿痰内盛之阴痫发作。

常用药：白附子、川乌辛温散寒，祛痰除湿；茯苓、白术健脾化痰；陈皮、半夏、白豆蔻、砂仁燥湿理气化痰；石菖蒲、远志化痰开窍；全蝎、僵蚕搜风止痉；生黑豆补肾利湿。

时有恶心欲呕者，加生姜、苏梗、竹茹降逆止呕；胸闷痰多者，加瓜蒌、枳实、胆南星以化痰宽胸；纳差便溏者，加党参、炮姜、诃子健脾止泻。

痫病重症，持续不省人事，频频抽搐者，属病情危重，应予以中西医结合抢救治疗，注意及时防治其急性并发症。偏阳衰者，伴面色苍白，汗出肢冷，鼻鼾息微，脉微欲绝者，可辅以参附注射液静脉滴注；偏阴竭者，伴面红身热，躁动不安，息粗痰鸣，呕吐频频者，可辅以参麦注射液静脉滴注；抽搐甚者，可予紫雪丹，或配合针灸疗法，促其苏醒。

（二）休止期

1. 肝火痰热证

症状：平时急躁易怒，面红目赤，心烦失眠，咳痰不爽，口苦咽干，便秘溲黄。发作时昏仆抽搐，吐涎，或有吼叫。舌红，苔黄腻，脉弦滑而数。

证机概要：肝郁化火，痰火内盛，上扰元神。

治法：清肝泻火，化痰宁心。

代表方：龙胆泻肝汤合涤痰汤加减。前方以清泻肝火为主，用于肝火炽盛者；后方涤痰开窍见长，用于痰浊内盛者。二方合用加减，适用于肝火痰热互结之证。

常用药：龙胆草、黄芩、栀子直入肝经而泻肝火；贝母、瓜蒌、竹茹、胆南星清热化痰；茯苓、橘红、枳实健脾理气化痰；石菖蒲、远志化痰开窍；石决明、牡蛎重镇安神。

有肝火动风之势者，加天麻、钩藤、地龙、全蝎以平肝息风；大便秘结者，加大黄、芒硝以泻下通便；彻夜难寐者，加酸枣仁、柏子仁、五味子以养心安神。

2. 脾虚痰盛证

症状：平素神疲乏力，少气懒言，胸脘痞闷，纳差便溏。发作时面色晦滞或㿠白，四肢不温，蜷卧拘急，呕吐涎沫，叫声低怯。舌质淡，苔白腻，脉濡滑或弦细滑。

证机概要：脾虚不运，痰湿内盛。

治法：健脾化痰。

代表方：六君子汤加减。本方具有补气健脾、祛湿化痰之功，适用于痫病休止期之脾虚痰湿内盛者。

常用药：党参、茯苓、白术、炙甘草健脾益气助运；陈皮、半夏、竹茹理气化痰降逆；白豆蔻、砂仁醒脾化湿；石菖蒲、远志、琥珀化痰开窍，宁心安神。

痰浊盛而恶心呕吐痰涎者，加胆南星、瓜蒌、旋覆花化痰降浊；便溏者，加薏苡仁、炒扁豆、炮姜等健脾止泻；脘腹饱胀，饮食难下者，加神曲、谷芽、麦芽以消食和胃；兼见心脾气血两虚者，合归脾汤加减；若精神不振，久而不复，当大补精血，益气养神，宜常服河车大造丸。

3. 肝肾阴虚证

症状：痫病频发，神思恍惚，面色晦暗，头晕目眩，伴两目干涩，耳轮焦枯不泽，健忘失眠，腰膝酸软，大便干燥，舌红，苔薄白或薄黄少津，脉沉细数。

证机概要：痫病日久，肝肾阴虚，髓海不足，脑失所养。

治法：滋养肝肾，填精益髓。

代表方：大补元煎加减。本方能滋补肝肾，养阴填精，适用于痫病日久不愈，肝肾阴精亏虚者。

常用药：熟地、枸杞子、山茱萸、杜仲补益肝肾，滋阴养血；人参、炙甘草、山药、大枣补气健脾；鹿角胶、龟板胶填精益髓；牡蛎、鳖甲滋阴潜阳安神；石菖蒲、远志宣窍安神。

若神思恍惚，持续时间长者，可合酸枣仁汤加阿胶、龙眼肉养心安神；恐惧、焦虑、忧郁者，可合甘麦大枣汤以缓急安神；若水不制火，心肾不交者，合交泰丸加减以清心除烦；大便干燥者，加玄参、肉苁蓉、火麻仁以养阴润肠通便。

在休止期，投以滋补肝肾之品，既可育阴潜阳息风，又可柔筋，对防止痫病的频发有一定作用。

4. 瘀阻脑络证

症状：平素头晕头痛，痛有定处，常伴单侧肢体抽搐，或一侧面部抽动，颜面口唇青紫，舌质暗红或有瘀斑，舌苔薄白，脉涩或弦。多继发于中风、颅脑外伤、产伤、颅内感染性疾患后。

证机概要：瘀血阻窍，脑络闭塞，脑神失养。

治法：活血化瘀，息风通络。

代表方：通窍活血汤加减。本方有活血祛瘀、通络开窍之功，适用于痫病休止期之头痛头晕、肢体抽动等症。

常用药：石菖蒲、远志芳香开窍；老葱通阳开窍；赤芍、川芎、桃仁、红花、地龙活血通络；天麻、僵蚕、全蝎息风止痉；龙骨、牡蛎镇心安神。

肝阳上亢者，加钩藤、石决明、白芍以平肝潜阳；痰涎偏盛者，加半夏、胆南星、竹茹以化痰泄浊；纳差乏力，少气懒言，肢体瘫软者，加黄芪、党参、白术以补中益气。

【预后转归】

痫病的预后与转归取决于患者的体质强弱、正气盛衰与邪气轻重、邪伏深浅。本病证有反复发作的特点，病程一般较长，多数患者终生难愈。体质强，正气尚足，病程较短，且治疗恰当及时，一般预后较好，病程长者难以根治；体质较弱，正气不足，痰浊沉痼，或痰瘀互结者，往往迁延日久，缠绵难愈，预后较差。若发作频繁，且发作持续时间长者，病情较重，发作期易出现痰阻窒息等危候，必须及时进行抢救。少数年幼患者反复发作可影响智力发育，甚至成为痴呆。

【预防调护】

孕妇在孕期加强保健，并保证顺利分娩。避免头颅外伤、颅内感染、中风等发生，积极治疗原发病。

痫病发作期，应加强护理。对昏仆抽搐的病人，注意保持呼吸道通畅，凡有义齿均应取出，放置牙垫，以防窒息和咬伤，同时加用床栏，以免翻坠下床。休止期应调理饮食、情志和起居，饮食宜清淡，少吃肥甘、生冷、辛热等生痰助火之品，应耐心坚持长期服药，以图根治。休止期患者应避免近水、近火、近电、高空作业及驾驶车辆，以免突然发病时发生危险。

【临证备要】

1. 痫病的治疗遵循"间者并行，甚者独行"原则。发作时应急则治其标，采用豁痰顺气法，顽痰胶固需辛温开导，痰热胶着须清化降火，其治疗着重在风、痰、火、虚四个字上。当控制本病发作的方药取效后，一般不应随意更改，否则易致反复。在痫病发作缓解后，应坚持标本并治，守法守方，持之以恒，服用三至五年后再逐步减量，方能避免或减少发作。

2. 注意辛热开破法的应用。痰浊闭阻，气机逆乱是本病的主要病机，故治疗多以涤痰、行痰、豁痰为大法。然而痫病之痰，异于一般痰邪，具有深遏潜伏、胶固难化、随风气而聚散之特征，非一般祛痰与化痰药物所能涤除。辛热开破法是针对痫病顽痰难化这一特点而制定的治法，采用大辛大热的川乌、半夏、南星、白附子等具有振奋阳气、推动气化作用的药物，以开气机之闭塞，破痰邪之积聚，捣沉痼之胶结，从而促进顽痰消散，痫病缓解。

3. 注意芳香开窍药及虫类药的应用。芳香开窍类药物性多辛散走窜，能通善开，不仅能醒神开窍，且气味芳香有助于宣化痰浊，临证时应酌情选用，常用药有人工麝香、冰片、菖蒲、远志、人工牛黄、郁金等。虫类药具搜风通络、祛风止痉之功，其力非草本药所能代替，临床实践证明其具有良好减轻和控制发作的效果，在各类证候中均可在辨证基础上酌情使用，常用药有全蝎、蜈蚣、地龙、僵蚕、蝉衣等。如另取研粉吞服效果尤佳，每服 1 ~ 1.5g，每日 2 次，小儿剂量酌减。

【医案举隅】

患者，女，20 岁，1979 年 3 月 4 日初诊。

十余年来反复发作昏厥抽搐，多发于黎明之时，发时突然昏仆，伴有肢体抽搐，口吐白沫，咬破舌肌等症，发后昏睡，醒如常人。多家医院诊断为癫痫，但服苯妥英钠等抗癫痫药不能控制。平素常苦头角昏痛，口干喜饮，纳可，二便正常。舌苔薄，舌质红，脉细弦兼数。病属痫厥无疑，证属风痰内闭，心肝火盛，肝肾阴伤。治以化痰息风，清心平肝，滋养肝肾。

处方：钩藤 15g，紫贝齿 30g（先煎），蝉蜕 5g，僵蚕 10g，胆南星 5g，生地 15g，白芍 12g，炒黄芩 10g，阿胶 10g（烊冲），丹参 12g。7 剂，常法煎服。

另：定痫丸，每次 5g，每日 2 次，口服。

3 月 16 日二诊：药后昏厥抽搐发作减少，仅于 3 月 10 日卧时发作一次，自觉心慌，内热，舌苔薄，舌质偏红，脉细滑。药已中的，原意再进，佐清虚火。

原方加白薇 12g，7 剂。继续口服定痫丸，每次 5g，每日 2 次。

其后患者未再来复诊。2000 年 11 月 2 日，因介绍其他患癫痫病亲友前来求诊，其家属将以前所诊病历带来，转诉服上药后至今二十余年癫痫未作。

按：本例辨证以风痰内闭为标，肝肾阴虚为本，以致风火上炎，痰因火动。故治以钩藤、紫贝齿平肝息风；蝉蜕、僵蚕、胆南星息风化痰；炒黄芩清泻肝火；火郁阴伤，用生地黄、白芍、阿胶养阴息风；久病络瘀，佐以一味丹参活血化瘀通络，并能安神宁心。诸药合用，共奏息风化痰，清心平肝、养阴活血之功。《医学心悟》定痫丸一方，能息风化痰，宁心安神。汤丸并进，相得益彰，协同奏功。故一诊即已显效。二诊又加入清热凉血的白薇，陶弘景云白薇"疗惊邪、风狂、痉病"。药服 14 剂，十年顽疾竟能蠲除，历二十多年亦不复发。

（周仲瑛著．周仲瑛临床经验辑要．中国医药科技出版社．1998）

【古代文献精选】

《寿世保元·痫症》："盖痫疾之原，得之惊。或在母腹之时，或在有生之后，必因惊恐而致疾。盖恐则气下，惊则气乱，恐气归肾，惊气归心。并于心肾，则肝脾独虚，肝虚则生风，脾虚则生痰。蓄极而通，其发也暴，故令风痰上涌而痫作矣。"

《证治准绳·癫狂痫总论》："痫病，发则昏不知人，眩仆倒地，不省高下，甚至瘛疭抽掣，目上视，或口眼㖞斜，或口作六畜之声。"

《临证指南医案·癫痫》："痫病或由惊恐，或由饮食不节，或由母腹中受惊，以致脏气不平，经久失调，一触积痰，厥气内风，猝焉暴逆，莫能禁止，待其气返然后已。"

第三章 脾胃病证

脾主运化，主升清，主统血，主肌肉、四肢。胃与脾同属中焦，主受纳、腐熟水谷，以通为用，以降为顺，与脾相表里，共有"后天之本"之称。脾升胃降，是人体气机升降的枢纽。五脏六腑、四肢百骸皆赖脾胃运化水谷以充养。脾胃的病理表现主要是受纳、运化、升降、调摄等功能的异常。

脾为太阴湿土之脏，喜温燥而恶寒湿，得阳气温煦则运化健旺。胃为阳明燥土之腑，有喜润恶燥之特性，胃不仅需要阳气的蒸化，更需要阴液的濡润，胃中阴液充足有助于腐熟水谷和胃气通降。故脾阳（气）易虚，而胃阴易亏。若脾的运化水谷精微功能减退，则机体运化吸收功能失常，以致出现纳呆、便溏、腹胀、倦怠、消瘦等病变；运化水湿功能失调，可产生湿、痰、饮等病理产物，发生泄泻等病证。若胃受纳、腐熟水谷及通降功能失常，不仅影响食欲，还可因胃气壅滞，而发生胃痛、痞满及大便秘结；若胃气失于和降而上逆，可致嗳气、恶心、呕吐、呃逆等。小肠司受盛、化物和泌别清浊之职，大肠则有传导之能，二者又皆隶属于脾的运化升清和胃的降浊。

依据脾胃的生理和病机变化特点，将胃痛（吐酸、嘈杂）、痞满、腹痛、呕吐、呃逆、噎膈、泄泻、痢疾、便秘等归属为脾胃病证。脾胃病证的发生与感受外邪、饮食不节、情志失调、禀赋薄弱等密切相关，其治疗强调胃以通为用，脾以升为健，恢复脾升胃降的正常功能。上述病证虽归属于脾胃，但与其他脏腑亦密切相关，临证中应注意脏腑之间的关联，随证处理。

第一节 胃 痛

胃痛是以上腹胃脘部近心窝处发生疼痛为主症的病证，亦称"胃脘痛"。

《内经》初步阐述了胃痛的病因病机、临床表现及治疗。如《灵枢·邪气脏腑病形》指出："胃病者，腹䐜胀，胃脘当心而痛。上支两胁，膈咽不通，食饮不下，取之三里也。"《灵枢·经脉》曰："脾，足太阴之脉……是动则病舌本强，食则呕，胃脘痛，腹胀善噫，得后与气则快然如衰。"《素问·六元正纪大论》谓："木郁之发……民病胃脘当心而痛。"张仲景将胃脘部的病变称为"心下"，如《伤寒论·辨太阳病脉证并治》说："伤寒六七日，结胸热实，脉沉而紧，心下痛，按之石硬者，大陷胸汤主之。"这里的心下痛即是胃脘痛。从上述论述中可以看出，《内经》、《伤寒杂病论》对胃痛与心痛、真心痛的区别是明确的，可能因使用了"胃脘当心而痛"、"心下"等词语形容胃痛，致使后世许多医家把"胃脘痛"与"心痛"混淆。如《备急千金要方·心腹痛》中列有"九种心痛"，其中多指胃痛，亦有心痛。本病另有"心胃痛"、"心脾痛"等多种称谓，或包含于"心痛"中。

金元时期李东垣在《兰室秘藏》中首立"胃脘痛"一门，将胃痛作为独立的病证。明·虞传《医学正传·胃脘痛》对胃脘痛与心痛进行了鉴别："古方九种心痛……详其所由，皆在胃脘，而实不在于心也。"此后，明清时期进一步理清了胃痛与心痛的区别，对胃痛病因病机的认识不断深入，治疗方法不断丰富。如明·龚廷贤的《寿世保元·心胃痛》强调饮食失调在胃痛发病中的作用；清·沈金鳌在《杂病源流犀烛·胃痛》中强调肝气犯胃的作用；清·高世栻《医学真传·心腹痛》指出要广义理解和运用"通"法："夫通者不痛，理也，但通之之法，各有不同。调气以和血，调血以和气，通也；下逆者使之上行，中结者使之旁达，亦通也；虚者助之使通，寒者温之使通，无非通之之法也。若必以下泻为通，则妄矣！"为后世辨治胃痛拓展了思路。清·叶天士倡导"初病在经，久痛入络"的病机特点，治疗方面强调"通字须究气血阴阳，便是看诊要旨"，提出辛香理气、辛柔和血、泄肝安胃、甘温补胃、滋阴养胃等治法。

根据胃痛的临床表现，西医学中的胃及十二指肠溃疡、急慢性胃炎、功能性消化不良、胃痉挛等疾病以上腹胃脘部疼痛为主要症状者，均可参考本节进行辨证论治。

【病因病机】

胃痛的病因较为广泛和复杂，主要有外邪犯胃、饮食不节、情志失调、脾胃素虚及药物损害等。以胃气郁滞，失于和降，不通则痛为基本病机，其病位在胃，与肝、脾密切相关。

一、病因

1. 外邪犯胃

外感寒、热、湿诸邪，内客于胃，皆可致胃脘气机阻滞，不通则痛。其中尤以寒邪犯胃为多，寒性收引，易使气机郁滞，致胃气不和而胃痛暴作。若中阳素虚者，则更易因受寒而发病。

2. 饮食不节

这是胃痛最常见的病因。胃为水谷之海，主受纳和腐熟水谷。如长期过食或暴食生冷，耗伤中焦阳气；或饮酒无节，损伤胃体；或偏食辛辣，蕴热伤阴；或嗜食肥腻炙煿，积滞难消，酿生湿热；或饥饱无常，特别是空腹过劳或饱餐后用力过度而损伤胃气等，均可导致气机阻滞，发生胃痛。如《医学正传·胃脘痛》说："致病之由，多由纵恣口腹，喜好辛酸，恣饮热酒煎煿，复餐寒凉生冷，朝伤暮损，日积月深……故胃脘疼痛。"

3. 情志失调

忧思恼怒，思则气结，怒则气逆，伤肝损脾，肝失疏泄，横逆犯胃，脾失健运，胃气阻滞，均致胃失和降，而发胃痛。如《杂病源流犀烛·胃病源流》所说："胃痛，邪干胃脘病也。……惟肝气相乘为尤甚，以木性暴，且正克也。"气滞日久或久痛入络，可致胃络血瘀。《临证指南医案·胃脘痛》所谓："胃痛久而屡发，必有凝痰聚瘀。"

4. 脾胃素虚

脾胃为仓廪之官，主受纳及运化水谷，互为表里，共主升降。若素体脾胃虚弱，运化失职，气机不畅；或中焦虚寒，失其温养；或胃阴亏虚，胃失濡养，则均可导致胃痛。素体脾胃虚弱，遇有饮食失调、外感邪气、情志刺激，更易引起胃痛发作或加重。

5. 药物损害

过服寒凉、温燥中西药物，伤胃体，耗胃气，损胃阴，使脾失健运，胃失和降，不通而痛。《证治汇补·心痛》指出："服寒药过多，致脾胃虚弱，胃脘作痛。"

上述几种发病因素可单独作用，也可兼而发病。

二、病机

胃主受纳、腐熟水谷，为五脏六腑之大源，以通为用，和降为顺，不宜郁滞。胃痛的病因虽多，但其基本病机是胃气郁滞，失于和降，不通则痛。病理因素以气滞为主，并见食积、寒凝、热郁、湿阻、血瘀等。

胃痛的病变部位在胃，与肝、脾密切相关。肝主疏泄，具有疏土助运化的作用，若忧思恼怒，气郁伤肝，肝气横逆，势必克脾犯胃，致气机郁滞，胃失和降而为痛；肝气久郁，既可出现化火伤阴，又能导致瘀血内结，病情至此，则胃痛加重，每每缠绵难愈。脾与胃同居中焦，一脏一腑，互为表里，共主升降，故脾病多涉于胃，胃病亦可及于脾。若禀赋不足，后天失调，或饥饱失常，劳倦过度，以及久病正虚不复等，均能引起脾气虚弱，运化失职，气机不畅而为胃痛。若脾阳不足，则寒自内生，胃失温养，致虚寒胃痛。如脾润不及，或胃燥太过，胃失濡养，不能润降，致阴虚胃痛。

胃痛的病机演变复杂多异，归纳起来，主要是虚实、寒热、气血之间的演变和转化。胃痛的病理性质可分为虚实两类。胃痛初期多由外邪、饮食、情志所伤，多属实证；若久痛不愈，或反复发作，脾胃受损，可由实转虚。如因寒而痛者，寒伤阳气，可形成虚寒胃痛；因热而痛者，热邪伤阴，可形成阴虚胃痛。虚证胃痛，因脾胃功能虚弱，失于运化，又易受邪，形成虚实夹杂证，如脾胃虚寒者，易兼寒邪、食滞或湿浊等。从寒热来看，寒痛日久，过用辛热，可以郁而化热；热痛日久，过用苦寒或饮食生冷过度，亦可寒化形成寒证，都可致寒热错杂、寒热互结等复杂病机。从气滞与血瘀来看，气滞日久，气病及血，必见血瘀；瘀血阻滞，常使气滞加重。

胃痛日久，或病情加重，可以衍生变证，如胃热炽盛，迫血妄行，或瘀血阻滞，血不循经，或脾气虚弱，不能统血，可致出血。大量出血，可致气随血脱，危及生命。若日久中阳不振，水饮不归正化，生痰聚饮，形成饮停于胃。若脾胃运化失职，湿浊内生，郁而化热，火热内结，三焦壅塞，腹痛剧烈拒按，可导致大汗淋漓、四肢厥逆的厥脱危证。若胃痛日久，正气亏耗，有形之邪聚结，可形成痰瘀壅塞胃脘。

总之，胃痛以胃气郁滞，失于和降为基础，日久易出现虚实兼夹、寒热错杂、气滞血瘀的复杂病理变化，甚至导致危重病证的发生。

【诊查要点】

一、诊断依据

1. 以上腹胃脘部疼痛为主症，可表现为胀痛、刺痛、灼痛、隐痛、剧痛、闷痛等不同性质。

2. 常伴有脘腹痞闷胀满、恶心呕吐、吞酸嘈杂、食纳减少等胃失和降症状。

3. 以中青年居多，起病或急或缓，多有反复发作病史。发病前常有明显的诱因，如与饮食失调、情志刺激、劳倦过度及受寒等因素有关。

二、病证鉴别

1. 胃痛与真心痛

真心痛是胸痹心痛的严重证候，《灵枢·厥病》曰："真心痛，手足清至节，心痛甚，旦发夕死，夕发旦死。"真心痛多见于老年人，常有胸痹病史，一般为胸膺部闷痛、刺痛或绞痛，疼痛剧烈，痛引肩背，常伴心悸气短、汗出肢冷、唇甲紫绀等症状，病情危急。其病史、病机要点、病变脏腑、临床特征及其预后等方面，与胃痛有明显区别。心电图、心肌酶谱等检查有助于鉴别诊断。

2. 胃痛与胁痛

胃痛与胁痛主要从病位、主症及兼症方面进行鉴别。胁痛病位在肝胆，与脾胃有关，以胁肋部疼痛为主，多伴有胸闷太息、口苦，或发热恶寒等症。胃痛病位在胃，与肝脾有关，以胃脘部疼痛为主，常伴有脘腹痞闷胀满、吞酸嘈杂等症。肝气犯胃的胃痛有时亦可攻痛连胁，但仍以胃脘部疼痛为主症。

3. 胃痛与腹痛

两者疼痛部位不同。腹痛是以胃脘部以下，耻骨毛际以上疼痛为主症。胃痛是以上腹胃脘部近心窝处疼痛为主症。胃痛与腹痛在病变脏腑、临床特点等方面亦有区别。但胃处腹中，与肠相连，因而胃痛可以影响及腹，而腹痛亦可牵连于胃。

此外，肝、胆、脾、胰病变所引起的上腹部疼痛还应结合辨病予以排除。

【辨证论治】

一、辨证要点

胃痛的辨证应区分为寒热、虚实、气滞、血瘀的不同。

1. 辨虚实

虚者多病程长，痛处喜按，饥时痛著，纳后痛减，体弱脉虚。属虚者应进一步辨气虚、阳虚与阴虚。实者多病程短，痛处拒按，饥时痛轻，纳后痛增，体壮脉盛。属实者应进一步辨别不同的病理因素为病。

2. 辨寒热

胃痛遇寒痛甚，得温痛减，泛吐清水者为寒证；胃脘灼痛，痛势急迫，喜凉恶热，泛吐酸水者为热证。寒与热均有虚实之分。

3. 辨气滞、血瘀

一般初病在气，久病在血。气滞者，多见胀痛，痛无定处，或攻窜两胁，疼痛与情志因素密切相关；血瘀者，疼痛部位固定不移，持续疼痛，入夜加重，舌质紫暗或有瘀斑，或兼见呕血、便血。

各证往往互相兼夹和动态转化，如虚实兼夹、寒热错杂、气血同病等，必须根据临床表现全面进行分析，综合诊断。

二、治疗原则

胃痛的治疗以理气和胃止痛为大法，旨在疏通气机，通而痛止，即所谓的"通则不痛"。然在使用理气和胃之法时，还必须根据不同证候，采取相应治法：如实证者，应区别寒凝、气滞、胃热、血瘀，分别给予散寒止痛、疏肝解郁、清泄肝胃、通络化瘀治法；虚证者当辨虚寒与阴虚，分别治予温胃健中或滋阴养胃。

要从广义的角度去理解和运用"通"法，绝不能局限于狭义的"通"之一法。如属于胃寒者，散寒即所以通；属于食停者，消食即所以通；属于肝气犯胃者，理气即所以通；属于肝胃郁热者，泄热即所以通；属于湿热中阻者，清化湿热即所以通；属于瘀阻胃络者，化瘀即所以通；属于阴虚者，益胃养阴即所以通；属于脾胃虚寒者，温胃健中即所以通。只有结合具体病机，采取相应治法，使之丝丝入扣，才符合"通法"之本意。

三、证治分类

1. 寒邪客胃证

症状：胃痛暴作，拘急冷痛，恶寒喜暖，得温痛减，遇寒加重，口不渴，喜热饮，有感寒或食冷病史，舌苔薄白，脉弦紧。

证机概要：寒凝胃脘，暴遏阳气，气机郁滞。

治法：温胃散寒，理气止痛。

代表方：良附丸加味。本方温胃散寒，理气止痛，适用于暴作、喜热恶寒的胃痛之证。

常用药：高良姜、吴茱萸温胃散寒；香附、陈皮、木香行气止痛。

若病情较轻，可服生姜汤，结合局部热熨即可缓解。若寒邪较著，加荜茇、川椒、肉桂、厚朴等，以助散寒理气止痛；如兼见恶寒、头痛等风寒表证者，可加苏叶、桂枝、防风等以疏散风寒；若因过食生冷而夹有宿食停滞，兼见胸脘痞闷，嗳气或呕吐者，可加神曲、鸡内金、莱菔子、半夏等，或加服保和丸以消食导滞，降逆止呕。若寒邪郁久化热，寒热错杂，可用半夏泻心汤辛开苦降，寒热并调。

2. 饮食伤胃证

症状：胃脘疼痛，胀满拒按，嗳腐吞酸，或呕吐不消化食物，其味腐臭，吐后痛减，不思饮食，大便不爽，得矢气及便后稍舒，有暴饮暴食病史，舌苔厚腻，脉滑。

证机概要：饮食积滞，壅阻胃气。

治法：消食导滞，和中止痛。

代表方：保和丸加减。本方消食导滞，适用于饮食停滞，胃痛胀满，嗳腐吐食的胃痛证。

常用药：神曲、山楂、莱菔子消食导滞；茯苓、半夏、陈皮和胃化湿；连翘散结清热。

若脘腹胀甚者，可加枳实、砂仁、槟榔等以行气消滞；若食积化热，嗳腐酸臭者，加黄连、栀子以清热；若胃脘胀痛而便秘者，可合用小承气汤或改用枳实导滞丸以通腑行气；胃痛急剧而拒按，伴见苔黄燥，便秘者，为食积化热成燥，则合用大承气汤以泄热解燥，通腑荡积。

3. 肝气犯胃证

症状：胃脘胀痛，或攻撑窜动，牵引背胁，遇怫郁烦恼则痛作或痛甚，嗳气、矢气则痛舒，胸闷叹息，大便不畅，舌苔薄白，脉弦。

证机概要：肝气郁结，横逆犯胃，胃气阻滞。

治法：疏肝理气，和胃止痛。

代表方：柴胡疏肝散加减。本方具有疏肝理气的作用，用于治疗胃痛胀闷、攻撑连胁之证。

常用药：柴胡、川芎、香附、陈皮散郁和中；白芍、甘草缓急止痛；枳壳、佛手、绿萼梅理气解郁而不伤阴。

若疼痛较著者，可加用金铃子散、青木香、郁金等，以增加理气止痛之效；若嗳气频繁者，可加旋覆花、代赭石和胃降逆；泛吐酸水者，加左金丸，或加炙乌贼骨、川贝母、煅瓦楞子等和胃制酸。若痛势急迫，嘈杂吐酸，口干口苦，舌红苔黄，脉弦或数，乃肝胃郁热证，改用化肝煎或丹栀逍遥散合左金丸以疏肝泄热和胃。郁热迫血妄行，吐血、便血者，宜加大黄、地榆、白及粉等以凉血止血。若病情反复久延，脾气亦伤，胃痛而胀，饮食不佳，神疲乏力，属肝郁脾虚证，宜疏肝健脾，理气和胃，用逍遥散加佛手、香附、砂仁、郁金等。

4. 湿热中阻证

症状：胃脘灼痛，吐酸嘈杂，脘痞腹胀，纳呆恶心，口渴不欲饮水，小便黄，大便不畅，舌红，苔黄腻，脉滑数。

证机概要：湿热蕴结，胃气痞阻。

治法：清化热湿，理气和胃。

代表方：清中汤加减。本方具有清化中焦湿热的作用，适用于痛势急迫、胃脘灼热、口干口苦的胃痛。

常用药：黄连、栀子清热燥湿；半夏、茯苓、草豆蔻祛湿健脾；陈皮、甘草理气和中。

湿偏重者加苍术、藿香燥湿醒脾；热偏重者加蒲公英、黄芩、连翘清胃泄热；伴恶心呕吐者，加竹茹、代赭石以清胃降逆；大便秘结不通者，可加大黄（后下）通下导滞；气滞腹胀者，加厚朴、枳实以理气消胀；兼有食积停滞，纳呆少食者，加炒三仙、莱菔子以消食导滞。

5. 瘀血停胃证

症状：胃脘刺痛，痛有定处，按之痛甚，疼痛延久屡发，食后加剧，入夜尤甚，甚或出现黑便或呕血，舌质紫暗或有瘀斑，脉涩。

证机概要：瘀停胃络，脉络壅滞。

治法：化瘀通络，理气和胃。

代表方：失笑散合丹参饮加减。前方活血行瘀，散结止痛，治血瘀内阻之胃痛。后方调气化瘀，治胃痛因气滞血瘀所致者。

常用药：蒲黄、五灵脂、丹参化瘀定痛；檀香、砂仁理气和胃而止痛。

若胃痛甚者，可加延胡索、郁金、九香虫、木香、枳壳以加强活血行气止痛之功；若见呕血及黑便等出血现象者，当以止血为先，宜去檀香、砂仁，加大黄、茜草根、三七粉等化瘀止血。

6. 脾胃虚寒证

症状：胃脘隐痛，绵绵不休，空腹痛甚，得食则缓，喜温喜按，劳累或受凉后发作或加重，泛吐清水，食少纳呆，大便溏薄，神疲倦怠，四肢不温，舌淡苔白，脉虚缓无力。

证机概要：中焦虚寒，胃失温养。

治法：温中健脾，和胃止痛。

代表方：黄芪建中汤加减。本方甘温补虚，缓中止痛，适用于胃脘隐痛，喜温喜按之脾胃虚寒证。

常用药：黄芪、白术补气健脾；桂枝温胃散寒；白芍、饴糖、大枣、甘草缓急止痛。

若泛吐酸水者，去饴糖，加吴茱萸、煅瓦楞子以制酸止痛；若泛吐清水较多，或胃中有振水音，宜加干姜、半夏、陈皮、茯苓，或配用苓桂术甘汤以温化饮邪；若寒甚者，可合用理中丸，或改用大建中汤温中散寒；若疼痛较著，加延胡索以止痛。

7. 胃阴不足证

症状：胃脘隐隐灼痛，有时嘈杂似饥，或似饥而不欲食，口干咽燥，大便干结，舌红少津，或光剥无苔，脉弦细无力。

证机概要：胃阴不足，润降失司。

治法：养阴益胃。

代表方：益胃汤加味。本方养阴益胃生津，用于脾胃阴虚，胃脘隐痛，口干咽燥，舌干苔少等症。

常用药：北沙参、麦冬、生地、玉竹、石斛甘凉以滋养胃阴；佛手、绿萼梅调气止痛。

若胃中嘈杂，或有吞酸者，可加左金丸以制酸和胃；胃酸明显减少者，当酌加乌梅、诃子肉、鸡内金等，以增强酸甘化阴之力；胃脘胀痛较剧，兼有气滞者，宜加厚朴花、金铃子散等行气止痛；若便秘，可酌加麻仁、瓜蒌仁以润肠通便；倦怠乏力，不思饮食，属气阴两虚者，加太子参、山药、白术以益气养阴。

【预后转归】

急性胃痛多以实证为主，治疗调护及时得当多能向愈。久病迁延则多由实转虚，形成虚实夹杂，或寒热互结，或气滞血瘀，病情复杂，易反复发作，合理的治疗调摄仍能使病情得到缓解或康复。若病情由轻转重，或血不循经，形成便血、吐血；或毒热内结，三焦壅塞，形成剧烈腹痛；或脾胃衰败，气血生化无源，形成虚劳；或由痰瘀互结，形成癥积、噎膈等，俱属危重证候，应采取综合措施予以诊治。

【预防调护】

本病的饮食调摄十分重要。要养成良好的饮食规律和习惯，忌暴饮暴食，饥饱无常；忌长期饮食生冷、醇酒、炙煿等物；忌过用苦寒、燥热伤胃的药物。

患病后饮食以少食多餐、清淡易于消化为宜，避免进食浓茶、咖啡和辛辣食物，必要时进流质或半流质饮食。保持精神愉快，性情开朗，避免忧思恼怒等情志内伤。要劳逸结合，起居有常，避免外邪内侵。

【临证备要】

1. 治肝可以安胃。肝胃失调所致胃痛十分常见，主要有以下情况：一为疏泄太过，木旺克土，治疗以抑肝气、泻肝火为主，并重视酸甘之品以敛肝、缓肝的运用；二为疏泄不及，木郁土壅，治疗宜用辛散之品，疏肝理气；三为脾胃亏虚，土虚木乘，通过健脾益气、益养胃阴以培土，酌配酸敛以抑肝。而辛开苦降以泄肝安胃止痛则在胃痛肝胃失调证候的治疗中有广泛的应用。治肝诸法在应用时应相互配合，疏敛有度，补泻适宜，方合肝脾疏运之性。患者在接受药物治疗的同时，还必须怡情适怀，方能达到预期效果。

2. 注意"忌刚用柔"。理气和胃止痛为治疗胃痛的大法，但久用辛香理气之剂易耗阴伤气，尤其肝胃郁热、胃阴不足患者，治疗时辛香热燥、苦寒清热的药物不宜多用，以免损伤胃气，耗伤胃阴，宜"忌刚用柔"。如治疗胃阴不足证，应在养阴清热基础上疏肝调气，如用沙参、麦冬、玉竹、石斛、山药等甘凉濡润之品以养阴清热；用乌梅、木瓜、白芍、山楂、甘草等酸甘之品以养阴柔肝；用玫瑰花、佛手、绿萼梅、香橼等辛平之品以疏肝调气。

3. 合理运用活血祛瘀药。慢性胃痛多兼有血瘀，即"久病入络"、"胃病久发，必有聚瘀"，治疗应重视活血祛瘀药的运用，常用药如郁金、延胡索、田七、莪术、红花、赤芍等。同时根据不同证候配合其他治法方药，如瘀热者，配用赤芍、茜草根等以凉血活血；瘀毒者，配用半枝莲、白花蛇舌草等以解毒祛瘀；气虚者，配用黄芪、党参等以益气行血；阴虚者，配用沙参、麦冬等以养阴畅血。

4. 久痛防变。中年以上患者，胃痛经久不愈，痛无定时，消瘦无力，贫血，当防恶性病变，应注意及时检查调治。

【医案举隅】

周姓患者，79岁，女，病案号 86672。1986 年 10 月 27 日初诊。

胃脘胀痛，痛连两胁，嗳气稍舒，郁怒痛增，遇冷亦增，反复两年，纳食尚可，大便稍干，舌红，苔黄腻，脉弦细。证属肝气犯胃，腑气不畅，治以疏肝和胃，通降腑气。

处方：柴胡10g，白芍10g，香附10g，绿萼梅10g，金铃子10g，元胡6g，枳壳10g，槟榔10g，青陈皮各6g，全瓜蒌15g，丹参10g。6剂。

二诊：脘胁疼痛减轻，精神增进，大便畅通，胃脘怕冷，苔黄腻化薄，脉弦细。气滞渐缓，胃阳不足，治以疏肝和胃，温阳散寒。

处方：柴胡10g，白芍10g，香附10g，良姜10g，金铃子10g，元胡6g，枳实10g，郁金10g，香橼皮10g，佛手6g，大腹皮10g。6剂。

按：本例系肝郁气滞，木郁土壅，脾胃失于升降，则气机不行，壅阻胃络，故而疼痛。治疗原则是疏肝理气，伸其郁，导其滞，俾中焦之气通畅，上下无碍，则胀痛可消。经云："肝欲散，急食辛以散之。"故疏肝常用辛香之品，既能理气，散肝郁，又能调理脾胃气机，方取柴胡、香附、金铃子、元胡、枳壳、青陈皮、槟榔。惟年高体衰，不可辛散太过，当并佐酸味药，使其散中有收，开中有阖，此白芍、绿萼梅之妙用也。大便稍干，舌红，苔黄腻，乃腑气不畅，浊气内阻，故投全瓜蒌清浊通便。年老之人，既忧气血之虚，又虞气血之滞，乃伍丹参，行血以助气行，养血以助气生。进药之后，气畅腑通，素因气滞不能使气煦阳而致胃阳不足的矛盾突出，乃伍以温阳散寒之良姜。由于在药味上减少了行气通降之品，特易枳壳为枳实，刻守下气通腑之力。

（麻仲学编著．董建华老年病医案．世界图书出版公司．1994）

【古代文献精选】

《景岳全书·心腹痛》："胃脘痛证，多有因食、因寒、因气不顺者，然因食因寒，亦无不皆关于气，盖食停则气滞，寒留则气凝，所以治痛之要，但察其果属实邪，皆当以理气为主。"

《临证指南医案·木乘土》华岫云按："若肝阴胃汁已虚，木火炽盛，风阳扰胃，用药忌刚用柔，养肝则阿胶、生地、白芍、麻仁、木瓜，养胃则人参、麦冬、知母、粳米、秫米等是也。至于平治之法，则刚柔寒热兼用，乌梅丸、安胃丸、逍遥散。若四君、六君、异功、戊己，则必加泄肝之品。用桑叶、丹皮者，先生云：桑叶轻清，清泄少阳之气热；丹皮苦辛，清泄肝胆之血热。用金铃子散者，川楝苦寒，直泄肝阳；延胡专理气滞血涩之痛。此皆案中之纲领也。"

《临证指南医案·胃脘痛》："夫痛则不通，通字须究气血阴阳，便是看诊要旨矣。""初病在经，久痛入络，以经主气，络主血，则可知其治气治血之当然也。凡气既久阻，血亦应病，循行之脉络自痹，而辛香理气、辛柔和血之法，实为对待必然之理。"

附　吐　酸

吐酸是指胃酸过多，随胃气上逆而吐出的病证；吞酸指自觉酸水上泛至咽，旋即吞咽而下；而泛酸则统指胃酸上泛之证。吐酸、吞酸或泛酸可单独出现，但常与胃痛兼见。《素问·至真要大论》曰："诸呕吐酸……皆属于热。"认为本病证多属于热。《证治汇补·吞酸》曰："大凡积滞中焦，久郁成热，则本从火化，因而作酸者，酸之热也；若客寒犯胃，顷刻成酸，本无郁热，因寒所化者，酸之寒也。"说明吐酸与胃有关，可分为寒热两类。《寿世保元·吞酸》曰："夫酸者肝木之味也，由火盛制金，不能平木，则肝木自甚，故为酸也。"又说明与肝气有关。本证有寒热之分，以热证多见。属热者，多由肝郁化热犯胃所致；因寒者，多因脾胃虚弱，木虚土乘而成。但总以肝气犯胃、胃失和降为基本病机。

1. 热证

症状：吞酸时作，嗳腐气秽，胃脘闷胀，两胁胀满，心烦易怒，口干口苦，咽干口渴，舌红，苔黄，脉弦数。

治法：清泄肝火，和胃降逆。

代表方：左金丸加味。

常用药：黄连、吴茱萸、黄芩、栀子清肝泄热；乌贼骨、煅瓦楞子制酸。

2. 寒证

症状：吐酸时作，嗳气酸腐，胸脘胀闷，喜唾涎沫，饮食喜热，四肢不温，大便溏泻，舌淡苔白，脉沉迟。

治法：温中散寒，和胃制酸。

代表方：香砂六君子汤加味。

常用药：党参、白术、茯苓健脾益气；木香、砂仁行气和胃；半夏、陈皮和胃降逆；干姜、吴茱萸温中散寒；甘草调和诸药。

3. 食滞证

症状：吐酸而兼有胸脘胀闷，嗳气臭腐，苔白，脉弦滑。

治法：消食导滞，和胃制酸。

代表方：保和丸加减。

常用药：神曲、莱菔子、谷芽等消导食滞；陈皮、半夏降气和胃；连翘清热。

上述证治均可配合制酸和胃法，以乌贝散为主方。其中乌贼骨、浙贝能制酸收敛。或加煅瓦楞子，为末吞服，借以增强制酸之力。

附 嘈 杂

嘈杂是指胃中空虚，似饥非饥，似辣非辣，似痛非痛，莫可名状，时作时止的病证。可单独出现，又常与胃痛、吞酸兼见。本证名始见于《丹溪心法·嘈杂》，其曰："嘈杂，是痰因火动，治痰为先。"又说："食郁有热。"《景岳全书·嘈杂》："嘈杂一证，或作或止，其为病也，则腹中空空，若无一物，似饥非饥，似辣非辣，似痛非痛，而胸膈懊恼，莫可名状，或得食而暂止，或食已而复嘈，或兼恶心，而渐见胃脘作痛。"其病证常有胃热、胃虚之不同。

1. 胃热证

症状：嘈杂而兼恶心吞酸，口渴喜冷，口臭心烦，脘闷痰多，似饥非饥，舌质红，苔黄干，脉滑数。

治法：清热化痰和中。

代表方：温胆汤加味。

常用药：半夏燥湿化痰降逆，陈皮理气燥湿，竹茹清热化痰降逆，枳实行气导滞，生姜和胃降逆，甘草调和诸药，加黄连、栀子清泄胃热。

2. 胃虚证

症状：嘈杂时作时止，口淡无味，食后脘胀，体倦乏力，不思饮食，舌质淡，脉虚。

治法：健脾益胃和中。

代表方：四君子汤加味。

常用药：党参益气补中，白术健脾燥湿，茯苓渗湿健脾，甘草甘缓和中，加山药补脾养胃，蔻仁温中行气。

若胃阴不足，饥不欲食，大便干结，舌苔脉细者，可用益胃汤益胃养阴。

3. 血虚证

症状：嘈杂而兼面白唇淡，头晕心悸，失眠多梦，舌质淡，脉细弱。

治法：益气养血和中。

代表方：归脾汤。

常用药：黄芪、党参补气健脾，当归、龙眼肉养血和营，木香健脾理气，茯神、远志、枣仁养心安神，生姜、大枣、甘草和胃健脾，以资化源。

第二节 痞 满

痞满是由于中焦气机阻滞，脾胃升降失职，出现以脘腹满闷不舒为主症的病证。以自觉胀满，触之无形，按之柔软，压之无痛为临床特点。

痞满的病名首见于《内经》，《素问·至真要大论》说："太阳之复，厥气上行……心胃生寒，胸膈不利，心痛痞满。"并认为其病因有饮食不节、起居不适和寒气为患等，如《素问·太阴阳明论》说："饮食不节，起居不时者，阴受之，阴受之则入五脏，入五脏则䐜满闭塞。"《素问·异法方宜论》说："脏寒生满病。"汉·张仲景在《伤寒论·辨太阳病脉证并治》中明确指出："若心下满而硬痛者，此为结胸也，大陷胸汤主之。但满而不痛者，此为痞，柴胡不中与也，半夏泻心汤主之。"在与结胸的鉴别中，明确提出痞满的临床特点，并创诸泻心汤治疗，一直为后世医家所效法。隋·巢元方《诸病源候论·诸痞候》则结合病位、病机对病名要领作出阐释："诸痞者，营卫不和，阴阳隔绝，脏腑痞塞而不宣，故谓之痞"，"其病之候，但腹内气结胀满，闭塞不通。"金元时期，李东垣倡脾胃内伤之说，其理法方药多为后世医家所借鉴，《兰室秘藏·心腹痞闷门》中辛开苦降、消补兼施的枳实消痞丸更是后世治痞的名方。朱震亨《丹溪心法·痞》将痞满与胀满作了区分："胀满内胀而外亦有形；痞者内觉痞闷，而外无胀急之形也。"至明清时期，林佩琴《类证治裁·痞满》将伤寒之痞和杂病之痞明确区分，对杂病之痞进行了系统论述。张介宾在《景岳全书·痞满》中指出："凡有邪有滞而痞者，实痞也；无邪无滞而痞者，虚痞也。"这种虚实辨证对后世痞满诊治颇有指导意义。

痞满的临床表现与西医学的慢性胃炎（包括浅表性胃炎和萎缩性胃炎）、功能性消化不良、胃下垂等疾病相似，这些疾病若以脘腹满闷不舒为主症时，可参照本节内容辨证论治。

【病因病机】

饮食不节、情志失调、药物所伤等可引起中焦气机阻滞，脾胃升降失常而发生痞满。

一、病因

1. 饮食不节

饥饱失常，或恣食生冷，或嗜食辛辣，或过食肥甘，或茶酒无度，损伤脾胃，纳运无力，食滞内停，痰湿中阻，胃气壅塞，升降失司，而成痞满。如《伤寒论·辨太阳病脉证并治》云："谷不化，腹中雷鸣，心下痞硬而满。"

2. 情志失调

抑郁恼怒，情志不遂，肝气郁滞，失于疏泄，乘脾犯胃，脾胃升降失常，或忧思伤脾，脾气受损，运化不力，胃腑失和，气机不畅，发为痞满。如《景岳全书·痞满》言："怒气暴伤，肝气未平而痞。"

3. 药物所伤

误用、滥用药物，或因他病长期大量应用大寒大热或有毒药物，损伤脾胃，内生寒热，阻塞中焦气机，升降失司，遂成痞满。如《太平圣惠方·治乳石发动心膈痞满腹痛诸方》曰："因服冷药太过，致心膈痞满。"

二、病机

脾胃同居中焦，脾主运化，胃主受纳，共司饮食水谷的消化、吸收与输布。脾主升清，胃主降浊，清升浊降则气机调畅。肝主疏泄，调节脾胃气机，肝气条达，则脾升胃降气机顺畅。上述病因的出现，均可影响到胃，并涉及脾、肝，使中焦气机不利，脾胃升降失职，而发痞满。

痞满的病性有虚实之分。痞满初期，多为实证。如因饮食、药物等实邪干胃，导致脾胃运纳失职，痰湿内生，中焦气机阻滞，升降失司，出现痞满；如情志失调，肝郁气滞，逆犯脾胃，可致气机郁滞而成痞；如为热性药物所伤，或食滞、气郁、痰湿停留日久，均可导致热邪内蕴，困阻脾胃而成痞。实痞日久，可致虚痞。如饮食、药物所伤，日久失治，或痰湿困脾日久，使正气日渐消耗，损伤脾胃，或素体脾胃虚弱者，均可致中焦运化无力而成气虚之痞；湿热之邪或肝胃郁热日久伤阴，导致胃阴亏损，胃失濡养，和降失司，而成阴虚之痞。因实痞常与脾虚不运、升降无力有关，虚痞之脾胃亏虚，也易招致实邪内侵，所以临床上，每见虚实互兼、寒热夹杂之证，且时轻时重，反复发作。

总之，痞满的基本病位在胃，与肝、脾关系密切。中焦气机不利，脾胃升降失职为本病的病机关键。病理性质不外虚实两端，实即实邪（食积、痰湿、气滞等）内阻，虚则脾胃虚弱（气虚或阴虚），虚实夹杂则两者兼而有之。

【诊查要点】

一、诊断依据

1. 以脘腹满闷不舒为主症，并有触之无形，按之柔软，压之无痛的特点。
2. 发病缓慢，时轻时重，反复发作，病程漫长。
3. 多由饮食、药物、情志等因素诱发。

二、病证鉴别

1. 痞满与胃痛

两者病位同在脘腹部，且常相兼出现。然胃痛以胃气阻滞，不通则痛为主要病机，临床上胃痛以疼痛为主，痞满以满闷不适为患；胃痛病势多急，压之可痛，而胃痞起病较缓，压无痛感，两者差别显著。

2. 痞满与鼓胀

两者均有自觉脘腹满闷的症状，但鼓胀基本病理变化为肝、脾、肾受损，气滞、血瘀、水停腹中。临床上鼓胀以腹部胀大如鼓，皮色苍黄，脉络暴露为主症；胃痞则以自觉满闷不舒，外无胀形为特征。鼓胀按之腹皮绷急，胃痞却按之柔软。

3. 痞满与积聚

两者均可有脘腹满闷的特征，但积聚的病机主要为气机阻滞，瘀血内结。临床上痞满的满闷不适，系自觉症状，而无块状物可扪及；积聚则是腹内结块，或痛或胀，不仅有自觉症状，而且有结块可扪及。

4. 痞满与胸痹

胸痹主要病机为心脉痹阻，临床以胸部闷痛为主症，常兼气短、心悸等症，偶有痛彻脘腹情况。而痞满则以脘腹满闷不舒为主症，多兼饮食纳运无力之症，偶有胸膈不适，并无胸痛等表现。

【辨证论治】

一、辨证要点

1. 辨虚实

体壮气实，痞满不减，按之尤著，食后为甚，能食便秘，舌苔厚腻，脉实有力者为实痞。体虚气怯，痞满时作，喜揉喜按，食少纳呆或食后迟消，大便清利，脉虚无力者属虚痞。

2. 辨寒热

痞满绵绵，遇寒则甚，口淡不渴，或渴不欲饮，舌淡苔白，脉沉者属寒。痞满势急，遇热则甚，口渴喜饮，口苦便秘，舌红苔黄，脉数者为热。

二、治疗原则

痞满的基本病机是中焦气机不利，脾胃升降失职。所以，治疗总以调理脾胃升降，行气除痞消满为基本法则。根据其虚实分治，实者泻之，虚者补之，虚实夹杂者补泻并用。补虚重在补脾益胃，或养阴益胃。祛邪则视具体证候，分别施以消食导滞、除湿化痰、理气解郁、清热祛湿等法。治疗中应注意无论补泻用药不可过于峻猛，以免重伤脾胃，对于虚痞，尤当慎重。

三、证治分类

（一）实痞

1. 饮食内停证

症状：脘腹满闷而胀，进食尤甚，嗳腐吞酸，厌食呕吐，或大便不调，矢气频作，味臭如败卵，舌苔厚腻，脉滑。

证机概要：饮食停滞，胃腑失和，气机壅塞。

治法：消食和胃，行气消痞。

代表方：保和丸加减。本方消食导滞，和胃降逆，用于食谷不化，脘腹胀满者。

常用药：山楂、神曲、莱菔子消食导滞，行气除胀；半夏、陈皮和胃降逆，行气消痞；茯苓健脾渗湿，和中止泻；连翘清热散结。

若食积较重者，可加鸡内金、谷芽、麦芽；胀满明显者，可加枳实、厚朴、大腹皮；若食积化热，大便秘结者，加大黄、槟榔导滞通便，或用枳实导滞丸推荡积滞，清利湿热；兼脾虚便溏者，加白术、扁豆健脾助运，化湿和中，或用枳实消痞丸消痞除满，健脾和胃。

2. 痰湿中阻证

症状：脘腹痞塞不舒，胸膈满闷，身重困倦，头昏纳呆，嗳气呕恶，口淡不渴，舌苔白厚腻，脉沉滑。

证机概要：痰湿阻滞，脾失健运，气机不和。

治法：除湿化痰，理气和中。

代表方：平胃散合二陈汤加减。前方燥湿运脾，行气和胃，后方燥湿化痰，理气和中，两方合用，共奏燥湿健脾、化痰利气之功，用于脘腹胀满，呕恶纳呆之证。

常用药：苍术、厚朴燥湿除满；半夏、陈皮化痰理气；茯苓健脾利湿；甘草健脾和胃。

若痰湿盛而满闷甚者，可加紫苏梗、桔梗、藿香等；若气逆不降，嗳气不止者，加旋覆花、代赭石化痰降逆；如渴不欲饮，水入即吐，可合用五苓散以化饮消痞；痰湿郁久化热而口苦、舌苔黄者，可改用黄连温胆汤；兼脾胃虚弱者，加用党参、白术、砂仁以健脾和中。

3. 湿热阻胃证

症状：脘腹胀闷不舒，灼热嘈杂，恶心呕吐，口干不欲饮，口苦，纳少，大便干结或黏滞不畅，舌红，苔黄腻，脉滑数。

证机概要：湿热内蕴，困阻脾胃，气机不利。

治法：清热化湿，和胃消痞。

代表方：泻心汤合连朴饮加减。前方泄热破结，后方清热燥湿、理气化浊，两方合用，可增强清热除湿、散结消痞之功，用于脘腹胀闷嘈杂、口干口苦、舌红苔黄腻之痞满者。

常用药：大黄泻热散痞，和胃开结；黄连、黄芩苦降泄热和中；厚朴理气燥湿；石菖蒲芳香化湿，醒脾开胃；半夏和胃燥湿；芦根清热和胃，止呕除烦；栀子、豆豉清热除烦。

若灼热嘈杂明显者，可加蒲公英、连翘、瓦楞子；若恶心呕吐明显者，加竹茹、白蔻仁、生姜；若大便黏滞不畅者，可加蚕砂、皂角子、泽泻等以除湿导浊；若津液受伤明显，口干舌燥者，可加天花粉、沙参以清热生津。如寒热错杂，用半夏泻心汤苦辛通降。

4. 肝胃不和证

症状：脘腹痞闷不舒，胸胁胀满，心烦易怒，善太息，呕恶嗳气，或吐苦水，大便不爽，舌质淡红，苔薄白，脉弦。

证机概要：肝气犯胃，肝胃不和，气机逆乱。

治法：疏肝解郁，和胃消痞。

代表方：越鞠丸合枳术丸加减。前者长于疏肝解郁，善解气、血、痰、火、湿、食六郁，后者消补兼施，长于健脾消痞，合用能增强行气消痞功效，用于治疗脘腹胀满连及胸胁、郁怒心烦之痞满者。

常用药：香附、川芎疏肝散结，行气活血；苍术、神曲燥湿健脾，消食化滞；栀子泻火解郁；枳实行气消痞；白术健脾益胃；荷叶清香升散，和胃醒脾。

若胀满较甚者，酌加柴胡、大腹皮、青皮，或用五磨饮子加减以理气导滞消胀；若心烦不寐者，可加合欢皮、郁金、酸枣仁解郁安神；若郁而化火，嘈杂反酸者，可合用左金丸；若痞满日久不愈，舌暗脉涩，可加丹参、莪术、三棱等活血散结。

（二）虚痞

1. 脾胃虚弱证

症状：脘腹满闷，时轻时重，喜温喜按，纳呆便溏，神疲乏力，少气懒言，语声低微，舌质淡，苔薄白，脉细弱。

证机概要：脾胃虚弱，健运失职，升降失司。

治法：补气健脾，升清降浊。

代表方：补中益气汤加减。本方健脾益气，升举清阳，用于治疗喜温喜按、少气乏力的脘腹胀满者。

常用药：黄芪、党参、白术、炙甘草益气健脾，鼓舞脾胃清阳之气；升麻、柴胡协同升举清阳；当归养血和营以助脾；陈皮理气消痞。

若胀闷较重者，可加枳壳、木香、厚朴；纳呆厌食者，加砂仁、神曲等醒脾开胃；

若四肢不温，阳虚明显者，加制附子、干姜温胃助阳，或合理中丸以温胃健脾；舌苔厚腻，湿浊内蕴者，加半夏、茯苓，或改用香砂六君子汤加减以健脾祛湿，理气除胀。

2. 胃阴不足证

症状：脘腹痞闷，嘈杂不舒，饥不欲食，恶心嗳气，口燥咽干，大便秘结，舌红少苔，脉细数。

证机概要：胃阴亏虚，胃失濡养，胃失和降。

治法：养阴益胃，调中消痞。

代表方：益胃汤加减。本方滋养胃阴，行气除痞，用于口燥咽干、舌红少苔之脘腹不舒者。

常用药：生地、麦冬、沙参、玉竹滋阴养胃；冰糖濡养肺胃，调和诸药；香橼疏肝理气，消除脘腹痞满。

若阴虚较重，火旺嘈杂者，可加石斛、花粉、百合；食欲不振者，加山楂、谷芽、麦芽等消食开胃；若腹胀较著者，加佛手、枸橘、厚朴花理气消胀；便秘者，加火麻仁、玄参润肠通便；如兼神疲乏力，气短懒言者，可加太子参、莲子、黄精等气阴同治。

【预后转归】

痞满一般预后良好，只要保持饮食有节，心情舒畅，并坚持治疗，多能治愈。但痞满多为慢性过程，常反复发作，经久不愈。若久病失治，或治疗不当，痞满日久不愈，气血运行不畅，痰浊瘀血内生，可由不痛或痛轻发展至疼痛或由触之无形发展至触之有形，而转化为胃痛、积聚、噎膈等病证；另痞满日重，脾胃大伤，纳食不足，气血乏源，后天失养，可形成虚劳。

【预防调护】

患者应饮食有节，勿暴饮暴食，勿食无定时，同时饮食宜清淡，忌肥甘厚味、辛辣醇酒以及生冷粗硬之品。慎用、忌用大热、大寒、有毒等易损伤脾胃的药物。注意精神调摄，避免忧思恼怒及情绪紧张。慎起居，适寒温，特别是季节交替时注意腹部保暖。注意劳逸结合，适当参加体育锻炼。

【临证备要】

1. 久痞虚实夹杂、寒热并见者，治宜温清并用，辛开苦降。痞满虽有虚实寒热之别，但在病变过程中，常出现虚实相兼、寒热错杂等复杂证型。如脘腹灼热嘈杂、口苦、苔黄腻，与肠鸣辘辘、腹中冷痛、下利清稀互见的胃热肠寒证；或脘腹痞闷、喜温喜按、得热则减，与腹胀便秘、食热为甚的胃寒肠热证。对此，应效法仲景诸泻心汤法，辛开苦降，温清并用，补泻同施，以达辛开苦降甘调，泻不伤正，补不滞中的目的。诸泻心汤主要针对胃热肠寒证所设，对于胃寒肠热之证可选用枳实消痞丸、枳实导滞丸等消补兼施，苦降辛开。

2. 久痞由气及血，痰瘀内生者，治宜软坚散结，化痰活血。因痞满以自觉胀满、疼痛不著、触之无形为临床特点，因此一般不从痰浊瘀血论治。但痞满在临床上具有病情迁延，反复发作，易发展为积聚、噎膈、癌病等病变的特点，根据"怪病多痰"、"久病多瘀"，我们有理由认为由气及血，痰瘀内生是痞满迁延不愈的重要病机。早在《类证治裁·痞满论治》中即云："痰夹瘀血，成窠囊，作痞，脉沉涩，日久不愈，惟悲哀郁抑之人有之，宜从血郁治。"因此对于久治不愈的痞满，可考虑应用软坚散结、化痰活血的治法，选用莪术、三棱、乳香、没药、山慈菇、土鳖虫等药物。

【医案举隅】

赵某，男，24岁，1985年9月24日初诊。

患者一月来胃脘胀满，食后益甚，烧心，泛酸，嗳气频频，纳物一般，大便尚调。脉弦滑，舌质稍红，苔白腻兼黄。证属饮食不节，中焦失运，治以消导调中。

处方：木香10克，枳壳10克，槟榔10克，陈皮10克，生赭石10克，旋覆花10克，焦六曲10克，厚朴10克，马尾连8克，吴萸6克，茯苓皮30克，砂仁5克。

二诊：9月28日。药尽4剂，烧心、泛酸已平，脘胀嗳气均缓。舌如前。再为消导运中，以前方变通。

上方去尾连、吴萸，加白术10克，冬瓜皮30克，太子参15克。

三诊：10月4日。药又进4剂，诸症续减而未尽除。近因饮食未和，时感恶心。脉仍弦小，舌质略红，苔白腻，稍兼黄。仍本前法，佐清化和中。

上方加竹茹20克，生姜8克，法半夏10克，炒内金6克。

四诊：10月8日。诸症几平，惟空腹时或饮食过量后稍有不适，舌黄苔已退，脉如前，再予上方4剂以巩固疗效。

按：此患者由饮食不节，脾胃内伤，痰湿内生，日久化热，湿热中阻，气机不利而成痞满。初诊病以邪实为主，故先治以消导调中、清化痰湿，妙在茯苓皮大量应用渗湿健脾，配合陈皮、旋覆花、厚朴、马尾连、砂仁解散痰湿郁热，四剂显效，继则加重健脾除湿之药以固其本，后又因伤食而痰浊反复，酌加化痰和胃之品。盖痞满之证或因虚而致实，或因实而致虚，多虚实兼夹，要能权衡轻重，分清缓急，灵活施治。

（董建华主编．中国现代名中医医案精华·第三辑．北京出版社．1990）

【古代文献精选】

《伤寒论·辨太阳病脉证并治》："心下痞，按之濡，其脉关上浮者，大黄黄连泻心汤主之。""伤寒发汗，若吐，若下，解后，心下痞硬，噫气不除者，旋覆代赭汤主之。"

《证治汇补·痞满》："大抵心下痞闷，必是脾胃受亏，浊气夹痰，不能运化为患。初宜舒郁化痰降火，二陈、越鞠、芩、连之类；久之固中气，参、术、苓、草之类，佐以他药。有痰治痰，有火治火，郁则兼化。若妄用克伐，祸不旋踵。又痞同湿治，惟宜上下分消其气，如果有内实之证，庶可疏导。"

《类证治裁·痞满》："伤寒之痞，从外之内，故宜苦泄；杂病之痞，从内之外，故宜辛散。……痞虽虚邪，然表气入里，热郁于心胸之分，必用苦寒为泻，辛甘为散，诸泻心汤所以寒热互用也。杂病痞满，亦有寒热虚实之不同。"

第三节　呕　吐

呕吐是指胃失和降，气逆于上，迫使胃内容物从口而出的病证。古代文献将呕与吐进行了区别：有物有声谓之呕，有物无声谓之吐，无物有声谓之干呕。临床呕吐常多兼见，难以截然分开，故统称为"呕吐"。

《内经》已对呕吐有较详细的论述，在病因病机方面上认为外邪、火热、食滞及肝胆气逆犯胃等均可导致呕吐。《素问·举痛论》曰："寒气客于肠胃，厥逆上出，故痛而呕也。"《素问·至真要大论》云："诸呕吐酸……皆属于热。""诸逆冲上，皆属于火。"《素问·脉解》云："所谓食则呕者，物盛满而上溢，故呕也。"《灵枢·四时气》云："邪在胆，逆在胃，胆液泄则口苦，胃气逆则呕苦。"汉·张仲景在《金匮要略》中设有"呕吐哕"专篇，根据不同病因、症状而立法遣方，至今仍被临床广泛应用。他还认识到呕吐又是人体排出胃中有害物质的保护性反应，提出不可止呕的治疗禁忌。如《金匮要略·呕吐哕下利病脉证治》曰："夫呕家有痈脓，不可治呕，脓尽自愈。"唐·孙思邈《备急千金要方·呕吐哕逆》推崇生姜的止呕作用，指出："凡呕者，多食生姜，此是呕家圣药。"元·朱震亨《丹溪心法·呕吐》也指出："大抵呕吐以半夏、橘皮、生姜为主。"明·张景岳将呕吐分为虚实两大类，《景岳全书·呕吐》云："呕吐一证，最当详辨虚实。实者有邪，去其邪则愈；虚者无邪，则全由胃气之虚也，补其虚则呕吐可止。"这一分类方法提纲挈领，对后世影响很大。清·叶天士在《临证指南医案》中提出"泄肝安胃"为呕吐治疗纲领，在用药方面强调"以苦辛为主，以酸佐之"，治法方药丰富。

呕吐可以单独出现，亦可伴见于多种急慢性疾病中。西医学中的急慢性胃炎、幽门梗阻、食源性呕吐、神经性呕吐、十二指肠壅积症等可参考本节辨证论治。另如肠梗阻、急性胰腺炎、急性胆囊炎、尿毒症、颅脑疾病、代谢紊乱以及一些急性传染病早期，当以呕吐为主要表现时，亦可参考本节辨证论治，同时结合辨病处理。对于喷射性呕吐应重视查找病因，采取综合诊疗措施。

【病因病机】

呕吐的病因多由饮食所伤、外感时邪、情志失调、素体脾胃虚弱所致。病机主要为胃失和降，胃气上逆。

一、病因

1. 外邪犯胃

风、寒、暑、湿、秽浊之邪侵犯胃腑，胃失和降，水谷随逆气上出，均可发生呕吐。但由于季节不同，感受的病邪亦不同。如冬春易感风寒，夏秋易感暑湿秽浊。因寒邪最易损耗中阳中气，凝敛气机，扰动胃腑，故寒邪致病者居多。

2. 饮食不节

或饮食无制，饱餐过量，暴饮暴食，偏嗜酒辣，过食生冷油腻，可导致食滞不化，物盛满而上溢；或进食馊腐不洁，或误食异物、毒物等，致清浊混杂，胃失通降，上逆为呕吐；或饮食不节，脾胃受伤，水谷不归正化，变生痰饮，停积胃中，饮邪上逆，则发生呕吐。

3. 情志失调

情志抑郁，忧思恼怒，肝失条达，横逆犯胃，或气郁化火，气机上逆而致呕吐。《景岳全书·呕吐》云："气逆作呕者，多因郁怒，致动肝气，胃受肝邪，所以作呕。"忧思伤脾，脾失健运，食停难化，胃失和降，亦可发生呕吐。

4. 素体脾胃虚弱

先天禀赋薄弱，脾胃素虚，或病后损伤脾胃，中阳不振，纳运失常，胃气不降则吐；或胃阴不足，胃失润降，不能承受水谷，亦可发生呕吐。《古今医统大全·呕吐哕门》谓："久病而吐者，胃虚不纳谷也。"

上述诸因素，既可单独致病，亦常错杂为患，其中饮食所伤又为诸因之首。

二、病机

导致呕吐的病因虽多，但其基本病机为胃失和降，胃气上逆。胃居中焦，主受纳和腐熟水谷，其气下行，以和降为顺。邪气犯胃或胃虚失和，气逆于上则出现呕吐。正如《圣济总录·呕吐门》所说："呕吐者，胃气上而不下也。"

呕吐的病变脏腑在胃，与肝脾二脏关系密切。胃为仓廪之官，主受纳水谷，以和降为顺，若邪气侵扰，胃虚不降则上逆为吐，故其病位在胃。脾主运化，以升为健，与胃互为表里，若脾阳素虚，或饮食所伤，则脾失健运，饮食难化，或水谷不归正化，聚湿为痰为饮，停蓄于胃，胃失和降而为吐。肝主疏泄，有调节脾胃升降的功能，若情志所伤，肝气郁结，或气郁化火，横逆犯胃，胃气上逆亦可致吐。

呕吐的病理性质有虚实之分。有邪者属实，无邪者属虚，虚实可互为转化与兼夹。因外邪、饮食、痰饮、肝气等伤胃，胃之和降失司而致呕吐者属实；脾胃虚寒或胃阴不足而无力司其润降之职致呕吐者属虚。实与虚可以相互转化。如实证呕吐剧烈，津气耗伤，或呕吐不止，饮食水谷不能化生精微，每易转为虚证。虚证呕吐复因饮食、外感时邪犯胃，可呈急性发作，表现为标实之证。

【诊查要点】

一、诊断依据

1. 以呕吐宿食、痰涎、水液或黄绿色液体，或干呕无物为主症，一日数次或数日一次不等，持续或反复发作，常伴有恶心、纳呆、泛酸嘈杂、胸脘痞闷等症状。

2. 起病或急或缓，多由感受外邪、饮食不节（洁）、情志不遂以及闻及特殊气味等因素而诱发，或有服用药物、误食毒物史。

二、病证鉴别

1. 呕吐与反胃

呕吐与反胃同属胃部的病变，其病机都是胃失和降，气逆于上，而且都有呕吐的临床表现。反胃是脾胃虚寒，胃中无火，难于腐熟，食入不化而致。以朝食暮吐，暮食朝吐，宿食不化，吐后转舒为特征。大多起病缓慢，病情反复，可伴有形体消瘦、面色少华、神倦乏力等症。呕吐有虚实之不同，实证呕吐为邪气犯胃所致，多起病急，食入即吐，或不食亦吐；虚证呕吐属胃虚失和，多时吐时止，无一定规律，或干呕恶心，但多吐出当日之食物。由此看出，反胃属呕吐的一种特殊类型。

2. 呕吐与呃逆

两者都有胃气上逆的病机。呕吐以胃失和降，胃气上逆为病机要点，以胃内容物从口而出为特点。呃逆则以胃气上逆动膈为病机要点，以气冲喉间，呃呃连声，声短而频，不能自制为临床特点。

【辨证论治】

一、辨证要点

1. 辨虚实

本病的辨证以虚实为纲。如病程短，来势急，吐出物较多，多偏于邪实，属实者应进一步辨别外感、食滞、痰饮及气火的不同。反之，若病程较长，来势徐缓，吐出物较少，或伴有倦怠乏力等症者，多属于虚证，属虚者有脾胃气虚和胃阴不足之区别。

2. 辨呕吐特点

若发病急，伴有表证者，属于外邪犯胃；呕吐酸腐量多，气味难闻者，为宿食留胃；呕吐清水痰涎，胃脘如囊裹水者，属痰饮内停；呕吐泛酸，抑郁善怒者，则多属肝气郁结；呕吐苦水者，多因胆热犯胃；反复发作，纳多即吐者，属脾胃气虚；干呕嘈杂，或伴有口干、似饥而不欲食者，为胃阴不足。

二、治疗原则

呕吐以和胃降逆止呕为基本治法，但尚需结合标本虚实进行辨治。实者重在祛邪，分别施以解表、消食、化痰、理气之法，以求邪去胃安呕止之效。虚者重在扶正，分别施以益气、温阳、养阴之法，以求正复胃和呕止之功。如属虚实夹杂者，应适当兼顾治之。在辨证基础上，辅以和胃降逆之品，以止呕治标，提高疗效。

三、证治分类

1. 外邪犯胃证

症状：突然呕吐，频频泛恶，胸脘满闷，或心中懊恼，伴有恶寒发热，头身疼痛，舌苔白腻，脉濡。

证机概要：外邪犯胃，中焦气滞，浊气上逆。

治法：疏邪解表，化浊和中。

代表方：藿香正气散加减。本方解表化浊，理气和中，用于外感风寒，内伤湿滞，恶心呕吐，胸膈满闷等症。

常用药：藿香、苏梗解表化浊，和胃止呕；半夏、生姜降逆止吐；厚朴、白蔻仁、陈皮、茯苓理气降逆，祛湿和胃。

病轻者，可用成药藿香正气丸吞服；若夹有宿食积滞，脘胀嗳腐著者，加神曲、鸡内金、莱菔子以消导积滞；兼气机阻滞，脘闷腹胀者，可酌加木香、枳壳行气消胀；表邪甚，恶寒肢楚者，加荆芥、防风、羌活以加强解表散邪之力；若值夏令，感受暑湿，而有身热心烦者，去苏叶、生姜，加黄连、香薷、荷叶清暑化湿；若秽浊犯胃，胸脘痞闷，舌苔白腻者，可加服玉枢丹辟秽泄浊止呕。

2. 饮食停滞证

症状：呕吐酸腐量多，或吐出带有未消化的食物，嗳气厌食，脘腹胀满，大便秘结或溏泻，舌苔厚腻，脉滑实有力。

证机概要：积食内停，中焦壅滞，胃气上逆。

治法：消食化滞，和胃降逆。

代表方：保和丸加减。本方以消食和胃为主，兼有理气降逆之功效，适用于积食停滞，浊气上逆的呕吐。

常用药：生姜、半夏降逆止呕；山楂、神曲、莱菔子消食和胃；陈皮、枳实理气；连翘散结清热。

伤于肉食而吐者，重用山楂；伤于米食而吐者，加谷芽；伤于面食而吐者，重用莱菔子，加麦芽；伤于豆制品而吐者，加生萝卜汁；酒积者，重用神曲，加蔻仁、枳椇子、葛花；鱼蟹积者，加苏叶、生姜。

因食物中毒呕吐者，若邪在上脘，用烧盐方探吐，防止毒物被吸收；若食滞在肠，腹胀拒按或便秘者，可加小承气汤导滞通腑，使积滞下行，则呕吐自止；胃中积热上冲，食已即吐，口臭而渴，苔黄脉数者，加黄芩、黄连清胃泄热，或改用大黄甘草汤合橘皮竹茹汤以清胃降逆。

3. 痰饮内阻证

症状：呕吐清水痰涎，或胃部如囊裹水，脘痞满闷，纳谷不佳，头眩，心悸，或逐渐消瘦，舌苔白滑而腻，脉沉弦滑。

证机概要：中阳不振，痰饮内停，胃气上逆。

治法：温化痰饮，和胃降逆。

代表方：小半夏汤合苓桂术甘汤加减。两方均有化饮降逆作用，治疗水饮停留在胃，呕吐清水痰涎等症，但前方以和胃降逆为主，后方则以温阳化饮为主。

常用药：半夏、生姜和胃降逆止呕；茯苓、白术、陈皮、甘草健脾利水化湿；桂枝温化痰饮。

湿阻中焦，气机不利，脘痞胀满，苔厚，可加苍术、厚朴、枳实燥湿理气；脘闷不食者，加白蔻仁、砂仁化浊开胃。若胸膈烦闷，口苦，心烦不寐，舌苔黄腻，痰郁化热者，可改用黄连温胆汤加减，以清热化痰，和胃止呕。

4. 肝气犯胃证

症状：呕吐吞酸，或干呕泛恶，脘胁胀痛，烦闷不舒，嗳气频频，每遇情志失调而发作或加重，舌边红，苔薄腻或微黄，脉弦。

证机概要：肝失疏泄，横逆犯胃，胃失和降。

治法：疏肝和胃，降逆止呕。

代表方：半夏厚朴汤合左金丸加减。前方行气开郁，化痰降逆，用于七情郁结，气滞于胃，泛恶呕吐；后方辛开苦降，泄肝和胃，用于肝郁化火，上逆犯胃所致的呕吐。

常用药：厚朴、苏梗、香附、佛手疏肝解郁，理气和胃；半夏、生姜、旋覆花降逆止呕；吴茱萸、黄连辛开苦降，泄肝安胃；茯苓渗湿健脾。

若肝郁化热，心烦口渴者，酌加竹茹、黄芩、芦根泄热生津止渴；口苦嘈杂，大便干结，腑气不通者，酌加大黄、枳实通腑止吐；郁热伤阴，口燥咽干，胃中灼热，舌红少苔者，去厚朴、紫苏等香燥药，加北沙参、麦冬、竹茹等养阴和胃，润降止吐；若胸胁胀满疼痛较甚，加川楝子、郁金、香附疏肝解郁；若呕吐日久，诸药无效，胸胁刺痛，舌有瘀斑者，可酌加桃仁、红花等活血化瘀。呕吐苦水甚或黄绿水者，属于"胆呕"，多由胆热犯胃所致，宜黄连温胆汤合左金丸加黄芩、连翘、代赭石等清泄胆火，降胃止呕。

5. 脾胃虚寒证

症状：饮食稍多即欲呕吐，时发时止，食入难化，胸脘痞闷，不思饮食，面色㿠白，倦怠乏力，四肢不温，口干不欲饮，大便溏薄，舌质淡，脉濡弱。

证机概要：脾胃虚寒，失于温煦，运化失职。

治法：温中健脾，和胃降逆。

代表方：理中汤加减。本方具有温补脾阳、甘温降逆之功效，用于脾胃虚寒，脾失健运，胃气不降之呕吐。

常用药：党参、白术、甘草益气健脾；干姜、吴茱萸温中和胃；半夏、砂仁和胃理气，降逆止吐。

胃虚气逆，呕恶频繁，嗳气频作，中脘痞硬者，酌加代赭石、旋覆花、枳壳等以镇逆和胃；阳虚水饮内停，呕吐清水，胃脘冷胀，四肢清冷者，宜加附子、川椒、桂枝等，以温中化饮，降逆止呕。

6. 胃阴不足证

症状：呕吐反复发作，或时作干呕，恶心，似饥而不能食，胃脘嘈杂，口干咽燥，舌红少津，苔少，脉多细数。

证机概要：胃阴不足，失于濡润，和降失司。

治法：滋养胃阴，降逆止呕。

代表方：麦门冬汤加减。本方具有益胃生津、降逆下气功能，用于胃阴不足，润降失司之呕吐。

常用药：北沙参、麦冬、石斛、乌梅养阴生津；太子参、谷芽、甘草益气和胃；半夏降逆止呕。

若呕吐甚，加竹茹、橘皮、枇杷叶和降胃气；津伤较甚，大便燥结，舌红无苔者，酌加生地黄、天花粉、火麻仁、白蜜等生津养胃，润燥通腑；伴倦怠乏力，纳差舌淡，加白术、山药益气健脾。

【预后转归】

暴病呕吐一般多属邪实，治疗较易，治疗及时则预后良好。惟痰饮与肝气犯胃之呕吐，每易复发。呕吐日久，病情可由实转虚，或虚实夹杂，病程较长，且易反复发作，较为难治。

久病、大病之中出现呕吐，其轻重进退取决于原发疾病的控制。若呕吐不止，饮食难进，脾胃衰败，后天乏源，易变生它证，或致阴竭阳亡。

【预防调护】

饮食失调是导致呕吐最常见的原因，因此要养成良好的饮食习惯，不暴饮暴食，不食变质腐秽食物；脾胃素虚者勿过食生冷、肥甘腻滞等食品；胃中有热者忌食辛辣、香燥之品。保持心情舒畅，避免精神刺激，对肝气犯胃者尤当注意。对可能引起呕吐的原发疾病要积极治疗。

呕吐患者应少食多餐，以清淡流质饮食为主，并注意营养的均衡。忌食肥甘厚腻、生冷粗硬、腥膻异味及辛辣刺激之品，必要时禁食。对呕吐不止的病人，应卧床休息，密切观察病情变化。重症、昏迷或体力差的病人要侧卧，防止呕吐物进入气道。吐后用温水漱口，清洁口腔。

【临证备要】

1. 合理使用和胃降逆药物。胃气上逆是呕吐发病的关键，治疗呕吐当以和胃降逆为基本治法，故在审因论治中，不论何种治法，皆应配合和胃降逆药物，以顺应"胃气以下行为顺"的正常生理功能，呕吐始能得止。处方宜精，选药宜少，以芳香醒脾之剂为宜，药如半夏、生姜、苏梗、黄连、砂仁、丁香、旋覆花、代赭石等。历代医家认为降逆止呕药中，以半夏、代赭石效力最著。而于辛开苦降一法中，生姜味辛，黄连味苦，为该治法中具有代表性的药物，值得参用。避免使用臭浊味厚之品，服药也应少量频服，并根据病情采取热服或冷服，或加入少量生姜或姜汁，以免格局难下。

2. 注意对因治疗。由于呕吐可涉及多种疾病，在辨证施治的同时，应结合辨病，明确发病原因，对因治疗以消除致吐之源。

3. 不可见吐治吐。由于呕吐既是病态，又是人体祛除胃中病邪的一种保护性反应，如遇饮食腐秽，停饮积痰，或误吞毒物，邪停上脘，欲吐不能或吐而未净者，不应止吐，当因势利导，给予探吐以祛除病邪。

4. 合理运用下法。就一般而论，呕吐病位在胃，不应用下药攻肠。若呕吐属虚者，下之更有虚虚之弊。但下法又非所有呕吐之禁忌。胃与肠相连，同主运化，若呕吐因于胃肠实热，又兼大便秘结者，应及时使用下法，通其大便可折其上逆之势。大黄不但是通腑主药，亦是降胃良药，《金匮要略》有"食已即吐者，大黄甘草汤主之"的记载。

5. 呕吐日久变证多。剧烈呕吐或顽固性呕吐日久，多伤津损液，甚至引起气随津脱等变证，应采取纠正脱水、调整水电解质平衡等措施，防治变证。

【医案举隅】

王某，女，18 岁。1974 年 3 月 5 日初诊。

患呕吐已 1 年余，食后胃中不舒，渐渐吐出不消化物，无酸味，吐尽方舒，吐后又觉饥嘈，略进饮食，泛吐如前。形体消瘦，大便艰难（X 线胃肠检查无异常发现），口干，舌质红，脉细弱。由于精神刺激，饥饱失调，引起久吐不止，导致气阴两伤，上逆之气，从肝而出，损伤脾胃。先用顺气降逆，泄肝养胃之法。

煅赭石 12g，北沙参 9g，麦冬 9g，川楝子 9g，半夏 9g，陈皮 6g，姜竹茹 9g，谷芽 12g，枳壳 4.5g。3 剂。

二诊：3 月 8 日。呕吐略减，胃嘈如前，前方再加黄连 1.5g。7 剂。

三诊：3 月 15 日。呕吐逐步减轻，原方续服 7 剂。

四诊：3 月 23 日。呕吐已止，大便亦通，饮食渐进（先进豆浆、稀粥，渐渐能食软饭），胃中较舒，但神疲，舌红无苔，脉细。可见脾胃已伤，气阴未复，再与益气生津、健脾和胃之法，方用《金匮》麦门冬汤加减。

麦冬 9g，半夏 4.5g，党参 9g，生甘草 3g，陈皮 4.5g，香谷芽 12g。

此方嘱连服 10 剂，巩固疗效，并注意饮食不宜过量，以防复发。

按：患者肝气犯胃，久吐伤正，虚实夹杂。治疗先以泄肝降逆止呕为主，兼以养胃，治标以控制病情；终以益气生津，健脾和胃，治本而复正收功。本案临证思路清晰，治疗重点突出，用药灵巧，既有守法坚持，也有随证更方，疗效显著。

（上海中医药大学中医文献研究所．内科名家黄文东学术经验集．

上海中医药大学出版社．1994）

【古代文献精选】

《景岳全书·呕吐》："呕吐一证，最当详辨虚实。实者有邪，去其邪则愈；虚者无邪，则全由胃气之虚也。所谓邪者，或暴伤寒冷，或暴伤饮食，或因胃火上冲，或因肝气内逆，或以痰饮水气聚于胸中，或以表邪传里，聚于少阳、阳明之间，皆有呕证，此皆呕之实邪也。所谓虚者，或其本无内伤，又无外感，而常为呕吐者，此既无邪，必胃虚也。或遇微寒，或遇微劳，或遇饮食少有不调，或肝气微逆，即为呕吐者，总胃虚也。"

《临证指南医案·呕吐》华岫云按："今观先生之治法，以泄肝安胃为纲领，用药以苦辛为主，以酸佐之。如肝犯胃而胃阳不衰有火者，泄肝则用芩、连、楝之苦寒。如胃阳衰者，稍减苦寒，用苦辛酸热，此其大旨也。若肝阴胃汁皆虚，肝风扰胃呕吐者，则以柔剂滋液养胃，息风镇逆。若胃阳虚，浊阴上逆者，用辛热通之，微佐苦降。若但中阳虚，而肝木不甚亢者，专理胃阳，或稍佐椒、梅。若因呕伤，寒郁化热，劫灼胃津，则用黄连温胆汤加减。若久呕延及肝肾皆虚，冲气上逆者，用温通柔润之补下焦主治。若热邪内结，则用泻心法。若肝火冲逆伤肺，则用养金制木，滋水制火。"

《证治汇补·呕吐》："夹寒，则喜热恶寒，肢冷脉小。夹热，则喜冷恶热，躁渴脉洪。气滞者，胀满不通。痰饮者，遇冷即发。呕苦，知邪在胆。吐酸，识火入肝。呕涎水，虽属痰饮，尚疑虫症。吐酸腐，无非食滞，更防火患。吐清水，是土之卑监。吐绿水，是木之发生。黑水从胃底翻出。臭水是肠中逆来。"

第四节 呃 逆

呃逆是指胃气上逆动膈，以气逆上冲，喉间呃呃连声，声短而频，难以自制为主要表现的病证。

《内经》无呃逆之名，其记载的"哕"即是本病，如《素问·宣明五气》曰："胃为气逆，为哕。"该书已认识本病的病机为胃气上逆，还认识到呃逆发病与寒气及胃、肺有关，如《灵枢·口问》说："谷入于胃，胃气上注于肺。今有故寒气与新谷气，俱还入于胃，新故相乱，真邪相攻，气并相逆，复出于胃，故为哕。"且认识到呃逆是病危的一种征兆，如《素问·宝命全形论》曰："病深者，其声哕。"在治疗方面，《灵枢·杂病》提出了三种简易疗法，说："哕，以草刺鼻，嚏，嚏而已；无息而疾迎引之，立已；大惊之，亦可已。"汉·张仲景在《金匮要略·呕吐哕下利病脉证治》中将呃逆分了三类，并提出了治法方药。本病证在宋代还称为"哕"，如宋·陈无择在《三因极一病证方论·哕逆论证》中说："大率胃实即噫，胃虚则哕，此由胃中虚，膈上热，故哕。"指出呃逆与膈相关。元·朱丹溪始称之为"呃逆"。明·张景岳进一步把呃逆病名确定下来，并澄清了一些混乱称谓，如《景岳全书·呃逆》说："哕者，呃逆也，非咳逆也；咳逆者，咳嗽之甚者也，非呃逆也；干呕者，无物之吐，即呕也，非哕也。噫者，饱食之息，即嗳气也，非咳逆也。后人但以此为鉴，则异说之疑，可尽释矣。"清·李用粹《证治汇补·呃逆》对本病系统地提出治疗法则："治当降气化痰和胃为主，随其所感而用药。气逆者，疏导之；食停者，消化之；痰滞者，涌吐之；热郁者，清下之；血瘀者，破导之；若汗吐下后，服凉药过多者，当温补；阴火上冲者，当平补；虚而夹热者，当凉补。"至今仍有一定指导意义。

呃逆相当于西医学中的单纯性膈肌痉挛，而其他疾病如胃肠神经官能症、胸腹腔肿瘤、肝硬化晚期、脑血管病、尿毒症及胸腹手术后等所引起的膈肌痉挛之呃逆，均可参考本节辨证论治。

【病因病机】

呃逆多由饮食不节、情志不遂、正气亏虚等所致。胃失和降，膈间气机不利，气逆动膈是呃逆的主要病机。

一、病因

1. 饮食不节

进食太快，过食生冷，或滥服寒凉药物，寒气蕴蓄于胃，循手太阴之脉上动于膈，导致呃逆。或过食辛热煎炸，醇酒厚味，或过用温补之剂，燥热内生，腑气不行，气逆动膈，发生呃逆。《景岳全书·呃逆》曰："皆其胃中有火，所以上冲为呃。"

2. 情志不遂

恼怒伤肝，气机不利，横逆犯胃，逆气动膈；或气郁化火，灼津成痰，痰火蕴胃；或肝郁克脾，或忧思伤脾，运化失职，滋生痰浊；或素有痰饮内停，复因恼怒气逆，逆气夹痰浊上逆动膈，发生呃逆。《证治准绳·呃逆》即有"暴怒气逆痰厥"而发生呃逆的记载。

3. 正气亏虚

或素体不足，年高体弱，或大病久病，正气未复，或吐下太过，虚损误攻，均可损伤中气，或胃阴耗伤，胃失和降，发生呃逆。甚则病深及肾，肾气失于摄纳，浊气上乘，上逆动膈，均可发生呕逆。如《证治汇补·呃逆》提出："伤寒及滞下后，老人、虚人、妇人产后多有呃证者，皆病深之候也。若额上出汗，连声不绝者危。"

轻证病人多以饮食不节、情志失调为主，而重证患者则以正气亏虚为主。

二、病机

胃失和降，膈间气机不利，气逆动膈是呃逆的主要病机。上述病因引起胃失和降，气逆于上，循手太阴之脉上动于膈，膈间之气不利，气逆上冲咽喉，致喉间呃呃连声，不能自制。

呃逆病位在膈，病变脏腑关键在胃，且常与肺、肾、肝、脾有关。胃居膈下，其气以降为顺，胃与膈有经脉相连属；肺处膈上，其主肃降，手太阴肺之经脉还循胃口，上膈，属肺。肺胃之气均以降为顺，两者生理上相互联系，病理上相互影响。肺之宣肃影响胃气和降，且膈居肺胃之间，诸多病因影响肺胃时，使胃失和降，膈间气机不利，逆气上冲于喉间，致呃逆发作。情志失调，肝失疏泄，横逆犯胃，胃失和降，气逆动膈；或脾失健运，痰饮食浊内停，胃气被遏，气逆动膈，均成呃逆。肺之肃降与胃之和降，还有赖于肾的摄纳，若肾元亏虚，肾失摄纳，逆气上冲，夹胃气上逆动膈，亦可致呃。

病理性质有虚实之分。实证多为寒凝、火郁、气滞、痰阻，胃失和降；虚证每由脾肾阳虚或胃阴耗损等正虚气逆所致。但亦有虚实夹杂并见者。病机转化决定于病邪性质和正气强弱。寒邪为病者，主要是寒邪与阳气抗争，阳气不衰则寒邪易于疏散；反之，胃中寒冷，损伤阳气，久可致脾胃虚寒之证。热邪为病者，如胃中积热或肝郁日久化火，易于损阴耗液而转化为胃阴亏虚。气郁、食滞、痰饮为病者，皆能伤及脾胃，转化为脾胃虚弱证。亦有气郁日久或手术致瘀者，血瘀而致胃中气机不畅，胃气上逆者。

【诊查要点】

一、诊断依据

1. 呃逆以气逆上冲，喉间呃呃连声，声短而频，不能自止为主症，其呃声或高或低，或疏或密，间歇时间不定。

2. 常伴有胸膈痞闷、脘中不适、情绪不安等症状。

3. 多有情志刺激、受凉、饮食等诱发因素，起病多较急。

二、病证鉴别

呃逆与干呕、嗳气：呃逆与干呕、嗳气三者同属胃气上逆的表现。呃逆为胃气上逆动膈，气从膈间上逆，气冲喉间，呃呃连声，声短而频，不能自制。干呕乃胃气上逆，发出呕吐之声，属于有声无物的呕吐。嗳气乃胃气阻郁，气逆于上，冲咽而出，发出沉缓的嗳气声，常伴酸腐气味，食后多发，故张景岳称之为"饱食之息"。在预后方面，干呕与嗳气只是脾胃疾病的症状，与疾病预后无明显关系，而呃逆若出现于危重病人，往往为临终先兆，应予警惕。

【辨证论治】

一、辨证要点

呃逆的辨证当分清虚、实、寒、热。如呃逆声高，气涌有力，连续发作，多属实证；呃声洪亮，冲过而出，多属热证；见声沉缓有力，得寒则甚，得热则减，多属寒证；呃逆时断时续，气怯声低乏力，多属虚证。

二、治疗原则

呃逆的治疗以理气和胃、降逆平呃为基本治法。平呃要分清寒、热、虚、实，分别施以祛寒、清热、补虚、泻实之法。在此基础上，辅以降逆平呃之品，以利隔间之气。对于重危病证中出现的呃逆，治当大补元气，急救胃气。

三、证治分类

1. 胃中寒冷证

症状：呃声沉缓有力，胸膈及胃脘不舒，得热则减，遇寒更甚，进食减少，喜食热饮，口淡不渴，舌苔白润，脉迟缓。

证机概要：寒蓄中焦，气机不利，胃气上逆。

治法：温中散寒，降逆止呃。

代表方：丁香散加减。本方温中祛寒，降逆止呃，适用呃声沉缓、得热则减、遇寒更甚之呃逆。

常用药：丁香、柿蒂降逆止呃；高良姜、干姜、荜茇温中散寒；香附、陈皮理气和胃。

若寒气较重，脘腹胀痛者，加吴茱萸、肉桂、乌药散寒降逆；若寒凝气滞，脘腹痞满者，加枳壳、厚朴、陈皮以行气消痞；若气逆较甚，呃逆频作者，加刀豆子、旋覆花、代赭石以理气降逆。

2. 胃火上逆证

症状：呃声洪亮有力，冲逆而出，口臭烦渴，多喜冷饮，脘腹满闷，大便秘结，小便短赤，苔黄燥，脉滑数。

证机概要：热积胃肠，腑气不畅，胃火上冲。

治法：清胃泄热，降逆止呃。

代表方：竹叶石膏汤加减。本方有清热生津、和胃降逆功能，用于治疗呃声洪亮、口臭烦渴、喜冷饮之呃逆。

常用药：竹叶、生石膏清泻胃火；沙参（易原方人参）、麦冬养胃生津；半夏和胃降逆；粳米、甘草调养胃气；竹茹、柿蒂助降逆止呃之力。

若腑气不通，痞满便秘者，可合用小承气汤通腑泄热，使腑气通，胃气降，呃自止；若胸膈烦热，大便秘结，可用凉膈散以攻下泻热。

3. 气机郁滞证

症状：呃逆连声，常因情志不畅而诱发或加重，胸胁满闷，脘腹胀满，嗳气纳减，肠鸣矢气，苔薄白，脉弦。

证机概要：肝气郁滞，横逆犯胃，胃气上逆。

治法：顺气解郁，和胃降逆。

代表方：五磨饮子加减。本方有理气宽中降逆的作用，适用于呃逆连声、因情志改变诱发或加重之呃逆。

常用药：木香、乌药解郁顺气；枳壳、沉香、槟榔宽中降气；丁香、代赭石降逆止呕。

肝郁明显者，加川楝子、郁金疏肝解郁；若心烦口苦，气郁化热者，加栀子、黄连泄肝和胃。若气逆痰阻，昏眩恶心者，可用旋覆代赭汤加陈皮、茯苓，以顺气降逆，化痰和胃。若气滞日久成瘀，瘀血内结，胸胁刺痛，久呃不止者，可用血府逐瘀汤加减以活血化瘀。

4. 脾胃阳虚证

症状：呃声低长无力，气不得续，泛吐清水，脘腹不舒，喜温喜按，面色㿠白，手足不温，食少乏力，大便溏薄，舌质淡，苔薄白，脉细弱。

证机概要：中阳不足，胃失和降，虚气上逆。

治法：温补脾胃止呃。

代表方：理中丸加吴茱萸、丁香。本方温中健脾，降逆止呃，适用于呃声无力、喜温喜按、手足不温之呃逆。

常用药：人参、白术甘草甘温益气；干姜温中散寒；吴茱萸、丁香、柿蒂温胃平呃。

若呃声难续，气短乏力，中气大亏者，可加黄芪、党参补益中气；若病久及肾，肾阳亏虚，形寒肢冷，腰膝酸软，呃声难续者，为肾失摄纳，可加肉桂、紫石英、补骨脂、山茱萸、刀豆子补肾纳气平呃。

5. 胃阴不足证

症状：呃声短促而不得续，口干咽燥，烦躁不安，不思饮食，或食后饱胀，大便干结，舌质红，苔少而干，脉细数。

证机概要：阴液不足，胃失濡养，气失和降。

治法：养胃生津，降逆止呃。

代表方：益胃汤合橘皮竹茹汤加减。前方养胃生津，治胃阴不足，口干咽燥，舌干红少苔者；后方益气清热，和胃降逆，治胃虚有热，气逆不降而致呃逆。

常用药：沙参、麦冬、玉竹、生地甘寒生津，滋养胃阴；橘皮、竹茹、枇杷叶、柿蒂和胃降气，降逆平呃。

若咽喉不利，阴虚火旺，胃火上炎者，可加知母、芦根以养阴清热；若神疲乏力，气阴两虚者，可加党参或西洋参、山药以益气生津。

【预后转归】

呃逆之证，轻重预后差别较大。如属单纯性呃逆，偶然发作，大都轻浅，预后良好。若出现在急慢性疾病过程中，病情多较重。如见于重病后期，正气甚虚，呃声低微，气不得续，饮食不进，脉沉细伏者，多属胃气将绝，元气欲脱的危候，极易生变，《医学真传·呃》称此为"败呃"，且"百无一生，虽有参、附，亦徒然耳。"

【预防调护】

平时应注意舒畅情志，避免不良情志刺激。饮食不可吞咽过猛，进食时避免恼怒，忌过食生冷辛辣之品。要适寒温，避免外邪侵袭。

既病之后应避免情绪紧张，转移注意力；饮食宜清淡；生活起居有节。久病重病出现呃逆，应严密观察病情变化。

【临证备要】

1. 临证应辨病情轻重。呃逆一证在诊断时首先应分清是生理现象还是疾病状态。若一时性气逆而作呃，无持续或反复发作者，属生理现象，可不药而愈。若呃逆持续或反复发作，难以自制，为呃逆病证，需要治疗。久病重病出现呃逆，是为"败呃"，提示病情严重，预后不良。

2. 辨病论治与辨证论治相结合。呃逆总由胃气上逆动膈而成，故治疗时在辨证论治基础上常选加柿蒂、丁香、制半夏、竹茹、旋覆花、刀豆子等理气和胃、降逆平呃之品以治标，提高疗效。肺气宣肃亦有助于胃气和降，遣方时可加入枇杷叶、杏仁等。

3. 重视针灸等其他疗法的使用。呃逆可使用或配合使用针灸疗法，如针刺足三里、中脘、膈俞、内关等穴，亦能取得良效。另外，穴位按压、取嚏等对于轻症患者亦能取效。

【医案举隅】

徐某，女，47 岁，工人。1971 年 4 月 12 日初诊。

　　患者因进食时暴怒气郁而致呃逆1周，服用温胆汤、丁香柿蒂汤等方药无效而来我院门诊。呃逆不已，声短频响，一分钟三十余次，自觉气从胃膈上冲咽喉，不能自制，胸闷脘痞，难以入寐，纳呆，勉进少量流质饮食及蛋糕，口渴，便干，两日一行，脉弦滑，苔白厚罩黄。平素性情急躁，甲状腺肿大（同位素检查功能尚属正常范围），血压138/90mmHg。有气管炎病史。认证为肝气横逆，胃失和降，投以疏肝理气，和中降逆法。

　　白蒺藜9g，炒竹茹12g，南沙参12g，绿萼梅9g，制香附5g，藕3片（打烂），鲜荸荠10g（打烂），藕汁1匙（冲入）。

　　4月16日复诊：称服上方两剂不效。4月14日至医院就诊，某医生换用旋覆代赭汤加减二剂亦无效。精神紧张，呃逆频作，胸闷口干，脉象弦滑，苔白厚腻。仍请邹老诊治。邹老曰：湿邪内蕴，故苔白厚腻；湿邪不宣，故胸脘痞闷；脉象弦滑乃肝气湿痰内结之征。方拟祛湿化痰，疏肝和胃，并嘱情怀舒畅，切忌郁怒。

　　合欢皮30g，合欢花12g，越鞠丸9g（包煎），制香附9g，制苍术9g，法半夏5g，陈广皮6g，炒竹茹9g，川石斛12g，海藻12g，玫瑰花4朵。

　　另用荸荠汁、藕汁各1匙冲入。

　　4月21日三诊：称服上方二剂后呃逆基本停止。厚腻之苔稍化，脉滑，胸闷，纳谷欠馨。方从化湿健脾，舒郁和中，以善其后。

　　越鞠丸每日9g，分二次吞服。

　　另：炒陈皮9g，炒苡米9g，炒玉竹9g，煎汤代茶。

　　药后呃逆全止，纳谷增，胸闷除。

　　按：平素性情急躁，肝旺可知，暴怒之后而作呃逆，从疏肝郁、降胃逆治本属常法，但不效，其故安在？肝气上逆，胃失和降是呃逆常见之病机，今湿蕴中土，胃阳被遏为主要矛盾，肝郁是其次要方面。湿郁得化，胃之纳降正常，胃气自能下行。再佐以疏肝解郁之品，木得条达，呃逆自已。方以越鞠丸倍苍术、香附之量。《医方论》云湿郁者苍术为君，气郁者香附为君。伍以二陈、合欢、玫瑰花祛湿化痰，疏气开郁，使湿去而胃和，郁除而气平，荸荠、藕汁生津豁痰，乃得全功。

（邹云翔等．邹云翔医案选．江苏科学技术出版社．1981）

【古代文献精选】

　　《金匮要略·呕吐哕下利病脉证治》："哕而腹满，视其前后，知何部不利，利之即愈。""干呕，哕，若手足厥者，橘皮汤主之。""哕逆者，橘皮竹茹汤主之。"

　　《景岳全书·呃逆》："然致呃之由，总由气逆。气逆于下，则直冲于上，无气则无呃，无阳亦无呃，此病呃之源所以必由气也。""凡杂证之呃，虽由气逆，然有兼寒者，有兼热者，有因食滞而逆者，有因气滞而逆者，有因中气虚而逆者，有因阴气竭而逆者，但察其因而治其气，自无不愈。若轻易之呃，或偶然之呃，气顺则已，本不必治。惟屡呃为患，及呃之甚者，必其气有大逆，或脾肾元气大有亏竭而然。然实呃不难治，而惟元气败竭者，乃最危之候也。"

《类证治裁·呃逆》："盖逆皆是寒热错杂，二气相搏，故治之亦多寒热相兼之剂，如丁香、柿蒂并投之类。"

第五节 噎膈

噎膈是由于食道干涩或食管狭窄导致吞咽食物哽噎不顺，饮食难下，或食而复出的疾患。噎即噎塞，指吞咽之时哽噎不顺；膈为格拒，指饮食不下。噎虽可单独出现，而又每为膈的前驱表现，故临床往往以噎膈并称。

膈之名，首见于《内经》。《素问·阴阳别论》云："三阳结，谓之膈。"《素问·通评虚实论》云："隔塞闭绝，上下不通，则暴忧之病也。"这些论述对后人探讨噎膈的病因病机、立法处方启迪很大。隋·巢元方《诸病源候论》将噎膈分为气、忧、食、劳、思五噎和忧、恚、气、寒、热五膈，指出精神因素对本病的影响甚大。宋·严用和《济生方·五噎五膈论治》认为："阳气先结，阴气后乱，阴阳不和，脏腑生病，结于胸膈，则成膈，气留于咽嗌，则成五噎。"并提出了"调顺阴阳，化痰下气"的治疗原则。元·朱丹溪《脉因证治·噎膈》云："大概因血液俱耗，胃脘亦槁，在上近咽之下……名之曰噎。其槁在下，与胃为近……名之曰膈。"提出"润养津血，降火散结"的治法，侧重以润为通。明·张景岳对噎膈进行了较为全面的论述，指出噎膈与反胃是两个不同的病证，认为脾主运化，肾为化生之本，运化失职，精血枯涸为病机所在，从而提出温脾滋肾之治疗大法。清·叶天士在《临证指南医案·噎膈反胃》中指出"脘管窄隘"为本病的主要病机，这一观点对现在的临床治疗仍具有重要意义。近代张锡纯《医学衷中参西录》认为噎膈"不论何因，其贲门积有瘀血者十之七八"，强调活血化瘀在治疗中的重要性，并指出预后与"瘀血之根蒂未净，是以有再发之"有关。

根据噎膈的临床表现，西医学中的食管癌、贲门癌、贲门痉挛、食管-贲门失弛缓症、食管憩室、食管炎、食管狭窄、胃神经官能症等，均可参照本节内容辨证论治。

【病因病机】

噎膈的病因主要与七情内伤、酒食不节、久病年老有关，致使气、痰、瘀交阻，津气耗伤，胃失通降，而发为本病。

一、病因

1. 饮食不节

多为饮酒过度，或过食肥甘燥热之品，或饮食过热，致使脾胃受损，胃肠积热，津液耗损，痰热内结；或食物粗糙，或常食发霉之物，损伤食道、胃脘而致。

2. 七情内伤

多由忧思恼怒而成。忧思则伤脾，脾伤则气结，水湿失运，滋生痰浊；恼怒则伤肝，肝伤气机郁滞，血液运行不畅，瘀血阻滞食道、胃脘而成噎膈。

3. 久病年老

胃痛、呕吐等病变日久，饮食减少，气血化源不足，津液亏耗，胃脘枯槁；或年老体弱，命门火衰，精血亏损，脾胃失于温煦，运化无力，气阴渐伤，津气失布，痰气瘀阻，而成本病。

二、病机

噎膈的基本病机为气、痰、瘀交结，阻隔于食道、胃脘而致。病位在食道，属胃所主，与肝、脾、肾密切相关。如若情志失调，恼怒伤肝，肝失条达，忧思过度，脾伤气结，均可导致气滞、血瘀；饮食不节，损伤脾胃，脾阳亏虚，健运失职，水湿内停，聚湿生痰，痰气交阻或痰瘀互结，可使食管狭窄，胃失通降；年老体弱，肾阴渐虚，或他病日久耗伤精血，不能濡养咽嗌；阴损及阳，肾阴亏虚可累及肾阳，肾阳亏虚，不能温运脾土，温煦失职，气不化津，津液干涸失濡，而成为噎膈。

病理性质主要有虚实两方面，为本虚标实之证。本虚与脾肾亏虚，津液枯槁，不能濡养有关；标实为气滞、痰凝、血瘀阻于食道和胃，致使哽噎不顺，格塞难下或食而复出，而发为噎膈。

本病初期，以痰气交阻于食道和胃为主，病情较轻，多属实证，继则瘀血内结，痰、气、瘀三者交结，进而化火伤阴，或痰瘀生热，伤阴耗液，则病情由轻转重。病之晚期，阴津日益枯槁，胃腑失其濡养，或阴损及阳，脾肾阳气衰败，不能蒸津、化津、运津，痰气瘀结益甚，发展成为虚实夹杂之候。

【诊查要点】

一、诊断依据

1. 轻症患者主要为胸骨后不适、烧灼感或疼痛，食物通过有滞留感或轻度梗阻感，咽部干燥或有异物感。

2. 重症患者见持续性、进行性吞咽困难，咽下梗阻，食入即吐，吐出黏液或白色泡沫黏痰，严重时伴有胸骨后或背部肩胛区持续性钝痛，进行性消瘦。

3. 患者常有情志不畅、酒食不节、年老体弱等病史。

二、病证鉴别

1. 噎膈与反胃

两者皆有食入即吐的症状。噎膈主要表现为吞咽困难，食不能下，旋食旋吐，或徐徐吐出；反胃则主要表现为食尚能入，停留胃中，朝食暮吐，暮食朝吐。《景岳全书·噎膈》云："噎膈之病，主病胸臆上焦；而反胃之病，则病于中下二焦……反胃之治，多主益火之源，以助化功。噎膈之治，多宜润养心脾，以舒结气。"

2. 噎膈与梅核气

两者均见咽中梗塞不舒的症状。噎膈是有形之物瘀阻于食道，吞咽困难。梅核气则是气逆痰阻于咽喉，为无形之气，以咽部异物感为主，无吞咽困难及饮食不下的症状。如《证治汇补·噎膈·附梅核气》所说："梅核气者，痰气窒塞于咽喉之间，咯之不出，咽之不下，状如梅核。"即咽中有梗塞不舒的感觉，无食物哽噎不顺，或吞咽困难，食入即吐的症状。

【辨证论治】

一、辨证要点

1. 辨病性的虚实

病之初期，多以实证为主，有情志失调和饮食不节之别。久病多为正虚邪实，虚中夹实。正虚者，津液枯槁，脾肾亏虚；邪实者，气滞、痰结、瘀血互相交结。

2. 辨病邪的偏重

大凡有忧思恼怒等引起，出现吞咽之时哽噎不顺，胸协胀痛，情志抑郁时加重，属气郁；如吞咽梗阻，胸膈痞满，呕吐痰涎，属痰湿；若饮食梗阻难下，胸膈疼痛，固定不移，面色晦暗，肌肤甲错者，属血瘀。

二、治疗原则

本病的治疗应分清标本虚实，主次兼顾。初期以标实为主，重在治标，宜理气、化痰、消瘀、降火；后期以正虚为主，重在治本，宜滋阴润燥，或补气温阳。然噎膈之病，病机复杂，虚实每多兼杂，则当标本同治。

三、证治分类

1. 痰气交阻证

症状：吞咽梗阻，胸膈痞满，或疼痛，情志抑郁时加重，嗳气呃逆，呕吐痰涎，口干咽燥，大便秘结，舌质红，苔薄腻，脉弦滑。

证机概要：肝气郁结，痰湿交阻，胃气上逆。

治法：开郁化痰，润燥降气。

代表方：启膈散加减。本方有润燥解郁、化痰降逆之功效，适用于气滞痰阻之噎膈。

常用药：沙参、贝母润燥化痰，泄热散结；郁金、砂仁、丹参开郁利气，活血化痰；茯苓健脾和中，渗湿化痰；杵头糠开胃下气；荷叶蒂醒脾和胃。

嗳气呕吐明显者，酌加旋覆花、代赭石，以增降逆和胃之力；泛吐痰涎甚多者，加半夏、陈皮，以加强化痰之功，或含化玉枢丹；大便不通，加生大黄、莱菔子，便通即止，防止伤阴；若心烦口干，气郁化火者，加山豆根、栀子、金果榄以增清热解毒之功效。若兼脾胃虚弱者，症见胸膈痞满，情志抑郁时加重，嗳气呃逆，呕吐痰涎者，可用木香顺气丸。

2. 津亏热结证

症状：吞咽梗涩而痛，食入而复出，甚则水饮难进，心烦口干，胃脘灼热，五心烦热，形体消瘦，皮肤干燥，小便短赤，大便干结如羊粪，舌质光红，干裂少津，脉细数。

证机概要：热毒伤阴，胃阴亏耗，虚火上逆，胃失润降。

治法：滋阴清热，润燥生津。

代表方：沙参麦冬汤加减。本方有清热生津、滋阴润燥的作用，适用于阴津枯竭，燥热内结之噎膈。

常用药：沙参、麦冬、玉竹清热滋阴，润肺胃之燥；桑叶、天花粉养阴泄热；扁豆、甘草健脾和胃。

胃火偏盛者，加栀子、黄连清胃中之火；肠腑失润，大便干结，坚如羊粪者，加火麻仁、全瓜蒌、何首乌润肠通便。烦渴咽燥，噎食难下，或食入即吐，吐物酸热者，改用竹叶石膏汤加大黄泄热存阴。食道干涩，口燥咽干，可饮五汁安中饮以生津益胃。

3. 瘀血内结证

症状：饮食梗阻难下，食不能下，甚或呕出物如赤豆汁，或便血，胸膈疼痛，固定不移，面色晦暗，肌肤甲错，形体羸瘦，舌质紫暗，脉细涩。

证机概要：瘀血内阻，食道闭塞，通降失司，肌肤失养。

治法：破结行瘀，滋阴养血。

代表方：通幽汤加减。本方有滋阴养血、破血行瘀作用，适用于瘀血内阻，食道不通，饮食不下，生化乏源，气血不能充养肌肤之噎膈。

常用药：生地、熟地、当归滋阴养血；桃仁、红花、丹参、活血化瘀；升麻升清降浊；炙甘草益脾和中；五灵脂、乳香、没药、蜣螂虫活血破瘀止痛；海藻、昆布、贝母软坚化痰。

瘀阻显著者，酌加水蛭、三棱、莪术、炙穿山甲、急性子，增强破结消癥之力；呕吐较甚，痰涎较多者，加莱菔子、海蛤粉、半夏、瓜蒌等以化痰止呕；呕吐物如赤豆汁者，另服云南白药化瘀止血；如服药即吐，难于下咽，可含化玉枢丹以开膈降逆，随后再服汤药。

4. 气虚阳微证

症状：吞咽受阻，饮食不下，泛吐涎沫，面浮足肿，面色㿠白，形寒气短，精神疲惫，腹胀便溏，舌质淡，苔白，脉细弱。

证机概要：阴损及阳，脾肾阳虚，温煦失职，气不化津。

治法：温补脾肾。

代表方：补气运脾汤加减。本方具有补气健脾运中的作用，适用于脾肾阳虚，中阳衰微之噎膈。

常用药：黄芪、党参、白术、茯苓、甘草、大枣补脾益气；陈皮、半夏、砂仁、生姜、降逆祛痰，和中养胃。

中阳不足，痰凝瘀阻，可用理中汤加姜汁、竹沥；胃虚气逆，呕吐不止者，可加旋覆花、代赭石和胃降逆；阳伤及阴，口干咽燥，形体消瘦，大便干燥者，可加石斛、麦冬、沙参滋养津液；泛吐白沫，加吴萸、丁香、白蔻仁温胃降逆；肾阳虚明显者，可用右归丸或加附子、肉桂、鹿角胶、苁蓉温补肾阳。

【预后转归】

本病的预后，主要与本虚标实的程度、邪实轻重、脏损多少、治疗当否有关。如以肝郁气结、痰湿凝聚的实证为主，病情始终停留在噎证的阶段，只表现为吞咽之时哽噎不顺的痰气交阻证，不向膈证发展，一般预后尚好。如病情继续发展，出现阴津枯槁，脾肾阳气衰败，同时痰、气、瘀交结益甚的虚实夹杂之候，则预后极差。

【预防调护】

改变不良饮食习惯，戒烟酒，避免进烫食及发霉的食物等，饮食宜清淡、新鲜、易消化。早期诊断，及时治疗。加强护理，注意进食后少量饮水，做好心理护理工作，帮助病人克服悲观、紧张、恐惧等不良情绪。

【临证备要】

1. 噎膈的治疗应重视顾护津液及胃气。阴津亏耗是噎膈之本，疾病初期，使用行气、祛痰、活血之品时当兼顾益气养阴，以免生变；后期津液枯槁，阴血亏损，治当滋阴补血，可选沙参、麦冬、玉竹等，少用生地、熟地之辈，并配合白术、木香、砂仁健脾益气，以防腻胃碍气。

2. 食道癌患者，重视清热解毒、软坚散结化瘀。噎膈之病病机复杂，多兼有顽痰、瘀血、气滞、热郁诸多因素，少有单一证型，在治疗时应通权达变，灵活遣方用药。如明确诊断为食道癌，可加白花蛇舌草、菝葜、冬凌草、山慈菇、半枝莲等清热解毒之品；若顽痰凝结，可加海藻、昆布、海蛤壳等以化痰消积；若久病瘀血在络，除用三棱、莪术、红花等外，可加全蝎、水蛭、蜈蚣等虫类药，搜剔削坚散结。

3. 及早检查，确定病性。噎膈的病变范围较广，应及早做相关检查，明确疾病的性质。食管痉挛属于功能性疾病；食管炎、贲门炎属于炎症性疾病；食管癌、贲门癌则为恶性肿瘤。这三种情况疾病性质不同，治疗方法不同，预后转归也不同，须把握病性，区别对待。

【医案举隅】

患者，女，40岁。

因进食梗噎不畅反复3月前来就诊，已于某院诊断为"贲门失弛缓症"。症见：进食梗噎，情志舒则减，食后嗳气，食物反流，心下痞闷，体重下降，口干口苦，咽燥，易怒，便干结且不规律，寐差，以入睡困难为主。

中医诊断：噎膈。

中医辨证：肝郁气滞，痰气交阻，兼有郁热。

治法：开郁润燥，降气化痰。

处方：柴胡15g，制半夏15g，旋覆花30g（包），代赭石15g（先煎），磁石15g（先煎），黄芩15g，黄连15g，藿香15g，佩兰15g，佛手15g，砂仁15g，苏子15g，全瓜蒌20g，陈皮15g，炒莱菔子15g。每日1剂，早晚分服，连服10剂。

二诊：服药后，患者吞咽困难减轻，食物反流反酸缓解，大便渐规律，但仍觉略干结，寐差。秉持效方不变原则，守方加减，上方基础上加夜交藤15g，合欢花15g，沙参15g，石斛15g，连服30剂。

三诊：患者吞咽基本正常，无胸骨后疼痛，无反食反酸嗳气，眠佳，二便正常。病渐愈，继续服药 10 剂巩固疗效。

随访半年无复发。

按：本病属中医学"噎膈"范畴，初起以气滞血瘀痰阻之标实为主，中期虚实夹杂，后期多以气阴不足之本虚为主，故明察虚实，掌握疾病所处阶段，将"降法"贯穿于治疗始终，为临床取效关键。其降法应用体现在：气滞痰阻，胃失和降反而上逆所致者宜降气化痰法；日久则必气郁而化热，出现口干、咽燥、大便结等症状，宜辛开苦降之法，但本法难免有苦燥伤阴之弊，因此可酌加花粉、沙参、石斛等以防伤阴；脾不升清，浊气不降，聚而成痰，阻滞气机而致病者，宜升清降浊法，以化中阻之湿热，健不运之中气，使得"脾升促胃降"，脾胃功能调和。

〔付琳，李明．谢晶日教授治疗贲门失弛缓症验案举隅．疑难病杂志
2010；9（9）：719～720〕

【古代文献精选】

《景岳全书·噎膈》："凡治噎膈之法，当以脾肾为主。盖脾主运化，而脾之大络布于胸膈；肾主津液，而肾之气化主乎二阴。故上焦之噎膈，其责在脾；下焦之闭结，其责在肾。治脾者宜从温养，治肾者宜从滋润，舍此二法，他无捷径矣。"

《济生方·噎膈》："五膈者，忧、恚、寒、热、气也；五噎者，忧、思、劳、食、气也。其为病也，令人胸膈痞闷，呕逆噎塞，妨碍饮食，胸痛彻背，或胁下支满，或心忡喜忘，咽气不舒。治疗之法，调顺阴阳，化痰下气，阴阳平匀，气顺痰下，膈噎之疾，无由作矣。"

《医学心悟·噎膈》："凡噎膈症，不出胃脘干槁四字。槁在上脘者，水饮可行，食物难入，槁在下脘者，食虽可入，久而复出。"

附 反 胃

反胃是指饮食入胃，宿食不化，经过良久，由胃反出之病。《金匮要略》称为"胃反"。《太平圣惠方·第四十七卷》称为"反胃"，指出："夫反胃者，为食物呕吐，胃不受食，言胃口翻也。"后世也多以反胃名之。

本病临床特征是朝食暮吐，暮食朝吐。病因多由饮食不当，饥饱无常，或嗜食生冷，损及脾阳，或忧愁思虑，有伤脾胃，中焦阳气不振，寒从内生，致脾胃虚寒，不能腐熟水谷，饮食入胃，停留不化，逆而向上，终至尽吐而出。如《景岳全书·反胃》所说："或以酷饮无度，伤于酒湿；或以纵食生冷，败其真阳；或因七情忧郁，竭其中气。总之，无非内伤之甚，致损伤胃气而然。"

治疗原则在于温中健脾，降逆和胃。若反复呕吐，津气并虚，可加益气养阴之品；日久不愈，宜加温补肾阳之法。

脾胃虚寒证

症状：食后脘腹胀满，朝食暮吐，暮食朝吐，宿谷不化，吐后则舒，神疲乏力，面色清白，手足不温，大便溏少，舌淡，苔白腻，脉细缓无力。

证机概要：脾胃虚寒，饮食不化，停滞胃中，逆而尽吐。

治法：温中健脾，和胃降逆。

代表方：丁香透膈汤加减。本方具有温中和胃、健脾补益、降逆理气作用，适用于脾胃虚寒所致反胃之病。

常用药：人参、白术、炙甘草健脾益气；丁香、半夏、木香、香附降气和胃；砂仁、白豆蔻、神曲、麦芽醒脾化食。

胃虚气逆，呕吐甚者，加旋覆花、代赭石镇逆止呕；若肾阳虚弱者，加附子、肉桂以益火之源；吐甚而气阴耗伤者，去丁香、砂仁、白豆蔻，酌加沙参、麦冬养胃润燥。

第六节　腹　痛

腹痛是指因感受外邪、饮食所伤、情志失调及素体阳虚等使脏腑气机阻滞，气血运行不畅，经脉痹阻，或脏腑经脉失养导致的，以胃脘以下、耻骨毛际以上部位发生疼痛为主症的病证。

《内经》最早提出腹痛的病名，并提出腹痛由寒热邪气客于胃肠引起，如《素问·举痛论》曰："寒气客于肠胃之间，膜原之下，血不得散，小络急引故痛。""热气留于小肠，肠中痛，瘅热焦渴，则坚干不得出，故痛而闭不通矣。"《金匮要略·腹满寒疝宿食病脉证治》对腹痛的辨证论治作了较为全面的论述。"病者腹满，按之不痛为虚，痛者为实，可下之。舌黄未下者，下之黄自去。"对"腹中寒气，雷鸣切痛，胸胁逆满，呕吐"的脾胃虚寒、水湿内停证及寒邪攻冲证分别提出用附子粳米汤及大建中汤治疗等，开创了腹痛证治的先河。《诸病源候论》始将腹痛独立辨证，对其病因、证候进行详细表述。"凡腹急痛，此里之有病。""由腑脏虚，寒冷之气客于肠胃膜原之间，结聚不散，正气与邪气交争，相击故痛。"金元时期李东垣将腹痛按三阴经及杂病进行辨证论治，李氏在《医学发明》强调"痛则不通"的病理学说，并在治疗原则上提出"痛随利减，当通其经络，则疼痛去矣。"对后世产生很大影响。《古今医鉴》针对各种病因提出不同的治疗法则，"是寒则温之，是热则清之，是痰则化之，是血则散之，是虫则杀之，临证不可惑也。"王清任、唐容川对腹痛有进一步的认识，唐氏在《血证论》中曰："血家腹痛，多是瘀血，另详瘀血门。然有气痛者，以失血之人，气先不和……宜逍遥散加姜黄、香附子、槟榔、天台乌药治之。"并指出瘀血在中焦，可用血府逐瘀汤，瘀血在下焦，应以膈下逐瘀汤治疗，对腹痛辨治提出了新的创见。

腹痛是临床上极为常见的一个症状，内科腹痛常见于西医学的急慢性胰腺炎、肠易激综合征、消化不良、胃肠痉挛、不完全性肠梗阻、肠黏连、肠系膜和腹膜病变、泌尿系结石、肠道寄生虫等，以腹痛为主要表现者，均可参照本节内容辨证施治。凡外科、妇科疾病及内科疾病中的痢疾、积聚等出现的腹痛应参考相关学科及本书有关章节。

【病因病机】

感受外邪、饮食所伤、情志失调及素体阳虚等，均可导致气机阻滞、脉络痹阻或经脉失养而发生腹痛。

一、病因

1. 外感时邪

外感风、寒、暑、热、湿邪，侵入腹中，均可引起腹痛。伤于风寒则寒凝气滞，经脉受阻，不通则痛。若伤于暑热，或寒邪不解，郁而化热，或湿热壅滞，可致气机阻滞，腑气不通而见腹痛。

2. 饮食不节

暴饮暴食，饮食停滞，纳运无力，或过食肥甘厚腻或辛辣，酿生湿热，蕴蓄胃肠，或恣食生冷，寒湿内停，中阳受损，均可损伤脾胃，腑气通降不利而发生腹痛。它如饮食不洁，肠虫滋生，攻动窜扰，腑气不通则痛。

3. 情志失调

情志不遂，则肝失条达，气机不畅，阻滞不通而痛作。若气滞日久，血行不畅，瘀血内生，则发腹痛。

4. 阳气素虚

素体脾阳亏虚，虚寒中生，渐致气血生成不足，脾阳虚而不能温养，出现腹痛，甚至病久肾阳不足，相火失于温煦，脏腑虚寒，腹痛日久不愈。

此外，跌仆损伤，络脉瘀阻，或腹部术后，血络受损，亦可形成腹中血瘀，中焦气机升降不利，不通则痛。

二、病机

腹中有肝、胆、脾、肾、大小肠、膀胱等脏腑，并为足三阴、足少阳、手足阳明、冲、任、带等经脉循行之处，上述诸病因，皆可导致相关脏腑功能失调，使气血郁滞，脉络痹阻，不通则痛。

腹痛发病涉及脏腑与经脉较多，病理因素主要有寒凝、火郁、食积、气滞、血瘀。病理性质不外寒、热、虚、实四端。概而言之，实为邪气郁滞，不通则痛；虚为中脏虚寒，气血不能温养而痛。四者往往相互错杂，或寒热交错，或虚实夹杂，或为虚寒，或为实热，亦可互为因果，互相转化。如寒痛缠绵发作，可以寒郁化热；热痛日久，治疗不当，可以转化为寒，成为寒热交错之证；素体脾虚不运，再因饮食不节，食滞中阻，可成虚中夹实之证；气滞影响血脉流通可导致血瘀，血瘀可影响气机通畅导致气滞。

总之，本病的基本病机为脏腑气机阻滞，气血运行不畅，经脉痹阻，不通则痛，或脏腑经脉失养，不荣而痛。

【诊查要点】

一、诊断依据

1. 凡是以胃脘以下，耻骨毛际以上部位的疼痛为主要表现者，即为腹痛。其疼痛性质各异，若病因外感，突然剧痛，伴发症状明显者，属于急性腹痛；病因内伤，起病缓慢，痛势缠绵者，则为慢性腹痛。临床可据此进一步辨病。

2. 注意与腹痛相关病因，脏腑经络相关的症状。如涉及肠腑，可伴有腹泻或便秘；膀胱湿热可见腹痛牵引前阴，小便淋沥，尿道灼痛；蛔虫作痛多伴嘈杂吐涎，时作时止；瘀血腹痛常有外伤或手术史；少阳表里同病腹痛可见痛连腰背，伴恶寒发热，恶心呕吐。

3. 根据性别、年龄、婚况，与饮食、情志、受凉等关系，起病经过，其他伴发症状，鉴别何脏腑受病，明确病理性质。

二、病证鉴别

1. 腹痛与胃痛

胃处腹中，与肠相连，腹痛常伴有胃痛的症状，胃痛亦时有腹痛的表现，常需鉴别。胃痛部位在心下胃脘之处，常伴有恶心、嗳气等胃病见症，腹痛部位在胃脘以下，上述症状在腹痛中较少见。

2. 腹痛与其他内科疾病中的腹痛症状

许多内科疾病常见腹痛的表现，此时的腹痛只是该病的症状。如痢疾之腹痛，伴有里急后重，下痢赤白脓血；霍乱之腹痛，伴有吐泻交作；积聚之腹痛，以腹中包块为特征；鼓胀之腹痛，以腹部外形胀大为特点等。而腹痛病证，当以腹部疼痛为主要表现。

3. 内科腹痛与外科、妇科腹痛

内科腹痛常先发热后腹痛，疼痛一般不剧，痛无定处，压痛不显；外科腹痛多后发热，疼痛剧烈，痛有定处，压痛明显，见腹痛拒按，腹肌紧张等。妇科腹痛多在小腹，与经、带、胎、产有关，如痛经、先兆流产、宫外孕输卵管破裂等，应及时进行妇科检查，以明确诊断。

【辨证论治】

一、辨证要点

1. 辨腹痛性质

一般而言，实痛拒按，虚痛喜按。实痛一般痛势急剧，痛时拒按，痛而有形，痛势不减，得食则甚；虚痛一般病势绵绵，喜揉喜按，时缓时急，痛而无形，饥而痛增。腹痛拘急，疼痛暴作，痛无间断，坚满急痛，遇冷痛剧，得热则减者，为寒痛；痛在脐腹，痛处有热感，时轻时重，或伴有便秘，得凉痛减者，为热痛；腹痛时轻时重，痛处不定，攻冲作痛，伴胸胁不舒，腹胀，嗳气或矢气则胀痛减轻者，属气滞痛；少腹刺痛，痛无休止，痛处不移，痛处拒按，经常夜间加剧，伴面色晦暗者，为血瘀痛；因饮食不慎，脘腹胀痛，嗳气频作，嗳后稍舒，痛甚欲便，便后痛减者，为伤食痛。暴痛多实，伴腹胀、呕逆等；久痛多虚。

2. 辨腹痛部位

胁腹、少腹多属厥阴肝经病证；脐以上大腹疼痛，多为脾胃病证；脐以下小腹痛多属膀胱及大小肠病证；脐腹疼痛，多为虫积。

二、治疗原则

治疗腹痛多以"通"字立法，应根据辨证的虚实寒热，在气在血，确立相应治法。《医学真传》说："夫通则不痛，理也，但通之之法，各有不同。调气以和血，调血以和气，通也；下逆者使之上行，中结者使之旁达，亦通也。虚者，助之使通，寒者，温之使通，无非通之之法也。若必以下泻为通，则妄矣。"在通法的基础上，结合审证求因，标本兼治。属实证者，重在祛邪疏导；对虚痛，应温中补虚，益气养血，不可滥施攻下。对于久痛入络，绵绵不愈之腹痛，可采取辛润活血通络之法。

三、证治分类

1. 寒邪内阻证

症状：腹痛拘急，遇寒痛甚，得温痛减，恶寒身蜷，手足不温，口淡不渴，小便清长，大便清稀或秘结，舌质淡，苔白腻，脉沉紧。

证机概要：寒邪凝滞，中阳被遏，脉络痹阻。

治法：散寒温里，理气止痛。

代表方：良附丸合正气天香散加减。良附丸温里散寒，正气天香散理气温中，两者合用，共奏散寒止痛之效，适用于寒邪阻遏中阳，腹痛拘急、得热痛减的证候。

常用药：高良姜、干姜、紫苏温中散寒；乌药、香附、陈皮理气止痛。

如寒重，痛势剧烈，手足逆冷，脉沉细者，可加入附子、肉桂辛热通阳，散寒止痛；若少腹拘急冷痛，属肝经寒凝气滞者，可加吴茱萸、小茴香、沉香以暖肝散寒；腹中冷痛，兼见便秘，加附子、大黄以温通腑气；若夏日感受寒湿，伴见恶心呕吐，胸闷，纳呆，身重，倦怠，舌苔白腻者，可酌加藿香、苍术、厚朴、蔻仁、半夏，以温中散寒，化湿运脾。

2. 湿热壅滞证

症状：腹部胀痛，痞满拒按，胸闷不舒，烦渴引饮，潮热汗出，大便秘结，或溏滞不爽，小便短黄，舌质红，苔黄燥或黄腻，脉滑数。

证机概要：湿热内结，气机壅滞，腑气不通。

治法：泄热通腑，行气导滞。

代表方：大承气汤加减。本方具有软坚润燥、破结除满、荡涤肠胃的功能，适用于腑气不通，大便秘结，腹痛拒按，发热汗出的腹痛。

常用药：大黄苦寒泄热，攻下燥屎；芒硝咸寒泻热，软坚散结；厚朴、枳实破气导滞，消痞除满。

若燥热不甚，湿热偏重，大便不爽者，可去芒硝，加栀子、黄芩清热泻火；若痛引两胁，可加郁金、柴胡理气化瘀止痛；如腹痛剧烈，寒热往来，恶心呕吐，大便秘结者，改用大柴胡汤表里双解。

3. 饮食积滞证

症状：腹部胀满，疼痛拒按，嗳腐吞酸，恶食呕恶，痛而欲泻，泻后痛减，粪便奇臭，或大便秘结，舌苔厚腻，脉滑。

证机概要：食滞内停，运化失司，胃肠不和。

治法：消食导滞，理气止痛。

代表方：枳实导滞丸加减。本方有消积导滞、清热祛湿的作用，适用于嗳腐吞酸，恶食呕恶，腹痛胀满之证。

常用药：大黄、枳实、神曲消食导滞；黄芩、黄连、泽泻清热化湿；白术、茯苓健脾助运。

若腹痛胀满者，加厚朴、木香行气消胀；兼大便自利，恶心呕吐者，去大黄，加陈皮、半夏、苍术理气燥湿，降逆止呕。如食滞不重，腹痛较轻者，用保和丸消食导滞。

4. 肝郁气滞证

症状：腹痛胀闷，痛无定处，痛引少腹，或兼痛窜两胁，时作时止，得嗳气或矢气则舒，遇忧思恼怒则剧，舌质红，苔薄白，脉弦。

证机概要：肝气郁结，气机不畅，疏泄失司。

治法：疏肝解郁，理气止痛。

代表方：柴胡疏肝散加减。本方有疏肝行气止痛之效，可用于治疗因肝气郁结，腹痛走窜，牵引少腹或两胁之证。

常用药：柴胡、枳壳、香附、陈皮疏肝理气；芍药、甘草缓急止痛；川芎行气活血。

若气滞较重，胸胁胀痛者，加川楝子、郁金理气化瘀止痛；若痛引少腹、睾丸者，加橘核、荔枝核、川楝子理气止痛；若肝郁日久化热者，加丹皮、山栀子、川楝子清肝泄热。若腹痛肠鸣，气滞腹泻者，可用痛泻要方调肝理脾。若少腹绞痛，阴囊寒疝者，可用天台乌药散理气散寒。

5. 瘀血内停证

症状：少腹疼痛，痛势较剧，痛如针刺，痛处固定，甚则腹有包块，经久不愈，舌质紫暗，脉细涩。

证机概要：瘀血内停，气机阻滞，脉络不通。

治法：活血化瘀，和络止痛。

代表方：少腹逐瘀汤加减。本方有活血祛瘀、理气止痛之效，适宜治疗腹痛如针刺、痛有定处的血瘀证。

常用药：当归、川芎、赤芍养血活血；延胡索、蒲黄、五灵脂、没药化瘀止痛；小茴香、肉桂、干姜温经止痛。

若腹部术后作痛，或跌仆损伤作痛，可加泽兰、红花，或吞服三七粉、云南白药活血化瘀；若瘀血日久发热，可加丹参、丹皮、王不留行凉血化瘀；若兼有寒象，腹痛喜温，可加小茴香、干姜、肉桂温经止痛。若下焦蓄血，大便色黑，可用桃核承气汤活血化瘀通腑。若胁下积块，疼痛拒按，可用膈下逐瘀汤化瘀通络。

6. 中虚脏寒证

症状：腹痛绵绵，时作时止，喜温喜按，饥饿劳累后加重，得食休息后减轻，形寒肢冷，神疲乏力，气短懒言，胃纳不佳，面色无华，大便溏薄，舌质淡，苔薄白，脉沉细。

证机概要：中阳不振，气血不足，失于温养。

治法：温中补虚，缓急止痛。

代表方：小建中汤加减。本方具有温中补虚、缓急止痛的功能，可用于治疗形寒肢冷、喜温喜按、腹部隐痛之证。

常用药：桂枝、饴糖、生姜、大枣温中补虚；芍药、炙甘草缓急止痛。

若胃气虚寒，脐中冷痛，连及少腹，宜加胡芦巴、荜澄茄温肾散寒止痛；如血气虚弱，腹中拘急冷痛，困倦，短气，纳少，自汗者，当酌加当归、黄芪调补气血；若脾气不足，可加黄芪、茯苓、人参、白术等助益气健脾之力；若寒凝气滞，可加吴茱萸、干姜、川椒、乌药等助散寒理气。若腹中大寒，呕吐肢冷，可用大建中汤温中散寒。若腹痛下利，脉微肢冷，脾肾阳虚者，可用附子理中汤温补脾肾。若大肠虚寒，积冷便秘者，可用温脾汤温阳通下。若中气大虚，少气懒言，可用补中益气汤益气补中。

【预后转归】

体质好，病程短，正气尚足者，预后良好；体质较差，病程较长，正气不足者，预后较差；身体日渐羸瘦，正气日衰者，难治。若腹痛暴急，治不及时，或治不得当，气血逆乱，可致大汗淋漓、四肢厥冷、脉微欲绝的厥脱之证，如不及时抢救则危殆立至。若湿热蕴结肠胃，蛔虫内扰，或术后气滞血瘀，可造成腑气不通，气滞血瘀日久，可变生积聚。

【预防调护】

腹痛多与饮食失调有关，平素宜饮食有节，忌暴饮暴食，忌食生冷、不洁的食物，少食过于辛辣、油腻之品。要养成良好的饮食习惯，饭前洗手，细嚼慢咽，饭后不宜立即参加体育活动。寒痛者要注意保暖；热痛者忌食肥甘厚味、醇酒辛辣；食积腹痛者宜暂禁食或少食；气滞者要保持心情舒畅。疼痛剧烈者应卧床休息，进食易消化、富有营养的饮食。

医生须密切注意患者的面色、腹痛部位、性质、程度、时间、腹诊情况、二便及其伴随症状，并须观察腹痛与情绪、饮食寒温等因素的关系。如见患者腹痛剧烈、拒按、冷汗淋漓、四肢不温、呕吐不止等症状，须警惕出现厥脱证，要立即处理，以免贻误病情。

【临证备要】

1. 灵活运用温通之法治疗腹痛。温通法是以辛温或辛热药为主体，配合其他药物，借能动能通之力，以收通则不痛之效的治疗方法。温通法每需与它药合用。一是与理气药为伍，如良附丸中高良姜与香附同用，用于寒凝而致气滞引起的腹痛十分相宜。二是与养阴补血药相合，如当归四逆汤中桂枝、细辛与当归、白芍同用，小建中汤中桂枝与白芍同用等。三是与活血祛瘀药配用，如少腹逐瘀汤，在活血化瘀的同时使用小茴香、干姜、肉桂等辛香温热之品，来化解滞留于少腹的瘀血。四是与补气药相配，如附子理中汤，既用党参、白术，又用附子、干姜，对中虚脏寒的腹痛切中病机。五是与甘缓药同用，常用甘草、大枣、饴糖等味甘之品，一方面制约辛燥温热太过，使其温通而不燥烈，另一方面甘药在温热药的推动下，缓急止痛而不碍邪。

2. 运用清热通腑法治疗急性热证腹痛。清热通腑法以清热解毒药（如银花、黄连、黄芩等）与通腑药（如大黄、虎杖、枳实、芒硝等）为主体，以通则不痛为法，现代用来治疗急慢性胰腺炎取得了良好成效。对于不完全性肠梗阻患者，可予调胃承气汤加减，加用木香、槟榔等理气之品，收理气通腑之效。本法应用，中病即止，不可过用，以免伤阴太过。对虚证腹痛不可妄用清热通腑法，以免损耗正气，使虚者更虚。

【医案举隅】

张某，男，67岁。1979年8月29日初诊。

主诉及病史：腹部胀痛3天，伴见胃脘胀满，连及两胁刺痛，嗳气频频，时吐黏痰，口干口苦，头中热，耳内堵塞，不思饮食，大便干，小便赤。

诊查：舌淡有齿痕，苔薄白，脉弦而数。查血象：白细胞 22×10^9/L，中性粒细胞84%。

辨证：湿热夹滞，交结肠胃，通降失常。

治法：清热行气，通里导滞。

处方：柴胡10g，黄芩10g，法半夏10g，炒枳实10g，生川军9g，青陈皮各9g，木香6g，川厚朴10g，炒苍术10g，木通6g，竹茹10g。

二诊：药服2剂后大便转稀，胃脘胀满、嗳气及吐黏痰均减，头热耳堵已除，小便色变黄。惟腹痛转移至右下腹部，拒按，有反跳痛，无矢气，口干口苦而涩，饮食不香。舌淡，苔白中黄，脉弦滑而数。腑气虽有下行之势，湿热仍壅积肠中，气血瘀滞。当清热解毒，行气活血，通里导滞。

原方去半夏、苍术、竹茹、木通，生军改为6g，加丹皮10g，桃仁10g，败酱草30g，连翘24g，忍冬藤45g，5剂。

三诊：迭进清热解毒、行气活血、通里导滞之剂，现右少腹仅感微痛，亦不拒按，大便正常，饮食虽乏味但较前增加，偶见恶心，口中仍苦涩，小便淡黄，脉弦滑。舌苔薄白中黄。肠中湿热渐化，气血瘀滞亦渐消散，余邪未尽也。

处方：熟军6g，桃仁9g，炒枳壳9g，青陈皮各9g，川厚朴10g，忍冬藤30g，连翘18g，败酱草30g，焦山楂15g，焦神曲15g，冬瓜子30g。

服上方1剂后，患者即返家乡，过半月来信，上述症状皆退，精神、饮食恢复，查血象均在正常范围。

按：本例属实热性腹痛，故以通里导滞为主要治法。但初诊所见，腹痛伴胃脘胀满，两胁刺痛，嗳气频频，头热耳堵，病位偏于上，即湿热夹滞交阻胃及肝胆之络，故以大柴胡汤加减治之。二诊腹痛转移至右下腹，拒按，无矢气，是肠中湿热蕴积、气滞血瘀之象，因而改用大黄牡丹汤加减，通里活血，着重清热解毒，目的在于截断病势，以防热壅血瘀成痈。

（董建华，王永炎主编．中国现代名中医医案精华·夏锦堂医案．
人民卫生出版社．2010）

【古代文献精选】

《素问·举痛论》："寒气客于脉外，则脉寒，脉寒则缩蜷，缩蜷则脉绌急，绌急则外引小络，故猝然而痛，得炅则痛立止。"

《景岳全书·心腹痛》："痛有虚实，凡三焦痛证，惟食滞、寒滞、气滞者最多，其有因虫、因火、因痰、因血者，皆能作痛。大多暴痛者，多由前三证，渐病者，多由后四证……可按者为虚，拒按者为实。久痛者多虚，暴痛者多实。得食稍可者为虚，胀满畏食者为实。痛徐而缓，莫得其处者多虚，痛剧而坚，一定不移者为实。"

《症因脉治·腹痛论》："痛在胃之下，脐之四旁，毛际之上，名曰腹痛；若痛在胁肋，曰胁痛；痛在脐上，则曰胃痛，而非腹痛。"

第七节　痢　疾

由于邪蕴肠腑，气血凝滞，大肠脂膜血络损伤，传导失司，以腹痛、里急后重、下痢赤白脓血为主症的病证称为痢疾。是一类或具有传染性的疾病。多发于夏秋季节。

该病《内经》中称为"肠澼"，其发病与饮食不节及湿热下注有关。汉·张仲景将泄泻与痢疾统称为"下利"，制定了治疗湿热痢的白头翁汤，并提出了"下利便脓血者，桃花汤主之"的虚寒久痢主方。隋·巢元方《诸病源候论·痢病候》将痢疾分为"赤白痢"、"脓血痢"、"冷热痢"、"休息痢"等21种痢病候，并在病机方面提出"痢由脾弱肠虚……肠虚不复，故赤白连滞……血痢者，热毒折于血，入大肠故也。"强调了热毒致病。本病在隋唐以前还有称为"大瘕泄"、"滞下"者。痢疾病名首见于宋·严用和《济生方·痢疾论治》："今之所谓痢疾者，古所谓滞下是也。"金元时代已认识到本病能互相传染、普遍流行而称"时疫痢"。如朱丹溪《丹溪心法》曰："时疫作痢，一方一家之内，上下传染相似。"特别值得提出的是至明清时期对痢疾的认识更趋深入，进一步阐发了痢疾的病因病机和辨证论治，提出痢有伏积，所谓"无积不成痢也"，外感、内伤者，由于人体气盛、气虚的不同，发病有热化、寒化二途。如清·李用粹《证治汇补·痢疾》曰："无积不成痢……痢起夏秋，湿热交蒸，本乎天也。因热求凉，过吞生冷，由于人也。气壮而伤于天者，郁热为多。气弱而伤于人者，阴寒为甚。湿土寄旺四时，或从火化，则阳土有余，而湿热为病。或从水化，则阴土不足，而寒湿为病。"并详尽地提出了辨寒热、辨虚实、辨五色等。特别对休息痢的认识更为深刻，认为"屡发屡止，经年不愈，多因兜涩太早，积热未清所致。亦有调理失宜，亦有过服寒凉，亦有元气下陷，亦有肾虚不固，均能患此"。另外，比较突出的一点是强调本病与脾肾的关系，如明·李中梓《医宗必读·痢疾》云："痢之为证，多本脾肾。……在脾者病浅，在肾者病深……未有久痢而肾不损者。"

在治疗方面，金·刘河间提出的"调气则后重自除，行血则便脓自愈"的法则，至今仍属治痢之常法。明·张景岳特别强调，治疗痢疾"最当察虚实，辨寒热"。而《医宗必读·痢疾》指出："至治法，须求何邪所伤，何脏受病。如因于湿热者，去其湿热；因于积滞者，去其积滞。因于气者调之；因于血者和之。新感而实者，可以通因通用；久病而虚者，可以塞因塞用。"清·喻昌创"逆流挽舟"之法，并在《医门法律·痢疾论》中云："引其邪而出之于外。"创活人败毒散。清·蒋宝素将痢疾称为内痈，他在《医略十三篇·痢疾》中云："治痢之法，当参入治痈之义。"这些治疗原则，一直指导着今天的临床。

西医学的细菌性痢疾、阿米巴痢疾及一些结肠病变如溃疡性结肠炎等，可参考本病辨证论治。

【病因病机】

痢疾多由外感湿热、疫毒之邪，内伤饮食，损及脾胃与肠而致。邪气客于大肠，与气血搏结，肠道脂膜血络受伤，传导失司，而致下痢。

一、病因

1. 外感时疫邪毒

夏秋季节，暑湿秽浊、疫毒易于滋生。湿热或暑湿之邪内侵肠道，湿热郁蒸，气血与之搏结于肠之脂膜，化为脓血而成湿热痢；疫毒之邪侵及阳明气分，进而内窜营血，甚则进迫下焦厥阴、少阴，而致急重之疫毒痢。正如《景岳全书·杂证谟》云："痢疾之病，多病于夏秋之交，古法相传，皆谓炎暑大行，相火司令，酷热之毒蓄积为痢。"素体阳虚之人，感受寒湿或感受湿邪后，湿从寒化，寒湿侵及大肠，发为寒湿痢。

2. 内伤饮食

若平素嗜食肥甘厚味，或误食馊腐不洁之物，酿生湿热，湿热毒邪，直趋肠道，则成湿热痢或疫毒痢。若其人平素恣食生冷瓜果，伤及脾胃，中阳不足，寒湿内蕴，如再贪凉饮冷或食不洁之物，寒湿食积壅塞肠中，而成寒湿痢。《景岳全书·杂证谟》云："因热贪凉者，人之常事也，过食生冷，所以致痢。"

上述病因虽有外感时疫邪毒与内伤饮食之分，但两者常相互影响，往往内外交感而发病。

二、病机

痢疾的基本病机为邪蕴肠腑，气血凝滞，传导失司，脂膜血络受伤而成痢。湿热、疫毒、寒湿、食积等内蕴肠腑，与肠中气血相搏结，大肠传导功能失司，通降不利，气血瘀滞，肠络受损，腐败化为脓血而痢下赤白；气机阻滞，腑气不通，故见腹痛，里急后重。

本病的病位在肠，与脾胃关系密切，可涉及肾。痢疾基本病变在肠，因肠与胃密切相连，肠病及胃，故常曰在肠胃。如《医碥·痢》所说："不论何脏腑之湿热，皆得以入肠胃，以胃为中土，主容受而传之肠也。"然痢疾日久，不但损伤脾胃而且累及于肾，导致肾气虚惫或脾肾阳虚，下痢不止。

病理性质有虚、实、寒、热之不同，且演变多端。暴痢多属实证。外感湿热或湿热内生，壅滞腑气，或疫毒内侵，毒盛于里，熏灼肠道，下痢鲜紫脓血，壮热口渴，或湿热、疫毒之气上攻于胃，胃气逆而不降，噤口不纳者，皆属实证、热证；寒湿阴邪所致者为寒证。下痢日久，可由实转虚或虚实夹杂，寒热并见。如疫毒热盛伤津，或湿热内郁不清，日久则伤气、伤阴，或素体阴虚邪恋，而成阴虚痢者；久痢伤正，胃虚气逆，胃不纳食者，而成噤口痢虚证；脾胃素虚而感寒湿患痢，或湿热痢过服寒凉药物致脾虚中寒，日久化源不足，累及肾阳，关门不固，下痢滑脱，形成虚寒痢；如痢疾迁延，邪恋正衰，脾气更虚，或治疗不当，收涩过早，关门留寇，则成久痢，或时愈时发的休息痢。

【诊查要点】

一、诊断依据

1. 下痢脓血黏液，腹痛，里急后重，大便次数增多。
2. 急性痢疾起病急骤，可伴有恶寒发热；慢性痢疾则反复发作，迁延不愈。
3. 常见于夏秋季节，多有饮食不洁史。或具有传染性。

二、病证鉴别

痢疾与泄泻：二者多发于夏秋季节，均为排便次数增多，皆由外感时邪、内伤饮食而发病。泄泻粪便稀薄，无脓血，腹痛、肠鸣并见，泻后痛减，其病机为脾失健运，湿邪内盛。痢疾则便脓血、腹痛、里急后重并见，便后不减，其病机为邪客大肠，与气血搏结，气血凝滞，腐败化为脓血，以资鉴别。见诸临床，泻痢二者，可以相互转化。有先泻后转痢者，病情加重；亦有先痢而后转泻者，病情减轻，临证时须仔细辨别。

【辨证论治】

一、辨证要点

1. 辨虚实

一般新病年少，形体壮实，腹痛拒按，里急后重便后减轻者，多为实；久病年长，形体虚弱，腹痛绵绵，痛而喜按，里急后重便后不减或虚坐努责者，多为虚。

2. 辨寒热

下血色鲜红，或赤多白少，质稠恶臭，肛门灼热，口渴喜冷饮，小便黄或短赤，舌质红，苔黄腻，脉数而有力者，属热；痢下白多赤少或晦暗清稀，频下污衣，无臭，面白，畏寒喜热，四肢微厥，小便清长，舌质淡，苔白滑，脉沉细弱者，属寒。

3. 辨伤气、伤血

下痢白多赤少，为湿邪伤及气分；赤多白少，或以血为主者，为热邪伤及血分。

二、治疗原则

1. 痢疾的治疗应根据病证的寒热虚实确定治疗原则。热痢清之，寒痢温之，寒热交错者，清温并举。初起之时，实证、热证多见，宜清热化湿解毒。久痢寒证、虚证多见，宜补虚温中，调理脾胃，兼以清肠，收涩固脱。虚实夹杂者，通涩兼施。

2. 调和气血，消积导滞：痢疾不论虚实，肠中多有滞，气血失于调畅。因此，消导、去滞、调气、和血、行血为治痢的基本方法。赤多重用血药，白多重用气药。

3. 顾护胃气："人以胃气为本，而治痢尤要。"说明顾护胃气应贯穿治痢过程之始终。

三、证治分类

1. 湿热痢

症状：腹痛，里急后重，下痢赤白脓血，赤多白少，或纯下赤冻，肛门灼热，小便短赤，或发热恶寒，头痛身楚，口渴发热，舌质红，苔黄腻，脉滑数或浮数。

证机概要：湿热壅滞，肠络受损，气血瘀滞，传导失司。

治法：清热化湿解毒，调气行血导滞。

代表方：芍药汤加减。本方调气行血，清热燥湿止痢，适用于赤多白少，肛门灼热之下痢。

常用药：芍药、当归、甘草和营理血，缓急止痛；黄芩、黄连清热燥湿解毒；木香、槟榔、大黄行气导滞，以除后重；肉桂辛温大热，辛能散结，热可防其苦寒太过。

若属热重下痢，宜加用白头翁汤清热解毒；瘀热较重，痢下鲜红者，可加地榆、桃仁、赤芍、丹皮凉血化瘀；若痢疾初起，兼有表证者，可用活人败毒散，解表举陷，即喻嘉言所谓"逆流挽舟"之法。若身热汗出，脉象急促，表邪未解而里热已盛者，宜用葛根芩连汤解表清里；若夹食滞，见痢下不爽，腹痛拒按，苔黄腻，脉滑者，可加用枳实导滞丸。若表证已减，痢尤未止，可加香连丸以调气清热。

2. 疫毒痢

症状：发病急骤，壮热，痢下鲜紫脓血，腹痛剧烈，里急后重明显，口渴，头痛，烦躁，或神昏谵语，或痉厥抽搐，或面色苍白，汗冷肢厥，舌质红绛，苔黄燥，或苔黑滑润，脉滑数，或脉微欲绝。

证机概要：疫邪热毒，壅滞肠中，燔灼气血，蒙蔽清窍。

治法：清热解毒，凉血止痢。

代表方：白头翁汤合芍药汤加减。前方以清热凉血解毒为主，后方能增强清热解毒之功，并有调气行血导滞作用，两方合用，对疫毒深重，壮热口渴，腹痛，里急后重，下痢鲜紫脓血者有良效。

常用药：白头翁入血分，清热解毒，凉血止痢；黄连、黄柏、秦皮清热解毒，燥湿止痢；金银花、生地、赤芍、丹皮清热凉血解毒；木香、槟榔行气导滞。

夹食滞者，加枳实、山楂、莱菔子以消食导滞；暑湿困表者，加藿香、佩兰、荷叶以芳香透达，使邪从表解；积滞甚，痢下臭秽难闻，腹痛拒按者，急加大承气汤，通腑泄浊，消积下滞；热入营分，高热神昏谵语者，宜清热解毒，凉血开窍，可合用犀角地黄汤，或另用大黄煎汤送服安宫牛黄丸或至宝丹；热极动风，痉厥抽搐者，加羚羊角、钩藤、石决明，送服紫雪丹，以清热解毒，凉血息风。暴痢致脱者，应急服参附汤或独参汤，或参附注射液静脉点滴，以回阳救逆。

3. 寒湿痢

症状：腹痛，里急后重，痢下赤白黏冻，白多赤少，或纯为白冻，脘闷，头身困重，口淡，饮食乏味，舌质淡，苔白腻，脉濡缓。

证机概要：寒湿滞留肠道，气血凝滞，传导失司。

治法：温化寒湿，调气和血。

代表方：胃苓汤加减。本方温化寒湿，可用于寒湿内盛、白多赤少之下痢。

常用药：苍术、白术、厚朴健脾燥湿；桂枝、茯苓温化寒湿；陈皮理气散满。

痢下白中兼赤者，加芍药、当归调营和血；寒湿气滞明显者，加槟榔、木香、炮姜散寒调气；若兼表证者，可合荆防败毒散逆流挽舟，祛邪外出。

4. 阴虚痢

症状：下痢赤白黏冻，或下鲜血黏稠，脐腹灼痛，虚坐努责，心烦，口干口渴，舌质红少津，苔少或无苔，脉细数。

证机概要：营阴亏虚，湿热内郁不清，邪滞肠间。

治法：养阴和营，清肠止痢。

代表方：驻车丸加减。本方寒热并调，养阴化湿清肠，用治湿热痢久伤阴，下痢鲜血量少，或虚坐努责，口干心烦者。

常用药：黄连清热坚阴，厚肠止痢；阿胶、当归、养阴和血；少佐炮姜以制黄连苦寒太过；白芍、甘草酸甘化阴，和营止痛。

若口干口渴明显，可加入石斛、沙参、天花粉养阴生津；若阴虚火旺，湿热内盛，下痢鲜血黏稠，加黄柏、秦皮、白头翁清热化湿解毒，加丹皮、赤芍、槐花凉血止血。

5. 虚寒痢

症状：下痢稀薄，带有白冻，甚则滑脱不禁，腹部隐痛，喜温喜按，食少神疲，四肢不温，腰酸怕冷，或脱肛，舌质淡，苔白滑，脉沉细而弱。

证机概要：下痢日久，脾肾阳虚，关门不固。

治法：温补脾肾，收涩固脱。

代表方：桃花汤合真人养脏汤加减。前方温中涩肠，后方兼能补虚固脱，两方合用，温补脾肾，涩肠固脱，可治疗脾肾虚寒，形寒肢冷，腰膝酸软，滑脱不禁之久痢。

常用药：赤石脂、肉豆蔻、诃子暖脾温中，涩肠止泻；干姜、肉桂温肾暖脾；人参、白术、粳米益气健脾和中；当归、白芍养血和血；甘草缓急止痛；木香理气醒脾。

脾肾阳虚重，手足不温者，可加附子以温肾暖脾；脱肛下坠者，可加升麻、黄芪以益气升陷，亦可用补中益气汤加减，以益气补中，升清举陷。

6. 休息痢

休息痢以时发时止，终年不愈为辨证重点，临床分为发作期和缓解期。

发作期

症状：腹痛，里急后重，大便夹有脓血，倦怠怯冷，嗜卧，食少，舌质淡，苔腻，脉濡软或虚数。

证机概要：病久正伤，正虚邪恋，脾阳不振，邪滞肠腑。

治法：温中清肠，调气化滞。

代表方：连理汤加减。本方温中祛寒，兼清郁热，用于下痢日久，正虚邪恋，倦怠食少，遇劳而发，时发时止者。

常用药：人参、白术、干姜、甘草温中健脾；黄连清除肠中湿热余邪。

里急后重明显者，加槟榔、木香、枳实调气化滞。

缓解期

（1）脾气虚弱证

症状：腹胀食少，大便溏薄或夹少量黏液，肢体倦怠，神疲乏力，少气懒言，面色萎黄，或脱肛，舌质淡，苔白或腻，脉缓弱。

证机概要：久痢损伤脾胃，脾气虚弱，健运失职。

治法：补中益气，健脾升阳。

代表方：补中益气汤加减。本方补中益气，升阳举陷，用于久痢脾虚气陷，脱肛少气者。

常用药：黄芪、人参、炙甘草、白术补中益气健脾；当归养血和营；陈皮理气和胃；柴胡、升麻升提下陷之中气。

若腹痛绵绵，喜按喜温，大便稀溏，夹有少许黏液白冻，形寒气怯，为脾阳虚衰，宜温阳健脾，用附子理中汤。若脾阳虚衰，肢体浮肿，可合用苓桂术甘汤；若脾病及肾，大便滑脱不禁，可合用桃花汤或真人养脏汤。

（2）寒热错杂证

症状：胃脘灼热，烦渴，腹痛绵绵，畏寒喜暖，下痢稀溏，时夹少量黏冻，饥而不欲食，强食则吐，四肢不温，舌质红，苔黄腻，脉沉缓。

证机概要：久痢伤及厥阴，寒热错杂，虚实夹杂。

治法：温中补虚，清热化湿。

代表方：乌梅丸加减。本方温中补虚，清热燥湿止痢，能治寒热错杂，正气虚弱之久痢。

常用药：乌梅涩肠止泻；黄连、黄柏清热燥湿止痢；附子、干姜、桂枝、川椒、细辛温肾暖脾而助运祛寒；人参、当归益气补血而扶正。

兼食滞者，可加神曲、山楂、莱菔子；寒凝较重者去黄连、黄柏。

（3）瘀血内阻证

症状：腹部刺痛，拒按，下痢色黑，腹痛固定不移，夜间加重，面色晦暗，或腹部结块，推之不移，舌质紫暗或有瘀斑，脉细涩。

证机概要：久痢不愈，瘀血蓄积肠腑，气滞血阻。

治法：活血祛瘀，行气止痛。

代表方：少腹逐瘀汤加减。本方功能活血祛瘀，温经止痛，可用治久痢之腹部疼痛属瘀血内阻者。

常用药：当归、川芎、赤芍养血活血；延胡索、蒲黄、五灵脂、没药化瘀止痛；小茴香、肉桂、干姜温经止痛。

本方可与六君子汤间服，以补益脾肾，攻补兼施；里急后重者加黄连、白头翁。

【预后转归】

痢疾的转归预后因病人正气的强弱、感受邪毒的深浅及发病的轻重而不同。体质好，正气盛者，虽感湿热、寒湿之邪而患急性痢疾者，只要治疗及时正确，调护得当，预后一般良好。而疫毒邪盛者，可很快出现热入心营、热盛动风或内闭外脱的危证，甚或死亡，应积极救治。慢性痢疾多由急性痢疾迁延不愈而致，如休息痢、阴虚痢、虚寒痢，一般病情缠绵，难于骤效，但只要辨证正确，治疗恰当，多能缓解或痊愈，如若不注意摄养或调治，病情常易逐步加重而入危途。

【预防调护】

注意饮食卫生，避免过食生冷和进食不洁及变质食物，节制饮食，不过食辛辣、肥甘厚味。起居有常，调情志，防过劳。

治病宜早，防止病情恶化。饮食宜清淡，忌食荤腥油腻难消化之物。疫毒痢要中西医结合抢救治疗。

【临证备要】

1. 噤口痢的治疗。痢疾不能进食，或呕不能食者，称为噤口痢。其证有虚有实。实证多由湿热、疫毒蕴结肠中，上攻于胃，胃失和降所致，宜用开噤散煎水少量多次，徐徐咽下，以苦辛通降，泄热和胃。若汤剂不受，可先用玉枢丹磨汁少量与服，再予前方徐徐咽下。若胃阴大伤，频繁呕吐，舌红绛无苔，脉细数者，于方中酌加人参、麦冬、石斛、沙参以扶养气阴。并可用人参与姜汁炒黄连同煎，频频呷之，再吐再呷，以开噤为止。虚证多由素体脾胃虚弱，或久痢以致胃虚气逆，出现呕恶不食或食入即吐，口淡不渴，舌质淡，脉弱，治宜健脾和胃为主，方用六君子汤加石菖蒲、姜汁以醒脾开胃。若下痢无度，饮食不进，肢冷脉微，为病势危重，急用独参汤或参附汤或参附注射液以益气回阳救逆。

2. 注意灌肠疗法。痢疾除内服药物外，亦可用灌肠疗法，使药物直达病所，提高疗效。凡下痢赤白脓血，里急后重者，常用：①苦参、马齿苋以1:2比例，水煎取液150ml保留灌肠；②蒲公英、败酱草、红藤、穿心莲等量，黄柏适量，水煎取液150ml保留灌肠；③黄连、黄柏、马齿苋、白头翁等量，水煎取液150ml保留灌肠。

3. 慢性痢疾要辨外感、内伤两类。《证因脉治》中明确指出："外感休息痢之证，暴发热痢而起，后乃久久不愈，或暂好一月半月，旋复发作，缠绵不愈，积滞不除。""内伤休息痢之证，无感之邪，非暴发暴痢之证，但因脾胃亏损，渐成积痢，或发或止，终年不愈。"治疗上由外感所致者，不忘清余邪，而内伤所致者，应以调脾胃为主。

4. 注意痢疾治疗禁忌。忌过早补涩，忌峻下攻伐，忌分利小便，以免留邪或伤正气。

【医案举隅】

王某，女，40 岁，职员。2005 年 11 月 3 日就诊。

患者自 2000 年出现腹泻腹痛，伴少量黏液脓血便，当地医院诊为"溃疡性结肠炎"，西药治疗后症状好转。之后分别于 2003 年、2004 年再次复发，经治疗后症状好转。

本次因受凉后再次出现腹泻，伴少量黏液脓血便，每天 4～5 次，里急后重感明显，左侧下腹部疼痛，便前加重，便后缓解，纳谷不香，神疲懒言，肢体倦怠，腰膝酸软，形寒肢冷，小腹喜温怕凉，舌质暗，舌下瘀，苔白腻，脉濡缓。结肠镜检查示：直肠、乙状结肠黏膜红肿、糜烂，广布新鲜出血及白苔。病理诊断：大肠（直肠及乙状结肠）黏膜慢性炎症急性发作。

辨证：寒湿瘀浊阻滞肠道，脾肾阳虚运化失职。

处方：小茴香 10g，炮姜 15g，延胡索 9g，当归 9g，川芎 3g，肉桂 10g，赤芍 10g，蒲黄 9g，五灵脂 6g，焦三仙各 10g，陈皮 8g，枳实 10g。7 剂，每天 1 剂，水煎服。

二诊：腹泻仍每天 4～5 次，泻下暗色黏液脓血便，腹痛、里急后重感稍减轻，仍纳谷不香，神疲懒言，肢体倦怠，腰膝酸软，形寒肢冷，小腹喜温怕凉，舌脉如前。此为脾肾之阳气虚衰，运化不及，正不胜邪，积滞残留为患。原方加制附片 10g，砂仁 6g。续用 14 剂。

三诊：腹痛、里急后重及黏液脓血便消失，腹泻每天 1～2 次，为稀糊状，神疲懒言、肢体倦怠、腰膝酸软、形寒肢冷、小腹喜温怕凉诸症稍减。予附子理中丸和金匮肾气丸汤剂，续用 14 剂。

共治疗 3 个月后复查肠镜正常。嘱继服附子理中丸和金匮肾气丸半年之久，未见复发。

按：本案由于病程较长，脾肾阳气虚损，加之久病入络，瘀阻络伤，肠中水分不能吸收，水停瘀滞，气机不畅，形成了水瘀交阻的恶性循环状态。王教授治疗先用少腹逐瘀汤加三仙、陈皮、枳实以活血化瘀，温化寒湿，消积导滞，再以健脾温肾助运化、调正气，增强机体抗病能力，巩固疗效，预防复发。

〔安贺军等．王新月教授论治溃疡性结肠炎复发的思路．广州中医药大学学报 2008；25（3）：271～273〕

【古代文献精选】

《济生方·痢疾论治》："今之所谓痢疾者，古所谓滞下是也。盖尝推原其故，胃者脾之腑，为水谷之海，营卫充焉。夫人饮食起居失其宜，运动劳役过其度，则脾胃不充，大肠虚弱，而风冷暑湿之邪，得以乘间而入，故为痢疾。"

《赤水玄珠·痢门》："休息痢者，愈后数日又复，痢下时作时止，积年累月不肯断根者是也。则因始得之时，不曾推下，就以调理之剂，因循而致也，又或用兜涩药太早，以致邪不尽去，绵延于肠胃之间而作者，或痢愈之后而肠胃虚弱，复为饮食所伤而作者，当看轻重调理，或热或寒或消导或再推下，然后以异功散等补剂加收涩之药。"

《类证治裁·痢症论治》："痢多发于秋，即《内经》之肠澼也。症由胃腑湿蒸热塞，致气血凝结，夹糟粕积滞，进入大小腑，倾刮脂液，化脓血下注，或痢白，痢红，痢瘀紫，痢五色，腹痛呕吐，口干溺涩，里急后重，气陷肛坠，因其闭滞不利，故亦名滞下也。……白伤气分，赤伤血分，赤白相间，气血俱伤。伤气分则调气，伤血则和血，易老所谓调气则后重除，和血则便脓愈也。然论致痢之由，其暑湿伤胃者，郁热居多，生冷伤脾者，寒滞为甚。……气陷则仓廪不藏，阴亡则门户不闭，由脾伤肾，势所必然。"

第八节　泄　泻

泄泻是以排便次数增多，粪便稀溏，甚至泻出如水样为主症的病证，多由脾胃运化功能失职，湿邪内盛所致。泄者，泄漏之意，大便稀溏，时作时止，病势较缓；泻者，倾泻之意，大便如水倾注而直下，病势较急。故前贤以大便溏薄势缓者为泄，大便清稀如水而直下者为泻。本病证是一种常见的脾胃肠病证，一年四季均可发生，但以夏秋两季为多见。

历代医籍对本病论述甚详，名称亦颇多，《内经》始称为"泄"，如"濡泄"、"洞泄"、"飧泄"、"注泄"及"溏糜"、"鹜溏"等。汉唐以前，泻与痢混称，如《难经》将泻分为五种，其中胃泄、脾泄、大肠泄属泄泻，而小肠泄、大瘕泄属痢疾。《伤寒论》中概称为下利。直至隋·巢元方《诸病源候论》首次提出泻与痢分论，列诸泻候、诸痢候，其下再细论证候特点。亦有根据病因或病机而称为"暑泄"、"寒泄"、"酒泄"者等，名称虽多，但都不离"泄泻"二字。至宋代以后统称为"泄泻"。关于本病的病因病机，《内经》有较详细的论述，如《素问·阴阳应象大论》曰："春伤于风，夏生飧泄。""清气在下，则生飧泄。""湿胜则濡泄。"《素问·举痛论》指出："寒邪客于小肠，小肠不得成聚，故后泄腹痛矣。"《素问·风论》曰："食寒则泄。"《素问·至真要大论》曰："暴注下迫，皆属于热。""诸病水液，澄彻清冷，皆属于寒。"《素问·太阴阳明论》曰："饮食不节，起居不时者，阴受之……阴受之则入五脏……入五脏则䐜满闭塞，下为飧泄。"《灵枢·师传》曰："胃中寒，则腹胀，肠中寒，则肠鸣飧泄，胃中寒，肠中热，则胀而且泄。"以上说明了风、寒、湿、热皆能引起泄泻，且还与饮食、起居有关。汉·张仲景《金匮要略》提出虚寒下利的症状、治法和方药，如《金匮要略·呕吐哕下利病脉证治》曰："下利清谷，里寒外热，汗出而厥者，通脉四逆汤主之。"另外对实证、热证之泄泻也用"通因通用"法，充分体现了辨证论治精神。宋·陈无择认为情志失调亦可引起泄泻，其在《三因极一病证方论》中指出："喜则散，怒则激，忧则聚，惊则动，脏气隔绝，精神夺散，以致溏泄。"明·张景岳《景岳全书·泄泻》曰："泄泻……或为饮食所伤，或为时邪所犯……因食生冷寒滞者。"指出其病位主要在于脾胃，在治疗方面，提出"以利水为上策"，但分利之法亦不可滥用，否则

"愈利愈虚"。明·李中梓《医宗必读·泄泻》在总结前人治泻经验的基础上，对泄泻的治法作了进一步概括，提出了著名的治泻九法，即淡渗、升提、清凉、疏利、甘缓、酸收、燥脾、温肾、固涩，在治疗上有了较大的发展，其实用价值亦为现代临床所证实。清·王清任《医林改错》对于瘀血致泻的认识，尤其久泻从瘀论治在临床也具有重要意义。

西医学中急性肠炎、慢性肠炎、胃肠功能紊乱、腹泻型肠易激综合征、肠结核等肠道疾病，以腹泻为主要表现者，均可参考本节辨证论治。其他疾病伴见泄泻者，除治疗原发疾病外，在辨治方面亦可与本节联系互参。

【病因病机】

泄泻的致病原因有感受外邪、饮食所伤、情志失调及脏腑虚弱等，主要病机是脾病湿盛，脾胃运化功能失调，肠道分清泌浊、传导功能失司。

一、病因

1. 感受外邪

六淫之邪伤人，皆能使人发生泄泻，但其中以湿为主，常夹寒、热、暑等病邪。即《难经》所谓："湿多成五泄。"其他寒邪或暑热之邪，除了侵袭皮毛肺卫之外，也能直接影响于脾胃，但仍多与湿邪有关。

2. 饮食所伤

脾胃为仓廪之官，胃为水谷之府，故饮食不当常可导致泄泻。凡饱食过量，或过食肥甘，或恣啖生冷，或误食馊腐不洁之物，均可发生泄泻。临床上，饮食不当与外感湿邪常相互影响，共同为患。

3. 情志失调

郁怒或忧思均可致泄泻。郁怒伤肝，或忧思伤脾，若素体脾虚湿盛，复因情志刺激、精神紧张，或于怒时进食者，更易形成泄泻。正如《景岳全书·泄泻》云："凡遇怒气便作泄泻者，必先以怒时夹食。"

4. 劳倦伤脾

长期饮食失调，劳倦内伤，久病缠绵，或素体脾胃虚弱，均可成泄泻。

5. 久病年老

久病之后，肾阳损伤，或年老体衰，阳气不足，命门火衰，而为泄泻。《景岳全书·泄泻》指出："肾为胃关，开窍于二阴，所以二便之开闭，皆肾脏之所主，今肾中阳气不足，则命门火衰，而阴寒独盛，故于子丑五更之后，阳气未复，阴气盛极之时，即令人洞泄不止也。"

二、病机

泄泻病因虽然复杂，但其基本病机为脾胃受损，湿困脾土，肠道功能失司。泄泻的主要病变在脾胃与大小肠，病变主脏在脾，脾失健运是关键，同时与肝、肾密切相关。脾主运化，喜燥恶湿；大小肠司泌浊、传导；肝主疏泄，调节脾运；肾主命门之火，能暖脾助运，腐熟水谷。若脾运失职，小肠无以分清泌浊，大肠无法传化，水反为湿，谷反为滞，混合而下，则发生泄泻。病理因素主要是湿，湿为阴邪，易困脾阳，脾受湿困，则运化不健，故《医宗必读》有"无湿不成泻"之说。但可夹寒、夹热、夹滞。脾虚湿盛是导致泄泻发生的关键所在。

病理性质急性暴泻多属实证，慢性久泻多属虚证。急性暴泻以湿盛为主，多因湿盛伤脾，或食滞生湿，壅滞中焦，脾不能运，脾胃不和，水谷清浊不分所致，病属实证。慢性久泻以脾虚为主，多由脾虚健运无权，水谷不化精微，湿浊内生，混杂而下，发生泄泻。他如肝气乘脾或肾阳虚衰所引起的泄泻，也多在脾虚的基础上产生，病属虚证或虚实夹杂证。

【诊查要点】

一、诊断依据

1. 以粪质清稀为诊断的主要依据。或大便次数增多，粪质清稀，甚则如水样；或次数不多，粪质清稀；或泻下完谷不化。

2. 常先有腹胀腹痛，旋即泄泻。腹痛常与肠鸣同时存在。暴泻起病急，泻下急迫而量多；久泻起病缓，泻下势缓而量少，且有反复发作病史。

3. 与感受外邪、饮食不节、情志所伤有关。

二、病证鉴别

泄泻与霍乱：二者均有大便稀薄，或伴有腹痛，肠鸣。但霍乱是一种呕吐与泄泻同时并作的病证，其发病特点是起病急，变化快，病情凶险。起病时突然腹痛，继则吐泻交作，亦有少数病例不见腹痛而专为吐泻者。所吐之物均为未消化之食物，气味酸腐热臭；所泻之物多为夹有大便的黄色粪水，或如米泔而不甚臭秽。常伴恶寒、发热。部分病人在吐泻之后，津液耗伤，筋失濡养而发生转筋，腹中绞痛。若吐泻剧烈，则见面色苍白，目眶凹陷，指螺皱瘪，汗出肢冷等阴竭阳亡之危象。而泄泻仅以排便异常为主要表现，粪质稀溏，便次频多，其发生有急有缓，伴有腹痛，一般不著，且常与肠鸣同时并见。

【辨证论治】

一、辨证要点

1. 辨暴泻与久泻

一般而言，暴泻者起病较急，病程较短，泄泻次数频多，以湿盛为主；久泻者起病较缓，病程较长，泄泻呈间歇性发作，以脾虚多见。

2. 辨虚实

急性暴泻，泻下腹痛，痛势急迫拒按，泻后痛减，多属实证；慢性久泻，病程较长，反复发作，腹痛不甚，喜温喜按，神疲肢冷，多属虚证。

3. 辨寒热

大便清稀，或完谷不化者，多属寒证；大便色黄褐而臭，泻下急迫，肛门灼热者，多属热证。

4. 辨兼夹症

外感泄泻，多夹表证，当进一步辨其属于寒湿、湿热与暑湿。寒湿泄泻，泻多鹜溏，舌苔白腻，脉象濡缓；湿热泄泻，泻多如酱黄色，舌苔黄腻，脉象濡数；暑湿泄泻，多发于夏暑炎热之时，除泄泻外，尚有胸脘痞闷，舌苔厚腻。食滞肠胃之泄泻，以腹痛肠鸣，粪便臭如败卵，泻后痛减为特点；肝气乘脾之泄泻，以胸胁胀闷，嗳气食少，每因情志郁怒而增剧为特点；脾胃虚弱之泄泻，以大便时溏时泻，夹有水谷不化，稍进油腻之物，则大便次数增多，面黄肢倦为特点；肾阳虚衰之泄泻，多发于黎明之前，以腹痛肠鸣，泻后则安，形寒肢冷，腰膝酸软为特点。

泄泻病变过程较为复杂，临床往往出现虚实兼夹，寒热互见，故而辨证时，应全面分析。

二、治疗原则

泄泻的基本病机为脾虚湿盛，故其治疗原则为运脾化湿。急性暴泻以湿盛为主，应着重化湿，参以淡渗利湿，根据寒湿、湿热与暑湿的不同，分别采用温化寒湿、清化湿热和清暑祛湿之法，结合健运脾胃。慢性久泻以脾虚为主，当以健运脾气为要，佐以化湿利湿；若夹有肝郁者，宜配合抑肝扶脾；肾阳虚衰者，宜补火暖土。

三、证治分类

（一）暴泻

1. 寒湿证

症状：泻下清稀，甚至如水样，有时如鹜溏，腹痛肠鸣，脘闷食少，或兼有恶寒发热，鼻塞头痛，肢体酸痛，舌苔薄白或白腻，脉濡缓。

证机概要：寒湿之邪，困脾伤肠。

治法：芳香化湿，疏表散寒。

代表方：藿香正气散加减。本方功能疏风散寒，化湿除满，健脾宽中，调理脾胃，适用于寒湿泄泻腹痛肠鸣，脘闷食少者。

常用药：藿香辛温散寒，芳香化湿；白术、茯苓、陈皮、半夏健脾除湿；厚朴、大腹皮理气消满，疏利气机；紫苏、白芷解表散寒。

若表邪较重，周身困重而骨节酸楚者，可加荆芥、防风以增疏风散寒之力。如湿邪偏重，胸闷腹胀尿少，肢体倦怠，苔白腻者，应着重化湿利湿，可用胃苓汤以健脾燥湿，淡渗分利。

2. 湿热证

症状：腹痛即泻，泻下急迫，或泻而不爽，粪色黄褐而臭，烦热口渴，小便短赤，肛门灼热，舌质红，苔黄腻，脉濡数或滑数。

证机概要：感受湿热之邪，肠腑传化失常。

治法：清热利湿。

代表方：葛根芩连汤加减。本方功能解表清里，适用于湿热泄泻，湿热由表入里，内陷阳明，泻下臭秽，身热口干，苔黄脉数者。

常用药：葛根解表清热，升清止泻；黄芩、黄连苦寒清热燥湿。可加金银花助其清热之力；茯苓、通草、车前子增强利湿之效，使其湿热分消，则泄泻可止。

若病情较轻者，可用六一散煎汤送服红灵丹。若湿重于热，证见胸腹满闷，口不渴，或渴不欲饮，舌苔微黄厚腻，脉濡缓者，可合平胃散燥湿宽中。夹食滞者宜加神曲、麦芽、山楂以消食化滞。若发生在夏季盛暑之时，暑湿犯表，困遏脾胃，身热烦渴，胸闷脘痞，呕吐下利，即为暑湿泄泻，可用黄连香薷饮，清解暑热，化湿和中。若暑热偏重，身热烦渴，可加薄荷、荷叶、清豆卷增强清暑之力。

3. 食滞证

症状：腹痛肠鸣，泻后痛减，泻下粪便臭如败卵，夹有不消化之物，脘腹痞满，嗳腐酸臭，不思饮食，舌苔垢浊或厚腻，脉滑大。

证机概要：宿食阻滞肠胃，脾胃运化失司。

治法：消食导滞。

代表方：保和丸加减。本方功能消食导滞，和胃除湿，适用于饮食过度，宿食内停，脘痞腹痛，嗳腐呕吐，泻下臭如败卵者。

常用药：山楂、神曲、莱菔子消导食滞，宽中除满；陈皮、半夏、茯苓和胃祛湿；连翘消食滞之郁热。

若食滞较重，脘腹胀满，泻下不爽者，可因势利导，采用"通因通用"之法，加大黄、枳实、槟榔，或用枳实导滞丸以消导积滞，清利湿热；积滞化热者，加黄连、山栀；呕吐甚者，加生姜、刀豆子、竹茹和胃降逆止呕。

（二）久泻

1. 脾胃虚弱证

症状：大便时溏时泻，反复发作，稍有饮食不慎，大便次数即增多，夹见水谷不化，饮食减少，脘腹胀闷不舒，面色少华，肢倦乏力，舌质淡，苔白，脉细弱。

证机概要：脾胃虚弱，运化无权。

治法：健脾益气，渗湿止泻。

代表方：参苓白术散加减。本方功能健脾益气，渗湿止泻，适用于脾胃气虚夹湿之泄泻。

常用药：人参、茯苓、白术、甘草平补脾胃之气；扁豆、苡仁、山药、莲子既可和胃理气健脾，又能渗湿而止泻，标本兼顾；砂仁芳香醒脾，促进中焦运化，畅通气机。

若脾阳虚衰，阴寒内盛，伴见腹中冷痛，手足不温者，宜用附子理中丸加吴茱萸、肉桂以温中散寒止泻。若久泻不止，中气下陷，伴见滑脱不禁甚或脱肛者，可用补中益气汤，益气升清，健脾止泻。若泄泻日久，脾虚夹湿，肠鸣辘辘，大便溏黏者，舌苔厚腻难化，或食已即泻者，应于健脾止泻药中加入升阳化湿的药物，如防风、羌活、苍术、厚朴，或改用升阳益胃汤加减，以升清阳，化湿浊。若大便泻下呈黄褐色，为内夹湿热，可于原方中加黄连、厚朴、地锦草等清热除湿；若湿热未尽，泄泻日久，便溏而黏，气阴两伤，形瘦乏力，舌瘦质淡红，苔薄黄腻者，可用益胃汤加乌梅、五倍子、石榴皮、焦山楂、黄柏等标本兼治。

2. 肝气乘脾证

症状：肠鸣攻痛，腹痛即泻，泻后痛缓，每因抑郁恼怒或情绪紧张而诱发，平素多有胸胁胀闷，嗳气食少，矢气频作，舌苔薄白或薄腻，脉细弦。

证机概要：肝失条达，横逆侮脾，脾运无权。

治法：抑肝扶脾。

代表方：痛泻要方加减。本方功能调和肝脾，适用于肝郁脾虚之痛泻。

常用药：白芍养阴柔肝以治肝体；防风胜湿，且可散肝以助肝用；白术化湿健脾；陈皮理气和中。

若肝体过虚，可加用当归、枸杞等柔肝之品；若肝用不足，可加柴胡、青蒿等疏肝之味；脾虚明显时，可加用茯苓、扁豆、山药等化湿健脾之药；胃纳不和，可加半夏、木香之品以和中。若肝泻日久，气郁不解，转入血络，脾土不疏，泄泻缠绵难遇，可从化瘀入手，用血府逐瘀汤。在化瘀法下，还可根据其寒热不同，选用少腹逐瘀汤或膈下逐瘀汤化裁治之，其效更显。若夹有湿热，大便夹有黏液，可加黄连、黄芩等清肠化湿；反复发作不已者，可适当加入酸涩收敛之品，如乌梅、木瓜、诃子等；若脾气虚弱者，可加服参苓白术丸。证情平稳后，可服逍遥丸以善后。

3. 肾阳虚衰证

症状：每于黎明之前，脐腹作痛，继则肠鸣而泻，完谷不化，泻后则安，形寒肢冷，腹部喜暖，腰膝酸软，舌质淡，苔白，脉沉细。

证机概要：命门火衰，脾失温养，水谷不化。

治法：温肾健脾，涩肠止泻。

代表方：四神丸加减。本方功能温补脾肾，涩肠止泻，适用于脾肾虚寒，五更泄泻。

常用药：补骨脂温肾助阳，肉豆蔻温中暖脾，吴茱萸辛热散寒，五味子酸收止泻。

若肾阳虚衰明显，可加附子、肉桂等温肾之品；脾阳不足为著，可加干姜、莲子肉、芡实米等暖脾止泻之味；内寒腹痛，可加川椒、茴香等散寒之药；泻次频多，加乌梅、石榴皮、五倍子等酸收之品；若年老体衰，久泻不止，中气下陷，宜加黄芪、党参、白术之类，或配合补中益气汤益气升阳，健脾止泻；若滑脱不禁者，合桃花汤或真人养脏汤以固涩止泻；若虽为五更泻，但脾肾阳虚不显，反见心烦嘈杂，而有寒热错杂之症者，治当寒温并用，温脾止泻，可改用乌梅丸加减。慢性泄泻，虚证居多，治用温补固涩，但亦有虚中夹实者，固涩后泄泻次数虽然减少，而腹胀或痛，纳减不适，而有血瘀者，可用桂枝汤加当归、川芎、赤芍等，以养血和血。

【预后转归】

泄泻是临床常见病证，其转归依急性暴泻和慢性久泻的不同而有别。一般而言，急性暴泻病情较轻者，多能治愈，部分病人不经治疗，仅予饮食调养，亦可自愈；若病情较重，大便清稀如水而直下无度者，极易发生亡阴亡阳之险证，甚至导致死亡；有少数病人暴泄不止，损气伤津耗液，可成痉、厥、脱等危证，特别是伴有高热、呕吐、热毒甚者犹然。少数急性暴泻患者，治不及时或未进行彻底治疗，迁延日久，易由实转虚，变为慢性久泻。慢性久泻脏气亏虚，病情缠绵，难取速效，疗程较长，部分病人经过治疗可获愈，少数病人反复泄泻，导致脾虚中气下陷，可见纳呆、小腹坠胀、消瘦，甚至脱肛等症；若久泻脾虚及肾，脾肾阳虚，则泄泻无度，病情趋向重笃。

【预防调护】

加强锻炼，增强体质，使脾气旺盛，则不易受邪。加强食品卫生及饮用水的管理，防止污染。饮食应有节制，不暴饮暴食，不吃腐败变质的食物，不喝生水，生吃瓜果要洗净，养成饭前便后洗手的习惯。生活起居应有规律，防止外邪侵袭，夏季切勿因热贪凉，尤应注意腹部保暖，避免感邪。

泄泻病人应给予流质或半流质饮食，饮食宜新鲜、清淡、易于消化而富有营养，忌食辛辣炙煿、肥甘厚味。急性暴泻易伤津耗气，可予淡盐汤、米粥等以养胃生津。肝气乘脾之泄泻患者，应注意调畅情志，尽量消除紧张情绪，尤忌怒时进食。

【临证备要】

1. 注意"风药"的临床运用。脾气不升是慢性泄泻的主要病机之一。风药轻扬升散，同气相召，脾气上升，运化乃健，泄泻可止。湿是形成泄泻的病理因素之一，湿见风则干，风药具有燥湿之性。湿邪已祛，脾运得复，清气上升，泄泻自止。风药尚具有促进肝之阳气升发的作用，肝气升发条达，疏泄乃治。从现代医学观点来看，风药尚有抗过敏作用，而慢性泄泻者多与结肠过敏有关，故而有效。临床常用药有藿香、葛根、荆芥、防风、桔梗、白芷、藁本、升麻、柴胡、蝉蜕、羌活等。方剂可选藿香正气散、荆防败毒散、羌活胜湿汤等，如运用得当，效果明显。

2. 虚实夹杂者，寒热并用。慢性泄泻纯虚纯实者少，虚实夹杂者多。脾虚与湿盛是本病的两个主要方面。脾气虚弱，清阳不升，运化失常则生飧泄，治疗可用参苓白术散、理中汤等；若脾虚生湿，或外邪内侵，引动内湿，则虚中夹实，治当辨其湿邪夹热与夹寒之不同，临床一般以肠腑湿热最为常见，治疗当理中清肠，寒热并用，加用败酱草、红藤、黄柏、猪苓、茯苓等；寒湿偏重者则用苍术、厚朴、肉桂、陈皮、白术等。

3. 掌握通法在慢性泄泻中的运用时机。泄泻一证，其病位在肠腑。大肠为"传导之官"，小肠为"受盛之官"，前者司"变化"，后者主"化物"，一旦肠腑发生病变，必然"变化"无权，"化物"不能，于是曲肠盘旋之处易形成积滞痰饮浊毒。久之中焦脾胃渐亏，难以运化，积饮痰浊愈甚，或陈积未去，新积又生。故此，治疗诸多方法无效者，必有痰饮浊毒积滞肠腑。倡导攻邪已病的张从正提倡以攻为补，"损有余即是补不足"，而且"下中自有补"，"不补之中有真补存焉"。当代名家韦献贵认为："久泻亦肠间病，肠为腑为阳，腑病多滞多实，故久泻多有滞，滞不除则泻不止。"因此，攻除积滞痰饮浊毒，攻补兼施，掌握好攻补的孰多孰少，乃为治疗难治性泄泻的出奇制胜之法。

4. 久泻使用化瘀之法，值得重视。辨证上应注意血瘀征象的有无。王清任的诸逐瘀汤，结合临床，变通使用得当，往往可以获效。

【医案举隅】

张某，男，33 岁，1958 年 3 月 13 日初诊。

4 个多月前，因大渴食柿 3 个，并饮茶过骤，致患泄泻，每日 4～5 次，时有腹痛、腹胀，经服西药，便数虽减，但停药即复发，缠绵数月不愈。每晨 4～5 时许，即腹鸣腹泻，纳食减少，心慌，身倦，小便稍少但不黄，腹部喜热熨。面色欠泽，言语清晰，语言尚不低微。腹部按之不痛，未见异常。舌苔微白湿润，脉象左手沉滑，右手沉细，两尺无力，右尺较甚。

诊断：泄泻。

辨证：脾胃虚弱，肾阳虚衰。

治法：健脾化湿，补肾助阳。

处方：参苓白术散合四神丸加减。野台参 12g，茯苓 12g，白术 9g，炒山药 9g，炒薏苡仁 9g，炙甘草 6g，吴茱萸 6g，肉豆蔻 6g，五味子 5g，制附子 5g，干姜 5g，紫肉桂 3g。水煎服，3 剂。

进上药后，诸症减轻，精神渐振，清晨已不泻。10 剂后，泄泻停止，体力增加，食纳旺盛，工作效率提高。共服 13 剂痊愈。

按：本案证属五更泻，因暴食生冷，饮茶过骤而伤脾胃，脾病乘肾，土来克水，则肾亦虚，肾虚下焦不固，黎明将交阳分之时则泄泻。故当以健运脾气、补火暖土为要，佐以化湿利湿。然补虚不可纯用甘温，因甘能助湿，久泻不可分利太过，恐有重伤阴液之弊。

（焦树德著．焦树德临床经验辑要．中国医药科技出版社．1998）

【古代文献精选】

《伤寒论·辨太阳病脉证并治》："伤寒，服汤药下之，利不止，心下痞硬，服泻心汤已，复以他药下之，利不止，医以理中与之，利益甚。理中者，理中焦，此利在下焦，赤石脂禹余粮汤主之。复利不止者，当利其小便。"

《古今医鉴·泄泻》："夫泄泻者，注下之症也，盖大肠为传送之官，脾胃为水谷之海，或为饮食生冷之所伤，或为暑湿风寒之所感，脾胃停滞，以致阑门清浊不分，发注于下，而为泄泻也。"

《临证指南医案·泄泻》："泄泻，注下症也。经云：湿多成五泄，曰飧，曰溏，曰鹜，曰濡，曰滑。飧泄之完谷不化，湿兼风也；溏泄之肠垢污积，湿兼热也；鹜溏之澄清溺白，湿兼寒也；濡泄之身重软弱，湿自胜也；滑泄之久下不能禁固，湿胜气脱也。"

第九节　便　秘

便秘是指由于大肠传导失常，导致大便秘结，排便周期延长，或周期不长，但粪质干结，排出艰难，或粪质不硬，虽频有便意，但排便不畅的病证。

《内经》认为便秘与脾、肾关系密切，如《灵枢·杂病》"腹满，大便不利……取足少阴；腹满，食不化，腹响响然，不能大便，取足太阴。"《金匮要略·五脏风寒积聚病脉证并治》："趺阳脉浮而涩，浮则胃气强，涩则小便数，浮涩相搏，大便则坚，其脾为约，麻仁丸主之。"阐明胃热过盛，脾阴不足所致便秘的病机与证治。《伤寒论·辨阳明病脉证并治》提出用蜜制药挺"内谷道中"及用猪胆汁和醋"以灌谷道内"治疗便秘的方法，是最早应用外导法和灌肠疗法的记载。宋代《圣济总录·大便秘涩》指出："大便秘涩，盖非一证，皆荣卫不调，阴阳之气相持也。若风气壅滞，肠胃干涩，是谓风秘；胃蕴客热，口糜体黄，是谓热秘；下焦虚冷，窘迫后重，是谓冷秘。或肾虚小水过多，大肠枯竭，渴而多秘者，亡津液也。或胃燥结，时作寒热者，中有宿食也。"从病因病机的角度，将便秘分为风、热、冷、虚、宿食等证候类型。金元时期，刘完素首倡实秘、虚秘之别，《素问病机气宜保命集·泻痢论》说："凡脏腑之秘，不可一例治疗，有虚秘，有实秘，胃实而秘者，能饮食小便赤……胃虚而秘者，不能饮食，小便清利。"这种虚实分类法，经后世医家不断充实归纳，成为便秘临床辨证的纲领，有效地指导着临床实践。

西医学的功能性便秘属本病范畴，同时肠道激惹综合征、肠炎恢复期肠蠕动减弱引起的便秘、直肠及肛门疾患引起的便秘、药物性便秘、内分泌及代谢性疾病的便秘以及肌力减退所致的排便困难等，可参照本节内容辨证论治。

【病因病机】

便秘发病的原因归纳起来有饮食不节、情志失调、年老体虚、感受外邪，病机主要是热结、气滞、寒凝、气血阴阳亏虚引起肠道传导失常。

一、病因

1. 饮食不节

饮酒过多，过食辛辣肥甘厚味，导致肠胃积热，大便干结；或恣食生冷，致阴寒凝滞，肠胃传导失司，造成便秘。

2. 情志失调

忧愁思虑过度，或久坐少动，每致气机郁滞，不能宣达，于是通降失常，传导失职，糟粕内停，不得下行，而致大便不畅。

3. 年老体虚

素体虚弱，或病后、产后及年老体虚之人，阴阳气血亏虚，阳气虚则温煦传送无力，阴血虚则润泽荣养不足，皆可导致大便不通。

4. 感受外邪

外感寒邪可导致阴寒内盛，凝滞胃肠，失于传导；或热病之后，余热留恋，肠胃燥热，耗伤津液，大肠失润，都可致大便秘结。

二、病机

便秘的基本病机为大肠传导失常，病位主要在大肠，同时与肺、脾、胃、肝、肾等脏腑的功能失调有关。如胃热过盛，津伤液耗，肠失濡润；脾肺气虚，大肠传送无力；肝气郁结，气机壅滞，或气郁化火伤津，腑失通利；肾阴不足，肠道失润，或肾阳不足，阴寒凝滞，津液不通，皆可影响大肠的传导，发为本病。

便秘的病性可概括为虚、实两方面。热秘、气秘、冷秘属实，燥热内结于肠胃者为热秘，气机郁滞者为气秘，阴寒积滞者为冷秘；气血阴阳亏虚所致者属虚。而虚实之间，常又相互兼夹或相互转化。如热秘久延不愈，津液渐耗，损及肾阴，致阴津亏虚，肠失濡润，病情由实转虚。气血不足者，多易受饮食所伤或情志刺激，而虚实相兼。另外实秘、虚秘各证型之间，也可兼夹出现或相互转化。如气秘日久，久而化火，则可转化为热秘。阳虚秘者，如温燥太过，津液被耗，或病久阳损及阴，则可见阴阳俱虚之证。

【诊查要点】

一、诊断依据

1. 排便次数每周少于 3 次，或周期不长，但粪质干结，排出艰难，或粪质不硬，虽频有便意，但排便不畅。

2. 常伴腹胀、腹痛、口臭、纳差及神疲乏力、头眩心悸等症。

3. 常有饮食不节、情志内伤、年老体虚等病史。

二、病证鉴别

便秘与肠结：两者皆有大便秘结。但肠结多为急病，因大肠通降受阻所致，表现为腹部疼痛拒按，大便完全不通，且无矢气和肠鸣音，严重者可吐出粪便。便秘多为慢性久病，因大肠传导失常所致，表现为大便干结难行，偶伴腹胀，饮食减少，恶心欲吐，有矢气和肠鸣音。

【辨证论治】

一、辨证要点

便秘分虚实论治，实者当辨热秘、气秘和冷秘，虚者当辨气虚、血虚、阴虚和阳虚的不同。

二、治疗原则

便秘的治疗以恢复大肠传导功能，保持大便通畅为原则，应力避单纯应用泻下药，而应针对不同的病因病机采取相应的治法。实秘为邪滞肠胃、壅塞不通所致，故以祛邪为主，给予泻热、温散、通导之法，使邪去便通；虚秘为肠失温润、推动无力而致，故以扶正为先，给予益气温阳、滋阴养血之法，使正盛便通。如《景岳全书·秘结》曰："阳结者邪有余，宜攻宜泻者也；阴结者正不足，宜补宜滋者也。知斯二者即知秘结之纲领矣。"

三、证治分类

（一）实秘

1. 热秘

症状：大便干结，腹胀或痛，口干口臭，面红心烦，或有身热，小便短赤，舌红，苔黄燥，脉滑数。

证机概要：肠腑燥热，津伤便结。

治法：泻热导滞，润肠通便。

代表方：麻子仁丸加减。本方有润肠泻热、行气通便的作用，适用于肠腑燥热，津液不足之便秘。

常用药：大黄、枳实、厚朴通腑泄热；麻子仁、杏仁、白蜜润肠通便；芍药养阴和营。

若大便干结而坚硬者，加芒硝以软坚通便；若口干舌燥，津伤较甚者，可加生地、玄参、麦冬以滋阴生津，增水行舟；若肺热气逆以致大肠热结便秘者，可加瓜蒌仁、黄芩、苏子清肺降气以通便；若兼郁怒伤肝，目赤易怒者，加服更衣丸或当归龙荟丸以清肝通便。

2. 气秘

症状：大便干结，或不甚干结，欲便不得出，或便而不爽，肠鸣矢气，嗳气频作，胁腹痞满胀痛，舌苔薄腻，脉弦。

证机概要：肝脾气滞，腑气不通。

治法：顺气导滞，降逆通便。

代表方：六磨汤加减。本方有调肝理脾、通便导滞的作用，适用于气机郁滞，大肠传导失职之便秘。

常用药：木香调气；乌药顺气；沉香降气；大黄、槟榔、枳实破气行滞通便。

若七情郁结，腹部胀痛甚，加白芍、柴胡、厚朴等和肝理气；若气郁化火，舌红苔黄，便秘腹痛者，加栀子、芦荟清肝泻火；若兼痰湿，肠鸣粪软，黏腻不畅者，可加皂角子、葶苈子、泽泻等祛痰湿以通便；若跌仆损伤，腹部术后，便秘不通，属气滞血瘀者，可加红花、赤芍、桃仁等药活血化瘀。

3. 冷秘

症状：大便艰涩，腹痛拘急，胀满拒按，胁下偏痛，手足不温，呃逆呕吐，舌苔白腻，脉弦紧。

证机概要：阴寒内盛，凝滞胃肠。

治法：温里散寒，通便止痛。

代表方：大黄附子汤加减。本方有温散寒凝、泻下冷积的作用，适用于寒积里实所致便秘。

常用药：附子温里散寒，大黄荡涤积滞，细辛散寒止痛。

若胀痛明显，可加枳实、厚朴、木香加强理气导滞之力；若腹部冷痛，手足不温，加高良姜、花椒、小茴香增散寒止痛之功；若心腹绞痛，口噤暴厥，属大寒积聚者，可用三物备急丸攻逐寒积。

（二）虚秘

1. 气虚秘

症状：大便干或不干，虽有便意，但排出困难，用力努挣则汗出短气，便后乏力，面白神疲，肢倦懒言，舌淡苔白，脉弱。

证机概要：脾肺气虚，传送无力。

治法：补脾益肺，润肠通便。

代表方：黄芪汤加减。本方有补益脾肺、润肠通便的作用，适用于脾肺气虚，大肠传导无力，糟粕内停所致便秘。

常用药：黄芪补脾肺之气；麻仁、白蜜润肠通便；陈皮理气。

若排便困难，腹部坠胀者，可合用补中益气汤益气举陷；若气短懒言，多汗少动者，可加用生脉散补肺益气；若脘腹痞满，纳呆便溏，舌苔白腻者，可加扁豆、生薏苡仁、砂仁，或重用生白术以健脾祛湿通便；若肢倦腰酸，二便不利者，可用大补元煎兼补肾气。

2. 血虚秘

症状：大便干结，面色无华，皮肤干燥，头晕目眩，心悸气短，健忘少寐，口唇色淡，舌淡苔少，脉细。

证机概要：血液亏虚，肠道失荣。

治法：养血滋阴，润燥通便。

代表方：润肠丸加减。本方有养血滋阴、润肠通便的作用，适用于阴血不足，大肠失于濡润之便秘。

常用药：当归、生地滋阴养血；麻仁、桃仁润肠通便；枳壳引气下行。

若大便干结如羊屎，加蜂蜜、柏子仁、黑芝麻加强润燥通便之力；面白眩晕甚，加制首乌、熟地黄、阿胶养血润肠；若兼气虚，气短乏力，排便无力者，可加黄芪、人参益气通便；若兼阴虚，手足心热，午后潮热者，可加知母、玄参等以养阴清热。

3. 阴虚秘

症状：大便干结，形体消瘦，头晕耳鸣，两颧红赤，心烦少眠，潮热盗汗，腰膝酸软，舌红少苔，脉细数。

证机概要：阴津不足，肠失濡润。

治法：滋阴增液，润肠通便。

代表方：增液汤加减。本方有滋阴增液、润肠通便的作用，适用于阴津亏虚，肠道失濡之便秘。

常用药：玄参、麦冬、生地滋阴生津；当归、玉竹、沙参滋阴养血，润肠通便。

若口干面红，心烦盗汗者，加芍药、知母助养阴清热之力。若胃阴不足，口渴纳减者，可用益胃汤；若肾阴不足，腰膝酸软者，可用六味地黄丸；若阴亏燥结，热盛伤津者，可用增液承气汤滋阴增液，泄热通便。

4. 阳虚秘

症状：大便干或不干，排出困难，小便清长，面色㿠白，四肢不温，腹中冷痛，腰膝酸冷，舌淡苔白，脉沉迟。

证机概要：阳气虚衰，阴寒凝结。

治法：补肾温阳，润肠通便。

代表方：济川煎加减。本方有温补肾阳、润肠通便的作用，适用于阳气虚衰，阴寒内盛，积滞不行之便秘。

常用药：肉苁蓉、牛膝温补肾阳，润肠通便；当归养血润肠；升麻、泽泻升清降浊；枳壳宽肠下气。

若神疲纳差，加黄芪、党参、白术温补脾胃；若腹中冷痛，便意频频，排出困难，加肉桂、白芍温中散寒，缓急止痛；如老人虚冷便秘，可合用半硫丸。

【预后转归】

便秘日久，肠胃气机阻滞，可致脘腹满闷，食欲减退，嗳气泛恶，甚则腹痛呕吐。浊阴不降，清阳不升，往往引起头昏头痛，烦躁易怒，失眠多梦等。大便燥结日久不愈，过度用力努挣，可引起肛裂、痔疮、疝气，甚则诱发胸痹、中风等危证。本病预后一般良好，调摄得法，辨证得当，大多可以痊愈。

【预防调护】

注意饮食调理，避免过食辛辣厚味或饮酒无度，亦不可过食寒凉生冷，多吃粗粮果蔬，多饮水。

避免久坐少动，养成定时排便习惯。避免过度精神刺激，保持心情舒畅。加强身体锻炼。

对于年老体弱患者，及便秘日久的患者，为防止过度用力努挣，而诱发痔疮、便血，甚至真心痛等病证，可配合灌肠等外治法治疗。

【临证备要】

1. 关于通下法的应用：通下法虽然是治疗便秘的常法，但绝不是简单地应用泻下药。首先，应在辨证论治原则的指导下选用寒下、温下等法。寒下指针对热秘等证型中的肠胃燥热病机，选用大黄、芒硝等寒凉药物进行通下；温下指针对寒秘等证型中的阴寒凝滞肠胃病机，选用皂角、硫黄等热性通便药通下，或寒凉通便药配伍温药进行通下。其次，长期滥用通下不仅可产生不良反应，也可使患者产生赖药性。正确的方法是从最大有效剂量开始，治疗一定疗程后递减至维持量，后逐渐停药。在此过程中同时进行生活调摄，消除饮食不节、情志所伤、劳逸过度、体虚等致病因素，方有望彻底治愈便秘。

2. 关于外治法的应用：对于年老体虚，便结较甚，服药不应之患者，不可单存依赖药物，可配合应用外治法。《伤寒论·辨阳明病脉证并治》："此为津液内竭，便虽硬不可攻之，当须自欲大便，宜蜜煎导而通之。"开创了便秘外导法的先河。目前临床上，多采用中药灌肠的方法，常用生大黄10g或番泻叶30g加沸水150~200ml，浸泡10分钟后，去渣，药液温度控制在37℃左右，取左侧卧位，用导管蘸液状石蜡，插入肛门内约15cm，缓慢推注或滴注药液，保留20分钟后，排出大便。

【医案举隅】

患者某，女，62岁。

近3年来，患者由于患冠心病，动则心悸甚，故长期卧床养病，周身无力，腰膝酸软，饮食减少，大便干如球状，每逢大便倍感痛苦，甚至需用手掏粪，方得排解。舌苔薄白，脉细涩。初诊为肠燥便秘，服归蓉汤5剂后未见效果。二诊又以五仁汤5剂投之，仍效不明显。三诊考虑患者久卧伤气，诊为气虚便秘。

处方：黄芪12g，白术6g，陈皮6g，党参15g，当归9g，升麻6g，柴胡6g，炙甘草6g。

服上方5剂，患者大便日渐好转，大便通畅，日解1次。遂改用补中益气丸每次1丸，每日2次，用蜜水送服，以巩固疗效。

按：此患者久病卧床，周身无力，腰膝酸软，饮食减少，大便困难，虚秘无疑，先据其大便干结如球状，脉细涩，采用养血通便之归蓉汤治疗，效果不显，考虑可能通便力量不足，又改为专司润肠通便之五仁丸改汤治疗，效果仍不显。细究患者久病体虚，卧床少动，脾胃气虚，又气失流动，清气不升，浊阴难降，为其病本，通下更伤正气，因此前方无效，故此径用补中益气汤原方补中益气，不涉通便，终使清气得升，浊阴自降，顽秘得愈。

（仝示雨著．悬壶集．河南科学技术出版社．1982）

【古代文献精选】

《景岳全书·秘结》："秘结者，凡属老人、虚人、阴脏人及产后、病后、多汗后，或小水过多，或亡血失血、大吐大泻之后，多有病为燥结者，盖此非气血之亏，即津液之耗。凡此之类，皆须详察虚实，不可轻用芒硝、大黄、巴豆、牵牛、芫花、大戟等药，及承气、神芎等剂。虽今日暂得通快，而重虚其虚，以致根本日竭，则明日之结，必将更甚，愈无可用之药矣。"

《杂病源流犀烛·大便秘结源流》："大便秘结，肾病也。经曰：北方黑水，入通于肾，开窍于二阴。盖此肾主五液，津液盛，则大便调和。"

《谢映庐医案·便闭》："治大便不通，仅用大黄、巴霜之药，奚难之有？但攻法颇多，古人有通气之法，有逐血之法，有疏风润燥之法，有流行肺气之法。气虚多汗，则有补中益气之法，阴气凝结，则有开冰解冻之法，且有导法、熨法，无往而非通也，岂仅大黄、巴霜已哉。"

第四章 肝 胆 病 证

肝胆病证与肝胆特性和肝胆生理功能变化密切相关。肝主疏泄,主藏血,主筋,开窍于目。胆附于肝,内藏"精汁"。肝经属肝络胆,肝胆相为表里。肝胆的病理表现主要是气机的流畅、血液的贮藏调节和胆汁疏泄功能的异常。

肝为刚脏,喜条达而恶抑郁。若气血壅结,肝体失和,腹内结块,形成积聚;如湿邪壅滞,肝胆失泄,胆汁泛滥,则发生黄疸;肝脾肾失调,气血水互结,酿生鼓胀。若疏泄失调,气机郁结,则为肝郁;郁而化火,则为肝火;气盛肝旺,则为阳亢;阳亢化风或热极生风,则为肝风。肝郁、肝火、阳亢、风动四者同源而异流,在病变过程中,每多兼夹或相互转化。

肝体属阴,阴血不足,肝失濡润,可致气郁络滞;阴血亏虚,阴阳失调,可引起阳亢风动。肝气失疏,络脉失和,则为胁痛;风阳上扰,或阴血不承,则致头痛、眩晕;风阳暴升,夹痰夹瘀,气血逆乱,上冲于脑,则为中风;肝郁气滞,痰瘀互结,颈前喉结两旁结块肿大,则为瘿病。如疟邪伏于少阳,出入营卫,邪正相争,发为疟疾。

肝体阴而用阳,肝胆病证大致可分为肝体和肝用两方面。依据肝的生理功能和病机变化特点,我们将胁痛、黄疸、积聚、鼓胀、头痛、眩晕、中风、瘿病、疟疾归属为肝胆病证。但与其他脏腑亦密切相关,临证中,应注意脏腑之间的关系,随症处理。

此外,肝胆为人体重要脏腑,气血、经络、情志方面的病证多与之相关。如郁证、厥证多有肝气失调,痉证、颤证常因风阳扰动等等,但从体系角度着眼,分别将其归属气血津液病证、心系病证和肢体经络病证。至于肝气逆肺之喘证、肝火内扰之不寐、肝脾失调之泄泻、肝气郁滞之癃闭等病证,依据其病证整体相关性,分别属于各个脏腑系统。

第一节 胁 痛

胁痛是指由于肝络失和所致以一侧或两侧胁肋部疼痛为主要表现的病证,是临床上比较多见的一种自觉症状。胁,指侧胸部,为腋以下至第十二肋骨部的总称。如清·吴谦《医宗金鉴·卷八十九》所言:"其两侧自腋而下,至肋骨之尽处,统名曰胁。"

胁痛最早见于《内经》。如《素问·脏气法时论》中说:"肝病者,两胁下痛引少腹,令人善怒。"《素问·举痛论》言:"寒气客于厥阴之脉,厥阴之脉者,络阴器,系于肝。寒气客于脉中，则血泣脉急，故胁肋与少腹相引痛矣。"在《素问·刺热论》中有"肝热病者，小便先黄……胁满痛，手足躁，不得安卧"的记载，《灵枢·五邪》篇言："邪在肝，则两胁中痛，恶血在内。"此外，《灵枢·经脉》篇云："胆，足少阳之脉，是动则病口苦，善太息，心胁痛，不能转侧。"说明胁痛的发生与善怒、寒邪、肝热、恶血等有关，病位主要责之肝胆。如宋·严用和《济生方·胁痛评治》篇中认为胁痛的病因主要是由于情志不遂所致，"夫胁痛之病……多因疲极嗔怒，悲哀烦恼，谋虑惊忧，致伤肝脏。肝脏既伤，积气攻注，攻于左，则左胁痛，攻于右，则右胁痛，移积两胁，则两胁俱痛。"明·张景岳《景岳全书·胁痛》曰："胁痛有内伤外感之辨，凡寒邪在少阳经……然必有寒热表证者，方是外感，如无表证，悉属内伤。但内伤胁痛者十居八九，外感胁痛则间有之耳。"清·李用粹《证治汇补·胁痛》篇对胁痛的病因和治疗原则进行了较为系统的描述，曰："因暴怒伤触，悲哀气结，饮食过度，风冷外侵，跌仆伤形……或痰积流注，或瘀血相搏，皆能为痛。至于湿热郁火，劳役房色而病者，间亦有之。""治宜伐肝泻火为要，不可骤用补气之剂，虽因于气虚者，亦宜补泻兼施。"

胁痛是临床的常见病证，可见于西医学的多种疾病之中，如急慢性肝炎、急慢性胆囊炎、胆结石、胆道蛔虫、肋间神经痛等，凡上述疾病中以胁痛为主要表现者，均可参考本病辨证论治。

【病因病机】

胁痛的病因主要有情志不遂、饮食不节、跌仆损伤、久病体虚等多种因素。这些因素导致肝气郁结、肝失条达，瘀血停滞、痹阻胁络，湿热蕴结、肝失疏泄，肝阴不足、络脉失养等诸多病机变化，最终导致胁痛发生。

一、病因

1. 情志不遂

若因情志所伤，或暴怒伤肝，或抑郁忧思，皆可致肝失条达，疏泄不利，气阻络痹，而发为肝郁胁痛。正如清·尤怡《金匮翼·胁痛统论》云："肝郁胁痛者，悲哀恼怒，郁伤肝气。"若气郁日久，血行不畅，瘀血渐生，阻于胁络，"不通则痛"，易致瘀血胁痛。清·叶天士《临证指南医案·胁痛》曰："久病在络，气血皆窒。"

2. 跌仆损伤

因跌仆外伤，或因强力负重，致使胁络受伤，瘀血停留，阻塞胁络，亦发胁痛，或跌仆闪挫，恶血不化，均可致瘀血阻滞胁络，"不通则痛"，而成胁痛。《金匮翼·胁痛统论》谓："污血胁痛者，凡跌仆损伤，污血必归胁下故也。"

3. 饮食所伤

饮食不节，过食肥甘，损伤脾胃，湿热内生，郁于肝胆，肝胆失于疏泄，可发为胁痛。如《景岳全书·胁痛》指出："以饮食劳倦而胁痛者，此脾胃之所传也。"

4. 外感湿热

湿热之邪外袭，郁结少阳，枢机不利，肝胆经气失于疏泄，而致胁痛。《素问·缪刺论》中言："邪客于足少阳之络，令人胁痛不得息。"

5. 劳欲久病

久病耗伤，劳欲过度，使精血亏虚，血不养肝，肝阴不足，脉络失养，拘急而痛。《景岳全书·胁痛》指出："凡房劳过度，肾虚赢弱之人，多有胸胁间隐隐作痛，此肝肾精虚。"

二、病机

胁痛的基本病机为肝络失和，其病机变化可归结为"不通则痛"和"不荣则痛"两类，其病性有虚实之分；其病理因素，不外乎气滞、血瘀、湿热三者。因肝郁气滞，瘀血停滞、湿热蕴结所致的胁痛多属实证，是为"不通则痛"；因阴血不足，肝络失养所导致的胁痛则为虚证，属"不荣则痛"。

一般说来，胁痛初病在气，由肝郁气滞，气机不畅而致；气为血帅，气行则血行，故气滞日久，血行不畅，其病变由气滞转为血瘀，或气滞血瘀并见；气滞日久，易于化火伤阴；因饮食所伤，肝胆湿热所致之胁痛，日久亦可耗伤阴津，皆可致肝阴耗伤，脉络失养，而转为虚证或虚实夹杂证。

胁痛的病变脏腑主要在于肝胆，且与脾、胃、肾有关。因肝居胁下，经脉布于两胁，胆附于肝，与肝呈表里关系，其脉亦循于胁，故胁痛之病，当主要责之肝胆；胃居于中焦，主受纳水谷，运化水湿，若因饮食所伤，脾失健运，湿热内生，郁遏肝胆，疏泄不畅，亦可发为胁痛；肝肾同源，精血互生，若因肝肾阴虚，精亏血少，肝脉失于濡养，则胁肋隐隐作痛。

胁痛病证有虚有实，而以实证多见。实证中以气滞、血瘀、湿热为主，三者尤以气滞为先。虚证多属阴血亏损，肝失所养。虚实之间可以相互转化，故临床常见虚实夹杂之证。

【诊查要点】

一、诊断依据

1. 一侧或两侧胁肋疼痛为主要临床表现。疼痛性质可表现为刺痛、胀痛、隐痛、闷痛或窜痛等。
2. 部分病人可伴见胸闷、腹胀、嗳气呃逆、急躁易怒、口苦纳呆、厌食恶心等症。
3. 常有饮食不节、情志不遂、感受外湿、跌仆闪挫或劳欲久病等病史。

二、病证鉴别

胁痛与悬饮：胁痛发病与情志不遂、饮食不节、跌仆损伤、久病体虚等有关，其病机为肝络失和；其主要表现为一侧或两侧胁肋部疼痛。悬饮多因素体虚弱，时邪外袭，肺失宣通，饮停胸胁，而致络气不和；其表现为饮停胸胁，胸胁咳唾引痛，呼吸或转侧加重，患侧肋间饱满，叩诊呈浊音，或兼见发热。

【辨证论治】

一、辨证要点

1. 辨在气在血

一般说来，胁痛在气，以胀痛为主，且游走不定，痛无定处，时轻时重，症状随情绪变化而起伏；胁痛在血，以刺痛为主，且痛处固定不移，疼痛持续不已，局部拒按，入夜尤甚。

2. 辨属虚属实

实证之中以气滞、血瘀、湿热为主，多病程短，来势急，症见疼痛较重而拒按，脉实有力；虚证多属阴血不足，脉络失养，症见其痛隐隐，绵绵不休，且病程长，来势缓，并伴见全身阴血亏耗之证。

二、治疗原则

胁痛之治疗原则当根据"不通则痛，不荣则痛"的理论，以疏肝和络止痛为基本治则，结合肝胆的生理特点，灵活运用。实证之胁痛，宜用理气、活血、清利湿热之法；虚证之胁痛，宜补中寓通，采用滋阴、养血、柔肝之法。

三、证治分类

1. 肝郁气滞证

症状：胁肋胀痛，走窜不定，甚则引及胸背肩臂，疼痛每因情志变化而增减，胸闷腹胀，嗳气频作，得嗳气而胀痛稍舒，善太息，纳少口苦，舌苔薄白，脉弦。

证机概要：肝失条达，气机郁滞，络脉失和。

治法：疏肝理气，柔肝止痛。

代表方：柴胡疏肝散加减。本方功用疏肝解郁，理气止痛，适用于肝郁气滞，气机不畅之胁痛。

常用药：柴胡、枳壳、香附、川楝子疏肝理气，解郁止痛；白芍、甘草养血柔肝，缓急止痛；川芎活血行气通络止痛。

若胁痛甚，可加青皮、延胡索以增强理气止痛之力，中成药可服元胡止痛片；若气郁化火，症见胁肋掣痛，口干口苦，烦躁易怒，溲黄便秘，舌红苔黄者，可去方中辛温之川芎，加山栀、丹皮、黄芩、夏枯草等清肝泻火之品；若肝气横逆犯脾，症见肠鸣，腹泻，腹胀者，可酌加茯苓、白术，中成药可服逍遥丸；若肝郁化火，耗伤阴津，症见胁肋隐痛不休，眩晕少寐，舌红少津，脉细者，可去方中川芎，酌配枸杞、菊花、首乌、天麻、沙参滋阴清热；若兼见胃失和降，恶心呕吐者，可加半夏、陈皮、生姜、旋覆花等和胃降逆；若气滞兼见血瘀者，可酌加丹皮、赤芍、当归尾、川楝子、延胡索、郁金等行气活血。

2. 肝胆湿热证

症状：胁肋胀痛，口苦口黏，胸闷纳呆，恶心呕吐，小便黄赤，大便不爽，或兼有身热恶寒，身目发黄，舌红，苔黄腻，脉弦滑数。

证机概要：湿热蕴结，肝胆失疏，络脉失和。

治法：疏肝利胆，清热利湿。

代表方：龙胆泻肝汤加减。本方具有清利肝胆湿热的功用，适用于肝胆湿热而致的胁痛。

常用药：龙胆草清利肝胆湿热；山栀、黄芩清肝泻火；川楝子、枳壳、延胡索疏肝理气止痛；生地、当归滋阴养血；泽泻、车前子、金钱草、虎杖、木通渗湿清热；柴胡疏肝解郁，引药归经肝胆。

若兼见发热，黄疸者，加茵陈、黄柏，以清热利湿退黄；若肠胃积热，大便不通，腹胀腹满者，加大黄、芒硝；若湿热煎熬，结成砂石，阻滞胆道，症见胸胁剧痛，连及肩背者，可加金钱草、海金沙、郁金、川楝子，中成药可服清肝利胆口服液；若胁肋剧痛，呕吐蛔虫者，先以乌梅丸安蛔，再予驱蛔。

3. 瘀血阻络证

症状：胁肋刺痛，痛有定处，痛处拒按，入夜尤甚，胁肋下或见有癥块，舌质紫暗，脉沉涩。

证机概要：瘀血内阻，肝络痹阻。

治法：活血祛瘀，通络止痛。

代表方：血府逐瘀汤或复元活血汤加减。前方功用活血化瘀，行气止痛，适用于因气滞血瘀，血行不畅所导致的胸胁刺痛，日久不愈者。后方具有祛瘀通络，消肿止痛之功用，适用于因跌打外伤所致之胁下积瘀肿痛，痛不可忍者。

常用药：当归、川芎、桃仁、红花活血化瘀，消肿止痛；柴胡、枳壳疏肝调气，散瘀止痛；制香附、川楝子、广郁金善行血中之气，行气活血，使气行血畅；五灵脂、延胡索散瘀活血止痛；三七粉活血通络，祛瘀生新。

若因跌打损伤而致胁痛，局部积瘀肿痛者，可酌加穿山甲、酒军、瓜蒌根破瘀散结，通络止痛；若胁肋下有癥块，而正气未衰者，可酌加三棱、莪术、䗪虫以增加破瘀散结消坚之力，中成药可服鳖甲煎丸。

4. 肝络失养证

症状：胁肋隐痛，悠悠不休，遇劳加重，伴见口干咽燥，心中烦热，头晕目眩，舌红少苔，脉细弦而数。

证机概要：肝肾阴亏，精血耗伤，肝络失养。

治法：养阴柔肝，理气止痛。

代表方：一贯煎加减。本方功用滋阴柔肝止痛，适用于因肝肾阴虚，肝络失养而导致的胁肋隐痛，口燥咽干诸症。

常用药：生地、枸杞、沙参、麦冬滋补肝肾，养阴柔肝；当归、白芍、炙甘草滋阴养血，柔肝缓急；川楝子、延胡索疏肝理气止痛。

若阴亏过甚，舌红而干，可酌加石斛、玄参、天冬；若心神不宁，而见心烦不寐者，可酌配酸枣仁、炒栀子、合欢皮；若肝肾阴虚，头目失养，而见头晕目眩者，可加菊花、女贞子、熟地等；若阴虚火旺，可酌配黄柏、知母、地骨皮等。

【预后转归】

胁痛若治疗及时，病邪祛除，预后多佳；若失治误治，或治未痊愈，或摄生不当，反复感邪，均可使病情反复发作，日渐加重，迁延不愈；日久可见胁下积块，甚至身目黄染，腹大坚满，预后较差。若虽初发而疼痛剧烈，为结石阻塞胆道者，需及时进行外科治疗，以免贻误病情，造成生命危险。

【预防调护】

胁痛的发生与肝的疏泄功能失常有关。因此，要调摄情志，保持精神愉快，情绪稳定，气机条达。应忌酒、辛辣肥甘、生冷不洁之品。不宜过量或长期服用香燥理气之品。

胁痛的调护应从生活起居做起，平时注意休息，劳逸结合，多食蔬菜、水果、瘦肉等清淡有营养的食物。

【临证备要】

1. 治疗胁痛宜疏肝柔肝并举。胁痛之病机以肝气郁结，肝失条达为先，故疏肝解郁、理气止痛是治疗胁痛的常用之法。然肝为刚脏，体阴而用阳，治疗之时宜柔肝而不宜伐肝。疏肝理气药大多辛温香燥，若久用或配伍不当，易于耗伤肝阴，甚至助热化火。故临证治疗使用疏肝理气药时，一要尽量选用轻灵平和之品，如香附、苏梗、佛手片、绿萼梅之类；二要注意配伍柔肝养阴药物，即白芍、当归之属，以护肝阴、利肝体，如仲景之四逆散中柴胡与白芍并用即是疏肝、柔肝并用的范例。

2. 临证治疗应辨证辨病相结合。辨病有中医病名和西医病名不同，但辨证论治应贯穿于治疗的全过程。如病毒性肝炎，可用疏肝运脾、化湿行瘀、清热解毒等治法，结合临床经验和药理研究，选择具有抗病毒、改善肝功能、调节免疫及抗纤维化作用的药物；药物性肝炎，结合病史，应先祛除诱因，选择具有改善肝脏炎症、保护肝脏解毒功能作用的药物，同时可以选择中药，如垂盆草、水飞蓟以清热解毒，保肝利胆。

3. 胆道疾病辨证用药特点。如胁痛兼有砂石结聚者，治疗当注意通腑、化石、排石药的配伍应用。辨证属湿热阻滞证，肝胆气机失于通降，出现右胁肋部绞痛难忍，恶心呕吐，口苦纳呆，治疗当清利肝胆，通降排石，方剂常用大柴胡汤加减。通腑泻下常用大黄、芒硝；化石、排石药物可选用鸡内金、海金沙、金钱草、郁金、茵陈、枳壳、莪术、皂角刺、煅瓦楞子等。

【医案举隅】

茅某，男，40 岁，教师。

发现慢性乙型肝炎 2 年，时有右胁部隐痛不适，间断肝功能异常，经用维生素 B、维生素 C、肝泰乐、左旋咪唑、肌苷及黄芪注射液等治疗后症状无改善，乃来我院要求服用中药治疗。症见肝区隐痛，时有胀痛，疲劳乏力，面部虚浮，两颊有大片黑斑显布，腰酸，下肢怕冷，两足跟痛，左侧为甚，大便偶溏，小便或黄，口中酸黏发腻，舌有麻感，舌苔淡黄薄腻，舌质隐紫，胖大有齿印，脉细。证属湿热瘀结，肝脾两伤，久病及肾，治拟化肝解毒，温养肾气。药用虎杖、平地木、红藤各20g，土茯苓15g，贯众10g，黑料豆12g，甘草3g，太子参12g，仙灵脾10g，枸杞子12g，炙首乌12g，炒元胡10g，二妙丸10g（包）。

二诊：连服上药45剂，诸症均有明显减轻，肝区隐痛、足跟痛、疲劳俱见好转，面部黑斑亦淡，舌麻及口中酸黏消失，舌苔化薄，舌体胖大有改善，复查HBsAg（血凝法）1∶8192，肝功能正常。原方去贯众、元胡、二妙丸，加补骨脂10g，楮实子、炙黄精各12g。

三诊：再服上药45剂后，复查HBsAg（血凝法）1∶2048。自觉右胁时有胀而不适，但隐痛已少发作，面部黑斑消退不净，足跟尚有酸胀感，腰酸，不耐劳累，口稍干，饮水不多。上方再去太子参、补骨脂、楮实子，加炙黄芪、大熟地各12g，连续服用一个疗程，复查HBsAg（血凝法）1∶1021，肝功能正常。守原方续治一个疗程，复查HBsAg（血凝法）1∶16，肝功能正常。

按：慢性乙型肝炎病程长，迁延难愈，反复发作。周老认为其病机特点是湿热瘀毒互相交结，肝失疏泄，气滞血瘀，瘀阻肝络，故以化解肝毒、疏肝活血为主要思路。因肝肾同源，肝病日久及肾，肾阴亏虚，阴损及阳，形成邪实正虚的复杂病机，故辅以温肾滋阴药物。方中虎杖、平地木、红藤清热利湿，活血化瘀，为君药；土茯苓、贯众清热凉血解毒，为臣药；炙首乌、太子参、仙灵脾、枸杞子养阴益肾，补气扶正，为佐药；甘草、黑料豆清肝益肾，调和诸药。全方共奏清热凉血解毒、扶正养阴益肾之功。周老遣方，祛邪重于扶正，清热重于化湿，调养重于温补，临证审时度势，权衡用量，灵活加减，故能取得满意的疗效。

（周仲瑛著．周仲瑛临床经验辑要．中国医药科技出版社．1998）

【古代文献精选】

《灵枢·经脉》："胆足少阳之脉，是动则病口苦，善太息，心胁痛，不能转侧。"

《丹溪心法·胁痛》："有气郁而胸胁痛者，看其脉沉涩，当作郁治。痛而不得伸舒者蜜丸龙荟丸最快。胁下有食积一条扛起，用吴茱萸炒黄连、控涎丹。一身气痛及胁痛，痰夹死血，加桃仁泥，丸服。"

《医学正传·胁痛》："外有伤寒，发寒热而胁痛者，足少阳胆、足厥阴肝二经病也，治以小柴胡汤，无有不效者。或有清痰食积，流注胁下者，或有登高坠仆，死血阻滞而为痛者，又有饮食失节，劳逸过度，以致脾土虚者，肝木得以乘其土位，而为胃脘当心而痛，上支两胁痛，膈噎不通，食饮不下之证。"

第二节 黄 疸

黄疸是指因外感湿热疫毒，内伤饮食、劳倦或病后，导致湿邪困遏脾胃，壅塞肝胆，疏泄失常，胆汁泛溢，或血败不华于色，引发以目黄、身黄、小便黄为主症的一种病证。其中目睛黄染是本病的重要特征。

《内经》即有关于黄疸病名和主要症状的记载，如《素问·平人气象论》说："溺黄赤，安卧者，黄疸……目黄者曰黄疸。"《灵枢·论疾诊尺》说："身痛面色微黄，齿垢黄，爪甲上黄，黄疸也。"汉·张仲景《金匮要略·黄疸病脉证并治》把黄疸分为黄疸、谷疸、酒疸、女劳疸、黑疸五种；《伤寒论·辨阳明病脉证并治》云："伤寒发汗已，身目为黄，所以然者，以寒湿在里不解故也。""瘀热在里，身必发黄。"强调了湿热与寒湿在发病中的重要地位，其创制的茵陈蒿汤成为历代治疗黄疸的重要方剂。《诸病源候论》根据本病发病情况和所出现的不同症状，区分为二十八候。《圣济总录》又分为九疸、三十六黄。两书都记述了黄疸的危重证候"急黄"，并提到了"阴黄"一证。宋·韩祗和《伤寒微旨论·阴黄证》除论述了黄疸的"阳证"外，并详述了阴黄的辨证施治，指出："伤寒病发黄者，古今皆为阳证治之……无治阴黄法。"元·罗天益在《卫生宝鉴》中又进一步把阳黄与阴黄的辨证施治加以系统化，对临床具有重要指导意义。程钟龄《医学心悟》创制茵陈术附汤，至今仍为治疗阴黄的代表方剂。《景岳全书·黄疸》提出了"胆黄"的病名，认为："胆伤则胆气败，而胆液泄，故为此证。"初步认识到黄疸的发生与胆液外泄有关。清·沈金鳌《沈氏尊生书·黄疸》有"天行疫疠，以致发黄者，俗称之瘟黄，杀人最急"的记载，对黄疸可有传染性及不良的预后转归有所认识。

本节讨论以身目黄染为主要表现的病证。黄疸常与胁痛、积聚、鼓胀等病证并见，应与之互参。本病证与西医所述黄疸意义相同，可涉及西医学中肝细胞性黄疸、阻塞性黄疸和溶血性黄疸。临床常见的急慢性肝炎、肝硬化、胆囊炎、胆结石、钩端螺旋体病、蚕豆黄及某些消化系统肿瘤等疾病，凡出现黄疸者，均可参照本节辨证施治。

【病因病机】

黄疸的病因有外感和内伤两个方面，外感多属湿热疫毒所致，内伤常与饮食、劳倦、病后有关。黄疸的病机关键是湿，由于湿邪困遏脾胃，壅塞肝胆，疏泄失常，胆汁泛溢而发生黄疸。

一、病因

1. 外感湿热疫毒

夏秋季节，暑湿当令，或因湿热偏盛，由表入里，内蕴中焦，湿郁热蒸，不得泄越，而致发病。若湿热夹时邪疫毒伤人，则病势尤为暴急，具有传染性，表现热毒炽盛，内及营血的危重现象，称为急黄。如《诸病源候论·急黄候》指出："脾胃有热，谷气郁蒸，因为热毒所加，故猝然发黄，心满气喘，命在顷刻，故云急黄也。"

2. 内伤饮食、劳倦

（1）过食酒热甘肥或饮食不洁：长期嗜酒无度，或过食肥甘厚腻，或饮食污染不洁，脾胃损伤，运化失职，湿浊内生，郁而化热，湿热熏蒸，胆汁泛溢而发为黄疸。如《金匮要略·黄疸病脉证并治》说："谷气不消，胃中苦浊，浊气下流，小便不通……身体尽黄，名曰谷疸。"《圣济总录·黄疸门》说："大率多因酒食过度，水谷相并，积于脾胃，复为风湿所搏，热气郁蒸，所以发为黄疸。"

（2）饮食饥饱、生冷或劳倦病后伤脾：长期饥饱失常，或恣食生冷，或劳倦太过，或病后脾阳受损，都可导致脾虚寒湿内生，困遏中焦，壅塞肝胆，致使胆液不循常道，外溢肌肤而为黄疸。如《类证治裁·黄疸》说："阴黄系脾脏寒湿不运，与胆液浸淫，外渍肌肤，则发而为黄。"

3. 病后续发

胁痛、积聚或其他疾病之后，瘀血阻滞，湿热残留，日久损肝伤脾，湿遏瘀阻，胆汁泛溢肌肤，也可产生黄疸。如《张氏医通·杂门》指出："有瘀血发黄，大便必黑，腹胁有块或胀，脉沉或弦。"

二、病机

黄疸的病理因素有湿邪、热邪、寒邪、疫毒、气滞、瘀血六种，但其中以湿邪为主，黄疸形成的关键是湿邪为患，如《金匮要略·黄疸病脉证并治》指出："黄家所得，从湿得之。"湿邪既可从外感受，亦可自内而生。如外感湿热疫毒，为湿从外受；饮食劳倦或病后瘀阻湿滞，属湿自内生。由于湿邪壅阻中焦，脾胃失健，肝气郁滞，疏泄不利，致胆汁输泄失常，胆液不循常道，外溢肌肤，下注膀胱，而发为目黄、肤黄、小便黄之病证。黄疸的病位主要在脾胃肝胆，黄疸的病理表现有湿热和寒湿两端。由于致病因素不同及个体素质的差异，湿邪可从热化或从寒化。因于湿热所伤或过食甘肥酒热，或素体胃热偏盛，则湿从热化，湿热交蒸，发为阳黄。由于湿和热的偏盛不同，阳黄有热重于湿和湿重于热的区别。如湿热蕴积化毒，疫毒炽盛，充斥三焦，深入营血，内陷心肝，可见猝然发黄，神昏谵妄，痉厥出血等危重症，称为急黄。若病因寒湿伤人，或素体脾胃虚寒，或久病脾阳受伤，则湿从寒化。寒湿瘀滞，中阳不振，脾虚失运，胆液为湿邪所阻，表现为阴黄证。如黄疸日久，脾失健运，气血亏虚，湿滞残留，面目肌肤淡黄晦暗久久不能消退，则形成阴黄的脾虚血亏证。

阳黄、急黄、阴黄在一定条件下可以相互转化。如阳黄治疗不当，病情发展，病状急剧加重，热势鸱张，侵犯营血，内蒙心窍，引动肝风，则发为急黄。如阳黄误治失治，迁延日久，脾阳损伤，湿从寒化，则可转为阴黄。如阴黄复感外邪，湿郁化热，又可呈阳黄表现，病情较为复杂。

【诊查要点】

一、诊断依据

1. 目黄、肤黄、小便黄，其中目睛黄染为本病的重要特征。
2. 常伴食欲减退、恶心呕吐、胁痛腹胀等症状。

3. 常有外感湿热疫毒，内伤酒食不节，或有胁痛、积聚等病史。

二、病证鉴别

1. 黄疸与萎黄

黄疸发病与感受外邪、饮食劳倦或病后有关；其病机为湿滞脾胃，肝胆失疏，胆汁外溢；其主症为身黄、目黄、小便黄。萎黄之病因与饥饱劳倦、食滞虫积或病后失血有关；其病机为脾胃虚弱，气血不足，肌肤失养；其主症为肌肤萎黄不泽，目睛及小便不黄，常伴头昏倦怠、心悸少寐、纳少便溏等症状。

2. 黄疸与黄胖病

黄疸与黄胖病同有皮肤色黄之症，亦有气血耗伤之相类病机，但黄胖病之气血耗伤源于肠中钩虫匿伏，蚕食血气，以致血虚不华于色，其表现为面部肿胀色黄，肌肤色黄带白，而目睛如故；黄疸则由气血之败，血不华色使然。《杂病源流犀烛·诸疸源流》对此有详细论述："黄胖宿病也，与黄疸暴病不同。盖黄疸眼目皆黄，无肿状；黄胖多肿，色黄中带白，眼目如故，或洋洋少神，虽病根都发于脾，然黄疸则由脾经湿热郁蒸而成，黄胖则湿热未甚，多虫与食积所致，必吐黄水，毛发皆直，或好食生米、茶叶、土粪之类。"颇具参考价值。

【辨证论治】

一、辨证要点

黄疸的辨证，应以阴阳为纲。阳黄以湿热疫毒为主，其中有热重于湿、湿重于热、胆腑郁热与疫毒炽盛的不同；阴黄以脾虚寒湿为主，注意有无血瘀。

1. 辨阳黄与阴黄

阳黄多由湿热之邪所致，发病急，病程短，其黄色泽鲜明如橘，伴发热，口干苦，小便短赤，大便燥结，舌红，苔黄腻，脉弦滑数。急黄为阳黄之重症，由疫毒引发，热毒炽盛，营血耗伤，病情急骤，疸色如金，兼见神昏谵语、发斑、壮热烦渴、出血等危象，舌质红绛，脉弦细数或洪大等。阴黄由脾胃虚寒、寒湿内阻，或肝郁血瘀所致，病程长，病势缓，其色虽黄，但色泽晦暗，伴脘腹痞闷，畏寒神疲，气短乏力，纳食减少，舌淡白，苔白腻，脉濡缓或沉迟，或舌质紫暗有瘀斑，脉弦涩。

2. 辨阳黄之湿热轻重

阳黄虽由湿热所致，然有偏重于热、偏重于湿之分，故于阳黄证中应再辨湿、热之孰重孰轻。热重于湿者，身目俱黄，色泽鲜明，发热口渴，大便燥结，舌苔黄腻，脉弦数；湿重于热者，色泽不如热甚者鲜明，头身困重，胸满脘痞，舌苔白腻微黄，脉弦滑。

二、治疗原则

黄疸的治疗大法，主要为化湿邪，利小便。化湿可以退黄，如属湿热，当清热化湿，必要时还应通利腑气，以使湿热下泄；如属寒湿，应予健脾温化。利小便，主要是通过淡渗利湿，达到退黄的目的。正如《金匮要略》所说："诸病黄家，但利其小便。"

阳黄证以清热利湿为主，通利二便是驱逐体内湿邪的主要途径，无论湿热之轻重，苦寒攻下法的应用均有利于黄疸的消退，但须中病即止，以防损伤脾阳。至于急黄热毒炽盛，邪入心营者，又当以清热解毒、凉营开窍为主。阴黄脾虚湿滞者，治以健脾养血，利湿退黄。黄疸中末期的治疗应重在健脾疏肝、活血化瘀，以防黄疸转生积聚、鼓胀，而先安未受邪之地。

三、证治分类

（一）阳黄

1. 热重于湿证

症状：身目俱黄，黄色鲜明，发热口渴，或见心中懊侬，腹部胀闷，胁痛，口干而苦，恶心呕吐，小便短少黄赤，大便秘结，舌质红，舌苔黄腻，脉象弦数。

证机概要：湿热熏蒸，困遏脾胃，壅滞肝胆，胆汁泛溢。

治法：清热通腑，利湿退黄。

代表方：茵陈蒿汤加减。本方有清热通腑、利湿退黄的作用，是治疗湿热黄疸的主方。

常用药：茵陈蒿为清热利湿退黄之要药；栀子苦寒以清利三焦之热，大黄通导阳明之积，使湿热从大小便而去。

若湿热较盛，可加茯苓、滑石、车前草利湿清热，使邪从小便而去；若热毒内蕴，可加黄柏、连翘、垂盆草、蒲公英、虎杖、土茯苓、田基黄等以清热解毒；如胁痛较甚，可加柴胡、郁金、川楝子、延胡索等疏肝理气止痛；如心中懊侬，可加黄连、龙胆草清热除烦；如恶心呕吐，可加橘皮、竹茹、半夏等和胃止呕；若有砂石内阻者，加金钱草、鸡内金、郁金以化滞消石，使胆道通畅而黄退。

2. 湿重于热证

症状：身目俱黄，黄色不及前者鲜明，头重身困，胸脘痞满，食欲减退，恶心呕吐，腹胀或大便溏垢，舌质红，舌苔厚腻微黄，脉象濡数或濡缓。

证机概要：湿遏热伏，困阻中焦，胆汁不循常道。

治法：利湿化浊运脾，佐以清热。

代表方：茵陈五苓散合甘露消毒丹加减。二方比较，前者作用在于利湿退黄，使湿从小便中去；后者作用在于利湿化浊，清热解毒，是湿热并治的方剂。

常用药：藿香、白蔻仁、陈皮芳香化浊，行气悦脾；茵陈蒿、车前子、茯苓、薏苡仁、黄芩、连翘利湿清热退黄。

如湿阻气机，胸腹痞胀，呕恶纳差等症较著，可加入苍术、厚朴、半夏，以健脾燥湿，行气和胃。

本证湿重于热，湿为阴邪，黏腻难解，治法当以利湿化浊运脾为主，佐以清热，不可过用苦寒，以免脾阳受损。如治疗失当，迁延日久，则易转为阴黄。如邪郁肌表，寒热头痛，宜先用麻黄连翘赤小豆汤疏表清热，利湿退黄，常用药如麻黄、杏仁疏散表邪，连翘、赤小豆、生梓白皮清热利湿解毒，甘草和中。

3. 胆腑郁热证

症状：身目发黄，黄色鲜明，上腹、右胁胀闷疼痛，牵引肩背，身热不退，或寒热往来，口苦咽干，呕吐呃逆，尿黄赤，大便秘，舌红苔黄，脉弦滑数。

证机概要：湿热砂石郁滞，脾胃不和，肝胆失疏。

治法：疏肝泄热，利胆退黄。

代表方：大柴胡汤加减。本方有疏肝利胆、通腑泄热的作用，适用于肝胆失和，胃腑结热之证。

常用药：柴胡、黄芩、半夏和解少阳，和胃降逆；大黄、枳实通腑泄热；郁金、佛手、茵陈、山栀疏肝利胆退黄；白芍、甘草缓急止痛。

若砂石阻滞，可加金钱草、海金沙、玄明粉利胆化石；恶心呕逆明显，加厚朴、竹茹、陈皮和胃降逆。

4. 疫毒炽盛证（急黄）

症状：发病急骤，黄疸迅速加深，其色如金，皮肤瘙痒，高热口渴，胁痛腹满，神昏谵语，烦躁抽搐，或见衄血、便血，或肌肤瘀斑，舌质红绛，苔黄而燥，脉弦滑或数。

证机概要：湿热疫毒炽盛，深入营血，内陷心肝。

治法：清热解毒，凉血开窍。

代表方：《千金》犀角散加味。本方功能清热退黄，凉营解毒，适用于湿热疫毒所致的急黄。

常用药：犀角（用水牛角代）、黄连、栀子、板蓝根、生地、玄参、丹皮清热凉血解毒；茵陈、土茯苓利湿清热退黄。

如衄血、便血、肌肤瘀斑重者，可加黑地榆、侧柏叶、紫草、茜根炭等凉血止血；如腹大有水，小便短少不利，可加马鞭草、木通、白茅根、车前草，并另吞琥珀、蟋蟀、沉香粉，以通利小便；如大便不通，腹满而痛者，可加大黄、枳实、槟榔通腑行气导滞；如动风抽搐者，加用钩藤、石决明，另服羚羊角粉或紫雪丹，以息风止痉；如神昏谵语，加服安宫牛黄丸以凉开透窍。

（二）阴黄

1. 寒湿阻遏证

症状：身目俱黄，黄色晦暗，或如烟熏，脘腹痞胀，纳谷减少，大便不实，神疲畏寒，口淡不渴，舌体胖大，舌淡苔腻，脉濡缓或沉迟。

证机概要：中阳不振，寒湿滞留，肝胆失于疏泄。

治法：温中化湿，健脾和胃。

代表方：茵陈术附汤加减。本方温化寒湿，用于寒湿阻滞之阴黄。

常用药：茵陈利湿退黄；制附子、干姜温中散寒以化水湿，且可制茵陈寒凉之性；白术、甘草健脾胃以利湿浊。

若湿邪较重，可加猪苓、泽泻、茯苓等淡渗利小便；若脾虚较甚，可加黄芪、山药、薏苡仁健脾利湿；若脘腹胀满，胸闷、呕恶显著，可加苍术、厚朴、半夏、陈皮，健脾燥湿，行气和胃；若胁腹疼痛作胀，肝脾同病者，当酌加柴胡、香附、郁金、川楝子疏肝理气；若湿浊不清，气滞血结，胁下结痛，腹部胀满，肤色苍黄或黧黑，可加服硝石矾石散，以化浊祛瘀软坚。

2. 脾虚湿滞证

症状：面目及肌肤淡黄，甚则晦暗不泽，肢软乏力，心悸气短，大便溏薄，舌质淡苔薄，脉濡细。

证机概要：黄疸日久，脾虚血亏，湿滞残留。

治法：健脾养血，利湿退黄。

代表方：黄芪建中汤加减。本方可温中补虚，调养气血，适用于气血亏虚，脾胃虚寒之证。

常用药：黄芪、桂枝、生姜、白术益气温中；当归、白芍、甘草、大枣补养气血；茵陈、茯苓利湿退黄。

如气虚乏力明显者，应重用黄芪，并加党参，以增强补气作用；畏寒，肢冷，舌淡者，宜加附子温阳祛寒；心悸不宁，脉细而弱者，加熟地、首乌、酸枣仁等补血养心。

（三）黄疸后期

黄疸消退，有时并不代表病已痊愈。如湿邪不清，肝脾气血未复，可导致病情迁延不愈，或黄疸反复发生，甚至转成积聚、鼓胀。因此，黄疸消退后，仍须根据病情继续调治。

1. 湿热留恋证

症状：脘痞腹胀，胁肋隐痛，饮食减少，口中干苦，小便黄赤，舌苔腻，脉濡数。

证机概要：湿热留恋，余邪未清。

治法：利湿清热，以除余邪。

代表方：茵陈四苓散加减。

常用药：茵陈、黄芩、黄柏清热化湿；茯苓、猪苓、泽泻淡渗分利；白术、苏梗、陈皮化湿行气宽中。

2. 肝脾不调证

症状：脘腹痞闷，肢倦乏力，胁肋隐痛不适，饮食欠佳，大便不调，舌苔薄白，脉细弦。

证机概要：肝脾不调，疏运失职。

治法：调和肝脾，理气助运。

代表方：柴胡疏肝散或归芍六君子汤加减。前方偏重于疏肝理气，用于肝脾气滞者；后方偏重于调养肝脾，用于肝血不足，脾气亏虚者。

常用药：当归、白芍、柴胡、枳壳、香附、郁金养血疏肝；党参、白术、茯苓、山药益气健脾；陈皮、山楂、麦芽理气助运。

3. 气滞血瘀证

症状：胁下结块，隐痛、刺痛不适，胸胁胀闷，面颈部见有赤丝红纹，舌有紫斑或紫点，脉涩。

证机概要：气滞血瘀，积块留着。

治法：疏肝理气，活血化瘀。

代表方：逍遥散合鳖甲煎丸。

常用药：柴胡、枳壳、香附疏肝理气；当归、赤芍、丹参、桃仁、莪术活血化瘀。并服鳖甲煎丸，以软坚消积。

【预后转归】

阳黄证，身体强壮，又能获得正确的治疗，黄疸能在短期消退；而素体虚弱、失治误治者，则易转为阴黄。阳黄湿重于热者，消退较缓，应防其迁延转为阴黄。急黄为阳黄的重症，常可危及生命，若年高体弱者患此，每致邪毒内陷心营而难以再现生机。阴黄证倘若湿浊瘀阻肝胆脉络，黄疸可能数月或经年不退，易转成积聚、鼓胀。

【预防调护】

预防方面，饮食要讲究卫生，勿过嗜辛热甘肥食物，应戒酒类饮料。避免滥用药物。避免血液制品的污染。黄疸流行或与病人密切接触者，应注射肝炎疫苗以防感染。

调护方面，发病初期，应卧床休息，恢复期和转为慢性久病患者可适当参加体育活动。保持心情愉快舒畅，使肝气条达。进食富于营养而易消化的饮食，以补益肝脾。

【临证备要】

1. 黄疸可出现于多种疾病之中，临证时，除根据黄疸的色泽、病史、症状，辨别其属阴属阳外，尚应进行有关理化检查，区分肝细胞性、阻塞性或溶血性黄疸等不同性质，明确病毒性肝炎、胆囊炎、胆结石、消化道肿瘤或蚕豆黄等疾病诊断，以便采取相应的治疗措施。

2. 必须注意病程的阶段性与病证的动态变化。在黄疸的治疗过程中，应区别病证偏表与偏里、湿重与热重、阳证与阴证。应及时掌握阴黄与阳黄之间的转化，以做相应的处理。

3. 关于大黄的应用：吴又可谓"退黄以大黄为专功"，茵陈与大黄协同使用，退黄效果更好。如大便干结者，加玄明粉、枳实；若大便溏，可用制大黄，一般连续服用后，大便非但不稀，反而会正常。大黄除有清热解毒、通下退黄作用外，还有止血、消瘀、化癥之功，不仅在急性黄疸型肝炎时可用大黄，即使慢性肝炎或肝硬化出现黄疸，亦可配伍使用大黄。

4. 关于淤胆型肝炎的治疗：淤胆型肝炎病机特点为痰湿瘀结，肝胆脉络阻滞。本病可出现于阳黄或阴黄之中，初期多属阳黄，系湿热与痰瘀蕴结，胆汁泛溢；后期多属阴黄，为寒湿痰瘀胶结，正气渐损。治疗在参照黄疸病辨证施治的基础上，常加入活血行瘀、化痰散结、利胆通络之品。活血行瘀药物如赤芍、桃仁、莪术、丹参、虎杖、当归等；化痰散结药物如半夏、橘红、莱菔子、胆南星、苍术、硝石矾石散等；利胆通络药物如炮山甲、广郁金、金钱草、路路通、鸡内金、芒硝、山楂等。

【医案举隅】

焦某,男,28 岁。初诊日期:1987 年 6 月 5 日。

主诉及病史:皮肤黄染五月余。于 1986 年 12 月中旬发热,热退后出现尿黄,大便呈灰白色,厌油腻,但无纳差、恶心、呕吐,亦无明显疲乏感,后逐渐出现皮肤瘙痒,曾用联苯双酯、肾上腺皮质激素(短程应用两次),黄疸仍逐渐上升。至 1987 年 3 月初查丙氨酸氨基转移酶(ALT)正常,血清直接胆红素/总胆红素(DBIL/TBIL)367.7/581μmol/L,乙型肝炎表面抗原阴性。于 1987 年 3 月 12 日住本院。查体:皮肤巩膜重度黄染,四肢皮肤多处抓痕及结痂,无肝掌、蜘蛛痣,心肺正常。肝肋下 2.5cm,剑突下 6.0cm,质地中等,无明显触、叩痛;脾肋下 3.0cm,质地中等,无触、叩痛。查血:DBIL/TBIL393/660μmol/L,ALT 正常,总蛋白/白蛋白 7.2/3.2(g/dl),凝血酶原时间/活动度 12 秒/100%,碱性磷酸酶 439U(正常 40~170U),γ-转肽酶 14U(正常 15~30U),总胆固醇 3.3mmol/L。四次 B 超检查示肝内外胆管无扩张。

入院后第一次肝活检(1987 年 3 月 14 日):可见完整小叶结构,部分肝细胞排列拥挤,部分肝细胞嗜酸性变,可见肝细胞淤胆及多个小胆栓,汇管区有少量炎细胞浸润及少量纤维组织增生。病理诊断:急性轻型肝炎。

给予凉血活血中药治疗 65 天,DBIL/TBIL 仅降至 374/609μmol/L。于 1987 年 5 月 19 日改服氢化可的松(简称激素)60mg/d,一周后 DBIL/TBIL 降至 241/374μmol/L,遂将激素减量,至 6 月 5 日停用,但 DBIL/TBIL 又回升至 287/446μmol/L,改服中药。

西医诊断:急性肝炎,肝内胆汁淤积症。

中医症见:一般情况良好,纳可,不渴不欲饮,尿黄而自利,便调色黄,皮肤瘙痒。舌质暗,苔白,脉细弦。

辨证:血瘀气滞,热郁营血。

治法:破血行气,凉血解毒。

处方:三棱 15g,莪术 15g,赤芍 60g,茜草 30g,秦艽 30g,川芎 15g,豨莶草 30g,葛根 30g,大黄 10g(后下)。

二诊:1987 年 7 月 9 日。药后皮肤瘙痒消失,DBIL/TBIL99/181μmol/L,因 DBIL/TBIL<60%,故原方加桃仁 15g,红花 15g。

三诊:1987 年 8 月 25 日。自述无不适。查血:DBIL/TBIL、ALT 均正常,续服原方药巩固疗效。

第二次肝活检(1987 年 9 月 2 日):小叶结构正常,肝束拥挤,肝窦闭锁,肝细胞退行性变较前明显减轻,部分区域可见轻度脂肪变性,肝细胞中可见灶性坏死及炎细胞浸润,枯否氏细胞反应较明显。

按:本例初诊显系热邪入血导致严重肝气郁滞、气血不行,非破血行气之辈难以使瘀滞之血得行。故用三棱、莪术破血行气,川芎、赤芍、葛根、茜草、秦艽、大黄等凉血解毒,逐瘀热之血而退黄。二诊为提高 DBIL/TBIL 比例而加桃仁、红花,黄疸迅速消退。本例曾用凉血活血中药及激素未能奏效,而用本法后 DBIL/TBIL 进行性下降,揭示对病久黄深者，破血行气药物不失为治黄之一举。

（董建华，王永炎主编．中国现代名中医医案精华·汪承柏医案．

人民卫生出版社．2010）

【古代文献精选】

《伤寒论·辨阳明病脉证并治》："阳明病，发热汗出者，此为热越，不能发黄也。但头汗出，身无汗，齐颈而还，小便不利，渴引水浆者，此为瘀热在里，身必发黄，茵陈蒿汤主之。""伤寒发汗已，身目为黄，所以然者，以寒湿在里不解故也。以为不可下也，于寒湿中求之。""伤寒七八日，身黄如橘子色，小便不利，腹微满者，茵陈蒿汤主之。"

《金匮要略·黄疸病脉证并治》："病黄疸，发热烦喘，胸满口燥者，以病发时，火劫其汗，两热所得。然黄家所得，从湿得之。一身尽发热而黄，肚热，热在里，当下之。""谷疸之为病，寒热不食，食即头眩，心胸不安，久久发黄为谷疸，茵陈蒿汤主之。""黄家日晡所发潮热，而反恶寒，此为女劳得之。膀胱急，少腹满，身尽黄，额上黑，足下热，因作黑疸，其腹胀如水状，大便必黑，时溏，此女劳之病，非水也，腹满者难治。硝石矾石散主之。""酒黄疸，心中懊侬或热痛，栀子大黄汤主之。""黄疸病，茵陈五苓散主之。""黄疸腹满，小便不利而赤，自汗出，此为表和里实，当下之，宜大黄硝石汤。""男子黄，小便自利，当与虚劳小建中汤。"

《景岳全书·黄疸》："阳黄证多以脾湿不流，郁热所致，必须清火邪，利小水。火清则溺清，溺清则黄自退。""阴黄证，多由内伤不足，不可以黄为意，专用清利，但宜调补心脾肾之虚以培血气，血气复则黄必尽退。""古有五疸之辨，曰黄汗，曰黄疸，曰谷疸，曰酒疸，曰女劳疸。总之，汗出染衣如柏汁者，曰黄汗；身面眼目黄如金色，小便黄而无汗者，曰黄疸；因饮食伤脾而得者，曰谷疸；因酒后伤湿而得者，曰酒疸；因色欲伤阴而得者，曰女劳疸。虽其名目如此，总不出阴阳二证，大多阳证多实，阴证多虚，虚实弗失，得其要矣。"

附　萎　黄

萎黄一证，与黄疸有所不同，其主要症状为两目不黄，周身肌肤呈淡黄色，干萎无光泽，小便通畅而色清，倦怠乏力，眩晕耳鸣，心悸少寐，大便溏薄，舌淡苔薄，脉象濡细。

本病是由于虫积食滞、劳伤过度或饥饱失宜，导致脾土虚弱，水谷不能化精微而生气血，气血衰少，外不能滋润皮肤肌肉，内无以营养脏腑，以致肌肤萎黄，无光泽。此外，失血过多，或久病、大病之后，血亏气耗，肌肤失养而发本病，临床亦属常见。

在治疗上主要是调理脾胃，益气补血，方可选用黄芪建中汤或人参养荣汤之类。前方温中健脾，多用于脾胃虚弱、气血亏虚的轻证；后方益气养血，多用于脾胃虚弱、气血亏虚的重证。常用药如炙黄芪、党参、白术、炙甘草补气健脾；当归、白芍、熟地、阿胶滋养阴血；桂枝、砂仁温中和胃。

若兼阳虚，可加制附子；若兼阴虚者，方中桂枝、生姜等辛温之品宜酌减或不用；由钩虫病引起者，还应给予驱虫治疗，可酌情选用榧子、雷丸、槟榔、百部、鹤虱、贯众等药。

第三节　积　聚

积聚是由于体虚复感外邪、情志饮食所伤以及他病日久不愈等原因引起正气亏虚，脏腑失和，气滞、血瘀、痰浊蕴结腹内而致，以腹内结块，或胀或痛为主要临床特征的一类病证。分别言之，积，触之有形，固定不移，痛有定处，病在血分，多为脏病；聚，触之无形，聚散无常，痛无定处，病在气分，多为腑病。因积与聚关系密切，故两者往往一并论述。

积聚之名，首见于《灵枢·五变》："人之善病肠中积聚者……如此则肠胃恶，恶则邪气留止，积聚乃伤。"汉·张仲景《金匮要略·五脏风寒积聚病脉证并治》将积与聚区别开来，指出："积者，脏病也，终不移；聚者，腑病也，发作有时。"所制鳖甲煎丸、大黄䗪虫丸至今仍为治疗积聚的常用方剂。明·张介宾《景岳全书·杂证谟》认为积聚治疗"然欲总其要，不过四法，曰攻曰消曰散曰补四者而已"，并创制了化铁丹、理阴煎等方。明·李中梓《医宗必读·积聚》将攻补两法与积聚初、中、末三个阶段有机地结合起来，对临床至今仍有重要的指导意义。此外，唐·孙思邈《千金方》、唐·王焘《外台秘要》、明·李梴《医学入门》等医籍，在治疗上不但采用内服药物，而且还注意运用膏药外贴、药物外熨、针灸等综合疗法，使积聚的辨证施治内容益加丰富。

历代医籍中，积聚亦称为"癥瘕"，如《金匮要略·疟病脉证并治》将疟后形成的积块（疟母）称为"癥瘕"。清·丹波元坚《杂病广要·积聚》明确指出："癥即积，瘕即聚。"此外，《难经·五十六难》记载的肥气、伏梁、痞气、息贲、奔豚，宋·王怀隐等《太平圣惠方·治痃癖诸方》记载的痃癖，元·朱震亨《丹溪心法·积聚痞块》记载的痞块等，按其性质和临床表现，亦均可归入积聚的范围。

现代医学中，凡多种原因引起的肝脾肿大、腹盆腔肿瘤、增生型肠结核等，多属"积"之范畴；胃肠功能紊乱、不完全性肠梗阻等原因所致的包块，则与"聚"关系密切。

【病因病机】

积聚的发生，多因情志失调，饮食所伤，外邪侵袭，以及病后体虚，或黄疸、疟疾等经久不愈，且常交错夹杂，混合致病，以致肝脾受损，脏腑失和，气机阻滞，瘀血内结，或兼痰湿凝滞，而成积聚。

一、病因

1. 情志失调

情志抑郁，肝气不舒，脏腑失和，气机阻滞，血行不畅，气滞血瘀，日积月累，而成积聚。如清·尤怡《金匮翼·积聚统论》云："凡忧思郁怒，久不得解者，多成此疾。"

2. 饮食所伤

酒食不节，饥饱失宜，或嗜食肥甘厚味、辛辣生冷，脾胃受损，运化失健，水谷精微不布，湿浊凝聚成痰，或食滞、虫积与痰气交阻，气机壅结，则成聚证；病久入络，痰浊与气血相搏，结为积块，而成积证。如《景岳全书·痢疾论》云："饮食之滞，留蓄于中，或结聚成块，或胀满硬痛，不化不行，有所阻隔者，乃为之积。"

3. 外邪侵袭

寒、湿、热等多种外邪及邪毒侵袭人体，稽留不去，均可导致受病脏腑失和，气血运行不畅，痰浊内生，气滞血瘀痰凝，日久形成积聚。如隋·巢元方《诸病源候论·积聚病诸候》云："诸脏受邪，初未能为积聚，留滞不去，乃成积聚。"

4. 他病续发

黄疸、胁痛病后，湿浊留恋，气血蕴结；或久疟不愈，湿痰凝滞，脉络痹阻；或感染虫毒（血吸虫等），阻滞脉道，气血不畅，脉络瘀阻；虚劳日久，或久泻、久痢之后，脾气虚弱，营血运行涩滞等，皆可导致积聚的形成。

此外，积聚的形成及演变均与人体正气的强弱密切相关。如清·沈金鳌《杂病源流犀烛·积聚癥瘕痃癖痞源流》云："壮盛之人，必无积聚。必其人正气不足，邪气留着，而后患此。"

二、病机

本病病理因素有寒邪、湿热、痰浊、食滞、虫积等，其间又往往交错夹杂，相互并见，最终影响气血津液运行并损伤人体正气，导致气滞血瘀结成积聚，故气滞、血瘀、痰结是形成积聚的主要病理变化，气机阻滞、瘀血内结是其主要病机。两者比较，聚证以气滞为主，积证以血瘀为主，又有一定区别。

病位主要在于肝脾。肝主疏泄，司藏血；脾主运化，司统血。如肝气不畅，脾运失职，肝脾失调，气血涩滞，壅塞不通，形成腹内结块，导致积聚。

本病初起，气滞血瘀，邪气壅实，正气未虚，多属实；积聚日久，病势较深，正气耗伤，可转为虚实夹杂之证。病至后期，气血衰少，体质羸弱，则往往转以正虚为主。以上所谓虚实，仅是相对而言，因积聚的形成，总与正气不强有关，故《素问·经脉别论》云："勇者气行则已，怯者则着而为病也。"

少数聚证日久不愈，可以由气入血转化成积证。癥积日久，瘀阻气滞，脾运失健，生化乏源，可导致气虚、血虚，甚或气阴并亏。若正气愈亏，气虚血涩，则癥积愈加不易消散，甚则逐渐增大，病势进一步发展，还可出现一些严重变证。如积久肝脾两伤，藏血与统血失职，或瘀热灼伤血络，而导致出血；湿热瘀结，肝脾失调，胆汁泛溢，可出现黄疸；气血瘀阻，水湿泛滥，亦可出现腹满肢肿等症。故积聚的病理演变，与血证、黄疸、鼓胀等病证有较密切的联系。

【诊查要点】

一、诊断依据

1. 腹内结块，或胀或痛为本病的主要症状。

2. 聚证以腹中气聚，聚散无常，聚时结块，散则无形，攻窜胀痛，以胀为主，痛无定处，时作时止为临床特征。

3. 积证以腹内积块，触之有形，固定不移，以痛为主，痛有定处为临床特征。

4. 常有情志抑郁，饮食不节，外邪侵袭，或黄疸、胁痛、虫毒、久疟、久泻、久痢、虚劳等病史。

二、病证鉴别

积聚与痞满：积聚与痞满均可因情志失调而致气滞痰阻，出现胀满之症，但痞满是指自觉脘腹部痞塞胀满，而外无形征可见，更无包块可及，其病变部位主要在胃；而积聚除腹部胀满外，更有聚证发时有形可见，积证可扪及腹内积块，其病变部位重在肝脾。

【辨证论治】

一、辨证要点

1. 辨积与聚

积聚虽常相兼为患，然病机、主症皆有不同。聚证病在气分，多属于腑，病机以气机逆乱为主，腹内结块望之有形，但按之无块，聚散无常，痛无定处，病程较短，病情一般较轻，治疗较易；积证则病在血分，多属于脏，病机以痰凝血瘀为主，腹内结块望之可无形，但触之有积块，固定不移，痛有定处，病程较长，病情一般较重，治疗较难。

2. 辨虚实

根据病史长短、邪正盛衰以及伴随症状，辨其虚实之主次。聚证多实。积证初起，正气未虚，以邪实为主；中期，积块增大，质地较硬，正气渐伤，邪实正虚；后期，日久瘀结不去，正气大伤，则以正虚为主。

3. 辨部位

积块的部位不同，标志着所病的脏腑不同，临床症状、治疗方药也不尽相同，故有必要加以鉴别。如右胁腹内积块，伴见胁肋刺痛、黄疸、纳差、腹胀等症状者，病在肝；左胁腹积块，伴见患处胀痛、疲乏无力、出血者，病在肝脾；胃脘部积块伴见反胃、呕吐、呕血、黑便等症状者，病在胃；腹部积块伴便秘或腹泻、消瘦乏力或便下脓血者，病在肠。

4. 辨标本缓急

在积聚的病程中，由于病情的发展，常可出现一些危重急症。如出现血热妄行、气不摄血或瘀血内积而吐血、便血；因胃失和降，胃气上逆而剧烈呕吐；因肝胆郁滞，胆汁外溢而出现黄疸等。这些证候对积聚本病而言，属于标，应按照急则治其标或标本兼顾的原则及时处理。

二、治疗原则

聚证病在气分，重在调气，以疏肝理气、行气消聚为基本治则；积证病在血分，重在活血，以活血化瘀、软坚散结为基本治则。要注意依据病情发展、病机演变，区分不同阶段，适度调整攻补的策略。积证初期属邪实，应予消散；中期邪实正虚，予攻补兼施；后期以正虚为主，应予扶正消积。明·李中梓《医宗必读·积聚》曾指出："初者，病邪初起，正气尚强，邪气尚浅，则任受攻；中者，受病渐久，邪气较深，正气较弱，任受且攻且补；末者，病魔经久，邪气侵凌，正气消残，则任受补。"

三、证治分类

（一）聚证

1. 肝气郁结证

症状：腹中结块柔软，攻窜胀痛，时聚时散，脘胁胀闷不适，常随情绪波动而起伏，舌淡苔薄，脉弦。

证机概要：肝失疏泄，气聚腹中。

治法：疏肝解郁，行气消聚。

代表方：逍遥散加减。本方具有疏肝解郁、健脾养血之功效，适用于肝气郁结，脾弱血虚之证。

常用药：柴胡、当归、白芍、薄荷疏肝解郁；香附、青皮、枳壳、郁金行气散结；白术、茯苓、生姜、甘草调理脾胃。

兼瘀象者，加延胡索、莪术活血化瘀；兼有热象者，加左金丸泻肝清热；寒湿中阻，脘腹痞满、舌苔白腻者，可用木香顺气散以疏肝行气，温中化湿。

2. 食滞痰阻证

症状：腹胀或痛，腹部时有条索状物聚起，按之胀痛更甚，便秘，纳呆，脘闷不舒，舌苔腻，脉弦滑。

证机概要：虫积、食滞、痰浊交阻，气聚成结。

治法：理气化痰，导滞通腑。

代表方：六磨汤加减。本方具有行气化痰、导滞通便之功效，适用于痰食交阻，脘腹胀痛，饱闷气逆，大便秘结之证。

常用药：大黄、枳实通腑导滞；沉香、木香、乌药疏利气机；半夏、陈皮燥湿化痰；山楂、神曲健胃消食。

痰浊中阻，呕恶苔腻者，加半夏、陈皮、生姜等化痰降逆；痰湿较重，兼有食滞，腑气虽通，苔腻不化者，加苍术、厚朴等燥湿运脾；兼脾虚，便溏纳差者，加党参、白术、炒麦芽等益气健脾；因于蛔虫结聚，阻于肠道而引起者，酌情配服乌梅丸。

聚证虽以实证多见，但反复发作，脾气损伤，可常服香砂六君子汤健运脾胃，调理气机。

（二）积证

1. 气滞血阻证

症状：腹部积块质软不坚，固定不移，胀痛并见，舌暗，苔薄，脉弦。

证机概要：气滞血瘀，痹阻脉络，积而成块。

治法：理气活血，消积散瘀。

代表方：柴胡疏肝散合失笑散加减。前方疏肝行气，适用于肝郁气滞证；后方偏于活血止痛，适用于气滞血阻，疼痛不适者。

常用药：柴胡、陈皮、川芎、香附行气疏肝；丹参、延胡索、蒲黄、五灵脂活血散瘀。

兼烦热口干、舌红、脉细弦者，加丹皮、山栀、黄芩等凉血清热；气滞血阻较甚，兼有寒象者，可用大七气汤，或加肉桂、吴茱萸、当归等温经祛寒散结。

2. 瘀血内结证

症状：腹部积块渐大，质地较硬，固定不移，隐痛或刺痛，纳谷减少，体倦乏力，面黯消瘦，时有寒热，女子或见月事不下，舌质紫暗或有瘀点瘀斑，脉细涩。

证机概要：瘀结不消，正气渐损，脾运不健。

治法：祛瘀软坚，兼调脾胃。

代表方：膈下逐瘀汤加减。本方具有活血祛瘀、行气止痛之功效，适用于膈下瘀血积块者。可与六君子汤间服，共同组成攻补兼施之法。或服鳖甲煎丸化瘀软坚，兼顾正气。

常用药：香附、乌药、枳壳、陈皮疏肝理气宽中；当归、川芎、桃仁、红花活血祛瘀止痛；三棱、莪术活血软坚消积；人参、白术、炙甘草健脾扶正。

积块疼痛甚者，加五灵脂、延胡索、佛手等活血行气止痛；痰瘀互结者，加白芥子、半夏、苍术等化痰散结。

3. 正虚瘀结证

症状：久病体弱，积块坚硬，隐痛或剧痛，饮食大减，消瘦形脱，神倦乏力，面色萎黄或黧黑，甚则面肢浮肿，或有出血，舌质淡紫，舌光无苔，脉细数或弦细。

证机概要：癥积日久，中虚失运，气血衰少。

治法：补益气血，化瘀消积。

代表方：八珍汤合化积丸加减。八珍汤益气补血，适用于气血衰少之证；化积丸活血化瘀，软坚消积，适用于瘀血内结之积块。

常用药：人参、白术、茯苓、甘草健脾益气；当归、白芍、地黄、川芎养阴补血；三棱、莪术、阿魏、瓦楞子、五灵脂活血化瘀消癥；香附、槟榔行气以活血。

阴伤较甚，头晕目眩，舌光无苔，脉象细数者，加生地、玄参、枸杞、石斛等养阴生津；牙龈出血、鼻衄者，加丹皮、白茅根、茜草、三七等凉血化瘀止血；畏寒肢肿，舌淡苔白，脉沉细者，加黄芪、附子、肉桂、泽泻等以温阳益气，利水消肿。

【预后转归】

聚证病程较短，一般预后良好。少数聚证失治、误治或反复发作，日久血瘀成积者，治疗大多比较困难。积证初期，正气未伤，病邪尚浅，预后一般尚好。但腹内积块渐大，疼痛日益加重，形体逐渐消瘦，治疗多难奏效。如病势进一步发展，还可出现严重变证，如出血、黄疸、鼓胀等，均为病情重笃，预后不良之象，当积极救治。

【预防调护】

重视病人的心理调护，饮食有节，劳逸适度，情志舒畅，保持正气充沛，气血流畅，是预防积聚的重要措施。在血吸虫流行区域，要杀灭钉螺，整治疫水，做好防护工作，避免感受虫毒。此外，黄疸、胁痛、疟疾、久泻、久痢等应及时治疗，病情缓解后，要继续清理余邪，疏畅气血，调肝运脾，防止邪气残留，气血瘀结成积。

【临证备要】

1. 积聚临证应抓住主症，审查病机，确定治则，应遵循《素问·至真要大论》所谓"坚者削之"、"结者散之"、"留者攻之"、"逸者行之"、"衰者补之"法则，贯穿调气理血的基本大法。积聚各个证型往往兼有郁热、湿热、寒湿、痰浊等病理表现，其中，兼郁热、湿热者尤为多见。至于正气亏虚者，亦有气血阴阳之偏盛不同，临证应根据邪气兼夹与阴阳气血亏虚的差异，相应地调整治法方药。

2. 积聚除按气血虚实辨证外，尚须根据结块部位、脏腑所属综合考虑，结合现代医学检查手段明确积聚的性质，对治疗和估计预后有重要意义。如聚证系肠梗阻，经内科积极合理治疗无效或加重者，则需考虑外科手术治疗；如癥积系病毒性肝炎所致肝脾肿大者，在辨证论治的基础上可选加具有抗病毒、护肝降酶、调节免疫、抗纤维化等作用的药物；如恶性肿瘤宜加入扶正固本、调节免疫以及实验筛选和临床证实有一定抗肿瘤作用的药物。

3. 积聚治疗上始终要注意顾护正气，攻伐药物不可过用。正如《素问·六元正纪大论》所言："大积大聚，其可犯也，衰其大半而止。"聚证以实证居多，但如反复发作，脾气易损，此时需用香砂六君子汤加减，以培脾运中。积证系日积月累而成，其消亦缓，切不可急功近利。如过用、久用攻伐之品，易于损正伤胃；过用破血、逐瘀之品，易于损络出血；过用香燥理气之品，则易耗气伤阴，加重病情。要把握好攻与补的关系及主次轻重，注意"治实当顾虚"，"补虚勿忘实"，可根据具体情况，或先攻后补，或先补后攻，或寓补于攻，或寓攻于补。《医宗必读·积聚》提出"屡攻屡补，以平为期"的原则深受医家重视。

4. 在对积证的治疗中，可适时选用软坚之药和虫类药以破瘀消积。不论初起或久积，均可配合外治法，如敷贴阿魏膏、水红花膏等，有助于活血散结、软坚消积。此外，尚可配合针灸、气功等疗法。

【医案举隅】

常某，女，30岁，工人。

易怒多思，稍不如意，即愤愤不平，抑郁难解，素日食欲不振，常觉脘腹满闷，若有物内停，久而胀痛难忍，至今已两年余。家人忧心如焚，经友介绍，强步登门求诊。

诊见病者面容消瘦，精神怠惰，触按腹部有块状物，稍软，不移动，刺痛拒按，并兼胸腰胀满，不思饮食等症。余诊其脉，六部搏指应手，沉弦有力，舌质紫暗，少苔。

辨证：气滞血阻之积证。

立法：疏肝破积，温经通络。

处方：白芍 12g，青皮 10g，香附 10g，桂枝 6g，延胡索 10g，木香 6g，鸡血藤 12g，三棱 9g，莪术 10g，陈皮 9g。

二诊：服上方 2 剂，矢气频频，腹中作声，腹胀大减，惟积块疼痛，脉较前稍有缓象，再按原方加党参、白术兼扶正气。

白芍 12g，青皮 10g，香附 10g，桂枝 9g，木香 5g，三棱 9g，莪术 10g，陈皮 9g，乌药 10g，枳壳 10g，党参 10g，白术 12g，甘草 5g。

三诊：服上方 3 剂，药后精神好转，食纳增加，积块略消，痛减，脉转和缓。再服健脾理气、散寒消积之剂。

党参 12g，白术 12g，陈皮 9g，木香 5g，三棱 9g，莪术 10g，青皮 9g，白芍 12g，吴茱萸 5g，生姜 4 片，紫油桂 6g（另包，研细末，分 2 次冲服）。

共进药十余剂，积块渐消，脘腹舒畅，面色好转，食欲增加，积年之疾，至此告愈。

按：本案为气滞血阻，内有实邪之证，治拟疏肝破积，温经通络，方取大七气汤加减。二诊气机有疏通之象，脉转缓，宗以前法，加党参、白术以健脾益气，助行气消积之功。三诊病势转缓，再予健脾理气、散寒消积之剂以善其后。治疗过程中，除了运用理气破坚之品外，还有补中、温运阳气之药，冀其荣卫流通，元气恢复。如此，则积去痛止虚固。

（许玉山著．许玉山医案．山西人民出版社．1983）

【古代文献精选】

《难经·五十五难》："病有积有聚，何以别之？……积者，五脏所生；聚者，六腑所成也。积者，阴气也，其始发有常处，其痛不离其部，上下有所终始，左右有所穷处；聚者，阳气也，其始发无根本，上下无所留止，其痛无常处，谓之聚。故以是别知积聚也。"

《景岳全书·杂证谟》："治积之要，在知攻补之宜，而攻补之宜，当于孰缓孰急中辨之。凡积聚未久而元气未损者，治不宜缓，盖缓之则养成其势，反以难制，此其所急在积，速攻可也。若积聚渐久，元气日虚，此而攻之，则积气本远，攻不易及，胃气切近，先受其伤，愈攻愈虚，则不死于积而死于攻矣，此其所重在命，不在乎病，所当察也。"

《金匮翼·积聚统论》："积聚之病，非独痰、食、气、血，即风寒外感，亦能成之。然痰、食、气、血，非得风寒，未必成积，风寒之邪，不遇痰、食、气、血，亦未必成积。"

第四节 鼓 胀

鼓胀系指肝病日久,肝脾肾功能失调,气滞、血瘀、水停于腹中所导致的腹部胀大如鼓的一类病证,临床以腹大胀满,绷急如鼓,皮色苍黄,脉络显露为特征,故名鼓胀。

鼓胀病名最早见于《内经》,如《灵枢·水胀》载:"鼓胀何如?岐伯曰:腹胀,身皆大,大与肤胀等也,色苍黄,腹筋起,此其候也。"《素问·腹中论》云:"有病心腹满,旦食则不能暮食……名为鼓胀……治之以鸡矢醴。"隋·巢元方《诸病源候论·水蛊候》认为本病发病与感受"水毒"有关,将"水毒气结聚于内,令腹渐大,动摇有声"者,称为"水蛊"。《诸病源候论·水癥候》提出鼓胀的病机是"经络痞涩,水气停聚,在于腹内"。明·李中梓《医宗必读·水肿胀满》说:"在病名有鼓胀与蛊胀之殊。鼓胀者,中空无物,腹皮绷急,多属于气也。蛊胀者,中实有物,腹形充大,非虫即血也。"如明·戴思恭《证治要诀·蛊胀》说:"盖蛊与臌同,以言其急实如鼓……俗称之为膨脝,又谓之蜘蛛病。"明·张景岳将鼓胀又称为"单腹胀",《景岳全书·气分诸胀论治》说:"单腹胀者名为鼓胀,以外虽坚满而中空无物,其像如鼓,故名鼓胀。又或以血气结聚,不可解散,其毒如蛊,亦名蛊胀,且肢体无恙,胀惟在腹,故又名为单腹胀。"明·李梴《医学入门·鼓胀》说:"凡胀初起是气,久则成水……治胀必补中行湿,兼以消积,更断盐酱。"清·喻嘉言《医门法律·胀病论》认识到癥积日久可致鼓胀,"凡有癥瘕积块痞块,即是胀病之根。"清·唐容川《血证论》认为"血臌"的发病与接触河中疫水,感染"水毒"有关。各家针对不同病理因素提出其分类有气、血,水、虫多端。

根据本病的临床表现,类似西医学所指的肝硬化腹水,包括病毒性肝炎、血吸虫病及胆汁性、营养不良性等多种原因导致的肝硬化腹水。至于其他疾病出现的腹水,如结核性腹膜炎腹水、丝虫病乳糜腹水、腹腔内晚期恶性肿瘤、肾病综合征等,符合鼓胀特征者,亦可参照本节内容辨证论治,同时结合辨病处理。

【病因病机】

鼓胀病因比较复杂,概言之,有酒食不节、情志刺激、虫毒感染、病后续发四个方面。形成本病的机理,主要在于肝脾肾受损,气滞血结,水停腹中。

一、病因

1. 酒食不节

如嗜酒过度,或恣食甘肥厚味,酿湿生热,蕴聚中焦,清浊相混,壅阻气机,水谷精微失于输布,湿浊内聚,遂成鼓胀。

2. 情志刺激

忧思郁怒,伤及肝脾。肝失疏泄,气机滞涩,日久由气及血,络脉瘀阻。肝气横逆,克伐脾胃,脾运失健,则水湿内停,气、血、水壅结而成鼓胀。

3. 虫毒感染

多因血吸虫感染，虫毒阻塞经隧，脉道不通，久延失治，肝脾两伤，形成癥积；气滞络瘀，清浊相混，水液停聚，乃成鼓胀。此即《诸病源候论》所称的"水毒"、"水蛊"之类。

4. 病后续发

凡因它病损伤肝脾，导致肝失疏泄，脾失健运者，均有续发鼓胀的可能。如黄疸日久，湿邪（湿热或寒湿）蕴阻，肝脾受损，气滞血瘀；或癥积不愈，气滞血结，脉络壅塞，正气耗伤，痰瘀留着，水湿不化；或久泻久痢，气阴耗伤，肝脾受损，生化乏源，气血滞涩，水湿停留等，均可形成鼓胀。

二、病机

鼓胀虽致病之因诸多，但其基本病理变化总属肝、脾、肾受损，气滞、血瘀、水停腹中。病变脏器主要在于肝脾，久则及肾。因肝主疏泄，司藏血，肝病则疏泄不行，气滞血瘀，进而横逆乘脾，脾主运化，脾病则运化失健，水湿内聚，土壅则木郁，以致肝脾俱病。病延日久，累及于肾，肾关开阖不利，水湿不化，则胀满愈甚。病理因素不外乎气滞、血瘀、水湿，致使水液停蓄不去，腹部日益胀大成臌。故喻嘉言曾概括为"胀病亦不外水裹、气结、血凝"。气、血、水三者既各有侧重，又常相互为因，错杂同病。

病理性质总属本虚标实。初起，肝脾先伤，肝失疏泄，脾失健运，两者互为相因，乃致气滞湿阻，清浊相混，此时以实为主；进而湿浊内蕴中焦，阻滞气机，既可郁而化热，而致水热互结，亦可因湿从寒化，出现水湿困脾之候；久则气血凝滞，脉道壅塞，瘀结水留更甚。肝脾日虚，病延及肾，肾火虚衰，不但无力温助脾阳，蒸化水湿，且开阖失司，气化不利，而致阳虚水盛；若阳伤及阴，或湿热内盛，湿聚热郁，热耗阴津，则肝肾之阴亏虚，肾阴既损，阳无以化，则水津失布，阴虚水停，故后期以虚为主。至此因肝、脾、肾三脏俱虚，运行蒸化水湿的功能更差，气滞、水停、血瘀三者错杂为患，壅结更甚，其胀日重。由于邪愈盛而正愈虚，故本虚标实，更为错综复杂，病势日益深重。

由于鼓胀病情易于反复，预后一般较差，故属于中医风、痨、臌、膈四大难症之一，因气、血、水互结，邪盛而正衰，治疗较为棘手。若病在早期，正虚不著，经适当调治，腹水可以消失，病情可趋缓解。如延至晚期，邪实正虚，则预后较差，腹水反复发生，病情不易稳定。如阴虚血热，络脉瘀损，可致鼻衄、齿衄，甚或大量呕血、便血；或肝肾阴虚，邪从热化，蒸液生痰，内蒙心窍，引动肝风，则见神昏谵语、痉厥等严重征象；如脾肾阳虚，湿浊内蒙，蒙蔽心窍，亦可导致神糊昏厥之变，终至邪陷正虚，气阴耗竭，由闭转脱，病情极为险恶。

【诊查要点】

一、诊断依据

1. 初起脘腹作胀，食后尤甚，继而腹部胀大如鼓，重者腹壁青筋显露，脐孔突起。
2. 常伴乏力、纳差、尿少及齿衄、鼻衄、皮肤紫斑等出血现象，可见面色萎黄、黄疸、手掌殷红、面颈胸部红丝赤缕、血痣及蟹爪纹。

3. 本病常有酒食不节、情志内伤、虫毒感染或黄疸、胁痛、癥积等病史。

二、病证鉴别

1. 鼓胀与水肿

鼓胀主要为肝、脾、肾受损，气、血、水互结于腹中，以腹部胀大为主，四肢肿不甚明显。晚期可出现肢体浮肿，每兼见面色青晦，面颈部有血痣赤缕，胁下癥积坚硬，腹皮青筋显露等。水肿主要为肺、脾、肾功能失调，水湿泛溢肌肤。其浮肿多从眼睑开始，继则延及头面及肢体，或下肢先肿，后及全身，每见面色㿠白、腰酸倦怠等，水肿较甚者亦可伴见腹水。

2. 气臌、水臌与血臌

腹部膨隆，嗳气或矢气则舒，腹部按之空空然，叩之如鼓，是为"气臌"，多属肝郁气滞；腹部胀满膨大，或状如蛙腹，按之如囊裹水，常伴下肢浮肿，是为"水臌"，多属阳气不振，水湿内停；脘腹坚满，青筋显露，腹内积块痛如针刺，面颈部赤丝血缕，是为"血臌"，多属肝脾血瘀水停。临床上气、血、水三者常相兼为患，但各有侧重，掌握上述特点，有助于辨证。

【辨证论治】

一、辨证要点

本病多属本虚标实之证。临床首先应辨其虚实标本的主次，标实者当辨气滞、血瘀、水湿的偏盛，本虚者当辨阴虚与阳虚的不同。

二、治疗原则

标实为主者，当根据气、血、水的偏盛，分别采用行气、活血、祛湿利水或暂用攻逐之法，同时配以疏肝健脾；本虚为主者，当根据阴阳的不同，分别采取温补脾肾或滋养肝肾法，同时配合行气活血利水。由于本病总属本虚标实错杂，故治当攻补兼施，补虚不忘实，泻实不忘虚。

三、证治分类

1. 气滞湿阻证

症状：腹胀按之不坚，胁下胀满或疼痛，饮食减少，食后胀甚，得嗳气、矢气稍减，小便短少，舌苔薄白腻，脉弦。

证机概要：肝郁气滞，脾运不健，湿浊中阻。

治法：疏肝理气，运脾利湿。

代表方：柴胡疏肝散合胃苓汤加减。前方以疏肝理气为主，适用于胸胁闷胀疼痛较著者；后方以运脾利湿消胀为主，适用于腹胀、尿少、苔腻较著者。

常用药：柴胡、香附、郁金、青皮疏肝理气；川芎、白芍养血和血；苍术、厚朴、陈皮运脾化湿消胀；茯苓、猪苓利水渗湿。

胸脘痞闷，腹胀，嗳气为快，气滞偏甚者，可酌加佛手、沉香、木香调畅气机；如尿少，腹胀，苔腻者，加砂仁、大腹皮、泽泻、车前子以加强淡渗利湿作用；若神倦，便溏，舌质淡者，宜酌加党参、附片、干姜、川椒以温阳益气，健脾化湿；如兼胁下刺痛，舌紫，脉涩者，可加延胡索、莪术、丹参等活血化瘀药物。

2. 寒水困脾证

症状：腹大胀满，按之如囊裹水，甚则颜面微浮，下肢浮肿，脘腹痞胀，得热则舒，周身困倦，怯寒懒动，小便短少，大便溏薄，舌苔白腻，脉弦迟。

证机概要：湿邪困遏，脾阳不振，寒水内停。

治法：温中健脾，行气利水。

代表方：实脾饮加减。本方有振奋脾阳、温运水湿的作用，适用于脾阳不振，寒湿内盛之肿胀。

常用药：白术、苍术、附子、干姜振奋脾阳，温化水湿；厚朴、木香、草果、陈皮行气健脾除湿；连皮茯苓、泽泻利水渗湿。

浮肿较甚，小便短少，可加肉桂、猪苓、车前子温阳化气，利水消肿；如兼胸闷咳喘，可加葶苈子、苏子、半夏等泻肺行水，止咳平喘；如胁腹痛胀，可加郁金、香附、青皮、砂仁等理气和络；如脘闷纳呆，神疲，便溏，下肢浮肿，可加党参、黄芪、山药、泽泻等健脾益气利水。

3. 水热蕴结证

症状：腹大坚满，脘腹胀急，烦热口苦，渴不欲饮，或有面目、皮肤发黄，小便赤涩，大便秘结或溏垢，舌边尖红，苔黄腻或兼灰黑，脉象弦数。

证机概要：湿热壅盛，蕴结中焦，浊水内停。

治法：清热利湿，攻下逐水。

代表方：中满分消丸合茵陈蒿汤加减。中满分消丸有清热化湿、行气利水作用，适用于湿热蕴结，脾气阻滞所致胀满；茵陈蒿汤清泄湿热，通便退黄，用于湿热黄疸。

常用药：茵陈、金钱草、山栀、黄柏清化湿热；苍术、厚朴、砂仁行气健脾化湿；大黄、猪苓、泽泻、车前子、滑石分利二便。

热势较重，常加连翘、龙胆草、半边莲清热解毒；小便赤涩不利者，加陈葫芦、蟋蟀粉（另吞服）通利小便；如腹部胀急殊甚，大便干结，可用舟车丸行气逐水，但其作用峻烈，不可过用。

4. 瘀结水留证

症状：脘腹坚满，青筋显露，胁下癥结，痛如针刺，面色晦暗鳖黑，或见赤丝血缕，面、颈、胸、臂出现血痣或蟹爪纹，口干不欲饮水，或见大便色黑，舌质紫黯或有紫斑，脉细涩。

证机概要：肝脾瘀结，络脉滞涩，水气停留。

治法：活血化瘀，行气利水。

代表方：调营饮加减。本方活血化瘀，行气利水，适用于瘀血阻滞，水湿内停之肿胀。

常用药：当归、赤芍、桃仁、三棱、莪术、鳖甲化瘀散结；大腹皮行气消胀；马鞭草、益母草、泽兰、泽泻、赤茯苓化瘀利水。

胁下癥积肿大明显，可选加穿山甲、䗪虫、牡蛎，或配合鳖甲煎丸内服，以化瘀消癥；如瘀血内停，腹部肿块，肌肤甲错，目眶黯黑，潮热羸瘦，经闭不行，中成药可服大黄䗪虫丸以活血破瘀，通经消痞；如病久体虚，气血不足，或攻逐之后，正气受损，宜用八珍汤或人参养荣丸等补养气血；如大便色黑，可加三七、茜草、侧柏叶等化瘀止血；如病势恶化，大量吐血、下血，或出现神志昏迷等危象，当辨阴阳之衰脱而急救之。

5. 阳虚水盛证

症状：腹大胀满，形似蛙腹，朝宽暮急，面色苍黄，或呈㿠白，脘闷纳呆，神倦怯寒，肢冷浮肿，小便短少不利，舌体胖，边有齿痕，质紫，苔白滑，脉沉细无力。

证机概要：脾肾阳虚，不能温运，水湿内聚。

治法：温补脾肾，化气利水。

代表方：附子理苓汤或济生肾气丸加减。前方由附子理中汤合五苓散组成，有温阳健脾、化气利水作用，适用于脾阳虚弱，水湿内停者；济生肾气丸即金匮肾气丸加牛膝、车前子，有温肾化气、利水消肿作用，适用于肾阳虚衰，水气不化者。

常用药：附子、干姜、人参、白术、鹿角片、胡芦巴温补脾肾；茯苓、泽泻、陈葫芦、车前子利水消胀。

偏于脾阳虚弱，神疲乏力，少气懒言，纳少，便溏者，可加黄芪、山药、苡仁、扁豆益气健脾；偏于肾阳虚衰，面色苍白，怯寒肢冷，腰膝酸冷疼痛者，酌加肉桂、仙茅、仙灵脾等，以温补肾阳。

6. 阴虚水停证

症状：腹大胀满，形体消瘦，或见青筋暴露，面色晦滞，唇紫，口干而躁烦失眠，时或鼻衄，牙龈出血，小便短少，舌质红绛少津，苔少或光剥，脉弦细数。

证机概要：肝肾阴虚，津液失布，水湿内停。

治法：滋肾柔肝，养阴利水。

代表方：六味地黄丸合一贯煎加减。前方重在滋养肾阴，用于肾阴亏虚，腰酸，低热，口干等症；后方养阴柔肝，用于阴虚肝郁，胁肋隐痛，内热烦躁，舌红苔少之症。

常用药：沙参、麦冬、生地、山萸肉、枸杞子、楮实子滋养肾阴；猪苓、茯苓、泽泻、玉米须淡渗利湿。

津伤口干明显，可酌加石斛、玄参、芦根等养阴生津；如青筋显露，唇舌紫暗，小便短少，可加丹参、益母草、泽兰、马鞭草等化瘀利水；如腹胀甚，加枳壳、大腹皮以行气消胀；兼有潮热，烦躁，酌加地骨皮、白薇、栀子以清虚热；齿鼻衄血，加鲜茅根、藕节、仙鹤草之类以凉血止血；如阴虚阳浮，症见耳鸣，面赤，颧红，宜加龟板、鳖甲、牡蛎等滋阴潜阳；湿热留恋不清，溲赤涩少，酌加知母、黄柏、六一散、金钱草等清热利湿。

附 变 证

鼓胀病后期，肝、脾、肾受损，水湿瘀热互结，正虚邪盛，危机四伏。若药食不当，或复感外邪，病情可迅速恶化，导致大量出血、昏迷、虚脱多种危重证候。

1. 大出血

骤然大量呕血，血色鲜红，大便下血，暗红或油黑。多属瘀热互结，热迫血溢，治宜清热凉血，活血止血，方用犀角地黄汤加三七、仙鹤草、地榆炭、血余炭、大黄炭等；若大出血之后，气随血脱，阳气衰微，汗出如油，四肢厥冷，呼吸微弱，脉细微欲绝，治宜回阳固脱，益气摄血，方用大剂独参汤加山萸肉，并可与"血证"节互参。

2. 昏迷

痰热内扰，蒙蔽心窍，症见神识昏迷，烦躁不安，甚则怒目狂叫，四肢抽搐颤动，口臭便秘，溲赤尿少，舌红苔黄，脉弦滑数，治当清热豁痰，开窍息风，方用安宫牛黄丸合龙胆泻肝汤加减，亦可用醒脑静注射液静脉滴注。若痰浊壅盛，蒙蔽心窍，症见静卧嗜睡，语无伦次，神情淡漠，舌苔厚腻，治当化痰泄浊开窍，方用苏合香丸合菖蒲郁金汤。煎剂中酌选石菖蒲、郁金、远志、茯神、天竺黄、陈胆星、竹沥半夏等豁痰开窍。热甚加黄芩、黄连、龙胆草、山栀；动风抽搐加石决明、钩藤；腑实便闭加大黄、芒硝；津伤，舌质干红，加麦冬、石斛、生地。病情继续恶化，昏迷加深，汗出肤冷，气促，撮空理线，两手抖动，脉细微弱者，为气阴耗竭，正气衰败，急予生脉散、参附龙牡汤以敛阴回阳固脱。

【预后转归】

本病初期，虽腹胀大，正气渐虚，但经合理治疗，尚可带病延年；若病至晚期，腹大如瓮，青筋暴露，脐心突起，大便如鸭溏，四肢消瘦，邪实正虚，则预后较差，腹水反复发生，病情不易稳定。若饮食不节，或服药不当，或劳倦过度，或正虚感邪，皆可致病情恶化。

【预防调护】

平时应饮食有节，低盐饮食，禁生冷、油腻、辛辣、油炸、粗糙、坚硬类食物。忌饮酒，少吸烟，避免与血吸虫、疫水、肝毒性物质接触。

如感受外邪，应及时治疗。加强护理，防止正虚邪袭。注意饮食营养，多食用蔬菜、水果等富含维生素的食物。注意休息，病重者以卧床休息为主。保持情绪稳定，避免精神刺激，消除恐惧心理，增强治疗信心。

【临证备要】

1. 逐水法的应用及注意事项：鼓胀患者病程较短，正气尚未过度消耗，而腹胀殊甚，腹水不退，尿少便秘，脉实有力者，可遵照《素问·阴阳应象大论》"中满者，泻之于内"的原则，酌情使用逐水之法，以缓其苦急，主要适用于水热蕴结和水湿困脾证。常用逐水方药如牵牛子粉（每次吞服1.5~3g，每天1~2次）、舟车丸（每服3~6g，每日1次，清晨空腹温开水送下）、控涎丹（3~5g，清晨空腹顿服）、十枣汤（可改为药末，芫花、甘遂、大戟各等分，装胶囊，每服1.5~3g，用大枣煎汤调服，每日

1 次，清晨空腹服）。以上攻逐药物，一般以 2 ~ 3 天为一疗程，必要时停 3 ~ 5 天后再用。临床使用注意事项：①中病即止：遵循"衰其大半而止"的原则，以免损伤脾胃，引发变证。②严密观察病情，注意药后反应：一旦发现严重呕吐、腹痛、腹泻者，应立即停药并做处理。③明确禁忌证：鼓胀日久，正虚体弱，或发热，黄疸日渐加深，或有消化道溃疡，曾并发消化道出血，或见出血倾向者，均不宜使用。

2. 祛邪与扶正药物的配合：本病患者治疗每用祛邪消胀诸法。若邪实而正虚，在使用行气、活血、利水、攻逐时，需配合扶正药物，如党参、黄芪等。临证应根据病情采用攻补兼施之法，注重扶助正气，调理脾胃，减少副作用，增强疗效。

3. 鼓胀"阳虚易治，阴虚难调"：水为阴邪，得阳则化，故阳虚患者使用温阳利水药物，腹水较易消退。若是阴虚型鼓胀，温阳易伤阴，滋阴又助湿，治疗颇为棘手。临证可选用甘寒淡渗之品，如沙参、麦冬、楮实子、干地黄、芦根、茅根、猪苓、茯苓、泽泻、车前草等，以达到滋阴生津而不黏腻助湿的效果。此外，在滋阴药中少佐温化之品（如小量桂枝或附子），既有助于通阳化气，又可防止滋腻太过。

【医案举隅】

季某，男，48 岁。

腹鼓胀已月余，曾有慢性病毒性肝炎病史，肝功能长期异常。3 年来，间断应用中西药物治疗，效不显著。来诊时面色晦暗，胁痛脘痞，纳差便溏，尿少，双下肢轻度浮肿，精神委顿，苔白腻，脉弦细。B 超检查：肝脏回声弥漫性增粗、增强，血管网络欠清，肝脾肿大，腹水。证属脾肾阳虚，治以温补脾肾，益气化瘀，佐以利水。药用：菟丝子 20g，生黄芪 30g，当归 10g，制附片 6g，干姜 2g，茯苓 15g，生白术 30g，淫羊藿 10g，丹参 15g。另用益母草 100g，泽兰叶 30g，煎汤代水煎药。连服 10 剂。小便量增多，腹胀已松，足肿消退，纳眠均安，继原方去益母草、泽兰叶，加炙鳖甲 30g，怀山药 20g，配合复肝丸（每服 3g，每日 2 次）。守方 3 个月后，自觉无不适，肝功能复查正常，即停服汤药，嘱服复肝丸以善其后。随访 3 年，一切正常。

按：肝硬化一旦出现腹水，则提示病入晚期，乃脏气大虚之后果，其病位虽在肝，而治疗应重脾肾，朱师总以扶正消积为大法。此证脾肾阳虚为显，朱师用桂、附、干姜、淫羊藿温煦脾肾之阳；重用黄芪补肝脾之气；并以大剂量益母草、泽兰、菟丝子化瘀行水，腹水消退迅速。腹水消退后，服复肝丸善后，疗效稳定，且较巩固。盖温补肾阳，有补火生土之意，故温肾即所以补脾，但必须注重温补药之用量，尤其是姜、附之用量，必须慎用，故温补药疗效全在审时度势，灵活运用也。

〔邱志济，朱建平，马璇卿. 朱良春治疗肝硬化腹水临床经验和用药特色.

辽宁中医杂志 2001；28（8）：469〕

【古代文献精选】

《金匮要略·水气病脉证并治》："肝水者，其腹大，不能自转侧，胁下腹痛，时时津液微生，小便续通。"

《丹溪心法·鼓胀》："鼓胀又名单臌……如因有故蓄血而腹胀者，宜抵当丸下死血。"

《张氏医通·腹满》："嗜酒之人，病腹胀如斗，此得之湿热伤脾。胃虽受谷，脾不输运，故成痞胀。……蓄血成臌，腹上青筋见，或手足有红缕赤痕。"

第五节 眩 晕

眩是指眼花或眼前发黑，晕是指头晕甚或感觉自身或外界景物旋转。二者常同时并见，故称为"眩晕"。轻者闭目即止，重者如坐车船，旋转不定，不能站立，或伴有恶心、呕吐、汗出，甚则仆倒等症状。

《内经》对本病的病因病机做了较多的论述，认为眩晕属肝所主，与髓海不足、血虚、邪中等多种因素有关。如《素问·至真要大论》云："诸风掉眩，皆属于肝。"《灵枢·海论》曰："髓海不足，则脑转耳鸣，胫酸眩冒。"《灵枢·卫气》说："上虚则眩。"《灵枢·大惑论》说："故邪中于项，因逢其身之虚……入于脑则脑转，脑转则引目系急，目系急则目眩以转矣。"《素问·六元正纪大论》云："木郁之发……甚则耳鸣眩转。"汉代张仲景认为，痰饮是眩晕的重要致病因素之一，《金匮要略·痰饮咳嗽病脉证并治》说："心下有支饮，其人苦冒眩，泽泻汤主之。"至金元时期，对眩晕的概念、病因病机及治法方药均有了进一步的认识。《素问玄机原病式·五运主病》言："风火皆属阳，多为兼化，阳主乎动，两动相搏，则为之旋转。"主张眩晕的病机应从风火立论。而《丹溪心法·头眩》则强调"无痰则不作眩"，提出了痰水致眩学说。明清时期对于眩晕发病又有了新的认识。《景岳全书·眩运》指出："眩运一证，虚者居其八九，而兼火兼痰者，不过十中一二耳。"强调指出："无虚不能作眩。"《重订严氏济生方·眩晕门》载："所谓眩晕者，眼花屋转，起则眩倒是也，由此观之，六淫外感，七情内伤，皆能导致。"首提六淫七情所伤致眩说。《医学正传·眩运》言："大抵人肥白而作眩者，治宜清痰降火为先，而兼补气之药；人黑瘦而作眩者，治宜滋阴降火为要，而带抑肝之剂。"指出眩晕的治疗亦当分别针对不同体质及证候，辨证治之。此外《医学正传·眩运》还记载了"眩运者，中风之渐也"，认识到眩晕与中风之间有一定的内在联系。

眩晕是临床常见病证，可见于梅尼埃病、良性位置性眩晕、低血糖症、高血压病、低血压症、脑动脉硬化症、椎－基底动脉供血不足、贫血等。

【病因病机】

眩晕的病因主要有外邪、情志、饮食、体质、年龄、作息、外伤等方面。正如《类证治裁·眩晕》所言："良由肝胆乃风木之脏，相火内寄，其性主动主升。或由身心过动，或由情志郁勃，或由地气上腾，或由冬藏不密，或由高年肾液已衰，水不涵木，以致目昏耳鸣，震眩不定。"其病性有虚实两端，属虚者居多，如阴虚易肝风内动，血虚则脑失所养，精亏则髓海不足，均可导致眩晕。属实者多由于痰浊壅遏，化火上蒙，或瘀血凝滞，经脉痹阻而形成眩晕。

一、病因

1. 情志不遂

忧郁恼怒太过，肝失条达，肝气郁结，气郁化火，肝阴耗伤，风阳易动，上扰头目，发为眩晕。

2. 年高体弱

肾为先天之本，主藏精生髓，脑为髓之海。若年高肾精亏虚，髓海不足，无以充盈于脑，或体虚多病，损伤肾精肾气，或房劳过度，阴精亏虚，均可导致髓海空虚，发为眩晕。如肾阴素亏，水不涵木，肝阳上亢，肝风内动，亦可发为眩晕。

3. 久病劳倦

若久病体虚，脾胃虚弱，或失血之后，耗伤气血，或忧思劳倦，均可导致气血两虚，气虚则清阳不升，血虚则清窍失养，故而发为眩晕。

4. 饮食不节

嗜酒无度，过食肥甘，损伤脾胃，以致健运失司，水湿内停，积聚生痰，痰阻中焦，清阳不升，头窍失养，故发为眩晕；或饮食衰少，气血不足，致脑失所养，发为眩晕。

5. 外感六淫

寒则收引，热则弛张，颠顶之上惟风可到，湿性黏滞，燥性干涩，均致经脉运行失度，挛急异常，而致脑失所养，发为眩晕。

此外，跌仆坠损，头脑外伤，瘀血停留，阻滞经脉，而致气血不能上荣于头目，故眩晕时作。

二、病机

眩晕之基本病理变化，不外虚实两端。虚者为气、血、精不足，髓海失养；实者为风、火、痰、瘀扰乱，清窍失宁。本病的病位在于脑窍，其病变脏腑与肝、脾、肾三脏相关。肝乃风木之脏，其性主动主升，若肝肾阴亏，水不涵木，阴不维阳，阳亢于上，或气火暴升，上扰头目，则发为眩晕。脾为后天之本，气血生化之源，若脾胃虚弱，气血亏虚，清窍失养，或脾失健运，痰浊中阻，或风阳夹痰，上扰清空，均可发为眩晕。肾主骨生髓，脑为髓海，肾精亏虚，髓海失充，亦可发为眩晕。

在眩晕的病变过程中，各种病因彼此影响，病机相互兼夹或转化。如脾胃虚弱，气血亏虚而生眩晕，而脾虚又可聚湿生痰，二者相互影响，临床上可以表现为气血亏虚兼有痰湿中阻的证候。如痰湿中阻，郁久化热，形成痰火为患，甚至火盛伤阴，形成阴亏于下、痰火上蒙的复杂局面。再如肾精不足，本属阴虚，若阴损及阳，或精不化气，可以转为肾阳不足或阴阳两虚之证。此外，风阳每夹有痰火，肾虚可以导致肝旺，久病入络形成瘀血，故临床常形成虚实夹杂之证候。若中年以上，阴虚阳亢，风阳上扰，眩晕常作者往往有中风暴厥的可能。

【诊查要点】

一、诊断依据

1. 头晕目眩，视物旋转，轻者闭目即止，重者如坐车船，甚则仆倒。

2. 可伴有恶心呕吐、眼球震颤、耳鸣耳聋、汗出、心悸心慌、面色苍白等。

二、病证鉴别

1. 眩晕与中风

中风以猝然昏仆，不省人事，口舌歪斜，半身不遂，失语，或不经昏仆，仅以喝僻不遂为特征。眩晕之甚者晕倒与中风昏仆相似，但晕倒者记忆空白，瞬间即清，且无半身不遂、口舌歪斜诸症。也有部分中风病人，以眩晕、头痛为其先兆表现，故临证当注意中风与眩晕的区别与联系。

2. 眩晕与厥证

厥证以突然昏仆，不省人事，四肢厥冷为特征，发作后可在短时间内苏醒，严重者可一厥不复而死亡。眩晕严重者也有欲仆或晕旋仆倒的表现，但眩晕病人记忆空白，意识并不丧失。

【辨证论治】

一、辨证要点

1. 辨相关脏腑

眩晕病在脑窍，但与肝、脾、肾三脏功能失调密切相关。肝阳上亢之眩晕兼见头胀痛、面色潮红、急躁易怒、口苦脉弦等症状。脾胃虚弱，气血不足之眩晕，兼有纳呆、乏力、面色㿠白等症状。脾失健运，痰湿中阻之眩晕，兼见纳呆呕恶、头痛、苔腻诸症。肾精不足之眩晕，多兼有腰酸腿软、耳鸣如蝉等症。

2. 辨标本虚实

凡眩晕轻，反复发作，遇劳即发，伴两目干涩，腰膝酸软，或面色㿠白，神疲乏力，脉细或弱者，多属虚证，由精血不足或气血亏虚所致。凡眩晕重，或突然发作，视物旋转，伴呕恶痰涎，头痛，面赤，形体壮实者，多属痰湿所致；瘀血所致者，眩晕日久，伴头痛，痛点固定，唇舌紫暗，舌有瘀斑；肝阳风火所致者，眩晕，面赤，烦躁，口苦，肢麻震颤，甚则昏仆，脉弦有力。

二、治疗原则

眩晕的治疗原则是补虚泻实，调整阴阳。虚者当补益气血，滋养肝肾，填精生髓；实者当潜阳息风，清肝泻火，化痰行瘀。

三、证治分类

1. 肝阳上亢证

症状：眩晕，耳鸣，头目胀痛，口苦，失眠多梦，遇烦劳郁怒而加重，甚则仆倒，颜面潮红，急躁易怒，肢麻震颤，舌红苔黄，脉弦或数。

证机概要：肝阳风火，上扰清窍。

治法：平肝潜阳，清火息风。

代表方：天麻钩藤饮加减。本方功用平肝潜阳，清火息风，可用于肝阳偏亢，风火上扰而导致的眩晕。

常用药：天麻、石决明、钩藤平肝潜阳息风；牛膝、杜仲、桑寄生补益肝肾；黄芩、山栀、菊花清肝泻火；白芍柔肝滋阴。

若肝火上炎较甚，口苦目赤，烦躁易怒者，酌加龙胆草、川楝子、夏枯草；若肝肾阴虚较甚，目涩耳鸣，腰酸膝软，可酌加何首乌、生地黄、玄参；若见目赤便秘，可选加当归龙荟丸；若眩晕剧烈，兼见手足麻木或震颤者，加羚羊角、石决明、蜈蚣等。

2. 痰湿中阻证

症状：眩晕，头重昏蒙，或伴视物旋转，胸闷恶心，呕吐痰涎，食少多寐，舌苔白腻，脉濡滑。

证机概要：痰浊中阻，上蒙清窍，清阳不升。

治法：化痰祛湿，健脾和胃。

代表方：半夏白术天麻汤加减。本方燥湿化痰，平肝息风，用于治疗脾虚湿盛，风痰上扰之眩晕。

常用药：半夏、陈皮健脾燥湿化痰；白术、苡仁、茯苓健脾化湿；天麻化痰息风，止头眩。

若眩晕较甚，呕吐频作，视物旋转，可酌加代赭石、竹茹、生姜、旋覆花；若脘闷纳呆，加砂仁、白蔻仁；若兼见耳鸣重听，可酌加郁金、菖蒲、葱白；若痰郁化火，头痛头胀，心烦口苦，渴不欲饮，舌红苔黄腻，脉弦滑者，宜用黄连温胆汤。

3. 瘀血阻窍证

症状：眩晕，头痛，兼见健忘，失眠，心悸，精神不振，耳鸣耳聋，面唇紫暗，舌暗有瘀斑，脉涩或细涩。

证机概要：瘀血阻络，气血不畅，脑失所养。

治法：祛瘀生新，活血通窍。

代表方：通窍活血汤加减。本方活血化瘀，通窍止痛，用于治疗跌仆外伤，瘀阻头窍而导致的眩晕、头痛诸症。

常用药：川芎、赤芍、桃仁、红花活血化瘀，通窍止痛；白芷、菖蒲、老葱通窍理气，温经止痛；当归养血活血；地龙、全蝎善入经络，镇痉祛风。

若兼见神疲乏力，少气自汗等症，加入黄芪、党参；若兼心烦面赤，舌红苔黄者，加栀子、连翘、薄荷、桑叶、菊花；若兼畏寒肢冷，感寒加重，可加附子、桂枝；头颈部不能转动者，加威灵仙、鬼箭羽、王不留行。

4. 气血亏虚证

症状：眩晕动则加剧，劳累即发，面色㿠白，神疲乏力，倦怠懒言，唇甲不华，发色不泽，心悸少寐，纳少腹胀，舌淡苔薄白，脉细弱。

证机概要：气血亏虚，清阳不展，脑失所养。

治法：补益气血，调养心脾。

代表方：归脾汤加减。本方功用补益气血，健脾养心，主治因心脾两虚，气血不足而导致的眩晕等。

常用药：党参、白术、黄芪益气健脾；当归、熟地、大枣补血生血养心；茯苓、炒扁豆、生姜补中健脾；远志、茯神龙眼肉养血安神。

若中气不足，清阳不升，兼见气短乏力，纳少神疲，便溏下坠，脉象无力者，可合用补中益气汤；若自汗时出，易于感冒，当重用黄芪，加防风、浮小麦；若脾虚湿盛，腹泻或便溏，腹胀纳呆，舌淡舌胖，边有齿痕，可酌加苡仁、炒扁豆、泽泻等，当归宜炒用；若兼见形寒肢冷，腹中隐痛，脉沉者，可酌加桂枝、干姜；若血虚较甚，面色㿠白，唇舌色淡者，可加阿胶、紫河车粉（冲服）；兼见心悸怔忡，少寐健忘者，可加柏子仁、合欢皮、夜交藤。

5. 肾精不足证

症状：眩晕日久不愈，精神萎靡，腰酸膝软，少寐多梦，健忘，两目干涩，视力减退；或遗精滑泄，耳鸣齿摇；或颧红咽干，五心烦热，舌红少苔，脉细数；或面色㿠白，形寒肢冷，舌淡嫩，苔白，脉弱尺甚。

证机概要：肾精不足，髓海空虚，脑失所养。

治法：滋养肝肾，益精填髓。

代表方：左归丸加减。本方滋阴补肾，填精补髓，主治因肾精不足，髓海失养而导致的眩晕。

常用药：熟地、山萸肉、山药滋阴补肾；龟板、鹿角胶、紫河车滋肾助阳，益精填髓；杜仲、枸杞子、菟丝子补益肝肾；牛膝强肾益精。

若阴虚火旺，症见五心烦热，潮热颧红，舌红少苔，脉细数者，可加鳖甲、知母、黄柏、丹皮、地骨皮等；若肾失封藏固摄，遗精滑泄者，可酌加芡实、莲须、桑螵蛸、紫石英等；若兼失眠，多梦，健忘者，加阿胶、鸡子黄、酸枣仁、柏子仁等。

若阴损及阳，肾阳虚明显，表现为四肢不温，形寒怕冷，精神萎靡，舌淡脉沉者，或予右归丸，或酌配巴戟天、仙灵脾、肉桂。若兼见下肢浮肿，尿少等症，可加桂枝、茯苓、泽泻等；若兼见便溏，腹胀少食，可加白术、茯苓。

【预后转归】

眩晕多虚实互见，迁延反复，时作时止。眩晕发作时，积极治疗每可中止眩晕或减轻眩晕程度；迁延日久者，要积极寻找病因并治疗原发疾病，才能达到治疗目的。极少数病人治疗不当或不及时，有发为中风之虞。

【预防调护】

预防眩晕之发生，应避免和消除能导致眩晕发生的各种内外致病因素。要坚持适当的体育锻炼，增强体质；保持心情舒畅，情绪稳定，防止七情内伤；注意劳逸结合，避免体力和脑力的过度劳累；饮食有节，防止暴饮暴食，少食肥甘醇厚及过咸伤肾之品，尽量戒烟戒酒。

【临证备要】

1. "诸风掉眩,皆属于肝。"肝木旺,风气甚,则头目眩晕,故眩晕之病与肝关系最为密切。其病位虽主要在肝,但由于病人体质因素及病机演变的不同,可表现肝阳上亢、内风上旋,水不涵木、虚阳上扰,阴血不足、血虚生风,肝郁化火、火性炎上等不同的证候,因此,临证之时,当根据病机的异同择用平肝、柔肝、养肝、疏肝、清肝诸法。

2. 警惕"眩晕乃中风之渐"。眩晕一证在临床较为多见,其病变以虚实夹杂为主,其中因肝肾阴亏,肝阳上亢而导致的眩晕最为常见,此型眩晕若肝阳暴亢,阳亢化风,可夹痰夹火,窜走经隧,病人可以出现眩晕头胀,面赤头痛,肢麻震颤,甚则昏倒等症状,当警惕有发生中风的可能。必须严密监测血压、神志、肢体肌力、感觉等方面的变化,以防病情突变。还应嘱咐病人忌恼怒急躁,忌肥甘醇酒,按时服药,控制血压,定期就诊,监测病情变化。

3. 部分病人可配合手法治疗。部分眩晕病人西医诊断属椎-基底动脉供血不足,检查多发现有颈椎病的表现,临证除给予药物治疗外,还可以适当配合手法治疗,以缓解颈椎病的症状。还应嘱病人注意锻炼颈肩部肌肉,避免突然、剧烈地改变头部体位。避免高空作业。

【医案举隅】

李某,男,57岁,1961年4月17日初诊。

自1952年起头晕,如坐舟车,感觉周身环境转动,呕吐,血压低,耳鸣如蝉声,于1953~1957年均同样发作过,西医检查有内耳平衡失调,诊为梅尼埃综合征。近两个月来头昏头晕,不能久看书,稍久则头痛头晕加重,胃部不适,有欲吐之感,并摇晃欲倒,食纳减退,嗳气,矢气多,大便正常,皮肤发痒,西医诊为荨麻疹,影响睡眠,噩梦多,小便稍频,有少许痰,有时脱肛,脉弦细无力,舌淡无苔。根据脉症,中医认为属中虚脾弱夹痰,兼心气不宁,治宜益中气,调脾胃,佐以宁心理痰,用补中益气汤加味。

炙黄芪四钱,党参三钱,柴胡八分,升麻八分,白术二钱,当归一钱五分,陈皮一钱五分,炙甘草一钱,茯苓二钱,炒远志一钱,法半夏一钱,生姜三片,大枣三枚。服五剂,隔天一剂。

5月12日二诊:诸症见轻,由于看报稍久,六天前严重失眠,大便有时燥,近日二便尚调,脉迟滑,舌正中心苔薄黄腻,似有食滞之象,仍拟前法。

原方黄芪改二钱,加枣仁二钱,焦山楂一钱。

5月31日三诊:服药后自觉见效,食欲及睡眠好转,二便调,精神佳,看书写字较前久些,小便正常,脉虚,舌正无苔。改心脾肝并调,予补中益气丸八两,每早服二钱,归脾丸八两,每晚服二钱,感冒时停服。

药后失眠、头晕消失。

按：本例初诊显系中气不足，清阳不升导致气血亏虚之眩晕，治以补中益气汤补中益气，升阳举陷，调补脾胃；同时该患者脾失健运，痰浊中阻，有胃部不适，有欲吐之感，有少许痰等中虚脾弱夹痰之证，故合用二陈汤燥湿化痰。二诊似有食滞之象，减微温内塞之黄芪用量，加焦山楂消食导滞，同时合用枣仁宁心安神。三诊待食欲及睡眠好转之后，复用补中益气丸、归脾丸补气养血，健脾和胃，实乃"治病求本"之要义。

（高辉远等整理．蒲辅周医案．人民卫生出版社．1972）

【古代文献精选】

《灵枢·海论》："脑为髓之海，其输上在于其盖，下在风府。……髓海有余，则轻劲多力，自过其度；髓海不足，则脑转耳鸣，胫酸眩冒，目无所见，懈怠安卧。"

《丹溪心法·头眩》："头眩，痰夹气虚并火，治痰为主，兼补气药及降火药。无痰则不作眩，痰因火动。"

《景岳全书·眩运》："无虚不能作眩，当以治虚为主，而酌兼其标。"

《临证指南医案·眩晕》华岫云按："头为六阳之首，耳目口鼻皆系清空之窍，所患眩晕者，非外来之邪，乃肝胆之风阳上冒耳，甚则有昏厥跌仆之虞。其证有夹痰、夹火、中虚、下虚、治胆、治胃、治肝之分。"

第六节 头 痛

头痛是指由于外感六淫或内伤杂病致使头部脉络拘急或失养，清窍不利所引起的，以自觉头痛为临床特征的一种常见病证。既可单独出现，亦可见于多种疾病的过程中。

我国对头痛病认识很早，在殷商甲骨文就有"疾首"的记载。《内经》称本病为"脑风"、"首风"，并认为其病因不外外感与内伤两端。如《素问·奇病论》云："帝曰：人有病头痛以数岁不已，此安得之，名曰何病？岐伯曰：当有所犯大寒，内至骨髓，髓者以脑为主，脑逆故令头痛，齿亦痛，病名曰厥逆。"《素问·风论》云："风气循风府而上，则为脑风。""新沐中风，则为首风。"《内经》的这些论述，奠定了头痛证治的理论基础。汉代张仲景《伤寒论》中论及太阳、阳明、少阳、厥阴病头痛的见症，并列举了治疗头痛的不同方药，如"干呕，吐涎沫，头痛者，吴茱萸汤主之。"金元时期李东垣将头痛分为外感头痛和内伤头痛，补充了太阴头痛和少阴头痛，并主张分经用药，从而为头痛分经用药奠定了基础。金元时期朱丹溪强调痰与火在头痛发病中的地位，如《丹溪心法·头痛》云："头痛多主于痰，痛甚者火多，有可吐者，可下者。"并提出头痛"如不愈各加引经药，太阳川芎，阳明白芷，少阳柴胡，太阴苍术，少阴细辛，厥阴吴茱萸。"至今对临床仍有指导意义。部分医著中还记载有"头风"一名，明代王肯堂《证治准绳·杂病》云："医书多分头痛、头风为二门，然一病也，但有新久去留之分耳。浅而近者名头痛，其痛猝然而至，易于解散速安也；深而远者为头风，其痛作止不常，愈后遇触复发也。皆当验其邪所从来而治之。"清代王清任大倡瘀血之说，《医林改错·血府逐瘀汤所治之症目》："查患头痛者，无表证，无里证，无气虚、痰饮等证，忽犯忽好，百方不效，用此方一剂而愈。"至此，对头痛的认识也日趋丰富。

本节主要讨论内科常见的头痛。西医学中的偏头痛、紧张性头痛、丛集性头痛、三叉神经性头痛以及其他原发性头痛，可参考本节内容辨证施治。一些继发性头痛，如脑神经痛、中枢和原发性颜面痛及其他头痛，也可参考本节内容辨证施治。

【病因病机】

头为"诸阳之会"、"清阳之府"，又为髓海之所在，居于人体之最高位，五脏之精血、六腑之清气皆上注于头，手足三阳经亦上会于头。若六淫之邪上犯清窍，阻遏清阳；或痰浊、瘀血痹阻经络，壅遏经气；或肝阴不足，肝阳偏亢，上扰清窍；或气虚清阳不升；或血虚头窍失养；或肾精不足，髓海空虚，均可导致头痛的发生。

一、病因

1. 感受外邪

起居不慎，感受风、寒、湿、热之邪，邪气上犯头部，清阳之气受阻，气血不畅，而发为头痛。因风为六淫之首，"伤于风者，上先受之"，故导致头痛的六淫之中，以风邪为主要病因，多夹寒、热、湿邪而发病。

2. 情志失调

忧郁恼怒，情志不遂，肝气郁结，郁而化火，上扰清窍，可发为头痛。若肝火郁久，耗伤阴血，肝肾亏虚，阴虚阳亢，亦可引发头痛。

3. 饮食劳倦及体虚久病

饮食不节，或劳逸失度，或病后正气受损，脾失健运，气血化源不足，营血亏虚，或清阳不升，脑失所养，可致头痛的发生。若因饮食不节，嗜酒太过，或过食辛辣肥甘，脾失健运，痰湿内生，阻遏清阳，上蒙清窍而为痰浊头痛。

4. 先天不足或房事不节

禀赋不足，或房劳过度，使肾精久亏。肾主骨生髓，髓上通于脑，脑髓有赖于肾精的不断化生。若肾精久亏，脑髓空虚，不荣则痛，发为头痛；若阴损及阳，肾阳虚弱，清阳不展，亦可发为头痛。

5. 头部外伤或久病入络

跌仆坠损，头脑外伤，或久病入络，气血滞涩，瘀血阻于脑络，不通则痛，发为头痛。

二、病机

头痛的基本病机可以归纳为不通则痛和不荣则痛。外感头痛为外邪上扰清空，壅滞经络，络脉不通。内伤头痛与肝、脾、肾三脏的功能失调有关。因脑为髓之海，依赖于肝肾精血充养及脾胃运化水谷精微，输布气血上充于脑。

外感头痛属表属实；内伤头痛中气血亏虚、肾精不足之头痛属虚证，肝阳、痰浊、瘀血所致之头痛多以实为主。

外感头痛一般病程较短，预后较好；内伤头痛大多起病较缓，病程较长，病机较为复杂。虚实在一定条件下可以相互转化，例如痰浊中阻日久，脾胃受损，气血生化不足，头窍失荣，可转为气血亏虚之头痛。肝阳上亢、肝火炽盛日久，阳热伤阴，肾虚阴亏，可转为肾精亏虚的头痛，或阴虚阳亢，虚实夹杂之头痛。各种头痛迁延不愈，病久入络，又可转变为瘀血头痛。

【诊查要点】

一、诊断依据

1. 以头部疼痛为主要临床表现。头痛可发生在前额、两颞、颠顶、枕项或全头部。疼痛性质可为跳痛、刺痛、胀痛、灼痛、重痛、空痛、昏痛、隐痛等。头痛发作形式可为突然发作，或缓慢起病，或反复发作，时痛时止。疼痛的持续时间可长可短，可数分钟、数小时或数天、数周，甚则长期疼痛不已。

2. 外感头痛者多有起居不慎，感受外邪的病史。内伤头痛者常有情绪波动、失眠、饮食、劳倦、房事不节、病后体虚等病史。有的有头部外伤史。

二、病证鉴别

真头痛与一般头痛：真头痛为头痛的一种特殊重症，呈突发性剧烈头痛，持续不解，阵发加重，常伴有喷射性呕吐，肢厥，抽搐，本病凶险，应与一般头痛区别。

【辨证论治】

一、辨证要点

1. 辨外感头痛与内伤头痛

外感头痛因外邪致病，起病较急，一般疼痛较剧，多表现为掣痛、跳痛、灼痛、胀痛、重痛，痛无休止。内伤头痛起病缓慢，疼痛多较轻，表现为隐痛、空痛、昏痛，痛势悠悠，遇劳加重，时作时止，多属虚证；如因肝阳、痰浊、瘀血所致者属实，表现为头昏胀痛，或昏蒙重痛，或痛处固定的刺痛，常伴有肝阳、痰浊、瘀血的相应证候。

2. 辨头痛之相关经络

太阳头痛，在头后部，下连于项；阳明头痛，在前额部及眉棱骨等处；少阳头痛，在头之两侧，并连及于耳；厥阴头痛则在颠顶部位，或连目系。

3. 辨头痛的性质

因于风寒者，头痛剧烈而连项背；因于风热者，头胀而痛；因于风湿者，头痛如裹；因于痰湿者，头痛而沉重；因于肝火者，头痛呈跳痛；因于肝阳者，头痛而胀；因于瘀血者，头痛部位固定，呈刺痛；因于虚者，头部隐痛，或空痛。

二、治疗原则

外感头痛属实证，以风邪为主，治疗当以祛风为主，兼以散寒、清热、祛湿。内伤头痛多属虚证或虚实夹杂证，虚者以补养气血或益肾填精为主，实证当平肝、化痰、行瘀，虚实夹杂者，酌情兼顾并治。

治疗头痛应重视循经用药。如太阳头痛选用羌活、蔓荆子、川芎；阳明头痛选用葛根、白芷、知母；少阳头痛选用柴胡、黄芩、川芎；厥阴头痛选用吴茱萸、藁本；少阴头痛选用细辛；太阴头痛选用苍术。

三、证治分类

（一）外感头痛

1. 风寒头痛

症状：头痛连及项背，常有拘急收紧感，或伴恶风畏寒，遇风尤剧，常喜裹头，口不渴，苔薄白，脉浮紧。

证机概要：风寒外袭，上犯头部，凝滞经脉。

治法：疏风散寒止痛。

代表方：川芎茶调散加减。本方有疏风散寒止痛作用，主要用于风寒上犯清窍所导致的头痛。

常用药：川芎善行头目，活血通窍，祛风止痛，为治头痛之要药；白芷、藁本、羌活、细辛、荆芥、防风疏风解表，散寒止痛。

若头痛，恶寒明显者，酌加麻黄、桂枝、制川乌等温经散寒。若寒邪侵于厥阴经脉，症见颠顶头痛，干呕，吐涎沫，甚则四肢厥冷，苔白，脉弦者，方用吴茱萸汤去人参，加藁本、川芎、细辛、半夏，以温散寒邪，降逆止痛。若寒邪客于少阴经脉，症见头痛，足寒，气逆，背冷，脉沉细，方用麻黄附子细辛汤加白芷、川芎，以温经散寒止痛。

2. 风热头痛

症状：头痛而胀，甚则头胀如裂，发热或恶风，面红目赤，口渴喜饮，大便不畅，或便秘，尿赤，舌尖红，苔薄黄，脉浮数。

证机概要：风热外袭，上扰清窍，窍络失和。

治法：疏风清热和络。

代表方：芎芷石膏汤加减。本方功能清热散风止痛，可用于风热上扰头窍而致的头痛。

常用药：菊花、桑叶、薄荷、蔓荆子辛凉微寒，轻清上浮，疏散风热，通窍止痛；川芎活血通窍，祛风止痛；白芷、羌活散风通窍而止头痛；生石膏、黄芩清热和络。

若烦热口渴，舌红少津者，可重用石膏，配知母、天花粉、芦根清热生津，栀子清热泻火。若头痛伴有大便秘结，腑气不通，口舌生疮者，可用黄连上清丸泄热通腑。若头痛伴有鼻流浊涕如脓，鼻根及鼻旁亦痛者，加苍耳子、辛夷、桑白皮、鱼腥草、藿香以清热散风除湿，通利鼻窍。

3. 风湿头痛

症状：头痛如裹，肢体困重，胸闷纳呆，大便或溏，舌苔白腻，脉濡。

证机概要：风湿之邪，上蒙头窍，困遏清阳。

治法：祛风胜湿通窍。

代表方：羌活胜湿汤加减。本方有祛风胜湿功效，用于风湿困遏所致之头痛。

常用药：羌活、独活、防风、藁本、白芷、细辛、蔓荆子祛风除湿散寒而止头痛；川芎辛温通窍，活血止痛。

若胸闷脘痞、腹胀便溏显著者，可加苍术、厚朴、陈皮、藿梗以燥湿宽中，理气消胀；若恶心、呕吐者，可加半夏、生姜、竹茹以降逆止呕；若纳呆食少者，加麦芽、神曲健胃助运；若小便短少者，加薏苡仁、淡竹叶以淡渗利湿。

病发于夏季，感受暑湿，症见头痛而胀，身热汗出，心烦口渴，胸闷欲呕者，方选黄连香薷饮加藿香、佩兰、蔓荆子、荷叶以清暑化湿。

（二）内伤头痛

1. 肝阳头痛

症状：头胀痛而眩，两侧为重，心烦易怒，夜寐不宁，口苦面红，或兼胁痛，舌红苔黄，脉弦数。

证机概要：肝失条达，气郁化火，阳亢风动。

治法：平肝潜阳息风。

代表方：天麻钩藤饮加减。本方功能平肝潜阳，补益肝肾，可用于肝阳偏亢，风阳上扰而引起的头痛、眩晕等。

常用药：天麻、钩藤、石决明平肝潜阳息风；栀子、黄芩、丹皮苦寒清泄肝热；桑寄生、杜仲补益肝肾；牛膝、益母草、白芍活血调血，引血下行；夜交藤、茯神养心安神。

若因肝郁化火，肝火炎上，而症见头痛剧烈，目赤口苦，急躁，便秘尿黄者，加夏枯草、龙胆草、大黄、僵蚕；若兼肝肾亏虚，水不涵木，症见头晕目涩，视物不明，遇劳加重，腰膝酸软者，可选加生地、何首乌、女贞子、枸杞子、白芍、石斛以滋养肝肾之阴。

2. 血虚头痛

症状：头痛隐隐，时时昏晕，遇劳加重，心悸失眠，面色少华，神疲乏力，舌质淡，苔薄白，脉细弱。

证机概要：营血不足，不能上荣，窍络失养。

治法：养血滋阴，和络止痛。

代表方：加味四物汤加减。本方有养血调血、柔肝止痛之功效，用于治疗因血虚头窍失养而引起的头痛。

常用药：当归、生地、白芍、首乌养血滋阴；川芎、菊花、蔓荆子清利头目止痛；五味子、远志、炒枣仁养心安神。

若因血虚气弱者，兼见乏力气短，神疲懒言，汗出恶风等，可选加党参、黄芪、白术；若肝血不足，症见心烦不寐，多梦者，宜加酸枣仁、珍珠母；若阴血亏虚，阴不敛阳，肝阳上扰者，可加天麻、钩藤、石决明、菊花等。

3. 气虚头痛

症状：头痛隐隐，时发时止，遇劳加重，纳食减少，神疲乏力，气短懒言，舌质淡，苔薄白，脉细弱。

证机概要：脾胃虚弱，中气不足，清阳不升，脑失所养。

治法：健脾益气升清。

代表方：益气聪明汤加减。本方有健脾益气升清功效，用于治疗因中气不足，清阳不升，脑失所养而引起的头痛。

常用药：黄芪、炙甘草、人参健脾益气；升麻、葛根引清气上升；蔓荆子、芍药养血祛风止痛。

若气血两虚，头痛绵绵不休，心悸怔忡，失眠者，加当归、熟地、何首乌补血，或用人参养荣汤加减；若头痛畏寒，加炮附子、益智仁、葱白温阳通络。

4. 痰浊头痛

症状：头痛昏蒙，胸脘满闷，纳呆呕恶，舌苔白腻，脉滑或弦滑。

证机概要：脾失健运，痰湿中阻，上蒙清窍。

治法：健脾燥湿，化痰息风。

代表方：半夏白术天麻汤加减。本方燥湿化痰，平肝息风，用于治疗脾虚生痰，风痰上扰清窍所导致的头痛、眩晕、耳鸣耳聋等症。

常用药：半夏、陈皮、甘草化痰和中；白术、茯苓健脾化湿；天麻、白蒺藜、蔓荆子平肝息风止痛。

若痰湿阻滞，胸脘满闷，纳呆，加厚朴、枳壳以降逆和中；若痰湿久郁化热，出现口苦，大便不畅，舌苔黄腻，宜去白术，加黄连、枳实、竹茹、胆南星以清化痰热，或用黄连温胆汤。

5. 肾虚头痛

症状：头痛且空，眩晕耳鸣，腰膝酸软，神疲乏力，滑精带下，舌红少苔，脉细无力。

证机概要：肾精亏虚，髓海不足，脑窍失荣。

治法：养阴补肾，填精生髓。

代表方：大补元煎加减。本方功能滋补肾阴，用于肾精亏虚，肾阴不足证。

常用药：熟地、枸杞、女贞子滋肾填精；杜仲、川断补益肝肾；龟板滋阴益肾潜阳；山萸肉养肝涩精；山药、人参、当归、白芍补益气血。

若头痛而晕，头面潮热，面颊红赤，时伴汗出，证属肾阴亏虚，虚火上炎者，去人参，加旱莲草、何首乌、知母、黄柏，以滋阴泻火，或选用知柏地黄丸。

若头痛畏寒，四肢不温，腰膝无力，舌淡，脉细无力，证属肾阳不足者，当温补肾阳，选用右归丸或金匮肾气丸加减。

6. 瘀血头痛

症状：头痛经久不愈，痛处固定不移，痛如锥刺，日轻夜重，或有头部外伤史，舌紫暗，或有瘀斑、瘀点，苔薄白，脉细或细涩。

证机概要：瘀血阻窍，络脉滞涩，不通则痛。

治法：活血化瘀，通窍止痛。

代表方：通窍活血汤加减。本方活血化瘀，通窍止痛，用于瘀血内阻脑脉所导致的头痛。

常用药：川芎、赤芍、桃仁、益母草、凌霄花活血化瘀止痛；当归活血养血；白芷、细辛、葱白辛散通窍止痛。

若头痛较剧，久痛不已，可加全蝎、蜈蚣、地鳖虫、地龙、乳香、没药、五灵脂以搜风剔络，祛瘀止痛；若头痛，头部畏寒明显，酌加桂枝、细辛、制附子等温经散寒；若兼见神疲乏力，少气懒言，脉细弱无力，为气虚血瘀，可酌加黄芪、党参补气以助血运。

【预后转归】

外感头痛一般起病较急，病程较短，经祛邪治疗后头痛多快速好转、消失；若头痛进行性加重，伴颈项强，呕吐频频，甚至神昏、抽搐者，为病情危重。内伤头痛一般起病缓慢，病程较长，常反复发作，大多经治疗后，病情可逐渐好转，乃至痊愈；若头痛呈进行性加重，或伴颈项强直，或伴视力障碍，或口舌歪斜，一侧肢体不遂者，为病情危重；若头痛伴眩晕，肢体麻痹者，当预防中风发生。

【预防调护】

头痛可由多种因素诱发，针对诱因采取相应的措施可预防头痛的复发。例如，若与饮食有关，避免服用酪氨酸含量高的食物，如巧克力、奶酪、高脂食物等。此外，还应避免精神刺激，合理安排作息时间，保证充足的睡眠，禁烟戒酒。

头痛患者宜注意休息，保持环境安静，光线不宜过强。此外，尚可选择合适的头部保健按摩法。

【临证备要】

1. 临证首当排除真头痛：真头痛多呈突发性剧烈头痛，持续不解，阵发加重，常伴有喷射性呕吐，或颈项强直，或偏瘫偏盲，或抽搐。常见于西医学中高血压危象、蛛网膜下腔出血、硬膜下出血等危重病证。一旦出现上述表现，应行头颅 CT 或 MRI 检查或脑脊液检查，以免延误诊断治疗。

2. 偏头风（痛）的特点与治疗：以一侧头部疼痛暴作，或左或右，或连及眼齿，呈胀痛、刺痛、或跳痛，痛止如常人，反复发作，经久不愈为特点。多因情绪波动、睡眠不足、劳累过度而引发。偏头风（痛）的病因虽多，但与肝阳上亢、肝经风火上扰关系最为密切。治疗多以平肝清热、息风通络为法，常用天麻钩藤饮或羚角钩藤汤加减，药用川芎、菊花、天麻、钩藤、珍珠母、白芍、白芷、生石膏、藁本、蔓荆子、白僵蚕、茺蔚子、地龙、全蝎等。若肝火偏盛者，加龙胆草、夏枯草、丹皮、栀子；若痰多，可加陈皮、半夏、胆南星、石菖蒲化痰开窍，通络止痛；若久痛入络，可合用通窍活血汤，并酌加全蝎、蜈蚣以散瘀通络息风。

3. 雷头风：以头痛如雷鸣，头面起核为特点，多为湿热夹痰上冲，可用清震汤加味治疗。如头面起核，肿痛红赤，可合普济消毒饮以清热解毒。

4. 注意配伍风药：风药轻扬，易达头部病所，故临床治疗头痛，不惟外感，即使内伤头痛，亦当配伍风药，方能达到最好疗效，如防风、白芷、羌活、蔓荆子、白蒺藜等。但风药辛散，久服易耗气伤阴，气血不足、阴津亏虚之人当慎用。

5. 久痛应重视活血化瘀药的运用：中医有"久痛入络"的理论，凡头痛日久者，无论有否其他瘀血征，均宜加用活血化瘀之品以获较好疗效，如川芎、桃仁、红花、丹参、赤芍等。再者，需分清气滞血瘀、气虚血瘀、血虚血瘀、血热血瘀、阳虚血瘀的不同，分别配以理气、补气、养血、凉血、温阳之品。

6. 久痛应重视虫类药的应用：部分慢性头痛，反复发作，经年难愈，治疗可在辨证论治的基础上，选加全蝎、蜈蚣、僵蚕、地龙等虫类药以提高疗效。僵蚕、地龙多入煎剂。全蝎、蜈蚣可入汤剂煎服，亦可研细末冲服，因其有毒，故应合理掌握用量，不可过用。

【医案举隅】

张某。

患头痛数年，时轻时重，久治未愈。发作重时全头内皆痛，甚则似脑内轰响，如风如雷，每遇天气变化、刮大风时，则易发重痛。舌苔略白，脉象弦滑。曾在其他医院服用过以清空膏、愈风丹、川芎茶调散、牛黄上清丸、羌活胜湿汤等方加减的汤药、丸药等，均未效。据此脉症，我诊断为"雷头风"，用清震汤法随证加减。

处方：升麻10g，苍术10g，藁本6g，羌活10g，夏枯草18g，生石决明30g（先煎），蔓荆子10g，白蒺藜10g，荷叶12g，吴茱萸6g，水煎服。

本方连服3周，头痛痊愈。

按：这张药方即以清震汤（升麻30g，苍术30g，干荷叶1张，共为末，每服15g，水煎服）轻扬发越，散风化湿，为主药。辅以羌活祛风胜湿，入太阳经，治太阳头痛；藁本入督脉，散风寒，治头顶痛。佐以吴茱萸温入肝经，治头痛；夏枯草入肝经，平肝阳，治肝郁头痛；生石决明养肝阴，潜肝阳；蔓荆子入少阳经，散头部风热，治头两侧痛。使以白蒺藜入肝肺二经，其性善破，用以开散肝肺郁结而止病久入络之疼痛。

（焦树德著. 树德中医内科. 人民卫生出版社. 2005）

【古代文献精选】

《兰室秘藏·头痛门》："故太阳头痛，恶风脉浮紧，川芎、羌活、独活、麻黄之类为主；少阳经头痛，脉弦细，往来寒热，柴胡为主；阳明头痛，自汗，发热，恶寒，脉浮缓长实者，升麻、葛根、石膏、白芷为主；太阴头痛，必有痰，体重，或腹痛，为痰癖，其脉沉缓，苍术、半夏、南星为主；少阴经头痛，三阴三阳经不流行，而足寒气逆，为寒厥，其脉沉细，麻黄、附子、细辛为主；厥阴头顶痛，或吐痰沫厥冷，其脉浮缓，吴茱萸汤主之。"

《景岳全书·头痛》："凡诊头痛者，当先审久暂，次辨表里。盖暂痛者，必因邪气；久病者，必兼元气。以暂病言之，则有表邪者，此风寒外袭于经也，治宜疏散，最忌清降；有里邪者，此三阳之火炽于内也，治宜清降，最忌升散，此治邪之法也。其有久病者，则或发或愈，或以表虚者，微感则发，或以阳胜者，微热则发，或以水亏于下，而虚火乘之则发，或以阳虚于上，而阴寒胜之则发。所以暂病者当重邪气，久病者当重元气，此固其大纲也。然亦有暂病而虚者，久病而实者，又当因脉、因证而详辨之，不可执也。"

《石室秘录·偏治法》："如人病头痛者，人以为风在头，不知非风也，亦肾水不足，而邪火冲入于脑，终朝头晕，似头痛而非头痛也。若止治风，则痛更甚。法当大补肾水，而头痛头晕自除。"

第七节 中 风

中风是以猝然昏仆，不省人事，半身不遂，口舌㖞斜，言语不利为主症的一类疾病，病轻者可无昏仆而仅见口舌㖞斜或伴及半身不遂等症状。

由于本病发生突然，起病急骤，古人形容"如矢石之中的，若暴风之急速"。临床见症不一，变化多端而速疾，有昏仆、抽搐，与自然界"风性善行而数变"的特征相似，故古代医家取类比象而名之为"中风"；又因其发病突然，亦称之为"猝中"。东汉·张仲景《伤寒论》有"中风"病名，如《伤寒论·辨太阳病脉证并治》："太阳病，发热汗出，恶风，脉缓者，名为中风。"乃伤寒表虚之证，与本节所述不可混淆。

《内经》中没有中风的病名，但有关中风的论述较详。在病名方面，依据症状表现和发病阶段不同而有不同名称，如在猝中昏迷期间称为"仆击"、"大厥"、"薄厥"；半身不遂者则有"偏枯"、"偏风"、"身偏不用"、"风痱"等病名。在病因方面，认识到感受外邪、烦劳暴怒可以诱发本病。如《灵枢·刺节真邪》云："虚邪偏客于身半，其入深，内居营卫，营卫稍衰，则真气去，邪气独留，发为偏枯。"此外，还认识到本病的发生与体质、饮食有密切的关系。如《素问·通评虚实论》曾经明确指出："仆击偏枯，肥贵人则膏粱之疾也。"历代医家对中风的病因和治法也做了诸多的探讨和发挥。大体可划分为两个阶段。在唐宋以前，主要以"外风"学说为主，多从"内虚邪中"立论，如《金匮要略·中风历节病脉证并治》谓："脉络空虚，贼邪不泻。"并将中风根据病情轻重而分为中络、中经、中腑、中脏。其中脏腑内容被明代医家李中梓分为闭证和脱证，并沿用至今。治疗主要以疏风散邪，扶助正气为法，如唐·孙思邈《备急千金要方》的小续命汤和金·刘完素《素问病机气宜保命集》的大秦艽汤，均为代表方。唐宋以后的医家，对病因的认识有了较大的突破。特别是金元时期，如刘完素认为病因是热，曰："风本生于热，以热为本，以风为标。"李东垣认为属"正气自虚"，指出："凡人年逾四旬，气衰之际，或因忧喜愤怒伤其气者，多有此疾。"朱丹溪主张"湿痰生热",说是"痰生热,热生风也"。元代王履提出"真中风"、"类中风"病名。他说:"因于风者,真中风也;因于火、因于气、因于湿者,类中风而非中风也。"其后,明代张景岳认为本病与外风无关,而提倡"非风"之说,并提出"内伤积损"的论点。至清代叶天士始明确以"中风"立论,进一步阐明了"精血衰耗,水不涵木……肝阳偏亢,内风时起"的发病机制,提出滋阴息风、滋阴潜阳以及开闭、固脱等法,这一时期治疗分别以治火、治痰、治虚等,各有偏重。清代王清任以气虚血瘀立论,创立补阳还五汤治疗偏瘫,至今仍为临床常用的方剂。

本节着重讨论风自内生而致的中风,即类中风,包括西医学中的脑出血、脑血栓形成、脑栓塞、蛛网膜下腔出血、脑血管痉挛等脑血管疾病,以及周围性面神经麻痹等。

【病因病机】

本病多因气血亏虚,心、肝、肾三脏失调,复因劳逸失度、内伤积损、情志不遂、饮酒饱食或外邪侵袭等触发,导致机体阴阳失调,气血运行受阻,肌肤筋脉失于濡养;或阴亏于下,肝阳偏亢,阳化风动,血随气逆,肝阳暴张,夹痰夹火,横窜经遂,蒙蔽清窍,而成上实下虚,阴阳互不维系的危重证候。

一、病因

1. 积损正衰

素体阴亏血虚,虚火内扰,或中年以后精气渐虚,肝肾阴虚于下,肝阳偏亢于上,肝风易动,化火生痰;或因素体禀赋不足,或久病体虚,气血亏虚,脉络空虚,风邪入中;或素体形盛气衰,外风引动,痰瘀阻络,气血涩滞,亦发为偏枯猝中。

2. 情志失调

平素忧郁恼怒,情志不畅,肝气不舒,郁而化火,或长期精神紧张,阴精暗耗,志火内燔,或火盛灼津炼液为痰,复因将息失宜,肝风内扰,风火痰热内盛,阻滞经络或蒙蔽神窍而发病。此外,素体阳盛或心肝火旺之青壮年,亦有骤遇怫郁而阳亢化风,以致猝然发病者。

3. 劳倦过度

包括房劳、烦劳等。《素问·生气通天论》说:"阳气者,烦劳则张。"烦劳过度,耗气伤阴,易使阳气暴涨,引动风阳上旋,气血上逆,壅阻清窍;纵欲过度,房事不节,亦能引动心火,耗伤肾水,水不制火,则肝风内动,扰乱清窍而发病。

4. 饮食不节

平素嗜食甘肥醇酒,脾失健运,聚湿生痰;或逸多劳少,形体肥胖,气虚而多湿多痰,痰湿内盛,痰郁化热,阻滞经络,或痰热生风,横窜经络而成病。

一般来说,中风的发病都有明显的诱因。因此,对于诱发因素,必须引起足够的重视,尽量避免。

二、病机

中风病机主要为阴阳失调,气血逆乱。病位于脑,与心、肝、脾、肾关系密切。气血不足或肝肾阴虚是致病之本，风、火、痰、瘀是发病之标，一旦遇到烦劳、恼怒、房事不节或醉酒饱食等诱因，阴阳严重失调，气血发生逆乱而致猝中。

由于病位浅深、病情轻重的不同，又有中经络和中脏腑之别。

中经络之证，病位较浅，每因风痰瘀阻滞经脉，或肝风夹痰，横窜经络，气血不能濡养机体，则见半身不遂，口舌㖞斜，言语不利，或仅见口舌㖞斜，或伴见半身不遂等症状。若风阳痰火蒙蔽清窍，气血逆乱，上冲于脑，则见中脏腑之证，病位较深，或因络损血溢，瘀阻脑络，而致猝然昏厥仆倒，不省人事。

中脏腑因邪正虚实的不同，又有闭、脱之分，及出现由闭转脱的演变。若风阳痰火蒙蔽清窍，则见昏仆、不省人事、面赤、息粗、肢体拘急等闭症。如风阳痰火炽盛，进一步耗灼阴精，阴虚及阳，阴竭阳亡，阴阳离决，则出现脱证。此时精气去而神气脱，表现为口开目合、手撒、汗出肢冷、气息微弱等虚脱之危重证候。

在恢复期，中经络之证因风、火、痰、瘀之邪留滞经络，气血运行不畅，而仍留有半身不遂，口歪或不语等后遗症，一般恢复较慢。而中脏腑病情虽然危重，如经积极抢救治疗，往往可使病情脱离危险，神智渐趋清醒，转危为安，然恢复期往往因气血失调，血脉不畅而后遗经络病证。

综上所述，中风之发生，病机虽较复杂，但归纳起来不外虚（阴虚、气虚）、火（肝火、心火）、风（肝风、外风）、痰（风痰、湿痰）、气（气逆）、血（血瘀）六端，其中以肝肾阴虚或气血亏虚为其根本。此六端在一定条件下，相互影响，相互作用，而突然发病。有外邪侵袭而引发者称为外风，又称真中风或真中；无外邪侵袭而发病者称为内风，又称类中风或类中。从临床看来，本病以内因引发者居多。

【诊查要点】

一、诊断依据

1. 猝然昏仆，不省人事，半身不遂，口舌㖞斜是其主症，病轻者可无昏仆而仅见口舌㖞斜及半身不遂等症状。

2. 平素即有心烦易怒、眩晕、头痛、心悸，或有长期烦劳过度、精神紧张、嗜食甘肥醇酒、形体肥胖等病史。每因暴怒、暴喜、过劳、排便用力、暴饮暴食、不慎跌仆等诱发。

3. 发病前多有头晕、头痛、肢体一侧麻木等先兆症状。

4. 多急性起病，好发于40岁以上人群。

二、病证鉴别

1. 中风与痫证

中风与痫证均可突然昏仆，但痫证呈反复发作，发作时口中有叫吼声，口吐涎沫，四肢抽搐，鼻鼾，无口舌㖞斜及半身不遂。昏迷时间不长，一般几分钟至一两小时，不经服药可自行苏醒，苏醒后无任何后遗症。病多起自幼年。

2. 中风与厥证

厥证亦可突然昏仆，重者神志不清，但为时较短，一般半天至一天，昏迷或醒后无半身不遂和口舌喝斜等症。但血厥之实证亦有发展成中风的可能。

3. 中风与口僻

口僻俗称吊线风，主要症状是口眼歪斜，常伴口角流涎，耳后疼痛，而无半身不遂或神志障碍等表现，多因正气不足，风邪入于脉络，气血痹阻所致，不同年龄均可罹患。中风（中经络）的病机是大多由于气血逆乱，使风、火、痰、瘀痹阻脑脉或血溢脑脉之外，临床特征是口舌歪斜，但同时出现半身不遂、语言不利、偏身麻木等。

4. 中风与痉证

痉证以四肢抽搐、项背强直甚至角弓反张为主症，发病时也可伴有神昏，但痉证患者之神昏多出现在抽搐之后，而中风患者多在起病时即有神昏，而后可以出现抽搐。痉证患者抽搐时间长，中风患者抽搐时间短。痉证患者无半身不遂、口舌喝斜等症状。

【辨证论治】

一、辨证要点

1. 辨病期

中风的病期可以分为急性期、恢复期、后遗症期三个阶段。急性期是指发病后两周内，中脏腑可至1个月；恢复期是指发病两周后或1个月至半年以内；后遗症期指发病半年以上。

2. 辨中经络与中脏腑

根据临床表现，凡半身不遂，口舌喝斜，舌强语謇而神志清醒者，则为中经络。若有神志昏蒙者，则属中脏腑。鉴别要点是有无神志障碍。

3. 中脏腑辨闭证与脱证

闭证乃邪闭于内，表现为突然昏仆，不省人事，牙关紧闭，口噤不开，两手握固或拘急，肢体强痉，大小便秘等；脱证乃阳气外脱，可表现为目合口开，面色苍白，气息低微，鼻鼾息微，手撒肢软，大小便自遗，汗出肢冷，脉细微欲绝等。闭证常见于中风骤起，病性以实为主；脱证则多由闭证恶化转变而成，病性以虚为主，病势危急，预后凶险。

4. 闭证辨阳闭与阴闭

闭证根据热象的有无分为阳闭与阴闭。阳闭者症见面赤身热，气粗口臭，躁扰不宁，舌苔黄腻，脉弦滑而数；阴闭者症见面白唇暗，静卧不烦，四肢不温，痰涎壅盛，舌苔白腻，脉沉滑缓。

5. 辨病势顺逆

若先中脏腑，神志逐渐转清，半身不遂未再加重或有恢复者，病由中脏腑向中经络转化，病势为顺，预后多好。若属中脏腑的重病，如神昏偏瘫症状在急性期，仍属顺境。如见呃逆频频，或突然神昏，四肢抽搐不已，或背腹骤然灼热而四肢发凉甚至手足厥逆，或见戴阳证及呕血证，均属病势逆转。

二、治疗原则

1. 分清病期，兼顾标本缓急

本病需根据不同病期而兼顾标本缓急分别论治。

急性期以平肝息风、化痰祛瘀通络为主。闭证治当息风清火，豁痰开窍，通腑泄热；脱证急宜救阴回阳固脱；内闭外脱之证，则须醒神开窍与扶正固脱兼用。

恢复期及后遗症期，多为虚实兼夹，治当扶正祛邪，标本兼顾，平肝息风、化痰祛瘀与滋养肝肾、益气养血并用。本病病机为本虚标实，气血不足或肝肾阴虚，痰、火、气、血逆行，阻络闭窍，因此，补益气血、滋补肝肾、潜阳息风、豁痰祛瘀为主要原则。

2. 正确使用通下之法

中风之中腑者，有因瘀热内阻，腑气不通，邪热上扰，神机失灵者，应及时使用通腑泄热之法，有助于邪从下泄。中脏阳闭证，风阳痰火炽盛，内闭神机，有时因邪热搏结，亦可出现腹满，便秘，小溲不通，苔黄腻，脉弦实有力，亦应配合通下之法，使大便畅通，痰热下泄，则神识可清，危象可解。但正虚明显，元气欲脱者忌用。

三、证治分类

急性期

（一）中经络

1. 风痰瘀阻证

症状：头晕，头痛，手足麻木，突然发生口舌喝斜，口角流涎，舌强言謇，半身不遂，或手足拘挛，舌苔薄白或紫暗，或有瘀斑，脉弦涩或小滑。

证机概要：风痰上扰，肝阳化风，痹阻经脉。

治法：息风化痰，活血通络。

代表方：半夏白术天麻汤合桃仁红花煎加减。前方功能化痰息风，补脾燥湿，温凉并济，补泻兼施，用于风痰上扰，眩晕头痛，胸闷呕恶，舌苔白腻，脉弦滑者。后方活血化瘀，行气散结。

常用药：半夏、茯苓、陈皮、甘草补脾益气；白术燥湿化痰；桃仁、红花逐瘀行血；香附、青皮、穿山甲、延胡索理气行血；天麻平息内风；生姜、大枣调和营卫。

湿痰偏盛，舌苔白滑者，加泽泻、桂枝利湿化饮；肝阳偏亢者，加钩藤、代赭石潜阳息风。中成药可服血塞通片以活血化瘀。

2. 风阳上扰证

症状：常感眩晕头痛，耳鸣面赤，腰腿酸软，突然发生口舌喝斜，语言謇涩，半身不遂，苔薄黄，舌质红，脉弦细数或弦滑。

证机概要：肝肾阴虚，痰热内蕴，风阳上扰，经脉痹阻。

治法：镇肝息风，育阴潜阳。

代表方：镇肝息风汤或天麻钩藤汤加减。前方功能镇肝息风，善治阴虚阳亢、肝风内动而致头晕目眩，面赤，肢体活动不利，口舌喝斜，甚则跌仆，不省人事，脉弦长有力者。后方功能平肝、息风、镇潜，用于阳亢风动，眩晕肢麻者。

常用药：龙骨、牡蛎、代赭石、珍珠母、石决明、龟板镇肝潜阳；天麻、钩藤、菊花平肝息风；白芍、玄参养阴柔肝；牛膝引血下行；桑叶、菊花清肝泄热等。

阳亢火盛，头痛剧烈，面红目赤者，加夏枯草清肝息风潜阳；肝风内动，肢搐手抖者，加僵蚕、地龙息风镇痉；痰热较甚，苔黄腻，加胆星、竹沥、川贝母以清热化痰；心烦躁热者，加黄芩、山栀、茯神清热除烦宁神；痰蒙心神，语言不清，神情呆滞者，加菖蒲、远志化痰开窍；若伴肾阴不足，气血亏虚，腰膝酸软无力，加当归、首乌、枸杞、桑寄生、熟地等补益肝肾。

（二）中脏腑

1. 闭证

突然昏仆，不省人事，牙关紧闭，口噤不开，两手握固，肢体偏瘫，拘急，抽搐。由于有痰火和痰浊内闭之不同，故有阳闭、阴闭之分。

（1）阳闭

症状：除闭证主要症状外，兼见面红气粗，躁动不安，舌红苔黄，脉弦滑有力。

证机概要：肝阳暴张，气血上逆，痰火壅盛，清窍被扰。

治法：清肝息风，豁痰开窍。

代表方：先服（或用鼻饲法）至宝丹或安宫牛黄丸以清心开窍，并用羚角钩藤汤加减。羚角钩藤汤清肝息风，清热化痰，养阴舒筋，用于风阳上扰、窜犯清窍而见眩晕、痉厥和抽搐等症者。至宝丹或安宫牛黄丸以清心开窍。

常用药：羚羊角（或山羊角）、钩藤、珍珠母、石决明以平肝息风；胆南星、竹沥、半夏、天竺黄、黄连清热化痰；菖蒲、郁金化痰开窍。

痰热阻于气道，喉间痰鸣辘辘者，可服竹沥水、猴枣散以豁痰镇惊；肝火旺盛，面红目赤，脉弦劲有力，宜酌加龙胆草、山栀、夏枯草、代赭石、磁石等清肝镇摄之品；腑实热结，腹胀便秘，苔黄厚，宜加生大黄、元明粉、枳实以清热通腑导滞，或用礞石滚痰丸清热涤痰通腑；痰热伤津，舌质干红，苔黄糙者，宜加沙参、麦冬、石斛、生地等滋阴清热。

（2）阴闭

症状：除闭证主要症状外，兼见面白唇紫或黯，四肢不温，静而不烦，舌质暗淡，苔白腻滑，脉沉滑

证机概要：痰浊偏盛，风痰上扰，内闭心神。

治法：豁痰息风，辛温开窍。

代表方：急用苏合香丸温开水化开灌服（或用鼻饲法），以芳香开窍，并用涤痰汤加减。涤痰汤化痰开窍，用于痰蒙心窍，神志呆滞不清者。苏合香丸宣郁开窍。

常用药：半夏、茯苓、橘红、竹茹化痰；郁金、菖蒲、胆星豁痰开窍；天麻、钩藤、僵蚕息风化痰。

2. 脱证

症状：突然昏仆，不省人事，面色苍白，目合口开，鼻鼾息微，手撒遗尿，汗出肢

冷，舌萎缩，脉沉细微欲绝或浮大无根。

证机概要：元气衰微，精去神脱，阴竭阳亡。

治法：回阳救阴，益气固脱。

代表方：立即用大剂参附汤合生脉散加味。参附汤补气回阳，用于阳气衰微，汗出肢冷欲脱；生脉散用于津气耗竭。两方同用，益气回阳，救阴固脱，主治阴竭阳亡之证。

常用药：人参、附子补气回阳；麦冬、五味子、山萸肉滋阴敛阳。

阴不敛阳，阳浮于外，津液不能内守，汗泄过多者，可加煅龙骨、煅牡蛎敛汗回阳；阴精耗伤，舌干，脉微者，加玉竹、黄精以救阴护津。

恢复期和后遗症期

中风病急性阶段经抢救治疗，神志渐清，痰火渐平，风退瘀除，饮食稍进，渐入恢复期，但恢复期和后遗症有半身不遂、口歪、语言謇涩或失音等症状，此时仍须积极治疗并加强护理。

针灸与药物治疗并进，可以提高疗效。药物治疗根据病情可采用标本兼顾或先标后本等治法。

1. 痰瘀阻络证

症状：口舌喎斜，舌强语謇或失语，半身不遂，肢体麻木，舌紫暗或有瘀斑，苔滑腻，脉弦滑或涩。

证机概要：痰瘀互结，脉络痹阻。

治法：化痰祛瘀，活血通络。

代表方：温胆汤合四物汤加减。前方理气化痰，用于气郁生痰，痰浊内扰之证；后方补血活血，用于营血虚滞之证。

常用药：熟地、当归、川芎滋阴补血活血；枳实、半夏、竹茹化痰和胃；茯苓、陈皮益气健脾。

若兼气虚者，加黄芪、党参、白术；心烦甚者，加山栀、豆豉以清热除烦；眩晕者，可加天麻、钩藤以平肝息风；四肢不用明显者，加杜仲、川断、牛膝、桑枝。

2. 气虚血瘀证

症状：偏枯不用，肢软无力，面色萎黄，舌质淡紫或有瘀斑，苔薄白，脉细涩或细弱。

证机概要：气虚血滞，脉络瘀阻。

治法：益气养血，化瘀通络。

代表方：补阳还五汤加减。本方益气养血，化瘀通络，适用于中风恢复阶段气虚血滞而无风阳痰热表现之半身不遂，口舌喎斜，或语言謇涩之证。

常用药：黄芪以补气养血；桃仁、红花、赤芍、当归、赤芍养血活血，化瘀通经；地龙、牛膝引血下行兼以通络。

血虚甚者，加枸杞、首乌藤以补血；肢冷，阳失温煦，加桂枝温经通脉；腰膝酸软，加续断、桑寄生、杜仲以壮筋骨、强腰膝。

3. 肝肾亏虚证

症状：半身不遂，患肢僵硬拘挛变形，舌强不语，或偏瘫，肢体肌肉萎缩，舌红脉细，或舌淡红，脉沉细。

证机概要：肝肾亏虚，阴血不足，筋脉失养。

治法：滋养肝肾。

代表方：左归丸合地黄饮子加减。左归丸功专填补肝肾真阴，用于精血不足，不能荣养筋脉，腰膝酸软，肢体不用等症；地黄饮子滋肾阴，补肾阳，开窍化痰，用于下元虚衰，虚火上炎，痰浊上泛所致之舌强不语、足废不用等症。

常用药：干地黄、首乌、枸杞、山萸肉补肾益精；麦冬、石斛养阴生津；当归、鸡血藤养血和络。

若腰酸腿软较甚，加杜仲、桑寄生、牛膝补肾壮腰；若肾阳虚，加巴戟天、肉苁蓉补肾益精；附子、肉桂引火归原；夹有痰浊，加菖蒲、远志、茯苓化痰开窍。

【预后转归】

中风病的转归预后与体质强弱、正气盛衰、邪气浅深、中风轻重及治疗正确与否、调养是否得当等相关。中经络一般病情较轻，预后较好。中脏腑者，神志由昏迷逐渐转清，半身不遂趋于恢复，病势为顺，预后多好。若出现顽固性呃逆、呕血、厥脱者，此为中风变证，多致正气散脱。若邪盛正伤，虽经救治，终因正气已伤，致病程迁延，可成为中风后遗症。

【预防调护】

高度重视中风的先兆症状，如中老年人，经常出现一过性头晕，肢麻肉瞤者，乃中风先兆，应及早治疗，以防中风的发生。密切观察病情变化，掌握疾病动态，重点观察神志、瞳神、气息、脉象等变化，并采取相应的救治措施。加强护理，防治褥疮、肺部感染、口腔感染、窒息及尿路感染等并发症。

中老年人应做适当的体育锻炼，使气机条畅，血脉畅通。此外，饮食宜清淡，保持大便通畅，戒烟酒，避免精神刺激，保持心情舒畅和情绪的稳定。

【临证备要】

1. 中风的应急处理。对于中风昏迷病人，必须进行紧急处理。首先要使病人安静卧床，勿随意变动体位。如为闭证，头部应稍枕高，并偏向一侧，以利痰涎流出，避免痰涎壅塞气道而致窒息；若属脱证，头部应放平，下肢稍抬高15°~20°。另外，应注意清洁病人口腔。牙关紧闭者，可用冰片、南星、乌梅等擦牙，或用开口器启齿，防止舌被咬伤以及便于吸痰、清洁口腔和喂食物或药物。吞咽困难者，可用鼻饲，但一般应于病情稳定3日后进行。

2. 出血性中风，酌用凉血化瘀法。其出血的机理多有瘀热搏结，络伤血溢，临床有时可见面唇青紫，舌绛紫黯，但在急性期，不宜活血通络，一般建议急性期过后，可以酌情使用凉血、化瘀、止血法，例如以犀角地黄汤为基础方以散瘀热，有助于止血，再配合活血而止血之法。

3. 中风后遗口舌㖞斜的治法：此症状多由风痰阻于经络所致，治宜祛风、逐痰、通络，方用牵正散。口眼眴动者加天麻、钩藤、石决明以平肝息风；枸杞、山萸肉补肾益精；麦冬、石斛养阴生津；当归、鸡血藤养血和络。

【医案举隅】

叔子静，素无疾。一日，余集亲友小酌，叔亦在座。吃饭至第二碗仅半，头忽垂，筷亦落。同座问曰：醉也？不应。又问：骨鲠耶？亦不应。细视之，目闭而口流涎，群起扶之别座，则颈已歪，脉已绝，痰声起，不知人矣。取至宝丹灌之，始不受，再灌而咽下。少顷，开目，问扶者曰：此何地也？因告之故。曰：我欲归。扶之坐舆内以归。处以祛风、消痰、安神之品。明日已能起，惟软弱无力耳，以后亦不复发。此总名猝中，亦有食厥，亦有痰厥，亦有气厥，病因不同，如药不预备，则一时闭塞，周时而死。如更以参、附等药助火助痰，则无一生者。及其死也，则以为病本不治，非温补之误，举世皆然也。

按：风痰内闭，神明失用，开闭息风化痰，治标为急。猝中如无正气虚脱，不用温补之剂，慎之。

（王新华等编.中医历代医话精选.江苏科学技术出版社.1998）

【古代文献精选】

《金匮要略·中风历节病脉证并治》："邪气反缓，正气即急，正气引邪，㖞僻不遂。邪在于络，肌肤不仁；邪在于经，即重不胜，邪入于腑，即不识人；邪入于脏，舌即难言，口吐涎。"

《医经溯洄集·中风辨》："中风者，非外来风邪，乃本气自病也。凡人年逾四旬，气衰之际，或因忧喜忿怒伤其气者，多有此疾。壮岁之时无有也，若肥盛则间有之，亦是形盛气衰而如此。""殊不知因于风者，真中风也。因于火、因于气、因于湿者，类中风，而非中风也。……辨之为风，则从昔人以治。辨之为火、气、湿，则从三子以治，如此庶乎析理明而用法当矣。"

《临证指南医案·中风》华岫云按："今叶氏发明内风，乃身中阳气之变动。肝为风脏，因精血衰耗，水不涵本，木少滋养，故肝阳偏亢，内风时起，治以滋液息风，濡养营络，补阴潜阳……或风阳上僭，痰火阻窍，神识不清，则有至宝丹芳香宣窍，或辛凉清上痰火……至于审证之法，有身体缓纵不收，乃纯虚证也。故先生急用大剂参、附以回阳，恐纯刚难受，必佐阴药，以挽回万一。若肢体拘挛，半身不遂，口眼㖞斜，舌强言謇，二便不爽，此本体先虚，风阳夹痰火壅塞，以致营卫脉络失和，治法急则先用开关，继则益气养血，佐以消痰清火，宣通经隧之药，气充血盈，脉络通利，则病可痊愈。"

第八节　瘿　病

瘿病是由于情志内伤、饮食及水土失宜,以致气滞、痰凝、血瘀壅结颈前所引起的以颈前喉结两旁结块肿大为主要临床特征的一类疾病。古籍中有瘿、瘿气、瘿瘤、瘿囊、影袋等名者。

关于瘿病的记载,我国最早出现在公元前3世纪。战国时期的《庄子·德充符》即有"瘿"的病名。而《吕氏春秋·季春纪》所说的"轻水所,多秃与瘿人"不仅记载了瘿病的存在,而且观察到瘿的发病与地理环境密切相关。《诸病源候论·瘿候》指出瘿病的病因主要是情志内伤及水土因素,认为:"诸山水黑土中,出泉流者,不可久居,常食令人作瘿病,动气增患。"《千金要方》及《外台秘要》对含碘药物及用甲状腺作脏器疗法已有相当认识,记载了数十个治疗瘿病的方剂,其中常用的药物有海藻、昆布、羊靥、鹿靥等药。《圣济总录·瘿瘤门》云:"石瘿、泥瘿、劳瘿、忧瘿、气瘿是为五瘿。石与泥则因山水饮食而得之,忧、劳、气则本于七情。"是从病因角度对瘿病进行了分类。《三因极一病证方论·瘿瘤证治》提出瘿病可分为石瘿、肉瘿、筋瘿、血瘿、气瘿。《本草纲目》明确指出黄药子有"凉血降火,消瘿解毒"的功效。《外科正宗·瘿瘤论》指出瘿瘤主要由气、痰、瘀壅结而成,采用的主要治法是"行散气血"、"行痰顺气"、"活血散坚",该书所载的海藻玉壶汤等方,至今仍为临床所习用。《杂病源流犀烛·颈项病源流》指出,瘿又称为瘿气、影袋,多因气血凝滞,日久渐结而成。

根据瘿病的临床表现,西医学中的单纯性甲状腺肿、甲状腺功能亢进症、甲状腺炎、甲状腺腺瘤、甲状腺癌等均属于本病范围,可参考本节内容进行辨证治疗。

【病因病机】

情志内伤使肝气失于条达,气机郁滞,则津液输布失常,易于凝聚成痰,气滞痰凝、壅结颈前;饮食及水土失宜影响脾胃的功能,使脾失健运,不能运化水湿,聚而生痰,还可影响气血的正常运行,致气滞、痰凝、血瘀壅结颈前则发为瘿病。妇女的经、孕、产、乳等生理特点与肝经气血有密切关系,素体阴虚之人与瘿病有密切关系。

一、病因

1. 情志内伤

忿郁恼怒或忧愁思虑日久,肝气失于条达,气机郁滞,则津液不得正常输布,易于凝聚成痰,气滞痰凝,壅结颈前,则形成瘿病。正如《诸病源候论·瘿候》说:"瘿者,由忧恚气结所生","动气增患"。《重订严氏济生方·瘿瘤论治》说:"夫瘿瘤者,多由喜怒不节,忧思过度,而成斯疾焉。大抵人之气血,循环一身,常欲无滞留之患,调摄失宜,气凝血滞,为瘿为瘤。"

2. 饮食及水土失宜

饮食失调,或居住在高山地区,水土失宜,一是影响脾胃的功能,使脾失健运,不能运化水湿,聚而生痰;二是影响气血的正常运行,致气滞、痰凝、血瘀壅结颈前则发为瘿病。《圣济总录》所谓的"泥瘿"即由此所致。《诸病源候论·瘿候》谓"饮沙水"、"诸山水黑土中出泉流"容易发生瘿病。《杂病源流犀烛·颈项病源流》也说："西北方依山聚涧之民，食溪谷之水，受冷毒之气，其间妇女，往往生结囊如瘿。"均说明瘿病的发生与水土因素有密切关系。

3. 体质因素

妇女以肝为先天，妇女的经、孕、产、乳等生理特点与肝经气血有密切关系，遇有情志、饮食等致病因素，常引起气郁痰结、气滞血瘀及肝郁化火等病理变化，故女性易患瘿病。另外，素体阴虚之人，痰气郁滞之后易于化火，更加伤阴，常使病机复杂，病程缠绵难愈。

二、病机

气滞、痰凝、血瘀壅结颈前是瘿病的基本病机。本病初期多为气机郁滞，津凝痰聚，痰气搏结颈前，日久则可引起血脉瘀阻，进而气、痰、瘀三者合而为患。

本病的病变部位主要在肝脾，与心有关。肝郁则气滞，脾伤则气结，气滞则津停，脾虚则酿生痰湿，痰气交阻，血行不畅，则气、血、痰壅结而成瘿病。瘿病日久，在损伤肝阴的同时，也会伤及心阴，出现心悸、烦躁、脉数等症。

本病的病理性质以实证居多，久病由实致虚，可见气虚、阴虚等虚候或虚实夹杂之候。在本病的病变过程中，常发生病机转化。如痰气郁结日久可化火，形成肝火亢盛证；火热内盛，耗伤阴津，导致阴虚火旺之候，其中以心肝阴虚最为常见；气滞或痰气郁结日久，则深入血分，血液运行不畅，形成痰结血瘀之候。重症患者则阴虚火旺的各种症状常随病程的延长而加重，当出现烦躁不安、谵妄神昏、高热、大汗、脉疾等症状时，为病情危重的表现。若肿块在短期内迅速增大，质地坚硬，结节高低不平者，可能恶变，预后不佳。

【诊查要点】

一、诊断依据

1. 以颈前喉结两旁结块肿大为临床特征，可随吞咽动作而上下移动。初作可如樱桃或指头大小，一般生长缓慢。大小不一，大者可如囊如袋，触之多柔软、光滑，病程日久则质地较硬，或可扪及结节。

2. 多发于女性，常有饮食不节、情志不舒的病史，或发病有一定的地域性。

3. 早期多无明显的伴随症状，发生阴虚火旺的病机转化时，可见低热、多汗、心悸、眼突、手抖、多食易饥、面赤、脉数等表现。

二、病证鉴别

1. 瘿病与瘰疬

瘿病与瘰疬均可在颈项部出现肿块，但二者的具体部位及肿块的性状不同。瘿病肿块在颈部正前方，肿块一般较大。瘰疬的病变部位在颈项的两侧或颌下，肿块一般较小，每个约黄豆大，数目多少不等。

2. 瘿病与消渴

瘿病中的阴虚火旺证型，应注意与消渴病鉴别。消渴病以多饮、多食、多尿为主要临床表现，三消的症状常同时并见，尿中常有甜味，而颈部无瘿肿。瘿病中的阴虚火旺证虽有多食易饮，但无多饮、多尿等症，而以颈前有瘿肿为主要特征，并伴有烦热心悸，急躁易怒，眼突，脉数等症。

3. 瘿囊与瘿瘤

瘿囊颈前肿块较大，两侧比较对称，肿块光滑，柔软，主要病机为气郁痰阻，若日久兼瘀血内停者，局部可出现结节。瘿瘤表现为颈前肿块偏于一侧，或一侧较大，或两侧均大，瘿肿大小如桃核，质较硬。病情严重者，肿块迅速增大，质地坚硬，表面高低不平。主要病机为气滞、痰结、血瘀。

【辨证论治】

一、辨证要点

1. 辨在气与在血

颈前肿块光滑，柔软，属气郁痰阻，病在气分；病久肿块质地较硬，甚则质地坚硬，表面高低不平，属痰结血瘀，病在血分。

2. 辨火旺与阴伤

本病常表现为肝火旺盛及阴虚火旺之证。如兼见烦热，易汗，性情急躁易怒，眼球突出，手指颤抖，面部烘热，口苦，舌红苔黄，脉数者，为火旺；如见心悸不宁，心烦少寐，易出汗，手指颤动，两目干涩，头晕目眩，倦怠乏力，舌红，脉弦细数者，为阴虚。

二、治疗原则

瘿病以气滞、痰凝、血瘀壅结颈前为基本病机，其治疗应以理气化痰、消瘿散结为基本治则。瘿肿质地较硬及有结节者，配合活血化瘀；火郁阴伤而表现阴虚火旺者，以滋阴降火为主。

三、证治分类

1. 气郁痰阻证

症状：颈前喉结两旁结块肿大，质软不痛，颈部觉胀，胸闷，喜太息，或兼胸胁窜痛，病情常随情志波动，苔薄白，脉弦。

证机概要：气机郁滞，痰浊壅阻，凝结颈前。

治法：理气舒郁，化痰消瘿。

代表方：四海舒郁丸。本方功能理气解郁，化痰软坚，消瘿散结，适用于瘿病早期由痰气郁结所致者。

常用药：昆布、海带、海藻、海螵蛸、海蛤壳、浙贝母化痰软坚，消瘿散结；郁金、青木香、青陈皮疏肝理气；桔梗载诸药上行，兼以利咽。

肝气不疏明显而见胸闷、胁痛者，加柴胡、枳壳、香附、延胡索、川楝子；咽部不适，声音嘶哑者，加牛蒡子、木蝴蝶、射干利咽消肿。中成药可选用五海瘿瘤丸、消瘿气瘰丸。

2. 痰结血瘀证

症状：颈前喉结两旁结块肿大，按之较硬或有结节，肿块经久未消，胸闷，纳差，舌质暗或紫，苔薄白或白腻，脉弦或涩。

证机概要：痰气交阻，血脉瘀滞，搏结成瘿。

治法：理气活血，化痰消瘿。

代表方：海藻玉壶汤。本方既能理气化痰消瘿，又能养血活血，适用于气滞、痰阻、血瘀壅结颈前所致的瘿病。

常用药：海藻、昆布、海带化痰软坚，消瘿散结；青皮、陈皮、半夏、胆南星、浙贝母、连翘、甘草理气化痰散结；当归、赤芍、川芎、丹参养血活血。

胸闷不舒加郁金、香附、枳壳理气开郁；郁久化火而见烦热、舌红苔黄、脉数者，加夏枯草、丹皮、玄参、栀子；纳差、便溏者，加白术、茯苓、山药健脾益气；结块较硬或有结节者，可酌加黄药子、三棱、莪术、露蜂房、僵蚕、穿山甲等，以增强活血软坚、消瘿散结的作用；若结块坚硬且不可移者，可酌加土贝母、莪术、山慈菇、天葵子、半枝莲、犀黄丸等以散瘀通络，解毒消肿。中成药可选用消瘿片、小金片。本型多由气郁痰阻证发展而来，一般需较长时间服药，方可取效。

3. 肝火旺盛证

症状：颈前喉结两旁轻度或中度肿大，一般柔软光滑，烦热，容易出汗，性情急躁易怒，眼球突出，手指颤抖，面部烘热，口苦，舌质红，苔薄黄，脉弦数。

证机概要：痰气交阻，气郁化火，壅结颈前。

治法：清肝泻火，消瘿散结。

代表方：栀子清肝汤合消瘰丸加减。栀子清肝汤清肝泻火，适用于肝郁化火之瘿病；消瘰丸清热化痰，软坚散结，适用于痰结化热之瘿病。

常用药：柴胡疏肝解郁；栀子、丹皮清泄肝火；当归养血活血；白芍柔肝；牛蒡子散热利咽消肿；生牡蛎、浙贝母化痰软坚散结；玄参滋阴降火。

肝火旺盛，烦躁易怒，脉弦数者，可加龙胆草、黄芩、青黛、夏枯草清泻肝火；手指颤抖者，加石决明、钩藤、白蒺藜、天麻平肝息风；兼见胃热内盛而见多食易饥者，加生石膏、知母养阴清热；火郁伤阴，阴虚火旺而见烦热，多汗，消瘦乏力，舌红少苔，脉细数等症者，可用二冬汤合消瘰丸加减。

4. 心肝阴虚证

症状：颈前喉结两旁结块或大或小，质软，病起较缓，心悸不宁，心烦少寐，易出汗，手指颤动，眼干，目眩，倦怠乏力，舌质红，苔少或无苔，舌体颤动，脉弦细数。

证机概要：气火内结日久，心肝之阴耗伤。

治法：滋阴降火，宁心柔肝。

代表方：天王补心丹或一贯煎加减。天王补心丹滋阴清热，宁心安神，适用于心阴亏虚为主者；一贯煎养阴疏肝，适用于肝阴亏虚兼肝气郁结者。

常用药：生地、沙参、玄参、麦冬、天冬养阴清热；人参、茯苓益气宁心；当归、枸杞子养肝补血；丹参、酸枣仁、柏子仁、五味子、远志养心安神；川楝子疏肝理气；桔梗载诸药上行，兼以利咽。

虚风内动，手指及舌体颤抖者，加钩藤、白蒺藜、鳖甲、白芍平肝息风；脾胃运化失调致大便稀溏、便次增加者，加白术、苡仁、山药、麦芽健脾和胃；肾阴亏虚而见耳鸣、腰酸膝软者，酌加龟板、桑寄生、牛膝、女贞子滋补肾阴；病久正气伤耗，精血不足，而见消瘦乏力，妇女月经量少或经闭，男子阳痿者，可酌加黄芪、太子参、山茱萸、熟地、枸杞子、制首乌等补肾填精。

【预后转归】

若治疗及时，瘿病的预后大多较好。瘿肿小、质软、治疗及时者，多可治愈。但瘿肿较大者，不容易完全消散。若肿块坚硬、移动性差而增长又迅速者，则预后不良。肝火旺盛及心肝阴虚的轻、中症患者，疗效较好；重症患者则阴虚火旺的各种症状常随病程的延长而加重和增多，在出现烦躁不安、高热、脉疾等症状时，为病情危重的表现。

【预防调护】

保持精神愉快，防止情志内伤，以及针对水土因素调节饮食，是预防瘿病的重要方面。在容易发生瘿病的地区，可经常食用海带，及采用碘化食盐（食盐中加入一定量的碘化钠或碘化钾）预防。

【临证备要】

1. 根据不同的病机施以相应的治法及用药。如火盛，宜清热泻火，药用丹皮、栀子、生石膏、黄连、黄芩、青黛、夏枯草、元参等；如痰凝，宜化痰散结，药用海藻、昆布、浙贝母、海蛤壳、陈皮、半夏、茯苓、制南星、瓜蒌、生牡蛎等；如血瘀，宜活血软坚，药用当归、赤芍、川芎、桃仁、三棱、莪术、丹参、炮山甲等。本病后期，多出现由实转虚，如阴伤，宜养阴生津，药用生地、元参、麦冬、天冬、沙参、白芍、五味子、石斛等；如气虚，宜益气健脾，药用黄芪、党参、白术、茯苓、山药、黄精等；气阴两虚者，药用黄芪、太子参、麦冬、五味子、黄精、玉竹、女贞子等。

2. 不同疾病阶段用药有所不同。瘿病早期出现眼突者，证属肝火痰气凝结，应治以化痰散结，清肝明目，药用夏枯草、生牡蛎、菊花、青葙子、蒲公英、石决明等。后期出现眼突者，为脉络涩滞，瘀血内阻所致，应治以活血散瘀，益气养阴，药用丹参、赤芍、泽兰、生牡蛎、山慈菇、黄芪、枸杞子、谷精草等。

3. 谨慎应用含碘药物。许多消瘿散结的药物，如四海舒郁丸中的海带、海藻、海螵蛸、海蛤壳等含碘量都较高，临证时须注意，若患者确系碘缺乏引起的单纯性甲状腺肿大，此类药物可以大量使用，若属甲状腺功能亢进之症，则使用时需慎重。

4. 谨慎应用有毒药物。黄药子具有消瘿散结、凉血降火之功效，治疗痰结血瘀证和肝火旺盛证时可配合应用。但黄药子有小毒，长期服用对肝脏损害较大，必须慎用，用量一般不宜超过 10g。

【医案举隅】

张某，女，37 岁。初诊日期：1975 年 2 月 17 日。

病员于 1974 年 10 月发现颈前正中隆起，并有心累、心跳症状，心率每分钟 110 次左右，出汗甚多，两手发颤，食量增大，但体重反而下降。经某医院进行甲状腺吸[131]碘功能试验，吸碘功能为 76%，确诊为甲状腺功能亢进。经过一段时间治疗，心率已控制在每分钟 80 ~ 90 次，出汗、多食情况亦有所改善。但颈前正中部位突起更甚，约有鸡蛋大，中微凹陷，皮色如常，头部和足部有明显浮肿，性急易怒，口干少津，体倦乏力，易患感冒。以后辗转求医，均未见好转，经人介绍来我处求诊。

诊得脉象弦细，舌质暗红无苔。宜暂从开郁调肝、软坚消瘿议治，待邪气稍减，再议扶正之法。

处方：刺蒺藜 12g，丹皮 9g，枳壳 9g，白芍 12g，青皮 9g，郁金 9g，花粉 12g，牡蛎 12g，浙贝母 9g，夏枯草 15g，玄参 9g，甘草 3g。

上方加减续服药三十余剂，颈下包块已开始缩小，性急易怒情况亦有改善。口中仍觉干燥，两手有麻木感。脉象不弦而细，并有短暂间歇，时发心累，肢体困倦。病员于 1969 年曾患肾盂肾炎，目前尚有水肿、腰痛情况。看来胸中郁结稍疏，理应扶正为主。证属心肾气阴两亏之象，故用六味地黄丸合生脉散，加消瘰药。

处方：生地 9g，丹皮 9g，菟丝子 12g，茯苓 9g，泽泻 9g，牡蛎 12g，浙贝母 9g，玄参 9g，党参 9g，麦冬 9g，五味子 6g，山药 12g。

上方加减续服药八十余剂，颈下包块已全部消散，水肿亦有消退，眠食俱佳，精神转旺，体重增加。11 月初经某医院复查，吸碘功能由 76% 下降到 30%。目前只是在劳动后尚觉腰部胀痛，脚部尚有微肿，要求续服中药以巩固之。

处方：党参 12g，白术 9g，茯苓 9g，熟地 12g，山萸肉 9g，泽泻 9g，山药 12g，丹皮 9g，补骨脂 9g，杜仲 9g，狗脊 9g，桑枝 30g。

续服上方药多剂，情况已基本正常。偶因它病来诊，始终未见反复。随访至 1977 年 1 月，均一直坚持全天工作。

（董建华等主编. 中国现代名中医医案精华. 北京出版社. 1990）

【古代文献精选】

《杂病源流犀烛·瘿瘤》："西北方依山聚涧之民，食溪谷之水，受冷毒之气，其间妇女，往往结囊如瘿。"

《医学入门》"瘿、瘤所以两名者，以瘿形似樱桃，一边纵大亦似之，椎槌而垂，皮宽不急。原因忧患所生，故又曰瘿气，今之所谓影囊者是也。"

《外台秘要·瘿病方》："《小品》瘿病者，始作与瘿核相似，其瘿病喜当颈下，当中央不偏两边也。"

《外科正宗·瘿瘤》："切不可轻用针刀，掘破出血不止，多致立危，久则脓血崩溃，渗漏不已，终致伤人。"

第九节 疟 疾

疟疾是感受疟邪，邪伏半表半里，出入营卫之间，邪正交争，引起的以寒战、壮热、头痛、汗出、休作有时为临床特征的一类疾病。本病常发生于夏秋季节，但其他季节亦可发生，发病以南方地区多见，但全国各地均有。瘴疟主要在南方地区发病。

我国人民对疟疾的认识甚早，远在殷墟甲骨文中就有"疟"字。而疟疾之名，则首见于《内经》，《内经》对其病因、证候、治法进行了详细的讨论。《素问·疟论》指出，疟疾的病因是"疟气"，"夫疟气者，并于阳则阳胜，并于阴则阴胜，阴胜则寒，阳胜则热。"该篇还描述了疟疾发作的典型症状："疟之始发也，先起于毫毛，伸欠乃作，寒栗鼓颔，腰脊俱痛，寒去则内外皆热，头痛如破，渴欲冷饮。"在治疗时机选择上，《素问·刺疟》提出："凡治疟，先发如食顷，乃可以治，过之则失时也。"早在《神农本草经》就明确记载常山及蜀漆有治疟的功效。《金匮要略·疟病脉证并治》篇阐述了瘅疟、温疟、牝疟等各种不同类型疟疾的辨证论治，并指出疟久不愈，可以形成痞块，称为"疟母"，其所列之鳖甲煎丸至今仍为临床所习用。晋·葛洪《肘后备急方·治寒热诸疟》认为其病因是感受山岚瘴毒之气，并明确提出青蒿为治疟要药。隋·巢元方《诸病源候论》提出间日疟和劳疟病名。该书《劳疟候》指出："凡疟积久不瘥者，则表里俱虚，客邪未散，真气不复，故疾虽暂间，小劳便发。"唐·孙思邈《备急千金要方》除制定以常山、蜀漆为主药的截疟诸方外，还用马鞭草治疟。宋·陈言《三因极一病证方论·疟病不内外因证治》指明"疫疟"的特点："一岁之间，长幼相若，或染时行，变成寒热，名曰疫疟。"

明·张景岳进一步肯定疟疾因感受疟邪所致，而非痰食引起。《质疑录·论无痰作疟》说："疟邪随人身之卫气出入，故有迟早、一日、间日之发，而非痰之可以为疟也。"其治疗多用柴胡等和解法。明·吴有性在所著《温疫论》中制定"达原饮"，用槟榔、厚朴、草果等"使邪气溃散，速离募原"。近年来，对与疟疾有关的理、法、方、药进行了系统的发掘整理和临床研究，从而使中医关于疟疾的理论更为充实和丰富。在疟疾的防治工作中，开展了关于青蒿素治疗疟疾的研究，证实其作用效果优于氯喹，这一科研成果，显示和发扬了中医治疗疟疾的优势。

本节讨论内容主要是西医学中的疟疾。至于非感受"疟邪"而表现为寒热往来，似疟非疟的类疟疾患，如亚败血症、回归热、黑热病、病毒性感染以及部分血液系统疾病等，亦可参照本节辨治，但在辨病诊断上应加以鉴别。

【病因病机】

一、病因

本病的发生，主要是感受"疟邪"（主要指疟原虫），但其发病与正虚抗邪能力下降有关，诱发因素则与外感风寒、暑湿，饮食劳倦有关，其中尤以暑湿季节——气温在

20℃~30℃、湿度在60%以上时最易诱发。夏秋暑湿当令之际，正是蚊毒疟邪肆虐之时，若人体被疟蚊叮吮，则疟邪入侵致病。因饮食所伤，脾胃受损，痰湿内生，或起居失宜，劳倦太过，元气耗伤，营卫空虚，疟邪乘袭，即可发病。

二、病机

疟疾的病位总属少阳，故历来有"疟不离少阳"之说。感邪之后，邪伏半表半里，出入营卫之间，邪正交争，则疟病发作；疟邪伏藏，则发作休止。发作时，邪入与营阴相争，卫阳一时不能外达，则毛孔收缩，肌肤粟起而恶寒；其后，邪出与卫阳相搏，热盛于肌表，故又转为高热；待正胜邪却，则疟邪伏藏，汗出热退，症状解除。至于休作时间的长短，与疟邪伏藏的深浅有一定关系，如每日发、间日发者，邪留尚浅；三日发者，则邪留较深。

由于感受时邪性质的不同，或体质有所差异，其病理变化和临床变现也可不同。一般以寒热休作有时的正疟临床最为多见。如素体阳虚寒盛，或感受寒湿诱发，则表现为寒多热少的寒疟或但寒不热之牝疟；素体阳热偏盛，或感受暑热诱发，多表现为热多寒少之温疟；若因感受山岚瘴毒之气而发者为瘴疟，可以出现神昏谵语、痉厥等危重症状，甚至发生内闭外脱的严重后果；若疫毒热邪深重，内陷心肝，则为热瘴；因湿浊蒙蔽心神者，则为冷瘴。

本病总因感受疟邪所致，故病理性质以邪实为主。但疟邪久留，屡发不已，气血耗伤，不时寒热，可成为遇劳即发的劳疟。或久疟不愈，气血瘀滞，痰浊凝结，壅阻于左胁下而形成疟母，且常兼有气血亏虚之象，表现为邪实正虚。

【诊查要点】

一、诊断依据

1. 发作时寒战，高热，汗出热退，每日或隔日或三日发作一次，伴有头痛身楚、恶心呕吐等症。

2. 多发于夏秋季节和流行地区，或输入过疟疾患者的血液，反复发作后可出现脾脏肿大、面色苍白、乏力等症。

二、病证鉴别

1. 疟疾与风温发热

风温初起，邪在卫分时，可见寒战发热，多伴有咳嗽气急、胸痛等肺系症状；疟疾则以寒热往来，汗出热退，休作有时为特征，无肺系症状。在发病季节上，风温多见于冬春，疟疾常发于夏秋。

2. 疟疾与淋证发热

淋证初起，湿热蕴蒸少阳，邪正相搏，亦常见寒战发热，但多兼小便频急，滴沥刺痛，腰部酸胀疼痛等症，可与疟疾作鉴别。

3. 寒疟、温疟与瘴疟

疟发寒重热轻，或但寒不热者，为偏于寒盛，属于寒疟；热重寒轻，或但热不寒者，为偏于热盛，属于温疟；如高热不退，头痛，甚则出现惊厥，抽搐，颈项强直，昏迷等症，为邪入心肝的危重症，多属疫疟（瘴疟）。

【辨证论治】

一、辨证要点

疟疾的辨证应根据病情的轻重、寒热的偏盛、正气的盛衰及病程的长短，区分正疟、温疟、寒疟、瘴疟、劳疟的不同。

二、治疗原则

疟疾的治疗以祛邪截疟为基本治则，区别寒与热的偏盛进行处理。如温疟兼清，寒疟兼温，瘴疟宜解毒除瘴，劳疟则以扶正为主，佐以截疟。如属疟母，又当祛瘀化痰软坚。

三、证治分类

1. 正疟

症状：发作时症状比较典型，常先有呵欠乏力，继则寒战鼓颔约 30 分钟，寒罢则内外皆热，常表现为高热，可持续 2～6 小时，头痛面赤，口渴引饮，终则遍身汗出，2～3 小时后，热退身凉，每日或间一两日发作一次，寒热休作有时，舌红，苔薄白或黄腻，脉弦。

证机概要：疟邪伏于少阳，与营卫相搏，正邪交争。

治法：祛邪截疟，和解表里。

代表方：柴胡截疟饮或截疟七宝饮加减。两方均有祛邪截疟作用，但前方兼能和解表里，导邪外出，主治疟疾寒热往来，休作有时，后方偏重化痰散结，理气和中，用于疟疾痰湿困中，恶心较著，舌苔浊腻者。

常用药：柴胡、黄芩和解少阳；常山、草果、槟榔、半夏化痰截疟；生姜、大枣调和营卫，兼顾胃气。

若痰湿偏重，胸闷腹胀，舌苔白腻，去滞气碍湿之参、枣，酌加厚朴、苍术、陈皮；烦渴，苔黄，脉弦数者，去生姜、大枣，加石膏、花粉清热生津。

也可酌情选用各种剂型的青蒿素成药，如口服的有片剂，肌注的有油剂、混悬剂等。青蒿素对各种疟原虫的红内期无性体均有显著作用，故可有效控制疟疾的临床症状。

2. 温疟

症状：发作时热多寒少，汗出不畅，头痛，骨节酸痛，口渴引饮，便秘尿赤，舌红苔黄，或舌红干而无苔，脉弦数。

证机概要：阳热素盛，疟邪与营卫相搏，热炽于里。

治法：清热解表，和解祛邪。

代表方：白虎加桂枝汤或白虎加人参汤加减。两方均系白虎汤加味而成，具有清热祛邪作用，但前方兼有疏表散寒作用，适用于温疟而有外邪束表，骨节酸痛者，后方加人参益气生津，适用于温疟热势较盛，津气两伤，热多寒少，或但热不寒者。

常用药：生石膏、知母、黄芩清泄邪热；柴胡、青蒿、桂枝和解疏表；常山截疟祛邪。

若表邪已解，里热较盛，发热，汗多，无骨节酸痛者，去桂枝；热势较盛而气津两伤者，去桂枝，加人参、北沙参；津伤较著，口渴引饮者，酌加生地、麦冬、石斛、玉竹。

3. 寒疟

症状：发作时热少寒多，口不渴，胸闷脘痞，神疲体倦，舌苔白腻，脉弦。

证机概要：素体阳虚，疟邪入侵，寒湿内盛。

治法：和解表里，温阳达邪。

代表方：柴胡桂枝干姜汤合截疟七宝饮加减。前方功能和解表里，温阳达邪，用于寒多热少或但寒不热之寒疟。后方具有截疟化痰、运脾和胃作用，用于痰湿偏盛之疟疾。

常用药：柴胡、黄芩和解少阳；桂枝、干姜、甘草温阳达邪；常山、草果、槟榔、厚朴、青皮、陈皮散寒燥湿，化痰截疟。

但寒不热者，去黄芩苦寒之品；寒郁日久化热，心烦口干，去桂枝、草果，加石膏、知母。

4. 瘴疟

（1）热瘴

症状：热甚寒微，或壮热不寒，头痛剧烈，抽搐，肢体烦痛，面红目赤，胸闷呕吐，烦渴饮冷，大便秘结，小便热赤，甚至神昏谵语，舌质红绛，苔黄腻或垢黑，脉洪数或弦数。

证机概要：瘴毒内盛，热陷心包。

治法：解毒除瘴，清热保津。

代表方：清瘴汤加减。本方清热解毒，除瘴截疟，用于热瘴热甚寒微或壮热不寒者。

常用药：黄芩、黄连、知母、银花、柴胡清热解毒除瘴；常山、青蒿截疟祛邪；半夏、竹茹和胃化痰；碧玉散清利湿热。

壮热烦渴者，去半夏，加生石膏清热泻火；热盛津伤，口渴心烦，舌干红少津者，酌加生地、玄参、石斛、玉竹；神昏痉厥，高热不退者，急用紫雪丹清心开窍。本证预后凶险，宜及早中西医结合共同抢救。

（2）冷瘴

症状：寒甚热微，或但寒不热，或呕吐，腹痛腹泻，甚则形寒肢冷，经脉拘急，嗜睡不语，神志昏蒙，舌苔厚腻色白，脉弦。

证机概要：瘴毒内盛，湿浊蒙蔽心窍。

治法：解毒除瘴，芳化湿浊。

代表方：加味不换金正气散。本方燥湿化浊，除瘴截疟，用于冷瘴见有寒甚热微或但寒不热、呕吐腹泻者。

常用药：苍术、厚朴、陈皮、藿香、半夏、佩兰、荷叶燥湿化浊，健脾理气；槟榔、草果截疟除湿；菖蒲豁痰宣窍。

嗜睡昏蒙者，可加服苏合香丸芳香开窍；若呕吐较甚，可吞服玉枢丹以辟秽和中止呕。

5. 劳疟

症状：疟疾迁延日久，每遇劳累辄易发作，发时寒热较轻，面色苍白或萎黄，倦怠乏力，短气懒言，纳少自汗，舌质淡，脉细弱。

证机概要：疟邪久留，气血耗伤。

治法：益气养血，扶正祛邪。

代表方：何人饮加减。本方功能补气养血，用于气血亏虚，久疟不已，面色萎黄，倦怠之证。

常用药：何首乌、人参、白术、当归、白芍补益气血；陈皮理气和中；生姜、大枣调和营卫；青蒿、常山祛邪截疟。

气虚较著，倦怠自汗者，可加黄芪、浮小麦；偏于阴虚，下午或夜晚见低热，舌质红绛者，加生地、鳖甲、白薇；如胸闷脘痞，大便稀溏，舌苔浊腻者，去首乌，加半夏、草果芳化湿浊。

此外，久疟不愈，痰浊瘀血互结，左胁下形成痞块，此即《金匮要略》所称之疟母。治宜软坚散结，祛瘀化痰，方用鳖甲煎丸。兼有气血亏虚者，配合八珍汤或十全大补汤，以扶正祛邪。

【预后转归】

正疟经及时治疗，预后较好。若重复感染或不同疟原虫混合感染，或发病的初期及后期，发病常不规则，临床表现复杂，辨证较为困难。疟疾重症，出现神智症状或过高热者，一般预后较差。

【预防调护】

本病为蚊虫传播，故应加强灭蚊、防蚊措施。

疟疾发作期应卧床休息。寒战时加盖衣被，注意保暖，多饮热开水；发热时减去衣被。如高热不退，可予冷敷，或针刺合谷、曲池等穴。瘴疟神志昏迷者，应加强护理，注意观察病人体温、脉搏、呼吸、血压和神志变化，予以适当处理。汗出后用温水擦身，换去湿衣，避免吹风。服药宜在疟发前2小时。饮食以易于消化、富有营养之流质或半流质食物为宜。久疟须注意休息，加强饮食调补。有疟母者，可食用甲鱼滋阴软坚，有助于痞块的消散。

【临证备要】

1. 疟邪伏藏于半表半里，属少阳经脉部位，故历来有"疟不离少阳"之说。在治疗上，一般多使用柴胡之剂，但必须辨证，不能见到疟疾一概使用之，临床应掌握寒热往来的症状特点使用为宜。

2. 疟疾的治疗可在辨证的基础上选加截疟药物，常用的如常山、青蒿、槟榔、马鞭草、豨莶草、乌梅等。此外，服药时间一般以疟发前 2 小时为宜。若在疟发之际服药，容易发生呕吐不适，且难以控制发作。

3. 瘴疟来势凶猛，病情险恶，治疗应重视解毒除瘴。若出现神昏谵语、痉厥抽搐等严重症状时，宜早投清心开窍药物，必要时进行中西医结合治疗。

【医案举隅】

友人裴某之第三女患疟，某医投以柴胡剂二帖，不愈。余诊其脉洪滑，询之月经正常，未怀孕。每日下午发作时，热多寒少，汗大出，恶风，烦渴喜饮。思此是"温疟"，脉洪滑、烦渴喜饮是白虎汤证，汗出恶风是桂枝汤证，即书白虎加桂枝汤：生石膏 48g，知母 18g，炙甘草 6g，粳米 18g，桂枝 6g，水 4 盅，煮米熟汤成，温服。1 剂病愈大半，2 剂疟不发作。

按：据《素问·疟论》所载，温疟以"先热后寒"、热多寒少为特点，"得之于冬中风寒之邪，至春阳气大发，温热外引而发病。"

以本案临床表现，当属表证未罢，而邪传阳明，非邪在半表半里之柴胡也，故用白虎加桂枝汤取效。白虎加桂枝汤证为七分阳明，三分太阳，岳老抓住"脉洪滑、烦渴喜饮是白虎汤证，汗出恶风是桂枝汤证"的病机特点，两剂而愈，说明抓住主证是辨证论治的关键所在。足见迷信柴胡剂或其他治疟特效药而不知灵活以掌握之者，殊有失中医辨证论治之规律。

（陈可冀等. 岳美中医案集. 人民卫生出版社. 1978）

【古代文献精选】

《金匮要略·疟病脉证并治》："温疟者，其脉如平，身无寒但热，骨节疼烦，时呕，白虎加桂枝汤主之。""疟多寒者，名曰牝疟，蜀漆散主之。"

《医学纲目·疟寒热》："卫与邪相并，则病作，与邪相离，则病休。其并于阴则寒，并于阳则热；离于阴则寒已，离于阳则热已。至次日又集而并合，则复病也。"

《症因脉治·疟疾总论》："瘴疟之症，疟发之时，神识昏迷，狂妄多言，或声音哑嗄。""瘴气入人脏腑，血聚上焦，败血瘀于心窍，毒涎聚于肝脾，则瘴毒疟疾之症作矣。"

第五章 肾系病证

肾藏精，寓元阴元阳，为人体生长、发育、生殖之源，生命活动之根，故称先天之本。肾的藏精功能减退，不仅可因精关不固而致遗精、早泄，还可由于精气不足、命门火衰而影响机体的生殖能力，导致阳痿、不育。

肾主水液，在调节人体水液平衡方面起着极为重要的作用。若肾中精气的蒸腾气化失司，可导致水液的运化障碍，出现水肿；肾与膀胱相表里，若肾与膀胱的气化失司，水道不利，可出现淋证、癃闭、尿浊。此外，水肿、淋证、癃闭等病证日久不愈，可致脾肾衰惫，气化不利，浊毒壅塞，形成关格。

根据肾的生理功能和病机变化特点，可将水肿、癃闭、关格、淋证、尿浊、阳痿、遗精、早泄等归属于肾系病证。

肾与其他脏腑的关系非常密切。肾阴亏虚，水不涵木，肝阳上亢，可致眩晕；肾水不足，阴不济阳，虚火上越，心肾不交，可致心悸、不寐；肾不纳气，气不归原，可致哮喘；肾阳虚衰，火不暖土，可致五更泄泻；肾精亏损，脑髓失充，可致健忘、痴呆。依据其病证整体相关性，分别隶属于各个脏腑系统。此外，其他脏腑病证迁延不愈，久必及肾，亦可导致肾系病证的出现。因此，临证时应注意脏腑之间的关联，随证处理。

第一节 水 肿

水肿是由于多种原因导致体内水液潴留，泛滥肌肤，引起以眼睑、头面、四肢、腹背甚至全身浮肿为主要临床特征的一类病证。

《内经》将水肿称为"水"。对其症状，《灵枢·水胀》曰："水始起也，目窠上微肿，如新卧起之状。"并根据症状不同分为风水、石水、涌水。对其病因病机，《素问·水热穴论》指出："勇而劳甚，则肾汗出，肾汗出逢于风，内不得入于脏腑，外不得越于皮肤，客于玄府，行于皮里，传为胕肿。""故其本在肾，其末在肺。"《素问·至真要大论》又指出："诸湿肿满，皆属于脾。"对其治疗，《素问·汤液醪醴论》提出了"平治于权衡，去菀陈莝……开鬼门，洁净府"的治疗原则。汉·张仲景《金匮要略·水气病脉证并治》将水肿称为"水气病"，并以表里上下为纲将水肿分为风水、皮水、正水、石水、黄汗五型，根据五脏发病的机制及证候不同将水肿分为心水、肝水、肺水、脾水、肾水，并提出了"诸有水者，腰以下肿，当利小便，腰以上肿，当发汗乃愈"的治疗原则。唐·孙思邈《备急千金要方·水肿》则首次提出了水肿需忌盐的观点。宋·严用和《严氏济生方·水肿门》提出了"疮毒内归"的病因理论，并将水肿分为阴水、阳水两大类，为水肿病的辨证论治奠定了基础。明·张景岳发展了《内经》理论，进一步阐明水肿的病机，其在《景岳全书·肿胀》提出："凡水肿等证，乃肺、脾、肾三脏相干之病，盖水为至阴，故其本在肾；水化于气，故其标在肺；水惟畏土，故其制在脾。今肺虚则气不化精而化水，脾虚则土不制水而反克，肾虚则水无所主而妄行。"明·杨仁斋在《仁斋直指方·虚肿方论》创用活血利水法治疗瘀血水肿。清·唐容川在《血证论·阴阳水火气血论》中提出"瘀血化水亦发水肿，是血病而兼水也"的病机理论，为临床采用活血化瘀法治疗水肿提供了依据。

在西医学中，水肿是多种疾病的一个症状或体征，包括肾性水肿、心性水肿、肝性水肿、营养不良性水肿、功能性水肿、内分泌失调引起的水肿等。本节讨论的水肿以"肾性水肿"为主，包括急慢性肾小球肾炎、肾病综合征、继发性肾小球疾病等。其他水肿的辨治，如"肝性水肿"一般参照"鼓胀"一节进行论治，而"心性水肿"一般多参照"心悸"、"喘证"等章节进行论治。

【病因病机】

本病病因有风邪、疮毒、水湿之邪外袭，饮食不节，禀赋不足，久病劳倦；发病机理为肺失通调、脾失转输、肾失开阖，水液代谢障碍，潴留体内，泛滥肌肤。

一、病因

1. 风邪袭表

风为六淫之首，风邪伤人，易夹寒夹热，侵袭人体。或由口鼻入侵，壅结咽喉，内蕴于肺，或由皮毛肌腠而犯肺导致水肿。明·张景岳《景岳全书·肿胀》云："凡外感毒风，邪留肌肤，则亦能忽然浮肿。"

2. 疮毒内犯

痈疽疮疡、丹毒未能及时清解消散，内归脾肺，形成本病。如宋·严用和《严氏济生方·水肿门》云："又有年少，血热生疮，变为肿满。"即明确指出疮毒可导致水肿。

3. 外感水湿

久居湿地，冒雨涉水，水湿内侵，困遏脾阳，土不制水，或既感水湿，又受风邪，更易形成水肿。正如清·吴谦《医宗金鉴·水气病脉证》曰："皮水，外无表证，内有水湿也。"

4. 饮食不节

过食肥甘，嗜食海鲜，饮酒无度，损伤脾胃；或饮食摄入不足，脾气失养；或过量摄入寒凉、温燥药物，伤及脾肾，均是水肿形成的重要原因。如明·张景岳《景岳全书·水肿》所言："大人小儿素无脾虚泄泻等证，而忽而通身浮肿，或小便不利者，多以饮食失节，或湿热所致。"

5. 久病劳倦

劳倦过度，损伤脾肾，蒸化失司，发为水肿。如宋·严用和《严氏济生方·水肿门》所说:"水肿为病,皆由真阳怯少,劳伤脾胃,脾胃既寒,积寒化水。"或因消渴、淋证日久,伤及脾肾,变生水肿。如唐·王焘《外台秘要·消中消渴肾消方》云:"三渴饮水不能多,但腿肿,脚先瘦小,阴痿弱。数小便者,此是肾消病也,特忌房劳。"

6. 禀赋不足

先天禀赋薄弱,精气不足是水肿发病的体质基础,如感外邪,易发为病。《重订严氏济生方·水肿门》云:"水肿为病,皆由真阳怯少……肾水不流……下为足膝肤肿,面浮腹胀,小便不利。"

二、病机

人体水液的正常输布与排泄,主要依靠肺、脾、肾的相互作用,并与三焦、膀胱的气化功能密切相关。因肺主一身之气,有主治节、通调水道、下输膀胱的作用。脾主运化,有转输、布散水精的功能。肾主开阖,有蒸化水液、通利小便的职责。三焦为决渎之官,是水液运行的通道。膀胱为储尿之腑,赖肾气而司排泄。

水肿的基本病机为肺失通调、脾失转输、肾失开阖、三焦气化不利,水液潴留。风邪袭表,肺失宣肃,水道不利,则风水相搏;疮毒内侵,归于脾肺,水湿不运,则湿毒相合;外感水湿,困遏脾阳,水湿内生,则外湿与内湿相合;久病劳倦,或饮食不节,损伤脾肾,气化开阖不利,则水液内停;先天禀赋薄弱,精气不足,易受外邪,致肺、脾、肾功能失职,亦发水肿。若水肿不愈,水湿停积日久,阻滞气机,血行不畅,则形成瘀血。

水肿的病理因素有风邪、水湿、疮毒、瘀血。病位在肺、脾、肾,其中以肾为根本,因肾主水,水为至阴,肾气从阳则开,从阴则阖。若肾阳不足,气化失司,关门不利,阖多开少,水液潴留,而形成水肿。病理性质有阴阳之别,当区分虚实、寒热。阳水多由外感风邪、疮毒、水湿而成,多兼表证,属实证、热证,病在肺、脾;阴水多由饮食劳倦、禀赋不足、久病体虚所致,多属虚证、寒证,或本虚标实之证,病在脾、肾。

阳水和阴水、实证和虚证之间可发生相互转化或兼夹。一方面,阳水迁延不愈,反复发作,或失治误治,损伤脾肾,可转化为阴水。另一方面,阴水复感外邪,可兼夹阳水之候,形成本虚标实之证。

若水肿迁延日久,病情进展,阳损及阴,阴不制阳,肝阳上亢,则见眩晕之证。若肺、脾、肾功能衰退,水湿之邪凌心犯肺,可变生心悸、喘脱之重证。若肾阳虚衰,真阴耗竭,可见小便点滴或闭塞不通,则可转化成癃闭。病至后期,正气衰微,水湿浊毒内闭,弥漫三焦,可转变为关格。

【诊查要点】

一、诊断依据

1. 水肿先从眼睑或下肢开始,继及四肢全身。

2. 轻者仅眼睑或足胫浮肿;重者可全身皆肿,甚则腹大胀满,气喘不能平卧;更严重者可见尿闭或尿少、恶心呕吐、口有秽味、鼻衄牙宣、头痛、抽搐、神昏谵语等危象。

3. 发病前可有外感风邪、疮毒、水湿，内伤饮食、劳倦及久病体虚病史。

二、病证鉴别

水肿与支饮、溢饮：三者均可见气喘、水肿。支饮为肺、脾、肾三脏阳气不足，水饮上凌心肺，支撑胸胁，症见气喘息粗，胸胁支满，甚则面目、四肢浮肿。溢饮为风寒闭塞玄府，肺失输布，饮溢四肢，症见喘咳痰多，胸闷身痛，恶风无汗，甚则肢体浮肿。而水肿为肺、脾、肾三脏功能失调，水液停聚，症见肢体浮肿，小便不利，甚则胸水、腹水、喘息。鉴别要点在于水肿病为先肿而后喘，支饮、溢饮则先喘后肿。

【辨证论治】

一、辨证要点

1. 辨阳水、阴水

阳水多由风邪、疮毒、水湿引起。发病较急，每成于数日之间，肿多由面目开始，自上而下，继及全身，肿处皮肤绷急光亮，按之凹陷，旋即复起，兼有风寒、风热等表证，病在肺、脾，属表证、实证，一般病程较短。阴水多为饮食劳倦、先天或后天因素导致的脏腑亏损引起。起病缓慢，肿多由足踝开始，自下而上，继及全身，肿处皮肤松弛，按之凹陷不易恢复，甚则按之如泥，属里证、虚证或虚实夹杂证，病在脾、肾，一般病程较长。

2. 辨脏腑病位

水肿应辨病变脏腑在肺、在脾、在肾、在心之不同。在肺多并见咳嗽气喘；在脾多见脘腹满闷；在肾多见腰膝酸软；在心多见心悸怔忡。对于虚实夹杂，多脏共病者，应辨本虚标实之主次。

二、治疗原则

发汗、利尿、泻下逐水是水肿治疗的三条基本原则。具体而言，应视阳水、阴水之不同而异。阳水以祛邪为主，可采用发汗、利水或攻逐，同时配合解毒祛湿、理气化湿等法；阴水当以扶正为主，健脾温肾、益气养阴，同时配以行气、活血、利水等法。对于虚实夹杂者，则当兼顾，须视患者的体质、病邪情况、水肿程度，采取先攻后补或攻补兼施。

三、证治分类

（一）阳水

1. 风水相搏证

症状：眼睑浮肿，继则四肢及全身皆肿，来势迅速，多有恶寒，发热，肢节酸楚，小便不利等症。偏于风热者，伴咽喉红肿疼痛，舌质红，脉浮滑数。偏于风寒者，兼恶寒，咳喘，舌苔薄白，脉浮滑或浮紧。

证机概要：风邪袭表，肺气闭塞，通调失职，风遏水阻。

治法：疏风解表，宣肺行水。

代表方：越婢加术汤加减。本方具有宣降肺气、祛风利水之功效，主治风水之证。

常用药：麻黄、杏仁、防风、浮萍疏风宣肺；白术、茯苓、泽泻、车前子淡渗利水；石膏、桑白皮、黄芩清热宣肺。

风寒偏盛，减石膏，加苏叶、桂枝、防风祛风散寒；若风热偏盛，减麻黄，加连翘、桔梗、板蓝根、鲜芦根，以清热利咽，解毒散结；若咳喘较甚，可加杏仁、前胡，以降气定喘；如见汗出恶风，卫阳已虚，则用防己黄芪汤加减，以益气行水。

2. 湿毒浸淫证

症状：眼睑浮肿，延及全身，皮肤光亮，尿少色赤，身发疮痍，甚则溃烂，恶风发热，舌质红，苔薄黄，脉浮数或滑数。

证机概要：疮毒内归脾肺，肺失通调，脾失转输，水湿内停。

治法：宣肺解毒，利湿消肿。

代表方：麻黄连翘赤小豆汤合五味消毒饮加减。前方宣肺利尿，治风水在表之水肿；后方清解热毒，治疮毒内归之水肿。二方合用，共奏宣肺利水、清热解毒之功，主治痈疡疮毒或乳蛾红肿而诱发的水肿。

常用药：麻黄、杏仁、桑白皮、赤小豆宣肺利水；金银花、野菊花、蒲公英、紫花地丁、紫背天葵清热解毒。

脓毒甚者，当重用蒲公英、紫花地丁清热解毒；湿盛糜烂者，加苦参、土茯苓；风盛瘙痒者，加白鲜皮、地肤子；血热而红肿，加丹皮、赤芍；大便不通，加大黄、芒硝；症见尿痛、尿血，乃湿热之邪下注膀胱，伤及血络，可酌加凉血止血之品，如石韦、大蓟、荠菜花等。

3. 水湿浸渍证

症状：起病缓慢，病程较长，全身水肿，下肢为甚，按之没指，小便短少，身体困重，胸闷，纳呆，泛恶，苔白腻，脉沉缓。

证机概要：水湿内侵，困阻脾阳，脾失转输，水泛肌肤。

治法：运脾化湿，通阳利水。

代表方：五皮饮合胃苓汤加减。前方理气化湿利水；后方通阳利水，燥湿运脾。两方合用，共奏运脾化湿、通阳利水之功，主治水湿困遏脾阳，阳气尚未虚损，阳不化湿所致之水肿。

常用药：桑白皮、陈皮、大腹皮、茯苓皮、生姜皮化湿行水；苍术、厚朴、陈皮、草果燥湿健脾；桂枝、白术、茯苓、猪苓、泽泻温阳化气行水。

外感风邪，肿甚而喘者，可加麻黄、杏仁宣肺平喘；面肿，胸满，不得卧，加苏子、葶苈子降气行水；若湿困中焦，脘腹胀满者，可加椒目、大腹皮、干姜温脾化湿。

4. 湿热壅盛证

症状：遍体浮肿，皮肤绷急光亮，胸脘痞闷，烦热口渴，小便短赤，或大便干结，舌红，苔黄腻，脉沉数或濡数。

证机概要：湿热内盛，三焦壅滞，气滞水停。

治法：分利湿热。

代表方：疏凿饮子加减。本方功在泻下逐水，疏风发表，主治水湿壅盛，表里俱病的阳水实证。

常用药：羌活、秦艽、防风、大腹皮、茯苓皮、生姜皮疏风解表，发汗消肿，使在表之水从汗而疏解；猪苓、茯苓、泽泻、木通、椒目、赤小豆、黄柏清热利尿消肿；商陆、槟榔、生大黄通便逐水消肿。

腹满不减，大便不通者，可合己椒苈黄丸，以助攻泻之力，使水从大便而泄；若肿势严重，兼见喘促不得平卧者，加葶苈子、桑白皮泻肺利水；若湿热久羁，亦可化燥伤阴，症见口燥咽干，可加白茅根、芦根，不宜过用苦寒燥湿、攻逐伤阴之品。

（二）阴水

1. 脾阳虚衰证

症状：身肿日久，腰以下为甚，按之凹陷不易恢复，脘腹胀闷，纳减便溏，面色不华，神疲乏力，四肢倦怠，小便短少，舌质淡或胖，苔白腻或白滑，脉沉缓或沉弱。

证机概要：脾阳不振，运化无权，土不制水。

治法：健脾温阳利水。

代表方：实脾饮加减。本方功效健运脾阳，以利水湿，适用于脾阳不足伴有湿困脾胃的水肿。

常用药：干姜、附子、草果仁、桂枝温阳散寒利水；白术、茯苓、炙甘草、生姜、大枣健脾补气；茯苓、泽泻、车前子、木瓜利水消肿；木香、厚朴、大腹皮理气行水。

气虚甚，症见气短声弱者，可加人参、黄芪以健脾益气；便溏者，去大腹皮；若小便短少，可加桂枝，以助膀胱气化而行水。若水肿系长期饮食失调，脾胃虚弱，精微不化所致，症见遍体浮肿，面色萎黄，晨起头面较甚，动则下肢肿胀，疲倦乏力，大便如常或溏，小便反多，舌苔薄腻，脉软弱，治宜益气健脾，行气化湿，不宜分利伤气，可用参苓白术散加减。

2. 肾阳衰微证

症状：水肿反复消长不已，面浮身肿，腰以下甚，按之凹陷不起，尿量减少或反多，腰酸冷痛，四肢厥冷，怯寒神疲，面色㿠白，甚者心悸胸闷，喘促难卧，腹大胀满，舌质淡胖，苔白，脉沉细或沉迟无力。

证机概要：脾肾阳虚，水寒内聚。

治法：温肾助阳，化气行水。

代表方：济生肾气丸合真武汤加减。济生肾气丸温补肾阳，真武汤温阳利水，二方合用，适用于肾阳虚损，水气不化导致的水肿。

常用药：附子、肉桂、巴戟天、仙灵脾温补肾阳；白术、茯苓、泽泻、车前子通利小便；牛膝引药下行。

小便清长量多，去泽泻、车前子，加菟丝子、补骨脂以温固下元。若症见面部浮肿为主，表情淡漠，动作迟缓，形寒肢冷，治以温补肾阳为主，方用右归丸加减。病至后期，肾阳久衰，阳损及阴，出现肾阴亏虚，症见水肿反复发作，精神疲惫，腰酸遗精，口渴干燥，五心烦热，舌质红，脉细弱，治当滋补肾阴，兼利水湿，方用左归丸加泽泻、茯苓、冬葵子等。肾虚肝旺，头昏头痛，心慌腿软，肢眴者，加鳖甲、牡蛎、杜仲、桑寄生、菊花、夏枯草。若病程缠绵，反复不愈，正气日衰，复感外邪，症见发热恶寒，肿势剧增，小便短少，治当急则治标，按风水论治，但应顾及正气虚衰一面，不可过用解表药，以越婢汤为主，酌加党参、菟丝子等补气温肾之药，扶正祛邪并用。

3. 瘀水互结证

症状：水肿延久不退，肿势轻重不一，四肢或全身浮肿，以下肢为主，皮肤瘀斑，腰部刺痛，或伴血尿，舌紫暗，苔白，脉沉细涩。

证机概要：水停湿阻，气滞血瘀，三焦气化不利。

治法：活血祛瘀，化气行水。

代表方：桃红四物汤合五苓散加减。前方活血化瘀，后方通阳行水，适用于水肿兼夹瘀血者或水肿久病者。

常用药：当归、赤芍、川芎、丹参养血活血；益母草、红花、凌霄花、路路通、桃仁活血通络；桂枝、附子通阳化气；茯苓、泽泻、车前子利水消肿。

全身肿甚，气喘烦闷，小便不利，此为血瘀水盛，肺气上逆，可加葶苈子、椒目、泽兰以逐瘀泻肺；如见腰膝酸软，神疲乏力，乃为脾肾亏虚之象，可合用济生肾气丸以温补脾肾，利水肿；气阳虚者，可配黄芪、附子益气温阳以助化瘀行水之功。久病水肿者，虽无明显瘀阻之象，临床上亦常合用益母草、泽兰、桃仁、红花等药，以加强利尿消肿的效果。

【预后转归】

水肿的转归，一般而言，阳水易消，阴水难治。阳水患者如属初发年少，体质尚好，脏气未损，积极祛除病因，则病可向愈。阴水多为脏腑亏虚，病情缠绵难愈；后期还可影响到心、肝，出现癃闭、关格、头痛、眩晕及水邪凌心犯肺之重证，临床治疗较为棘手，预后不良。

【预防调护】

水肿病的预防，应注意避免各种诱因。流行性感冒季节，少去公共场所；居处宜通风；避免淋雨、受凉。

水肿患者饮食宜清淡，水肿严重者应限盐，卧床休息；若因营养障碍所致水肿，饮食应富含蛋白质，清淡易消化；避免使用肾毒性药物。水肿病应注意记录每日出入量。高度水肿患者，要保持皮肤干燥，勤翻身，以免褥疮的发生。

【临证备要】

1. 攻下逐水法的应用：攻下逐水法是治疗阳水的一种方法，即《内经》"去菀陈莝"之意，只宜用于病初体实肿甚，正气尚旺，用发汗、利水法无效，症见全身高度浮肿，气喘，心悸，腹水，小便不利，脉沉而有力者。使用该法，宜抓住时机，以逐水为急，使水邪从大小便而去，可用十枣汤治疗，但应中病即止，以免过用伤正。待水肿消退后，即行调补脾胃，以善其后。病至后期，脾肾两亏而水肿甚者，峻下逐水药应慎用。

2. 活血化瘀利水法的应用：水与血生理上皆属于阴，相互倚行，互宅互生。病理状态下，水病可致血瘀，瘀血可致水肿。水肿日久，水湿停积，一则久病入络，气机不利，血流不畅，成为瘀血，二则脏腑阳气受损，血失温运而滞留。对于此类水肿，单纯采用发汗、利水、行气、温阳之法，往往水肿难除，如化瘀得当，则水肿自消。因此对于瘀血之水肿，应用活血化瘀利水法，往往是提高临床疗效的重要环节。临证选方，对湿热瘀积之水肿，可选用三妙丸合血府逐瘀汤，以清热利湿，祛瘀利水。对寒湿瘀结之水肿，可用麻黄附子细辛汤合桃红四物汤，以散寒除湿，逐瘀消肿。气虚阳微，瘀血交阻之水肿，用附桂八味丸合桃红四物汤加黄芪，以温阳益气，通瘀利水。肝肾阴虚之水肿，方用六味地黄丸合桃红四物汤加鸡血藤、桑寄生，以滋阴养血，化瘀行水。

3. 水肿各种严重变证的治疗：水肿诸型，久治不愈，或误治失治，都可发展成脾肾衰败，或湿浊蕴结不泄，气机逆乱的各种严重变证，若不及时救治，均可危及生命。临证应不失时机，力挽危局。水肿的严重变证主要有：①水毒内阻，胃失和降：本证多由湿热壅塞及通降受阻发展而来。症见神昏嗜睡，泛恶呕吐，口有尿味，不思纳食，小便短少，甚或二便不通，舌苔浊腻，脉细数。治宜通腑泄浊，和胃降逆，方用黄连温胆汤加大黄、石菖蒲。②水凌心肺，阳气衰微：本证多由阳虚水泛发展而来。症见心悸胸闷，喘促难卧，咳吐清涎，手足肿甚，舌淡胖，脉沉细而数。治宜通阳泄浊，温振心阳，方用真武汤合黑锡丹。③虚风扰动，神明不守：本证是由肾精内竭、肝风内动发展而来。症见头晕头痛，步履飘浮，肢体微颤，舌质红，少苔，脉细数。治宜息风潜阳，补元固本，方用大补元煎合羚角钩藤汤。④邪毒内闭，元神涣散：本证多由各型阴水迁延不愈发展而来。症见神昏肢冷，面色晦滞，泛恶口臭，二便不通，肌衄牙宣，舌红绛，苔焦黄，脉细数。治宜清热解毒，通窍泄浊，方用安宫牛黄丸或紫雪口服，大黄煎液保留灌肠。

【医案举隅】

吴某，男，34岁。

病发振寒蜷伏，头重胸痞，呼吸短促，目合神衰，面色暗黄，遍身浮肿，溲短便溏，形态呆木。诊脉迟微，舌淡苔滑，断为寒湿阴水所伤。寒之与湿，同是阴邪，"寒湿相搏，其表益虚"，阴乘阳位，水邪泛滥，故全身皆肿；胸中之阳不宣，卫外之阳被困，故面黧肢冷。法当温阳导水，驱散阴霾。

处方：生苡仁13g，云茯苓13g，炒白术9g，熟附子9g，法半夏9g，广橘皮7g，川桂枝6g，西砂仁6g，炒泽泻9g，淡生姜9g。

复诊：前方服至十剂以上，脉缓苔薄，肿势消半，语能出声，目能转动，膝能屈伸，仍憎寒蜷卧，阴盛阳微之机已露。原方加炙甘草3g，连续与服，水肿全退，饮食增进，渐臻康复。

编者按：《金匮要略》论"正水"喘咳上气，"石水"腹满不喘，同属寒湿阴水为病，喘与不喘，判然有别。正水为脾阳失运，气不外行而内迫于肺，则喘咳上气；气不下行而水聚于肾，则小便不利。因为脾气全赖肾中元阳气化以行，阴水自盛，元阳被湮，当实脾制水以救元阳。因此以运脾机为要，配附子直破阴寒，肾阳复则脾机运，脾机运则肾阳益壮，自然肿消气纳。石水亦因肾脏阴邪自盛，然邪结于下焦，肾病尚未及肺，而无喘咳水气上逆症状。急当真武汤扶脾制水温阳，不使水邪凌肺，肿自消除。

（李聪甫著．李聪甫医案．湖南科学技术出版社．1979）

【古代文献精选】

《金匮要略·水气病脉证并治》："风水，其脉自浮，外证骨节疼痛，恶风。皮水，其脉亦浮，外证胕肿，按之没指，不恶风，其腹如鼓，不渴，当发其汗。正水，其脉沉迟，外证自喘。石水，其脉自沉，外证腹满不喘。"

《景岳全书·水肿》："肿胀之病，原有内外之分。验之病情，则惟在气水二字足以尽之。故凡治此症者，不在气分，则在水分，能辨此二者而知其虚实，无余蕴矣。病在气分，则当以治气为主；病在水分，则当以治水为主。然水气本为同类，故治水者，当兼理气，盖气化水自化也；治气者亦当兼水，以水行气亦行也。"

《医门法律·水肿》："经谓二阳结谓之消，三阴结谓之水。……三阴者，手足太阴脾肺二脏也。胃为水谷之海，水病莫不本之于胃，经乃以之属脾肺者何耶？使足太阴脾足以转输水精于上，手太阴肺足以通调水道于下，海不扬波矣。惟脾肺二脏之气，结而不行，后乃胃中之水日蓄，浸灌表里，无所不到也。是则脾肺之权，可不伸耶？然其权尤重于肾。肾者，胃之关也。肾司开阖，肾气从阳则开，阳太盛则关门大开，水直下而为消；肾气从阴则阖，阴太盛则关门常阖，水不通而为肿。经又以肾本肺标，相输俱受为言，然则水病，以脾、肺、肾为三纲矣。"

第二节　淋　证

淋证是指以小便频数短涩，淋沥刺痛，小腹拘急引痛为主症的病证。

淋之名称，始见于《内经》，《素问·六元正纪大论》称本病为"淋"、"淋閟"。淋者，淋沥不尽，如雨淋而下；閟，通秘，不通之意也。指出了淋证为小便淋沥不畅，甚或闭阻不通之病证。汉·张仲景在《金匮要略·五脏风寒积聚病脉证并治》中称其为"淋秘"，将其病机归为"热在下焦"，并在《金匮要略·消渴小便不利淋病脉证并治》中对本病的症状作了描述："淋之为病，小便如粟状，小腹弦急，痛引脐中。"东汉·华佗《中藏经·论诸淋及小便不利》根据淋证临床表现不同，提出了淋有冷、热、气、劳、膏、砂、虚、实八种，乃为淋证临床分类的雏形。隋唐时期，许多医家对淋证的分类及病机又有了进一步的认识。隋·巢元方在《诸病源候论·诸淋病候》中对淋证的病机进行了高度概括，他指出："诸淋者，由肾虚而膀胱热故也。"这种以肾虚为本、膀胱热为标的淋证病机分析，成为多数医家临床诊治淋证的主要依据。唐·孙思邈《千金要方·消渴淋闭方》、《外台秘要·五淋方三首》将淋证归纳为石、气、膏、劳、热五淋，宋·严用和《济生方·小便门》又分为气、石、血、膏、劳淋五种。明·张景岳在《景岳全书·淋浊》中提出，淋证初起，虽多因于热，但由于治疗及病情变化各异，又可转为寒、热、虚等不同证型，从而倡导"凡热者宜清，涩者宜利，下陷者宜升提，虚者宜补，阳气不固者宜温补命门"的治疗原则。

根据本病的临床表现，类似于西医学所指的急慢性尿路感染、泌尿道结核、尿路结石、急慢性前列腺炎、乳糜尿以及尿道综合征等病，凡是具有淋证特征者，均可参照本节内容辨证论治。

【病因病机】

淋证的病因可归结为外感湿热、饮食不节、情志失调、禀赋不足或劳伤久病四个方面。其主要病机为湿热蕴结下焦，肾与膀胱气化不利。

一、病因

1. 外感湿热

因下阴不洁，湿热秽浊之邪从下入侵，热蕴膀胱，发为淋证。

2. 饮食不节

多食辛热肥甘之品，或嗜酒太过，脾胃运化失常，积湿生热，下注膀胱，乃成淋证。

3. 情志失调

郁怒伤肝，肝失疏泄，膀胱气滞，或气郁化火，气火郁于膀胱，导致淋证。

4. 劳伤、体虚

劳伤过度，房事不节，多产多育，年老体虚，久病缠身，或久淋不愈，耗伤正气，或妊娠、产后脾肾气虚，而致膀胱气化不利。

二、病机

淋证的基本病理变化为湿热蕴结下焦，肾与膀胱气化不利，其病位在膀胱与肾。肾者主水，维持机体水液代谢。膀胱者州都之官，有储尿与排尿功能。两者脏腑表里相关，经脉相互络属，共主水道、司决渎。湿热等邪蕴结膀胱，或久病脏腑功能失调，均可引起肾与膀胱气化不利，而致淋证。由于湿热导致病理变化的不同，及累及脏腑器官之差异，临床上乃有六淋之分。若湿热客于下焦，膀胱气化不利，小便灼热刺痛，则为热淋；若膀胱湿热，灼伤血络，迫血妄行，血随尿出，乃成血淋；若湿热久蕴，熬尿成石，遂致石淋；若湿热蕴久，阻滞经脉，脂液不循常道，小便混浊，而为膏淋；若肝气失于疏泄，气火郁于膀胱，则为气淋；若久淋不愈，湿热留恋膀胱，由腑及脏，继则由肾及脾，脾肾受损，正虚邪恋，遂成劳淋。若肾阴不足，虚火扰动阴血，亦为血淋；若肾虚下元不固，不能摄纳精微脂液，亦为膏淋；若中气不足，气虚下陷，膀胱气化无权，亦成气淋。可见淋证的发生除膀胱与肾外，还与肝脾相关联。其病理因素主要为湿热之邪。

淋证的病理性质有实、有虚，且多见虚实夹杂之证。初起多因湿热为患，正气尚未虚损，故多属实证。但淋久湿热伤正，由肾及脾，每致脾肾两虚，而由实转虚。如邪气未尽，正气渐伤，或虚体受邪，则成虚实夹杂之证，常见阴虚夹湿热、气虚夹水湿等。因此淋证多以肾虚为本，膀胱湿热为标。

淋证虽有六淋之分，但各种淋证间存在着一定的联系。表现在转归上，首先是虚实之间的转化。如实证的热淋、血淋、气淋可转化为虚证的劳淋；反之虚证的劳淋，亦可能兼夹实证的热淋、血淋、气淋。而当湿热未尽，正气已伤，处于实证向虚证的移行阶段，则表现为虚实夹杂的证候。此外，在气淋、血淋、膏淋等淋证本身，也存在虚实的互相转化。而石淋由实转虚时，由于砂石未去，则表现为正虚邪实之证。其次是某些淋证间的相互转化或同时并见。前者如热淋转为血淋，热淋也可诱发石淋。后者如在石淋的基础上，再发生热淋、血淋，或膏淋并发热淋、血淋等。在虚证淋证的各种证型之间，则可表现为彼此参差互见，损及多脏的现象。

【诊查要点】

一、诊断依据

1. 小便频数，淋沥涩痛，小腹拘急引痛，为各种淋证的主症，是诊断淋证的主要依据。但还需根据各种淋证的不同临床特征，确定不同的淋证类型。

2. 病久或反复发作后，常伴有低热、腰痛、小腹坠胀、疲劳等。

3. 多见于已婚女性，每因疲劳、情志变化、不洁房事而诱发。

二、病证鉴别

1. 淋证与癃闭

二者都有小便量少，排尿困难之症状，但淋证尿频而尿痛，且每日排尿总量多为正常，癃闭则无尿痛，每日排尿量少于正常，严重时甚至无尿。诚如《医学心悟·小便不通》所说："癃闭与淋证不同，淋则便数而茎痛，癃闭则小便点滴而难出。"但癃闭复感湿热，常可并发淋证，而淋证日久不愈，亦可发展成癃闭。

2. 血淋与尿血

血淋与尿血都有小便出血，尿色红赤，甚至溺出纯血等症状。其鉴别的要点是有无尿痛。如《丹溪心法·淋》所说："痛者为血淋，不痛者为尿血。"

3. 膏淋与尿浊

膏淋与尿浊在小便混浊症状上相似，但后者在排尿时无疼痛滞涩感，可资鉴别。即如《临证指南医案·淋浊》所言："大凡痛则为淋，不痛为浊。"

【辨证论治】

一、辨证要点

1. 辨六淋主症

六种淋证均有小便频涩，滴沥刺痛，小腹拘急引痛，而各种淋证又有各自的特殊表现。热淋起病多急骤，小便赤热，溲时灼痛，或伴有发热，腰痛拒按。石淋以小便排出砂石为主症，或排尿时突然中断，尿道窘迫疼痛，或腰腹绞痛难忍。气淋小腹胀满较明显，小便艰涩疼痛，尿后余沥不尽。血淋为溺血而痛。膏淋证见小便混浊如米泔水或滑腻如膏脂。劳淋小便不甚赤涩，溺痛不甚，但淋沥不已，时作时止，遇劳即发。

2. 辨淋证虚实

根据病程、症状、脉象等辨别淋证的虚实。实证病程较短，主要表现为小便涩痛不利，舌红苔黄，脉实数，由于湿热蕴结，膀胱气化不利所致；虚证病程较长，表现为小便频急，痛涩不甚，舌淡苔薄，脉细软，由于脾肾亏虚，膀胱气化无权所致。但在淋证虚实转化中，每多虚实夹杂，故必须分清标本虚实的主次和证情之缓急。

二、治疗原则

实则清利，虚则补益，为淋证的基本治则。具体而言，实证以膀胱湿热为主者，治宜清热利湿；以热灼血络为主者，治以凉血止血；以砂石结聚为主者，治以通淋排石；以气滞不利为主者，治以利气疏导。虚证以脾虚为主者，治以健脾益气；以肾虚为主者，治宜补虚益肾。同时正确掌握标本缓急，在淋证治疗中尤为重要。对虚实夹杂者，又当通补兼施，审其主次缓急，兼顾治疗。

三、证治分类

1. 热淋

症状：小便频数短涩，灼热刺痛，溺色黄赤，少腹拘急胀痛，或有寒热，口苦，呕恶，或有腰痛拒按，或有大便秘结，苔黄腻，脉滑数。

证机概要：湿热蕴结下焦，膀胱气化失司。

治法：清热利湿通淋。

代表方：八正散加减。本方有清热解毒、利湿通淋功能，适用于湿热熏蒸下焦之热淋。

常用药：瞿麦、萹蓄、车前子、滑石、革薢利湿通淋；大黄、黄柏、蒲公英、紫花地丁清热解毒。

伴寒热、口苦、呕恶等邪郁少阳者，可加黄芩、柴胡；若大便秘结、腹胀者，可重用生大黄、枳实；若阳明热盛证，加知母、石膏；若热毒弥漫三焦，用黄连解毒汤合五味消毒饮以清热泻火解毒；若气滞者，加青皮、乌药；若湿热伤阴，舌红口干者，去大黄，加生地黄、知母、白茅根。

2. 石淋

症状：排尿涩痛，尿中夹砂石，或排尿时突然中断，尿道窘迫疼痛，少腹拘急，往往突发，一侧腰腹绞痛难忍，甚则牵及外阴，尿中带血，舌红，苔薄黄，脉弦或带数。

证机概要：湿热煎液成石，膀胱气化失司。

治法：清热利湿，排石通淋。

代表方：石韦散加减。本方清热利湿，排石通淋，适用于各种石淋。

常用药：瞿麦、萹蓄、通草、滑石清热利湿通淋；金钱草、海金沙、鸡内金、石韦排石化石；穿山甲、虎杖、王不留行、牛膝活血软坚；青皮、乌药、沉香理气导滞。

腰腹绞痛者，加芍药、甘草以缓急止痛；若尿中带血，可加小蓟、生地黄、藕节以凉血止血，去山甲、王不留行；小腹胀痛者，加木香、乌药行气通淋；伴有瘀滞，舌质紫者，加桃仁、红花、皂角刺，加强破气活血、化瘀散结作用。石淋日久，证见神疲乏力，少腹坠胀者，为虚实夹杂，当标本兼顾，补中益气汤加金钱草、海金沙、冬葵子益气通淋；腰膝酸软，腰部隐痛者，加杜仲、续断、补骨脂补肾益气；肾阳亏虚见形寒肢冷，夜尿清长者，加巴戟天、肉苁蓉、肉桂；肾阴亏耗，见舌红口干者，配生熟地、麦冬、鳖甲。

伴有湿热见症时，参照热淋治疗。绞痛缓解，多无明显自觉症状，可常用金钱草煎汤代茶。若结石过大，阻塞尿路，肾盂严重积水者，宜手术治疗。

3. 血淋

症状：小便频急，热涩刺痛，尿色紫红，或夹有血块，小腹胀满疼痛，舌尖红，苔黄，脉滑数。

证机概要：热灼络脉，迫血妄行。

治法：清热通淋，凉血止血。

代表方：小蓟饮子加减。本方清热通淋，凉血止血，用于湿热炽盛，损伤血络而致的血淋。

常用药：小蓟、生地、白茅根、旱莲草凉血止血；木通、生甘草梢、山栀、滑石清热泻火通淋；当归、蒲黄、土大黄、马鞭草通络止血。

有瘀血征象，加三七、牛膝、桃仁；若出血不止，可加仙鹤草、琥珀粉以收敛止血。若久病肾阴不足，虚火扰动阴血，症见尿色淡红，尿痛涩滞不显著，腰膝酸软，神疲乏力者，宜滋阴清热，补虚止血，用知柏地黄丸加减。肾阴亏耗严重者，加熟地、麦冬、鳖甲、旱莲草。若久病脾虚气不摄血者，用归脾汤加仙鹤草、泽泻、滑石益气养血通淋。

4. 气淋

症状：郁怒之后，小便涩滞，淋沥不畅，少腹胀满疼痛，苔薄白，脉弦。

证机概要：气结膀胱，气化不利。

治法：理气疏导，通淋利尿。

代表方：沉香散加减。本方疏利气机，柔肝养血，用于肝气郁滞，膀胱气化不利之气淋。

常用药：沉香、青皮、乌药、香附疏肝理气；石韦、滑石、冬葵子、车前子利水通淋。

少腹胀满，上及于胁者，加川楝子、小茴香、郁金以疏肝理气；兼有瘀滞者，加红花、赤芍、益母草。病久中气亏虚，欲便而不得出者，用补中益气汤，兼有肾虚者加杜仲、川断、牛膝。

5. 膏淋

症状：小便混浊，乳白或如米泔水，上有浮油，置之沉淀，或伴有絮状凝块物，或混有血液、血块，尿道热涩疼痛，尿时阻塞不畅，口干，苔黄腻，舌质红，脉濡数。

证机概要：湿热下注，脂汁外溢。

治法：清热利湿，分清泄浊。

代表方：程氏萆薢分清饮加减。本方清利湿热，分清泄浊，用于湿热下注的膏淋。

常用药：萆薢、石韦、黄柏、车前子清热利湿泄浊；茯苓、白术健脾渗湿；莲子心、连翘心、丹皮、灯心草清心泄热。

小腹胀，尿涩不畅，加乌药、青皮疏利肝气；伴有血尿，加小蓟、侧柏叶、藕节、白茅根凉血止血；小便黄赤，热痛明显，加甘草梢、竹叶、通草清心导火；兼肝火者，配龙胆草、山栀；病久湿热伤阴者，加生地、麦冬、知母。

膏淋病久不已，反复发作，淋出如脂，涩痛不甚，形体日见消瘦，头昏无力，腰膝酸软，舌淡，苔腻，脉细无力，此为脾肾两虚，气不固摄，用膏淋汤补脾益肾固涩。偏于脾虚中气下陷者，配用补中益气汤。偏于肾阴虚者，配用七味都气丸。偏于肾阳虚者，用金匮肾气丸加减。伴有血尿者，加仙鹤草、阿胶补气摄血；夹瘀者，加三七、当归活血通络。

6. 劳淋

症状：小便涩痛不甚，但淋沥不已，时作时止，遇劳即发，腰膝酸软，神疲乏力，舌质淡，脉细弱。

证机概要：湿热留恋，脾肾亏虚，气化无权。

治法：补脾益肾。

代表方：无比山药丸加减。本方健脾益肾，用于久淋造成脾肾两虚的劳淋。

常用药：党参、黄芪、山药、莲子肉补气健脾；茯苓、薏苡仁、泽泻、扁豆衣化湿利水；山茱萸、菟丝子、芡实、金樱子、煅牡蛎益肾固摄。

中气下陷，症见少腹坠胀，尿频涩滞，余沥难尽，不耐劳累，面色无华，少气懒言，舌淡，脉细无力，可用补中益气汤加减。若肾阴虚，舌红苔少，加生熟地、龟板；阴虚火旺，面红烦热，尿黄赤伴有灼热不适者，可用知柏地黄丸滋阴降火；低热者，加青蒿、鳖甲清虚热养肾阴；肾阳虚者，加附子、肉桂、鹿角片、巴戟天等。

【预后转归】

淋证的预后往往与其类型及病情轻重有关。淋证之实证如热淋、血淋、石淋初起，病情轻者一般预后良好，若处理不当可致热毒入营血；若久淋不愈，脾肾两虚，发为劳淋；甚者脾肾衰败，成为水肿、癃闭、关格；或石阻水道，出现水气上凌心肺等重证。

【预防调护】

注意外阴清洁，不憋尿，多饮水，每2~3小时排尿一次。房事后即行排尿，防止秽浊之邪从下阴入侵。妇女在月经期、妊娠期、产后更应注意外阴卫生，以免虚体受邪。避免纵欲过劳，保持心情舒畅。

发病后注意休息，饮食宜清淡，忌肥腻辛辣酒醇之品。

【临证备要】

1. 辨轻重缓急，重标本虚实。淋证有轻重不同，轻者尿急、尿频、尿痛，但无恶寒、发热、腰痛等，治疗上清热利湿通淋，用药 1 周即可，若见发热、恶寒者，当加以清热解毒之品，且需服药 2 周以上，以免湿热留恋。体虚者感受湿热之邪，先去其邪，之后扶正。年老体虚甚者或淋证日久，须兼顾祛邪与扶正，不可一味苦寒清热，避免邪虽去而正亦伤，正伤而邪易侵，反复发作。老年人尤其注意补益脾肾，遵循肾虚而膀胱热的病机，攻补兼施，温清并用。

2. 淋证急发须通淋凉血，迁延日久重补肾化浊。淋证急性期多因湿热蕴结膀胱，治疗上以清热通淋为主，但热结血分，动血伤络，多见尿血，应加入凉血之品，凉血有助于泄热，生地榆、生槐角、大青叶为常用药物。其中地榆生用凉血清热力专，直入下焦凉血泄热而除疾，生槐角能入肝经血分，泄热为其特长，两药配伍治淋，有明显的解毒、抗菌、消炎作用，能迅速改善尿频、尿急、尿痛等尿路刺激症状。淋证迁延日久，可致肾气虚弱，腰酸，小便淋沥不已，时作时止，补虚时须配合泄浊化瘀，病久阴阳俱虚，可用仙灵脾、肉苁蓉、菟丝子、生地、山药、山茱萸益肾固本，加萆薢、生苡仁、茯苓、丹参、败酱草、赤芍等泄浊化瘀。

【医案举隅】

恽某，女，78 岁。

患尿路感染 1 年余，尿频、尿急、尿痛反复发作，予卡那霉素、氧氟沙星等药物治疗，症状可暂时缓解。现疲劳较甚，腰部酸胀，舌苔薄白，舌质有瘀点，脉细略数。尿检有大量白细胞，中段尿培养有奇异变形杆菌。证属肾虚湿热下注，予益肾清利化湿法。

炒独活 5g，川断 15g，桑寄生 15g，太子参 20g，制苍术 10g，生苡仁 20g，茯苓 20g，瞿麦 20g，萹蓄 20g，蒲公英 20g，紫花地丁 15g，车前草 15g，白茅根 20g，芦根 20g。

此方加减调理月余，病情日渐好转，多次尿检均为阴性，无明显不适感。

按：本案为劳淋，女性年高，加之久病，肾气亏虚，无力抗邪，湿热之邪留恋，致病情缠绵难愈。肾虚为本，湿热为标，治以益肾清利，扶正祛邪并用，取效较佳。

（邹燕勤等编．中国现代百名中医临床家丛书·邹燕勤．中国中医药出版社．2009）

【古代文献精选】

《中藏经·论诸淋及小便不利》："五脏不通，六腑不和，三焦痞涩，营卫耗失。……砂淋者，腹脐中隐痛，小便难，其痛不可忍，须臾，从小便中下如砂石之类。虚伤真气，邪热渐增，结聚而成砂。有如以水煮盐，火大水少，盐渐成石之类。"

《金匮翼·诸淋》："清热利小便，只能治热淋、血淋而已。其膏、砂、石淋，必须开郁行气，破血滋阴方可。"

《张氏医通·淋》："石淋，须清其积热，涤其砂石，宜麦冬、木通、冬葵子、滑石、车前子、连翘、瞿麦、知母。又加味葵子茯苓散，专治石淋之圣药。""劳淋，有脾肾之分。劳于脾者，宜补中益气汤加车前、泽泻；劳于肾者，宜六味汤加麦冬、五味子。""血淋，须看血色，分冷热。色鲜紫者为实热，以生牛膝为主，兼用车前子、山栀、生地、犀角、桃仁、藕节；血虚而热者，用生地、黄芩、阿胶、柏叶；若色淡者，属肾与膀胱虚冷也，宜六味丸加肉桂；若尺脉沉弦而数者，必有蓄瘀，宜犀角地黄加紫菀、牛膝。燥利耗气之类禁用。""气淋，宜沉香、肉桂、茯苓、泽泻，佐以木通、瞿麦、葵子、山栀、石韦。实则气滞不通，脐下妨闷，服利药不效者，沉香降气、四磨汤选用。""膏淋，精溺俱出，小便阻塞，欲出不能而痛，宜茯苓、秋石、海金沙、泽泻、滑石；如不甚痛者，须固涩其精，宜鹿角霜、苁蓉、菟丝子、莲须、芡实、山药，或桑螵蛸、菟丝子等分，蜜丸，服后，以六味地黄丸合聚精丸调补。""热淋，烦渴引饮，宜导赤散加黄芩；躁热不渴，宜滋肾丸，或淡竹叶煎汤调辰砂益元散。"

附 尿 浊

尿浊是以小便混浊，白如泔浆，尿时无涩痛不利感为主症的疾患。西医学中的乳糜尿，多属本病范围。

本病的病机为湿热下注，脾肾亏虚。多由过食肥甘油腻食物，脾失健运，酿湿生热，或某些疾病（如血丝虫病）病后，湿热余邪未清，蕴结下焦，清浊相混，而成尿浊。如热盛灼络，络损血溢，则尿浊伴血。如久延不愈，或屡经反复，湿热邪势虽衰，但精微下泄过多，导致脾肾两伤，脾虚中气下陷，肾虚固摄无权，封藏失职，病情更为缠绵。此外，脾肾气虚阳衰，气不摄血，或阴虚火旺，伤络血溢，还可引起尿浊夹血。多食肥腻食物，或劳累过度，可使本病加重或复发。

本病初起以湿热为多，属实证，治宜清热利湿。病久则脾肾亏虚，治宜培补脾肾，固摄下元。虚实夹杂者，应标本兼顾。

1. 湿热下注证

症状：小便混浊，色白或黄或红，或夹凝块，上有浮油，或伴血块，或尿道有灼热感，口苦，口干，舌质红，苔黄腻，脉濡数。

证机概要：湿热内阻，清浊不分。

治法：清热利湿，分清泄浊。

代表方：程氏萆薢分清饮加减。本方清利湿热，分清泄浊，用于脾胃湿热下注膀胱的尿浊。

常用药：萆薢、石菖蒲、黄柏、茵陈、滑石、车前子清热利湿泄浊；莲子心、连翘心、丹皮、灯心健脾清心。

小腹胀，尿涩不畅，加乌药、青皮、郁金疏利肝气；伴有血尿，加小蓟、侧柏叶、藕节、白茅根凉血止血。

2. 脾虚气陷证

症状：尿浊反复发作，日久不愈，状如白浆，小腹坠胀，神倦无力，面色无华，劳累后发作或加重，舌淡苔白，脉虚软。

证机概要：脾虚气陷，精微下泄。

治法：健脾益气，升清固摄。

代表方：补中益气汤加减。本方补中益气，升清降浊，用于中气下陷，精微下泄之尿浊。

常用药：党参、黄芪、白术补益中气；山药、益智仁、金樱子、莲子、芡实健脾固摄；升麻、柴胡升清降浊。

尿浊夹血，加藕节、阿胶、旱莲草补气摄血；若见肢冷便溏，可加附子、炮姜温补脾阳。

3. 肾虚不固证

症状：尿浊日久不愈，小便乳白如脂膏，精神萎靡，消瘦无力，腰膝酸软，头晕耳鸣。偏于阴虚者，烦热，口干，舌质红，脉细数；偏于阳虚者，面色㿠白，形寒肢冷，舌质淡红，脉沉细。

证机概要：肾失固摄，脂液下漏。

治法：偏肾阴虚者，宜滋阴益肾；偏于肾阳虚者，宜温肾固摄。

代表方：偏肾阴虚者，用知柏地黄丸加减；偏肾阳虚者，鹿茸补涩丸加减。前方滋养肾阴，用于肾阴不足之尿浊；后方温肾固摄，用于肾阳虚衰的尿浊。

常用药：熟地黄、山药、山茱萸、枸杞子滋养肾阴；鹿茸、附子、菟丝子、肉桂、补骨脂温补肾阳；桑螵蛸、龙骨、益智仁、芡实收敛固摄；茯苓、泽泻利湿健脾。

尿浊夹血者，加阿胶、生地、旱莲草养血止血；兼夹湿热者，加知母、黄柏清化湿热；兼有脾气不足者，加黄芪、党参、白术健脾益气。

上述诸证型的治疗，不论虚实，均可加用玉米须、马鞭草、飞廉、葵花心以增强疗效。

第三节　癃　闭

癃闭是以小便量少，排尿困难，甚则小便闭塞不通为主症的一种病证。其中小便不畅，点滴而短少，病势较缓者称为癃；小便闭塞，点滴不通，病势较急者称为闭。由于两者均属排尿困难，小便不通的病证，故多合称为癃闭。

癃闭之名，首见于《内经》，该书称其为"癃闭"或"闭癃"，对其病因、病机、病位作了较为详细的论述。如《素问·五常政大论》说："其病癃闭，邪伤肾也。"《素问·宣明五气》谓："膀胱不利为癃，不约为遗溺。"自汉代起，为避讳起见，将癃改为淋，故《伤寒论》与《金匮要略》无癃闭之名，但其有关淋病和小便不利的记载中包含癃闭的内容。在小便不利的论述中，张仲景提出其病因病机主要有膀胱气化不利、水湿互结、瘀血夹热、脾肾两虚等，并分别采用五苓散、猪苓汤、蒲灰散或滑石白鱼散、茯苓戎盐汤等治疗。隋唐至宋元时期，对癃闭的认识有了进一步的提高，特别在治疗方法上得到了极大的丰富。隋·巢元方《诸病源候论·小便病诸候》认为："小便不通，由于膀胱与肾俱有热故也。"唐·孙思邈《千金要方·卷二十一》记载治小便不通方剂十三首，并创用导尿术治小便不通，这是世界上最早有关导尿术的记载。唐·王焘

《外台秘要·卷第二十七》用盐及艾灸等外治法治疗癃闭。直至明代，始将淋、癃分开论述。明·张景岳在《景岳全书》中设癃闭专篇，对气虚不能化水、阴虚不能化阳所致癃闭有独到见解。清·李用粹《证治汇补·癃闭》详细阐述了治癃闭三法，即滋肾涤热、清金润燥、燥脾健胃，曰："一身之气关于肺，肺清则气行，肺浊则气壅，故小便不通，由肺气不能宣布者居多，宜清金降气为主，并参它症治之。若肺燥不能生水，当滋肾涤热。夫滋肾涤热，名为正治；清金润燥，名为隔二之治；燥脾健胃，名为隔三之治。"理法精当，可作借鉴。

根据癃闭的临床表现，西医学中各种原因引起的尿潴留及无尿症，如神经性尿闭、膀胱括约肌痉挛、尿道结石、尿路肿瘤、尿道损伤、尿道狭窄、前列腺增生、脊髓病变及急慢性肾衰竭等均属于本病范围。

【病因病机】

癃闭主要是由于感受湿热或温热毒邪、饮食不节、情志失调、尿路阻塞及体虚久病导致肾与膀胱气化功能失调所致。

一、病因

1. 外感湿热

下阴不洁，湿热秽浊之邪上犯膀胱，或湿热素盛，热结下焦，肾移热于膀胱，形成癃闭。故隋·巢元方《诸病源候论·小便不通候》云："热入于胞，热气大盛，故结涩，令小便不通，小腹胀满气急。"

2. 感受热毒之邪

温热毒邪犯肺，肺燥津伤，水源枯竭，形成癃闭。清·李用粹《证治汇补·癃闭》所言：癃闭"有热结下焦，壅塞胞内，而气道涩滞者，有肺中伏热，不能生水而气化不施者"。

3. 饮食不节

久嗜醇酒、肥甘、辛辣之品，脾失运化，酿湿生热，下注膀胱；或饮食不足，饥饱失调，脾胃气虚，中气下陷，清阳不升，浊阴不降，癃闭得生。此即《灵枢·口问》所谓："中气不足，溲便为之变。"

4. 情志失调

惊恐、忧思、郁怒、紧张太过，肝气郁结，疏泄失司，三焦气化失常，导致水道通调受阻，形成癃闭。正如《灵枢·经脉》所云："肝足厥阴之脉……是主肝所生病者……遗溺，闭癃。"

5. 尿路阻塞

因积块、砂石、瘀血、败精阻塞尿道，小便难以排出，即成癃闭。如明·张景岳《景岳全书·癃闭》云："或以败精，或以槁血，阻塞水道而不通也。"

6. 体虚久病

因劳倦太过，或久病体虚，或年老体弱，或水肿等病日久，致脾肾阳衰，所谓"无阳则阴无以生"，或因消渴、热病日久，致肾阴耗竭，所谓"无阴则阳无以化"，最终形成癃闭。

7. 药毒所伤

因误用、误食或过用、过食药物、毒物，损伤脾肾，形成癃闭。

二、病机

正常人体小便的形成与排泄，主要依靠肺的通调、脾的转输、肝的疏泄、肾与膀胱的气化功能来调节。肺居上焦，为水之上源；脾居中焦，为水液升降之枢纽；肾居下焦，与膀胱相表里，主气化，共司小便；肝主疏泄，协调三焦气机之通畅。若某一脏腑失职，尿液的生成或排泄障碍，则形成癃闭。

癃闭的基本病机为肾与膀胱气化功能失调，尿液的生成或排泄障碍。外感或内生湿热之邪侵犯膀胱，阻滞气机，导致膀胱气化不利；温热毒邪犯肺，肺燥津伤，通调失职，上源枯竭，则尿液生成不足；若饮食不节，损伤脾胃，气虚下陷，清阳不升，浊阴不降，致膀胱气化无力；若肝郁气滞，疏泄失职，致膀胱气化不利；若积块、砂石、瘀血、败精阻塞尿道，则膀胱气化受阻；若劳倦太过，或久病体虚，或年老体弱，或水肿等病日久，致脾肾阳气虚衰，膀胱气化无力；或因消渴、热病日久，致肾阴耗竭，尿液生成无源，均可发生癃闭。

癃闭的病理因素有湿热、热毒、气滞、瘀血。病位在肾与膀胱，与肺、脾、肝密切相关。病理性质有虚实之分。膀胱湿热、肺热壅盛、肝郁气滞、浊瘀阻塞，膀胱气化不利者为实证。脾气不升、肾阳衰惫，膀胱气化无力者为虚证。但虚实之间，常互相关联，或彼此兼夹。如肝郁气滞可化火伤阴；湿热久恋不愈，易灼伤肾阴；肺热壅盛损津耗液严重，病性由实转虚；脾肾虚衰无力推动气血运行而兼夹气滞血瘀，而见虚实夹杂之证。

若癃闭迁延日久，病情进展，正气衰惫，邪气壅盛，则变证丛生。尿闭不通，水气内停，上凌心肺，并发喘证、心悸之重症；脾肾衰败，气化不利，湿浊内壅，闭阻三焦，则可导致关格之危症；尿闭不通，尿毒壅盛，内陷心包，则见神识昏厥之险症。诚如明·张景岳《景岳全书·癃闭》所言："小水不通是为癃闭，此最危最急症也。水道不通，则上侵脾胃而为胀，外侵肌肉而为肿，泛及中焦则为呕，再及上焦则为喘。数日不通，则奔迫难堪，必致危殆。"

【诊查要点】

一、诊断依据

1. 临床表现为小便量少，排尿困难，甚或小便闭塞不通。其中小便不畅，点滴而短少为癃；小便闭塞，点滴不通为闭。

2. 可伴有少腹胀急疼痛，但无尿道疼痛感。

3. 多见于老年男性、产后妇女及腹部手术后患者。

4. 有外感病史，或既往有水肿、淋证、消渴等病史。

二、病证鉴别

1. 癃闭与淋证

癃闭与淋证均属膀胱气化不利，故皆有排尿困难，点滴不畅的证候。但癃闭无尿道刺痛，每日尿量少于正常，甚或无尿排出。而淋证则小便频数短涩，滴沥刺痛，欲出未尽，而每日排尿量正常。正如清·程钟龄《医学心悟·小便不通》所言："癃闭与淋证不同，淋则便数而茎痛，癃闭则小便点滴而难通。"但淋证日久不愈，可发展成癃闭，而癃闭易于感受外邪，常可并发淋证。

2. 癃闭与水肿

癃闭与水肿均可出现小便不利，小便量少。水肿是体内水液潴留，泛溢于肌肤，引起头面、眼睑、四肢浮肿，甚者伴有胸、腹水，并无水蓄膀胱之证候。癃闭是由于肾与膀胱气化功能失调导致小便量少，排尿困难，伴或不伴有浮肿，部分患者还兼有小腹胀满膨隆，小便欲解不能，或点滴而出的水蓄膀胱之证，可资鉴别。

【辨证论治】

一、辨证要点

1. 辨病之虚实

实证当辨湿热、肺热、肝郁、浊瘀之偏盛；虚证当辨脾、肾虚衰之不同，阴阳亏虚之差别。

2. 辨病之缓急轻重

水蓄膀胱，小便闭塞不通者病急；小便量少，但点滴能出，无水蓄膀胱者病缓。由"癃"转"闭"，为病情加重；由"闭"转"癃"，为病情减轻。

二、治疗原则

癃闭的治疗，遵循"腑病以通为用"的原则，但通利之法，又因证候虚实之不同而异。实证者宜清邪热、利气机、散瘀结，虚证者宜补脾肾、助气化，不可不经辨证，滥用通利小便之法。对水蓄膀胱之急症，应同时配合针灸、导尿、热敷、取嚏等法急通小便。

三、证治分类

1. 膀胱湿热证

症状：小便点滴不通，或量极少而短赤灼热，小腹胀满，口苦口黏，或口渴不欲饮，或大便不畅，舌质红，苔黄腻，脉数。

证机概要：湿热下注，壅结膀胱，气化不利。

治法：清利湿热，通利小便。

代表方：八正散加减。本方有清热利湿、通利小便之功，适用于湿热蕴结膀胱之排尿不畅，小便黄赤灼热等症。

常用药：黄柏、山栀、大黄、滑石清热利湿；瞿麦、萹蓄、茯苓、泽泻、车前子通利小便。

若兼心烦、口舌生疮糜烂者，可合导赤散以清心火，利湿热；若湿热久恋下焦，肾阴灼伤，出现口干咽燥，潮热盗汗，手足心热，舌光红，可改用滋肾通关丸加生地、车前子、牛膝等，以滋肾阴、清湿热而助气化；若因湿热蕴结三焦，气化不利，浊毒内陷，而致小便量极少或无，面色晦滞，胸闷烦躁，恶心呕吐，口中有尿臭，甚则神昏谵语，宜用黄连温胆汤加车前子、通草、制大黄等，以降浊和胃，清热利湿。

2. 肺热壅盛证

症状：小便不畅或点滴不通，咽干，烦渴欲饮，呼吸急促，或有咳嗽，舌红，苔薄黄，脉数。

证机概要：肺热壅盛，失于肃降，水道不利。

治法：清泄肺热，通利水道。

代表方：清肺饮加减。本方清肺泄热利水，适用于热壅肺气，气不布津之癃闭。

常用药：黄芩、桑白皮、鱼腥草清泄肺热；麦冬、芦根、天花粉、地骨皮清肺生津养阴；车前子、茯苓、泽泻、猪苓通利小便。

有鼻塞、头痛、脉浮等表证者，加薄荷、桔梗宣肺解表；肺阴不足者加沙参、黄精、石斛滋养肺阴；大便不通者，加大黄、杏仁以通腑泄热；心烦、舌尖红者，加黄连、竹叶清心火；兼尿赤灼热、小腹胀满者，合八正散上下并治。

3. 肝郁气滞证

症状：小便不通或通而不爽，情志抑郁，或多烦善怒，胁腹胀满，舌红，苔薄黄，脉弦。

证机概要：肝失疏泄，气滞膀胱，水道不利。

治法：疏利气机，通利小便。

代表方：沉香散加减。本方理气行水，适用于气机郁滞所致的癃闭。

常用药：沉香、橘皮、柴胡、郁金、青皮、乌药、香附疏肝理气；当归、王不留行行下焦气血；石韦、车前子、冬葵子、茯苓通利小便。

若肝郁气滞症状严重，可合六磨汤以增强其疏肝理气的作用；若气郁化火，见舌红、苔薄黄，可加丹皮、山栀以清肝泻火。

4. 浊瘀阻塞证

症状：小便点滴而下，或尿如细线，甚则阻塞不通，小腹胀满疼痛，舌紫暗，或有瘀点，脉涩。

证机概要：瘀血败精，阻塞尿道，水道不通。

治法：行瘀散结，通利水道。

代表方：代抵当丸加减。本方活血化瘀散结，适用于瘀血阻塞尿道所致的癃闭。

常用药：当归尾、山甲片、桃仁、莪术活血化瘀；大黄、芒硝、郁金通瘀散结；肉桂、桂枝助膀胱气化。

若瘀血现象较重，可加红花、川牛膝以增强其活血化瘀作用；若病久气血两虚，面色无华，宜益气养血行瘀，可加黄芪、丹参、当归之类；若尿路结石，可加金钱草、海金沙、冬葵子、瞿麦、石韦以通淋排石利尿；若兼见尿血，可吞服三七粉、琥珀粉化瘀止血。

5. 脾气不升证

症状：小腹坠胀，时欲小便而不得出，或量少而不畅，神疲乏力，食欲不振，气短声低，舌质淡，苔薄，脉细弱。

证机概要：脾虚失运，清气不升，浊阴不降，气化无权。

治法：升清降浊，化气行水。

代表方：补中益气汤合春泽汤加减。前方益气升清，用于中气下陷所致诸症；后方益气通阳利水，用于气阳虚损，不能化水，口渴而小便不利之证。二方合用，益气升清，通阳利水，适用于中气下陷之癃闭。

常用药：人参、党参、黄芪、白术益气健脾；桂枝、肉桂通阳以助膀胱气化；升麻、柴胡升提中气；茯苓、猪苓、泽泻、车前子利水渗湿。

若血虚者，加熟地、当归、鸡血藤以养血；心悸多汗者，加麦冬、五味子、枣仁养心安神；若气虚及阴，气阴两虚，可改用参苓白术散；若脾虚及肾，可合济生肾气丸以温补脾肾，化气利水。

6. 肾阳衰惫证

症状：小便不通或点滴不爽，排出无力，面色㿠白，神气怯弱，畏寒肢冷，腰膝酸软无力，舌淡胖，苔薄白，脉沉细或弱。

证机概要：肾阳虚衰，气化无权。

治法：温补肾阳，化气利水。

代表方：济生肾气丸加减。本方温肾通阳，化气行水，适用于肾阳不足，气化无权之癃闭。

常用药：附子、肉桂、桂枝温肾通阳；地黄、山药、山茱萸补肾滋阴；车前子、茯苓、泽泻利尿。

若形神委顿，腰脊酸痛，为精血俱亏，病及督脉，多见于老人，治宜香茸丸补养精血，助阳通窍。若因肾阳衰惫，命门火衰，三焦气化无权，浊阴内蕴，小便量少，甚至无尿、呕吐、烦躁、神昏者，治宜《千金》温脾汤合吴茱萸汤，以温补脾肾，和胃降逆。

7. 肾阴亏耗证

症状：小便量少或全无，口咽干燥，腰膝酸软，烦躁不安，潮热盗汗，头昏耳鸣，舌绛红，少苔，脉细数。

证机概要：肾阴亏耗，气化无源。

治法：滋补肾阴，育阴利水。

代表方：六味地黄丸合猪苓汤加减。前方补肾滋阴，治肝肾阴虚之腰膝酸软，头晕眼花，盗汗潮热等症。后方养阴清热利水，治水热互结伤阴之渴欲饮水，小便不利症。二方合用，滋阴补肾利水，适用于肾阴亏耗之癃闭。

常用药：熟地、山药、山茱萸滋补肾阴；茯苓、猪苓、泽泻、滑石祛湿利水，寓泻于补。

若下焦有热，可加知母、黄柏，以清热坚阴；若阴虚及气，可用滋肾通关丸滋阴化气，以利小便。

【预后转归】

癃闭的预后，取决于邪正斗争的结果及治疗是否及时。若病情轻浅，病邪不盛，正气无大伤者，且救治及时、有效，可见尿量逐渐增多，可能获得痊愈。若病情深重，正气衰惫，邪气壅盛者，则可由"癃"至"闭"，甚至产生喘证、心悸、关格、神识昏厥等各种变证，预后多差。

【预防调护】

癃闭患者应消除外邪入侵和湿热内生的各种因素，如过食肥甘、辛辣、醇酒，或憋尿、纵欲过度及劳累等。

癃闭患者应避免紧张、焦虑情绪，切忌忧思恼怒。积极治疗淋证、水肿等疾患。对于水蓄膀胱证需导尿者，必须严格执行操作规范，避免外邪入侵，当病人能自动解出小便时，尽快拔除导尿管，还应保持会阴部卫生，鼓励病人多饮水。

【临证备要】

1. 急则治标，缓则治本。癃闭为临床最为急重的病证之一。水蓄膀胱，欲排不能，小腹胀痛难忍，甚是急迫；小便不通，水毒蓄于内，喘证、心悸、关格、神识昏厥等危重变证相继而生。因此，癃闭的治疗，必须急则治标，缓则治本。

对水蓄膀胱之证，内服药缓不济急，可急用导尿、针灸、少腹及会阴部热敷等法，急通小便。

（1）取嚏法：打喷嚏能开肺气，通下焦之气。其方法是用消毒棉签，向鼻中取嚏；也有用皂角末 0.3 ~ 0.6g，吹鼻取嚏。

（2）外敷法：独头蒜头 1 个，栀子 3 枚，盐少许，捣烂，摊纸贴脐部。也可用食盐 250g，炒热，布包熨脐腹，冷后再炒热敷之。

（3）流水诱导法：使病人听到水声，即可有尿意，而随之排出小便。此法适用于情志失调所引起的尿闭。

（4）针灸：实证泻秩边、阴陵泉、三阴交、中极、膀胱俞等穴；虚证补秩边、关元、脾俞、三焦俞、肾俞等穴。

（5）导尿法：小腹胀满特甚者，当用导尿法，以缓其急。

对膀胱无尿之证，可用中药灌肠方〔生大黄 30g（后下），生牡蛎 30g（先煎），六月雪 30g，丹参 30g，浓煎约 120ml〕，高位保留灌肠，约 2 小时后，用 300 ~ 500ml 清水，清洁灌肠，每日 1 次，10 日为一疗程。本法只能治其标证，病情缓解后，应立即针对不同病因，或排石，或祛瘀，或疏肝，或温补脾肾，缓图其本，防止其旧病复发。

2. 下病上治，欲降先升。中医认为小便的排泄，除与肾的气化有关外，尚与肺的通调、脾的转输有关。当急性尿潴留，小便涓滴不下时，常可在原方基础上稍加开宣肺气、升提中气之桔梗、杏仁、紫菀、升麻、柴胡等，此为下病上治，提壶揭盖，升清降浊之法。除了内服药外，应用取嚏法也是取其旨意。

【医案举隅】

刘某，女，50岁。初诊日期：1971年4月12日。

因肠梗阻手术已4日，小便点滴不通，经抗炎、针灸及内服五苓散、补中益气汤加减治疗，仍不见效，每日依靠导尿，故邀陆老会诊。

诊查见患者小便点滴不通，小腹胀满，口苦咽干，烦渴引饮，舌红少津，舌根苔黄腻，脉沉数。

治以滋肾阴、清湿热、助气化为主。

处方：黄柏12g，知母12g，肉桂5g，地肤子9g，百合30g，沙参18g，丹皮9g，白茅根30g。

服上方药2剂，小便已通，尿量不多，但不需导尿。上方加木通9g，2剂后小便通畅，遂瘥。

编者按：本例患者因肠梗阻手术出现小便点滴不通之症，当属"癃闭"范畴。因湿热蕴结膀胱，故小便点滴不通；湿热互结，膀胱气化不利，故小腹胀满；湿热内盛，故口苦咽干；热盛伤阴，津不上承，故口渴引饮；舌红少津，苔根黄腻，脉沉数，皆为湿热内盛，灼伤阴津之象。脉证合参，乃湿热蕴结下焦，灼伤肾阴，膀胱气化失司之故。治当滋养肾阴，清利湿热，方选滋肾通关丸加味。方中知母、黄柏清相火，相火得清则使膀胱免受炎灼；肉桂温补肾元，鼓舞膀胱气化；地肤子、白茅根清湿热，利小便；百合、沙参滋水之上源；因术后故加丹皮凉血活血化瘀。

（张小萍，陈明人主编. 中医内科医案精选. 上海中医药大学出版社. 2001）

【古代文献精选】

《丹溪心法·小便不通》："小便不通有气虚、血虚、有痰、风闭、实热。……气虚，用参、芪、升麻等，先服后吐，或参、芪药中探吐之；血虚，四物汤，先服后吐，或芎归汤中探吐亦可；痰多，二陈汤，先服后吐；若痰气闭塞，二陈汤加木通、香附探吐之。"

《景岳全书·癃闭》："凡癃闭之证……惟是气闭之证，则尤为危候，然气闭之义有二焉：有气实而闭者，有气虚而闭者……今凡病气虚而闭者，必以真阳下竭，元海无根，水火不交，阴阳否隔，所以气自气而气不化水，水自水而水蓄不行。气不化水则水腑枯竭者有之，水蓄不行则浸渍腐败者有之。气既不能化，而欲强为通利，果能行乎？阴中已无阳，而再用苦寒之剂能无甚乎？理本甚明，何知之者不多见也。至若气实而闭者，不过肝强气逆移碍膀胱，或破其气，或通其滞，或提其陷，而壅者自无不去，此治实者无难，而治虚者必得其化，为不易也。"

《谢映庐医案·癃闭门》："小便之通与不通，全在气之化与不化，然而气化二字难言之矣。有因湿热郁闭而气不化者，用五苓、八正、禹功、舟车之剂，清热导湿而化之；有因上窍闭而下窍之气不化者，用搐鼻法、探吐法，是求北风开南牖之义，通其上窍而化之；有因阴无阳而阴不生者，用八味丸、肾气汤，引入肾命，熏蒸而化之；有因无阴而阳无以化者，用六味丸、滋肾丸，壮水制阳光而化之；有因中气下陷而气虚不化，补中益气，升举而化之；有因冷结关元而气凝不化，真武汤、苓姜术桂之类，开冰解冻，通阳泄浊而化之；有因脾虚而九窍不和者，理中汤、七味白术散之类，扶土利水而化之。古法森立，难以枚举，总之，治病必求其本。"

第四节 关 格

关格是由于脾肾虚衰，气化不利，浊邪壅塞三焦，导致小便不通与呕吐并见为主要临床特征的一种危重病证。分而言之，小便不通谓之关，呕吐时作谓之格。多见于水肿、淋证、癃闭等病证的晚期。

关格之名，始见于《内经》。《灵枢·脉度》曰："阴气太盛，则阳气不能荣也，故曰关。阳气太盛，则阴气弗能荣也，故曰格。阴阳俱盛，不得相荣，故曰关格。关格者，不得尽期而死也。"即指关格为阴阳失衡，不能互根互用的严重病理状态。汉·张仲景《伤寒论》正式提出了关格的病名，并指出关格为正气虚弱、邪气闭阻三焦的一种危重证候。《伤寒论·平脉法第二》："关则不得小便，格则吐逆。"隋·巢元方《诸病源候论·关格大小便不通候》认为，关格是指大小便不通，其发生机制是"阴气大盛，阳气不得荣之，曰内关。阳气大盛，阴气不得荣之，曰外格。阴阳俱盛，不得相荣，曰关格。"由巢氏提出的"二便俱不通为关格"的概念，一直沿用到北宋。唐·孙思邈《备急千金要方·卷十五》提出了通便利窍开关的方法，倡导应用大黄、芒硝、乌梅、桑白皮、芍药、杏仁、麻仁等药治疗关格。宋·王怀隐《太平圣惠方·卷四十二》提出温补与泻下同用，创立了吴茱萸散。金·李杲《兰室秘藏·小便淋闭门》指出关格的病机为邪热所致，并以渴与不渴来辨识病之在气、在血。明·王肯堂《证治准绳·关格》提出了著名的"治主当缓，治客当急"的治疗原则，具有现实指导意义。明·徐彦纯《玉机微义·淋门》提出关格"但治下焦可愈"，并用滋肾通关丸进行治疗。明·李梴在《医学入门·关格证治》中则提出了关格的一些具体治法，其曰："中虚者，补中益气汤加槟榔以升降之。中虚痰盛者，六君子汤去术，加柏子仁及麝少许。虚甚吐利不得者，既济丸。"此外，清·喻昌《医门法律·关格门》提出了治中焦为主的原则。清·何廉臣《重订广温热论·验方妙用》提出"急宜通窍开闭，利溺逐毒"的原则，对关格的治疗均具有指导意义。

根据关格的临床表现，西医学中各种原因引起的急慢性肾衰竭终末期均属于本病范围。

【病因病机】

关格多是水肿、淋证、癃闭等病证在感受外邪、饮食不节、劳倦太过等因素作用下，或失治误治，使其反复发作，迁延不愈，导致脾肾衰惫，气化不利，湿浊毒邪弥漫三焦而产生。

一、病因

1. 久病伤肾

因水肿、淋证、癃闭等病证久治不愈，逐渐发展，导致脾肾衰败，气化不利，水湿内停，日久化浊、化瘀、化毒，成为关格发病的主因。

2. 外邪侵袭

在脾肾衰败、湿浊毒邪内盛的基础上，又感受风、寒、湿、热等外邪，进一步加重内盛之邪，产生关格。如金·李杲《兰室秘藏·小便淋闭门》云："关无出之谓，皆邪热为病也。"

3. 饮食所伤

因饮食不节，饥饱失调，过食咸味及油腻厚味，进一步损伤脾气，导致关格。如清·李用粹《证治汇补·癃闭附关格》云："有脾经湿热，清气郁滞，而浊气不降者。……有脾气虚弱，通调失宜者。"

4. 劳欲过度

因劳倦、纵欲太过，进一步耗伤脾肾之气，形成关格。正如明·张景岳《景岳全书·杂证谟》指出："总由酒色伤肾，情欲伤精，以致阳不守舍，故脉浮气露，亢极如此，此则真阳败竭，元海无根，是诚亢龙有悔之象，最危之候也。"

二、病机

关格的基本病机为脾肾衰惫，气化不利，湿浊毒邪内蕴三焦。多因水肿、淋证、癃闭等病证久治不愈，或失治误治，脾肾虚衰，气化不利，水湿内停，日久化浊、化瘀、化毒。在此基础上，或感受风、寒、湿、热之邪，或饮食不节、劳欲过度进一步损伤正气，嚣张病邪。脾肾之气衰败，湿浊瘀毒弥漫三焦，极易犯胃、阻肾，导致小便不通与呕吐并见，形成关格。

关格的病理因素为湿浊、瘀毒。病理性质为本虚标实，以脾肾阴阳衰惫为本，湿浊毒邪内盛为标。病位在脾（胃）、肾（膀胱），尤以肾为关键，涉及肺、肝、心多脏。因脾主运化水湿，升清降浊，肾主气化开阖，二者在气血津液的化生、运行和代谢中起着十分重要的作用。倘若脾肾衰惫，气血不生，日久气血阴阳俱损。水湿不化，水湿内停，日久化浊、化瘀、化毒，壅滞三焦，上下阻隔不通。闭阻上焦，凌心射肺则心悸、喘脱；闭阻中焦，犯胃则呕吐；闭阻下焦，动肝则见眩晕、抽搐、中风，肾关不开，则小便全无。

本证若救治不及时，或救治不当，正衰邪实，阳衰阴竭，极易产生喘脱、昏仆、中风等险恶之证，甚至阴阳离决，危及生命。

【诊查要点】

一、诊断依据

1. 呕吐及小便不通为关格的主症，但须先有小便不通，而后出现呕吐，方可诊断为关格。

2. 病程中可出现神疲乏力，腰膝酸痛，头晕，头痛，严重者伴喘促、抽搐甚至谵语、昏迷。

3. 一般起病较缓慢，多有水肿、淋证、癃闭等病史。

二、病证鉴别

1. 关格与癃闭

二者都有小便量少或闭塞不通，但关格常由水肿、淋证、癃闭等经久不愈发展而来，是小便不通与呕吐并见的病证，常伴有皮肤瘙痒，口中尿味，四肢搐搦，甚或昏迷等症状。而癃闭不伴有呕吐，部分病人有水蓄膀胱之证候，以此可鉴别。但癃闭进一步恶化，可转变为关格。

2. 关格与走哺

走哺是以呕吐伴有大小便不通利为主症的一类疾病。往往先有大便不通，而后出现呕吐，呕吐物可以是胃内的饮食痰涎，也可带有胆汁，常伴有腹痛，最后出现小便不通，由于大小便不通，浊气上冲，而饮食不得入，属于实热证，其病位在肠。关格属于脾肾衰败，湿浊毒邪壅塞三焦，是虚中夹实的病证，故与走哺有本质的区别。从预后来看，一般关格属危重疾病，预后较差，走哺只要治疗得当，预后一般较好。

【辨证论治】

一、辨证要点

1. 分清本虚标实

本虚主要是脾肾阴阳衰惫，标实主要是湿浊毒邪。以本虚为主者，应分清是脾肾阳虚还是肝肾阴虚；以标实为主者，应区分寒湿与湿热的不同。

2. 辨明病位

浊毒之邪犯脾以神疲乏力、身重、水肿为主；浊毒之邪犯胃以恶心频作、呕吐不止为主；浊毒之邪凌心射肺，可见心悸、喘脱或昏迷、谵语；浊毒之邪犯肝，则头晕头痛，手足抽搐；浊毒之邪犯肾，则腰膝酸软，下肢肿甚。

二、治疗原则

关格的治疗应遵循明·王肯堂《证治准绳·关格》提出的"治主当缓，治客当急"的原则。所谓主，是指关格的本，即脾肾阴阳衰惫，治主当缓，即是指治疗脾肾不足不能应用大剂量峻补药物，而应长期调理，用药刚柔相兼，配用血肉有情之品，缓缓补之，使脾肾之气逐渐恢复。临床上脾肾阳虚者多见，在应用温阳药物时，应注意补阴以配阳，使阳从阴复，常常配合应用滋肾药物。所谓客，是指关格之标，即浊邪，浊是阴邪，易伤阳，浊不去，则阳不复，浊邪瘀久成毒，所以应尽快祛除。祛浊又有降浊、化浊等法，降浊者，使浊从大便出，即泻浊之法，化浊之法，即化痰利湿。

关格是补泻两难的疾病，治宜攻补兼施，标本兼顾。早期以补为先，兼以化浊利水，晚期阶段，应补中有泻，补泻并重，泻后即补，或长期补泻同用，灵活掌握。

三、证治分类

1. 脾肾阳虚，湿浊内蕴证

症状：小便短少，色清，甚则尿闭，面色晦滞，形寒肢冷，神疲乏力，浮肿腰以下为主，纳差，腹胀，泛恶呕吐，大便溏薄，舌淡，舌体胖大，边有齿印，苔白腻，脉沉细。

证机概要：脾肾阳虚，湿浊内蕴，弥漫三焦。

治法：温补脾肾，化湿降浊。

代表方：温脾汤合吴茱萸汤加减。前方温补脾阳，后方温中补虚，降逆止呕，两方合用，共奏温补脾肾、降浊止呕之功效，主治脾肾阳虚，浊毒内盛之小便短少与泛恶并见之证。

常用药：附子、干姜、仙灵脾温补肾阳；人参、白术、茯苓益气健脾；姜半夏、陈皮、制大黄、六月雪化湿降浊；吴茱萸、生姜降逆止呕。

若痰湿壅肺者，可合用小青龙汤；若水气凌心者，加用己椒苈黄丸；尿少或小便不通者，可合用滋肾通关丸，以滋肾阴，助气化；皮肤瘙痒者，加土茯苓、地肤子、白鲜皮燥湿止痒。

2. 肝肾阴虚，肝风内动证

症状：小便短少，呕恶频作，头晕头痛，面部烘热，腰膝酸软，手足抽搐，舌红，苔少，脉弦细。

证机概要：肾阴亏虚，阴不制阳，肝风内动。

治法：滋补肝肾，平肝息风。

代表方：杞菊地黄丸合羚角钩藤汤加减。前方滋肾养肝，后方凉肝息风，两方合用，共奏滋阴补肾、平肝息风之功效，主治肝肾阴虚，阴虚阳亢，肝风内动之关格。

常用药：熟地、山药、山茱萸、枸杞子滋补肝肾；泽泻、茯苓利湿泄浊；丹皮清肝泄火；羚羊角、钩藤、石决明平肝息风；贝母、竹茹、胆南星、竹沥化痰止呕；制大黄、败酱草、六月雪降浊解毒。

若大便秘结，可加用生大黄以通腑降浊。若出现舌干光红，抽搐不止者，宜用大定风珠滋阴息风。若浊邪入营动血者，可选用犀角地黄汤、清营汤等，同时配合至宝丹或紫雪丹。若风阳内动，导致中风者，按中风论治。

3. 肾阳衰微，毒扰心神证

症状：无尿或少尿，全身浮肿，恶心呕吐，面白唇暗，四肢厥冷，口中尿臭，神识昏蒙，循衣摸床，舌卷缩，淡胖，苔白腻或灰黑，脉沉细欲绝。

证机概要：肾阳虚衰，湿毒内盛，扰动心神。

治法：温阳固脱，豁痰开窍。

代表方：急用参附汤合苏合香丸，继用涤痰汤。参附汤大补元气，温补肾阳，苏合香丸芳香开窍，行气温中，两方合用温阳固脱，芳香开窍，用于关格见识昏蒙者；涤痰汤豁痰开窍，用于痰蒙心神之关格。

常用药：人参、附子回阳固脱；苏合香丸开窍醒神；胆南星、石菖蒲、半夏、竹茹豁痰开窍。

若心阳欲脱，用参附龙牡汤。若见气阴耗竭征象者，宜用生脉散益气敛阴。

【预后转归】

关格预后较差。若能及时有效救治，病情可获一定程度的缓解。若湿浊毒邪凌心犯肺动肝，出现昏迷、喘促、惊厥、中风者，预后极差。

【预防调护】

注意冷热，预防感冒。饮食调理对于关格本病有重要意义。

关格病人应绝对卧床休息，以减轻体力的消耗；注意口腔卫生，勤漱口；保持皮肤清洁；注意饮食调摄，忌冷食、牛羊肉及海鲜等发物；消除紧张情绪，树立战胜疾病的信心。

【临证备要】

1. 合理运用中药保留灌肠法。中药保留灌肠是中医治疗关格的重要方法，临床常用的灌肠中药归纳起来有以下几类：①通腑泄浊类：大黄、芒硝。②重镇安神类：牡蛎、龙骨。③温阳类：肉桂、附子。④清热解毒、燥湿化浊类：蒲公英、山栀、土茯苓、六月雪、槐米、白花蛇舌草、石韦等。⑤活血化瘀类：丹参、桃仁、红花、益母草、川芎、赤芍等。此外，还可配以益气药人参、黄芪，行气药莱菔子等。如临床常用的降浊灌肠方即由生大黄、生牡蛎、六月雪各30g，浓煎120ml，高位保留灌肠，2～3小时后，用300～500ml清水清洁灌肠，每日1次，连续10日为一疗程。休息5日后，可继续下一疗程。

2. 大黄在关格治疗中的应用：早在唐代就有应用以大黄为主的方剂治疗关格的记载。中医认为大黄为苦寒泻下之品，其荡涤肠胃，峻下力猛，走而不守，有斩关夺门之力，号为"将军"。关格由于脾肾衰败，气化无权，两便失司，临床上不仅可见尿闭，亦可出现大便秘结，应用大黄通腑泄浊，使邪有出路，对于缓解病情十分必要。大黄为寒下之品，适宜于里热实证。但关格多系正虚邪实之证，因此常扶正与攻下并用，扶正的目的是为了顾护正气，如果一意攻下，往往正虚不支，正随邪脱。正虚有气虚、阳虚、阴虚之分，所以扶正攻下可以益气、养血、温阳、养阴诸法与攻下并用。凡阳虚便秘者，常配温阳益气之药，常用方有温脾汤、大黄附子汤等。凡阴血亏虚便秘者，宜采用增水行舟、滋阴养血攻下法，常用方为增液承气汤、四物汤、麦味地黄汤等。另外，在运用大黄导泻时，当中病即止，大便宜每天2～3次软便为佳，不可令腹泻无度，否则会更伤胃气，使病情恶化。大黄的用量因人而异，可由3g增至15g。大黄生用、后下，制大黄同煎，也有讲究。一般而言，老人、小儿、体质极弱者，应选制大黄同煎，作用缓和而持久；如是大便燥结较甚，则应选生大黄后下方能达到通腑泄浊的作用。

【医案举隅】

王某，女，42 岁。

因头晕 8 个月住院。

主要症状：头晕，恶心，时有呕吐，胸闷胁痛，全身乏力，纳食不香。尿量少，大便时干时稀，下肢浮肿，面色苍白无华，舌质淡嫩，舌体胖，边有齿痕，舌苔薄腻，脉象沉细稍弦。

中医辨证为脾虚肝郁。脾虚则纳食不香，清阳不升，浊阴不降，故见头晕、恶心，甚则湿浊上逆而有呕吐。脾虚津液运化失职而湿聚为肿。肝气郁结，则见胸闷胁痛。拟疏肝健脾治之，方用香砂六君子汤合逍遥散加味。

处方：东北人参 10g（另煎对入），苍白术各 10g，茯苓 30g，甘草 6g，法半夏 15g，陈皮 10g，广木香 10g，砂仁 6g，柴胡 12g，白芍 12g，生姜 6g，薄荷 3g。

服上方后，头晕减轻，恶心呕吐消失，纳食增加，尿量增多，下肢浮肿全消，胸闷痛亦消失。继守原方治疗，共服 55 剂。出院后门诊继续治疗，迄今已 1 年零 8 个月，病情稳定。

编者按：此例关格为脾虚肝郁，两脏合病，脾虚转输无力，肝郁则疏泄失职，以致三焦不通，气化不行，下窍不利，清浊相干为病。间者并行，肝脾同治。治脾用香砂六君子汤，疏肝用逍遥散。服药后脾运肝疏，水精四布，五经并行，重病转轻。

（时振声．肾炎中医证治要义．人民卫生出版社．1986）

【古代文献精选】

《兰室秘藏·小便淋闭门》："关则不得小便……分在气在血而治之，以渴与不渴而辨之。如渴而小便不利者，是热在上焦肺之分，故渴而小便不利也。……如不渴而小便不通者，热在下焦血分，故不渴而大燥，小便不通也。"

《景岳全书·关格》："关格证，所伤根本已甚，虽药饵必不可废。如精虚者当助其精，气虚者当助其气。其有言难尽悉者，宜于古今补阵诸方中择宜用之。斯固治之之法，然必须远居别室，养静澄心，假以岁月，斯可全愈。若不避绝人事，加意调理，而但靠药饵，则恐一曝十寒，得失相半，终无济于事也。"

《证治汇补·癃闭附关格》："既关且格，必小便不通，旦夕之间，陡增呕恶，此因浊邪壅塞三焦，正气不得升降。所以关应下而小便闭，格应上而生呕吐，阴阳闭绝，一日即死，最为危候。"

第五节　阳　痿

阳痿是指成年男子性交时，由于阴茎痿软不举，或举而不坚，或坚而不久，无法进行正常性生活的病证。

长沙马王堆出土的古籍中有十分丰富的古代房中学内容，已有对阳痿初步认识的内容记载，其中竹简《十问》认为阳器与身俱生而先身死。《灵枢·邪气脏腑病形》称阳痿为"阴痿"。《素问·五常政大论》曰："气大衰而不起不用。"隋·巢元方《诸病源候论·虚劳阴痿候》认为："劳伤于肾，肾虚不能荣于阴器，故痿弱也。"在治疗上亦以温肾壮阳为主。《神农本草经》记载了治疗阳痿的药物15种，如白石英、巴戟天、石斛、肉苁蓉、五味子、蛇床子、桑螵蛸、阳起石、淫羊藿等，这些药物多为后世医家治疗阳痿所沿用。明清时期对阳痿成因的认识更加深入，提出郁火、湿热、情志所伤亦可致阳痿。如明·王纶《明医杂著·卷三》说："男子阳痿不起，古方多云命门火衰，精气虚冷，固有之矣，然亦有郁火甚而致痿者。"清·沈金鳌《杂病源流犀烛·前阴后阴源流》云："有失志之人，抑郁伤肝，肝木不能疏达，亦致阴痿不起。"自隋代巢元方《诸病源候论》至清末韩善征《阳痿论》专著，对阳痿的认识逐渐完善，治法除补肾之外，尚有从心（心包）、脾胃、肝（胆）等脏腑经络论治。《阳痿论》强调辨证，以虚实论阳痿，反对滥用燥烈温补。

西医学中各种功能性及器质性疾病造成的男子阴茎勃起功能障碍，可参照本病辨证论治。

【病因病机】

本病的病因主要有劳伤久病、饮食不节、七情所伤、外邪侵袭等；发病机理为肾、肝、心、脾受损，经脉空虚，或经络阻滞，导致宗筋失养而发为阳痿。

一、病因

1. 禀赋不足，劳伤久病

先天不足，或沉湎情色，恣情纵欲，房事不节，及早婚多育，手淫频繁等，均可以造成肾精亏损，命门火衰，而导致阳事不举。久病劳伤，损伤脾胃，气血生化不足，或年老体衰，气血不充，宗筋失于温养，则痿软不兴。《素问·痿论》说："入房太甚，宗筋弛纵，发为筋痿。"再如《类证治裁·阳痿》所言："阳之痿多由色欲竭精，或思虑劳神，或惊恐伤肾，或先天禀弱，或后天食少……而致阳痿者。"

2. 情志失调

情志不遂，忧思郁怒，致肝失条达，疏泄不利，气机不畅，脉络不张，血液不充，宗筋弛纵，则病阳痿。思虑太过，劳伤心脾，气血不足，宗筋失荣，故阳痿难举。或大惊猝恐，伤于心肾，气机逆乱，气血不达宗筋，不能作强，则阳事不举。《景岳全书·阳痿》说："凡惊恐不释者，亦致阳痿。经曰恐伤肾，即此谓也……又或于阳旺之时，忽有惊恐，则阳道立痿，亦其验也。"

3. 饮食不节

长期饮食不节，或大病久病损伤脾胃，失却调养，气血生化不足，不能输布精微以养宗筋，则宗筋不举而痿软。或过食肥甘厚腻，致使脾虚失运，酿生湿热，下注宗筋，气机受阻，痿而不举。

4. 外邪侵袭

久居湿地或外感湿热，蕴结肝经，下注宗筋，气机受阻，发为阳痿。或寒湿伤阳，阳为阴遏，也可发为阳痿。

二、病机

阳痿的原因虽然众多，其基本病机为肾、肝、心、脾受损，气血阴阳亏虚，阴络失荣，或肝郁湿阻，经络失畅，气血失充，导致宗筋不用而成。肾藏精，寓元阴元阳，主生殖，开窍于阴器，为作强之官，技巧出焉；肝藏血，主疏泄，调畅气机，司宗筋。宗筋者，一指一身之筋，二特指男子前阴。肾精、肝血是性器官生理活动的物质基础，肾气为其动力，肝气疏泄则使其气机通畅，血液充盈，当举则举。情欲平复之后，血液归藏于肝，当痿则痿。心乃君主之官，情欲萌动，阳事之举，必赖心火之先动，如若忧虑伤心，心血暗耗，心火不动，则心难行君主之令，而阴茎软而不举。肾虚精亏，真阳衰微，精亏失润，阳衰失温，则宗筋不振，无以作强。肝失疏泄，气机阻滞，气血不达宗筋，则宗筋不聚，阳事难举。脾之经筋皆聚于阴器，脾失运化，气血生化乏源，宗筋失养，乃阳事不举。故阳痿之病位在宗筋，与脏腑经络、气血阴阳失调皆相关，主要病在肾、肝、心、脾。

阳痿的病理性质有虚实之分，且多虚实相兼。肝郁不疏，湿热下注属实，多责之于肝；命门火衰，心脾两虚，惊恐伤肾属虚，多与心、脾、肾有关。若久病不愈，常可因实致虚，或因病致郁，加重病情。如湿热下注，湿阻阳气，可致脾肾阳虚之证；湿热灼伤阴精，或肝郁化火伤及肝肾，而成肝肾阴虚之证。虚损之脏腑因功能失调形成各种病理产物，又可因虚致实。如脾虚痰湿内生，或久病入络夹瘀，可致脾虚夹湿夹痰、肾虚夹痰夹瘀之证。此外，心脾肾虚损之阳痿，常因欲求不遂，抑郁不欢，久之大多兼夹肝郁不疏之实证，以至病情更加错综复杂。

【诊查要点】

一、诊断依据

1. 成年男子性交时，阴茎痿而不举，或举而不坚，或坚而不久，无法进行正常性生活。

2. 常有性欲下降，神疲乏力，腰酸膝软，畏寒肢冷，夜寐不安，精神苦闷，胆怯多疑，或小便不畅，滴沥不尽等症。

3. 常有操劳过度、手淫频繁、房事不节、久病体弱、情志失调及消渴、郁证、惊悸等病史。

二、病证鉴别

阳痿与早泄：阳痿是指欲性交时阴茎不能有效勃起，包括痿而不举，或举而不坚，或坚而不久，不能进行正常性生活的病证。早泄是指性交时阴茎能勃起，但因过早达到高潮射精，导致性交过早结束的病证。二者在临床表现上有明显差别，若早泄日久不愈，可导致阳痿，或二者并存。

【辨证论治】

一、辨证要点

1. 辨虚实

虚则乏力气短、腰酸腿软、尿频清长、舌淡脉细，实则胸闷胁胀、烦躁易怒、便结溲黄、舌红苔黄（腻）。若有虚实夹杂者，需辨虚损之脏腑、夹杂之病邪。

2. 审寒热

寒则面白、肢寒、舌淡苔白、脉沉细，热则面红、溲赤、便结、舌红苔黄、脉滑数。

3. 明脏腑

情志所伤，郁怒所致，病在肝或心；外受湿热，邪客肝经；气血不足或湿热内蕴，则脾胃先病，后入肝经；恣情纵欲，肾精先亏，精损及阳；胆怯多疑，病在心、胆、肾。

二、治疗原则

总的治疗原则为补肾疏肝，健脾益气，行气活血，恢复前阴宗筋气血正常运行。年轻而体壮者，病多在心肝，实证者为多，治以调和心肝为主；年老而体弱者，病多在脾肾，虚证或虚实夹杂证者为多，治以调补脾肾为先。本病往往因郁致痿或因痿致郁，在辨证基础上适当加入解郁安神、行气活血之品，常可提高疗效。同时正确运用心理疏导方法。

三、证治分类

1. 命门火衰证

症状：阳事不举，或举而不坚，性欲减退，腰膝酸软，畏寒膝冷，精神萎靡，头晕耳鸣，尿频清长，甚至五更泄泻，阴器冷缩，舌质淡胖，舌苔白，脉沉迟或沉细。

病机概要：命门火衰，宗筋失温。

治法：温肾壮阳。

代表方：赞育丹加减。本方功效温肾补阳，兼以滋养肾阴，适用于真火不足，阳虚精衰之证。

常用药：肉苁蓉、巴戟天、蛇床子、韭菜子、仙灵脾、仙茅、肉桂、杜仲温肾壮阳补火；枸杞子、山茱萸、熟地、当归滋阴养血，从阴求阳；白术健脾以补后天。

滑精频繁，精薄精冷，加覆盆子、金樱子、益智仁补肾固精。阴阳两虚者，可选用还少丹加减。火衰不甚，精血薄弱，或真阴不足，可用左归丸治疗。

本证多见于年高体衰者，用药注意阴阳相济，所谓"阳得阴助而泉源不竭"，尤肾精不足为主而阳虚不甚者，更应以填精为主，少佐温阳之品，若滥用燥烈之品则更耗真精。

2. 心脾亏虚证

症状：阳举困难，心悸，失眠多梦，力不从心，神疲乏力，面色萎黄，遇劳加重，纳少腹胀，大便溏薄，舌质淡，舌边有齿痕，苔薄白，脉细弱。

病机概要：心脾两虚，气血乏源，宗筋失养。

治法：补益心脾。

代表方：归脾汤加减。本方功效益气健脾，养心补血，适用于心脾不足，气血虚弱之证。

常用药：党参、黄芪、白术、茯苓、炙甘草健脾益气；枣仁、远志养心安神；熟地、当归、龙眼肉养血生血；木香、香附理气解郁。

临床应用时可加巴戟天、仙灵脾、九香虫、露蜂房等以助兴阳起痿，重者另配人参炖服。本证多见于劳心劳脑、操劳过度者，治疗同时应注意劳逸结合，配合药膳调补更好。

3. 肝郁气滞证

症状：临房不举，举而不坚，或寐中或其他时候却有阳事自举，心情抑郁烦闷，胸胁胀满或窜痛，喜太息，脘闷不适，食少便溏，舌质淡，苔薄白，脉弦。

证机概要：所愿不遂，肝郁气滞，血行不畅，宗筋不用。

治法：疏肝解郁。

代表方：柴胡疏肝散加减。本方具有疏肝解郁、行气养血柔肝作用，用于情怀不畅，抑郁烦闷，气机阻滞证。

常用药：柴胡、香附疏肝解郁，调理气机；芍药助柴胡和肝解郁，养血柔肝；陈皮、枳壳、川芎行气活血。

若气郁化火，出现口干口苦，急躁易怒，目赤尿黄，可加丹皮、山栀子、龙胆草；兼有瘀血，可加丹参、赤芍、鸡血藤以活血化瘀。兼见纳呆便溏者，为肝郁脾虚，可选逍遥散加减。

本证多见于年轻者及新婚者，须重视心理调理，辅以药物治疗，方能取得良好效果。

4. 惊恐伤肾证

症状：临房不举或乍举乍泄，心悸惊惕，胆怯多疑，夜寐噩梦，言迟声低，常有被惊吓史，舌质淡，苔白，脉弦细。

病机概要：惊恐伤肾，肾精破散，心气逆乱，气血不畅，宗筋失养。

治法：益肾宁神。

代表方：启阳娱心丹加减。本方具有益肾壮阳、疏郁宁神作用，适用于惊恐伤肾，心肾亏虚证。

常用药：人参、菟丝子、当归、白芍补益肝肾；远志、茯神、石菖蒲、生枣仁宁心安神，交通心肾；柴胡、香附、郁金理气疏郁。

惊悸不安，夜寐噩梦者，加磁石、龙齿重镇安神；脉络瘀阻者，加蜈蚣、露蜂房、丹参、川芎通络化瘀。

5. 湿热下注证

症状：阳痿不举，阴茎痿软弛长，阴囊坠胀作痛，潮湿多汗，瘙痒腥臭，胁胀腹闷，倦怠体困，泛恶口苦，尿黄灼痛，大便不爽，舌质红，苔黄腻，脉滑数。

病机概要：湿热下注，蕴结肝经，宗筋不利。

治法：清热利湿。

代表方：龙胆泻肝汤加减。本方泻肝胆实火，清下焦湿热，适用于湿热下注肝经之证。

常用药：龙胆草、黄芩、山栀子清肝泻火；木通、车前子、泽泻、土茯苓清利湿热；柴胡、香附疏肝理气；当归、生地活血凉血坚阴。

阴部潮湿瘙痒者，可加地肤子、苦参、蛇床子以燥湿止痒。若湿盛困遏脾肾之阳，可用右归丸合平胃散。若湿热伤肾，阴虚火旺者，可合用知柏地黄丸。

临床应用本方须注意中病即止，以防过于苦寒，伤阳损脾。

【预后转归】

本病之预后，因不同病机与病情轻重而异，大多数病人预后良好。恣情纵欲或思虑过度而致命门火衰，气血亏损者，予适当治疗与调养，精血自能恢复。对肝郁、惊恐、湿热而致气机不畅，气机逆乱，经络阻遏者，当各种病理因素去除，病情亦可向愈。但对先天不足，天癸缺失，或久病痰瘀闭阻经络者，则预后大多不良。

【预防调护】

畅情怀，正确对待性的自然生理功能，减轻对房事的焦虑心理；调饮食，不过食酒醇及肥甘厚腻；勤锻炼，增强体质，提高整体机能，积极治疗全身性疾病；适劳逸，在感到情绪不快、身体不适、过度疲劳时，应暂时避免房事；早诊断，早治疗，切忌讳疾忌医，隐瞒病情，贻误治疗时机。

【临证备要】

1. 男子阳痿不是孤立的问题，非独肾虚或肝郁可以致痿，五脏皆可致痿，尤其情志因素是影响性功能的重要原因。性者，心生也（左"心"右"生"，即为"性"），故无"心"则无"性"。心藏神，为五脏六腑之大主。在心神统帅之下，脏腑功能协调，气血畅顺，性功能才能正常发挥。不良情绪可以诱发和加重性功能障碍，性功能障碍亦可诱发和加重不良情绪。所以，治疗阳痿等性功能障碍应注重心神调理，根据不同情况采用养心安神、解郁安神或交通心肾、温通心阳等法治疗。

2. 男子之阳，以通为用。今时之人，往往以车代步，多坐少动，多食少劳，情怀自扰，多瘀多郁，或痰瘀交阻，气机不畅，邪实者十之八九。此类阳痿患者，临床所见甚多，乃宗筋气机不通而然。阳器阳气，通则为用，不通乃病。治疗男子阳痿，重在恢复宗筋正常气机，以使阳道通畅。通阳之法，又当谨守病机，随证而施，或疏肝，或宣肺，或散寒，或涤痰，或活血，或化湿，或清热，或娱心以通阳。确有脏腑亏损、气血虚弱者，补虚与通阳相结合。

【医案举隅】

王某，男，41 岁。1985 年 5 月初诊。

主诉：阳痿已十余年之久，或举而不坚，或痿而不用，下肢痿弱无力，精神萎靡，手足心热，夜寐不安，多梦纷纭。曾用针灸并中西药多方治疗，未见效果，故来求治。

诊查：舌苔薄白微黄，脉沉细，略有弦象。

辨证：肾精亏损，日久阳气虚亏，宗筋失养，以致作强无能，形成肾衰阳痿之证。

治法：补肾益精，温助元阳，以充作强，缓缓调补。

处方：生地黄 60g，山萸肉 30g，怀山药 60g，枸杞子 30g，炒川续断 60g，紫梢花120g，柴狗肾 2 具。

上药共为细末，炼蜜为丸，每丸重 6g，早晚分服 2 丸，淡盐水送下。

患者诉，连服上方药四天即见功效，阳事欣然。继服药一个半月，效果继增，并得以巩固。一料丸药服尽，健如常人，并嘱摄生之道，十余年之阳痿竟获愈。

按：阳痿多由肾精亏虚，命门火衰而成，所以火衰，当先水亏，阴虚及阳，致成阳痿不用。余在临证治疗本病，多以地黄、山萸肉、怀山药、枸杞子、续断、紫梢花、柴狗肾等为基本用药，以滋补肾阴为主，随症加减，辅以助阳之品，做成丸剂，并以淡盐水送服，以资助肾之元阴也。以此缓缓调补，如法服用多效。若欲急于求成，反欲速而不达。试观重服汤剂，喜用参、茸、海马、附、桂、三鞭等品，致使火升鼻衄龈肿等症，而阳痿如故者不鲜见。

本案此人年过四十，肾气渐衰，阳事不举已有十余年之久，当时未满三十，正是"肾气平均，筋骨强劲"、精血旺盛、元气充沛之时即患阳痿。余审其手足心热，夜寐多梦，脉沉细略弦，阴虚之象已明，故用六味地黄丸"三补"中熟地易生地。因生地甘寒滋阴能补肾，是从阴补阳，以生地黄为主，突出审证求因、辨证论治之特点，故效果甚为满意。

（董建华，王永炎主编．中国现代名中医医案精华．北京出版社．1990）

【古代文献精选】

《素问·痿论》："思想无穷，所愿不得，意淫于外，入房太甚，宗筋弛纵，发为筋痿……筋痿者，生于肝使内也。"

《证治准绳·阴痿》："阴痿弱，两丸冷，阴汗如水，小便后有余滴，臊气，尻臀并前阴冷，恶寒而喜热，膝亦冷，此肝经湿热，宜固真汤、柴胡胜湿汤。"

《景岳全书·阳痿》："凡肝肾湿热，以致宗筋弛纵者，亦为阳痿，治宜清火以坚肾，然必有火证火脉，内外相符者，方是其证。宜滋阴八味丸，或丹溪大补阴丸、虎潜丸之类主之。火之甚者，如滋肾丸、大补丸之类俱可用。"

第六节 遗 精

遗精是指不因性生活而精液遗泄的病证。其中因梦而遗精的称"梦遗",无梦而遗精,甚至清醒时精液流出的谓"滑精"。必须指出,凡成年未婚男子,或婚后夫妻分居,长期无性生活者,一月遗精 1~2 次属生理现象。如遗精次数过多,每周 2 次以上,或清醒时流精,并有头昏、精神萎靡、腰腿酸软、失眠等症,则属病态。

本病记载首见于《内经》,称遗精病为"精自下"。《灵枢·本神》指出:"心怵惕思虑则伤神,神伤则恐惧,流淫而不止。恐惧而不解则伤精,精伤骨酸痿厥,精时自下。"明确指出遗精与情志内伤有密切关系。汉·张仲景称本病为"失精"。《金匮要略·血痹虚劳病脉证并治》中记载:"夫失精家,少腹弦急,阴头寒,目眩,发落","梦失精,四肢酸痛,手足烦热,咽干口燥。"认为此病为虚劳所致,治疗上以桂枝加龙骨牡蛎汤调和阴阳,固涩精液。隋唐时期,巢元方和孙思邈分别称遗精为"尿精"、"梦泄精"及"梦泄",并进一步认识到本病的病机由肾虚而致。如《诸病源候论·虚劳失精候》云:"肾气虚损,不能藏精,故精漏失。"宋代以后,遗精从虚劳、肾虚门类分离,作为独立的病证。《普济本事方·膀胱疝气小肠精漏》正式提出遗精和梦遗的名称。在病机上除将梦遗归为下元虚惫外,还提出经络壅滞,欲动心邪,并分立补肾、清心、利湿诸治法。《济生方·小便门》认为"心肾不交"在本病病机上占绝大多数。金元时期,朱丹溪除了将遗精分为梦遗与滑精外,还倡"相火"导致遗精理论,指出:"肝与肾皆有相火,每因心火动则相火亦动。"明·方隅继相火之说后,在《医林绳墨·梦遗精滑》中认为:"梦遗精滑,湿热之乘。"进一步充实了遗精的病机理论。在此基础上,后世医家在治疗上提出了滋阴降火、补脾化湿、清利湿热、益气升提治则,并认识到不同脏器病损所致的遗精需分而治之。

根据本病临床表现,西医学中的神经衰弱、前列腺炎、精囊炎、包茎等疾患造成以遗精为主要症状者,均可参阅本节内容辨证治疗。

【病因病机】

本病的发生,多由劳心太过、恣情纵欲、饮食不节、欲念不遂诸多因素而致。其基本病机为肾失封藏,精关不固。

一、病因

1. 劳心太过

烦劳伤神,心阴耗损,心阳独亢,肾水亏虚,心肾不交,虚火妄动,扰动精室而遗精。诚如《折肱漫录·遗精》所云:"梦遗之证……大半起于心肾不交。"

2. 恣情纵欲

青年早婚,房事过度,或少年无知,频犯手淫,或醉而入房,纵欲无度,日久肾虚精脱,或相火扰动精室,或肾不固精,乃成遗精。如《证治要诀·遗精》所言:"有色欲过度,而滑泄不禁者。"

3. 饮食不节

嗜食醇酒厚味，脾胃运化失常，酿生湿热，扰动精室，精液外泄。如《张氏医通·遗精》所谓："脾胃湿热之人，及饮酒厚味太过，与酒客辈，痰火为殃，多致不梦而遗泄。"

4. 欲念不遂

少年气盛，情动于中，或心有恋慕，所欲不遂，皆令心动神摇，君相火旺，扰动精室而遗精。正如《金匮翼·梦遗滑精》所说："动于心者，神摇于上，则精遗于下也。"

二、病机

遗精的基本病理变化总属肾失封藏，精关不固。其病位在肾，与心、肝、脾三脏密切相关。肾为封藏之本，受五脏六腑之精而藏之，正常情况下肾精不会外泄。如肾脏自病，或其他因素影响肾之封藏功能，则精关不固，精液外泄，发生遗精。精之藏制虽在肾，但精之主宰则在心，心为君主之官，主神明，性欲之萌动，精液之蓄泄，无不听命于心，神安才可精固。若劳心太过，心有欲念，以致君火摇于上，心失主宰，则精自遗。肝肾内寄相火，相火因肾精的涵育而守位听命，其系上属于心。若君火妄动，相火随而应之，势必影响肾之封藏。故君相火旺，或心、肝、肾阴虚火旺，皆可扰动精室而成遗泄。脾主运化，为气血生化之源，水谷入胃，脾气散精，下归于肾，则为肾中所藏精髓。若久嗜醇酒厚味，脾胃湿热内生，下扰精室，则迫精外泄；抑或劳倦思虑，脾气下陷，气不摄精而成遗精。由上可知，遗精一病虽为肾病，但与心、肝、脾相关，其病理因素不外乎湿与火。

遗精的病理性质有虚实之别，且多虚实夹杂。因君相火旺、湿热下注，扰动精室而遗者多属实；肾脏亏损，封藏失职，精关不固而泄者多属虚。初起多因于火旺、湿热，以实证为主；久病则相火、湿热灼伤肾阴，而致肾阴亏虚，甚或阴损及阳而成阴阳两虚，肾阳衰惫等各种虚证。且在病理演变过程中往往出现阴虚火旺、阴虚湿热等虚实夹杂之证。

【诊查要点】

一、诊断依据

1. 男子梦中遗精，每周超过 2 次以上；或清醒时，不因性生活而排泄精液者。
2. 常伴有头昏、精神萎靡、腰腿酸软、失眠等症。
3. 本病常有恣情纵欲、情志内伤、久嗜醇酒厚味等病史。

二、病证鉴别

1. 遗精与早泄

遗精是指未进行性交的情况下，精液流出，而早泄是性交时精液过早泄出，诚如《沈氏尊生书·卷十八》所描述的"未交即泄，或乍交即泄"，明确指出了早泄的特征。

2. 遗精与走阳

走阳是指性交时，精泄不止。如《医宗必读·遗精》所言："有久旷之人，或纵欲之人，与女交合，泄而不止，谓之走阳。"遗精是未同房而精液流出，两者不难区别。

3. 遗精与精浊

遗精与精浊都是尿道有白色分泌物流出，流出物均来自于精室。但精浊常在大便时或排尿终了时发生，尿道口有米泔样或糊状分泌物溢出，并伴有茎中作痒作痛，而遗精多发生于梦中或情欲萌动时，不伴有疼痛。

【辨证论治】

一、辨证要点

1. 明辨疾病虚实

可从病之新久、浅深判别。新病梦遗有虚有实，多虚实参见；久病精滑虚多实少；湿热下注则为实证。

2. 细审脏腑病位

劳心过度，邪念妄想梦遗者，多责于心；精关不固，无梦滑泄者，多由于肾。对肾虚不藏者还应辨别阴阳。

二、治疗原则

实证应以清泄为主，依据君火、相火、湿热的不同，或清或泄；虚证宜用补涩为要，针对脏腑阴阳不同，分别治以滋阴温肾、调补心脾、固涩精关为宜；虚实夹杂者，应虚实兼顾。久病入络夹瘀者，可佐以活血通络。

三、证治分类

1. 君相火旺证

症状：少寐多梦，梦则遗精，阳事易举，心中烦热，头晕目眩，口苦胁痛，小溲短赤，舌红，苔薄黄，脉弦数。

证机概要：君相火动，迫精妄泄。

治法：清心泄肝。

代表方：黄连清心饮加减。本方功能清心宁神，治心火偏亢，扰动精室之梦遗。

常用药：黄连、山栀清心火；知母、黄柏泄相火；生地、远志、枣仁养心安神。

肝火偏旺者，加龙胆草；阴虚者，加天冬、玄参；心中烦热者，加淡豆豉；遗精日久者，加桑螵蛸、益智仁、山茱萸。

2. 湿热下注证

症状：遗精时作，小溲黄赤，热涩不畅，口苦而黏，舌质红，苔黄腻，脉濡数。

证机概要：湿热内蕴，下扰精室。

治法：清热利湿。

代表方：程氏萆薢分清饮加减。本方清化湿热，通利湿浊，适用于脾胃湿热下扰精室而成的遗精。

常用药：萆薢、黄柏、茯苓、车前子清热利湿；莲子心、石菖蒲、丹参清心安神；白术、薏苡仁健脾化湿。

口苦口黏，加茵陈、佩兰、草果。湿热下注肝经，症见阴囊湿痒，小溲短赤，口苦胁痛，可用龙胆泻肝汤。

3. 劳伤心脾证

症状：劳则遗精，失眠健忘，心悸不宁，面色萎黄，神疲乏力，纳差便溏，舌淡苔薄，脉弱。

证机概要：心脾两虚，气不摄精。

治法：调补心脾，益气摄精。

代表方：妙香散加减。本方益气生精，养心安肾，适用于心脾气虚，气不摄精的遗精。

常用药：人参、黄芪、山药益气生精；茯神、远志清心调神；木香、桔梗、升麻理气升清。

若中气下陷明显者，可用补中益气汤加减。若心脾血虚显著者，可改用归脾汤治疗。若脾虚日久损及肾阳虚损者，宜脾肾双补。

4. 肾气不固证

症状：多为无梦而遗，甚则滑泄不禁，精液清稀而冷，形寒肢冷，头昏目眩，腰膝酸软，阳痿早泄，夜尿频多，舌淡胖，苔白滑，脉沉细。

证机概要：肾元虚衰，封藏失职。

治法：补肾固精。

代表方：金锁固精丸加减。本方有固肾摄精之功效，适用于肾虚不固之遗精、滑精。

常用药：沙苑子、杜仲、菟丝子、山药补肾益精；莲须、龙骨、牡蛎涩精止遗；金樱子、芡实、莲子、山茱萸补肾涩精。

肾阳虚为主，症见滑泄久遗，阳痿早泄，阴部有冷感，可加鹿角霜、肉桂、锁阳等；若以肾阴虚为主，症见眩晕，耳鸣，五心烦热，形瘦盗汗，舌红少苔，脉细数者，酌加熟地、枸杞子、龟板、阿胶；当阴损及阳，或阳损及阴，肾中阴阳两虚者，可合用右归丸以温润固本。

【预后转归】

遗精实证者易治，清利、理气、降火以调阴阳气血，多可痊愈；体虚者获效较缓，调补肾脏阴阳最为紧要。若纵情恣欲，调治不当，或讳疾忌医，久病不治，日久肾精耗伤，阴阳俱虚，则会转变成早泄、阳痿、不育或虚劳等证。

【预防调护】

注意精神调养，排除杂念，清心寡欲。避免过度脑力劳动，做到劳逸结合，丰富文体活动，适当参加体力劳动。衬裤不宜过紧，养成侧卧习惯。

注意生活起居，节制性欲，戒除手淫，少食醇酒厚味及辛辣刺激性食品。

【临证备要】

1. 君相火动，心肾不交之遗精，临床较为多见，病由心而起，在治疗的同时应特别注意调摄心神，排除妄念。用药不宜过于苦泄，以免伤及阴液，可在清泄中酌加养阴之剂。

2. 湿热下注之遗精，不宜过早固涩，以免恋邪。若精滑致虚，需视虚实、先后酌情施治，不宜专事涩摄。其次，用药勿太寒凉和滋腻，以防苦寒败胃，不利脾胃亏弱之体，且火湿互因，早施滋腻，恐碍湿的泄化。

3. 久遗不愈者，常有痰瘀滞留精道，瘀阻精窍的病理改变，可酌情用化痰祛瘀通络之变法治疗，往往可收到奇效。对于这种患者，临证辨证时不一定囿于舌紫脉涩，应抓住有遗精史，手淫过频，少腹、会阴部及睾丸坠胀疼痛，射精不畅，射精痛，精液黏稠或有硬颗粒状物夹杂其中等特点综合分析。

【医案举隅】

郭某，男，23 岁，农民。初诊日期：1997 年 7 月 4 日。

遗精 8 年，在当地医院诊断为慢性前列腺炎，服用奥复星、阿奇霉素等抗生素未得到控制。

遗精五六天一次，严重时每天一次，尿频，后尿道疼痛，小腹胀痛，腰酸不适，睾丸发凉，头痛（两颞部），寐差，舌质淡红，苔薄黄，脉弦滑。前列腺指诊：偏大，质偏硬，压痛。前列腺液常规：pH 值 6.7，白细胞满视野（HP），卵磷脂小体（＋）。

西医诊断：慢性前列腺炎。

中医诊断：遗精（热毒内蕴，瘀浊阻滞）。

治法：清热解毒，祛瘀排浊。

处方：当归贝母苦参丸加味。

当归 10g，浙贝母 10g，苦参 10g，虎杖 15g，败酱草 15g，冬瓜仁 15g，鸡内金 10g，乌药 10g，黄柏 10g。

二诊（1997 年 7 月 20 日）：服上方 14 剂，患者遗精一次，梦交、尿频、后尿道疼痛明显减轻，小腹不胀，头不痛，腰仍感不适，睾丸发凉，寐可，舌淡红，苔薄黄，脉弦。继以前方。

三诊（1997 年 8 月 4 日）：服上方 14 剂，患者遗精未作，诸症明显缓解，偶有小腹胀及腰不适，舌质淡，苔薄黄，脉弦。前列腺液常规：pH 值 7.1，白细胞 10～15/HP，卵磷脂小体（＋）。继用上方，巩固疗效。

按：患者年轻体壮，尿频痛、苔薄黄为热；前列腺增大、质硬为瘀；前列腺液白细胞满视野为浊。由于热瘀内蕴，扰动精室而发病，故治疗上当用清热解毒、祛瘀排浊之法。

〔骆斌，吴少刚 . 王琦治疗遗精的思路与经验 . 北京中医药大学学报 1998；（4）：42～43〕

【古代文献精选】

《格致余论·阳有余阴不足论》："主闭藏者，肾也；司疏泄者，肝也。二脏皆有相火，而其系上属于心。心君火也，为物所感则易动也，心火动则相火亦动，动则精自走，相火翕然而起，虽不交合亦暗流而疏泄矣。"

《景岳全书·遗精论治》："治遗精法，凡心火甚者，当清心降火；相火盛者，当壮水滋阴；气陷者，当升举；滑泄者，当固涩；湿热相乘者，当分利；虚寒冷利者，当温补下元；元阳不足，精气两虚，当专培根本。"

《医家四要·七种遗精分虚分实》："遗精有七，有用心过度，心不摄肾而遗者，有思欲不遂而遗者，有贪色过度而精滑者，有肾虚不固而常渗者，此皆无梦而遗，为虚证也……又有因相火动而梦遗者，为虚中之实证也……又有壮年久旷而精溢出者……又有饮酒厚味，痰火湿热扰动而精出者……此二者，皆实证也。以上共为七证，当分虚实而治，庶几不成。"

附　早　泄

早泄是指性交时过早射精，甚至未交即泄的病证。

早泄多由情志内伤，湿热侵袭，纵欲过度，久病体虚所致。其基本病机为肾失封藏，精关不固。病位在肾，并与心、脾相关。病理性质虚多实少，虚实夹杂证候亦在临床常见。辨证应分清虚实，辨别病位。治疗原则，虚证者宜补脾肾为主，或滋阴降火，或温肾填精，或补益心脾，佐以固涩。实证者宜清热利湿，清心降火。慎用补涩，忌苦寒太过，以防恋邪或伤及脾胃。

1. 阴虚火旺证

症状：过早泄精，性欲亢进，头晕目眩，五心烦热，腰膝酸软，时有遗精，舌红，少苔，脉细数。

证机概要：肾阴不足，虚火妄动。

治法：滋阴降火。

代表方：知柏地黄丸加减。

常用药：知母、黄柏、丹皮清降相火；生地、山茱萸、枸杞子、龟板滋水养阴；金樱子、芡实、龙骨益肾固精。

五心烦热者，加鳖甲、地骨皮；肾虚腰酸者，加川断、狗脊、杜仲。

2. 肾虚不固证

症状：早泄，性欲减退，遗精或阳痿，腰膝酸软，夜尿多，小便清长，舌淡苔薄，脉沉弱。

证机概要：肾气亏虚，精液不固。

治法：益肾固精。

代表方：金匮肾气丸加减。

常用药：熟地、山药、山茱萸补肾阴；附子、肉桂助阳；龙骨、金樱子、芡实涩精。

夜尿频多者，加益智仁益肾缩泉；畏寒肢冷者，加肉苁蓉、菟丝子温阳。

3. 心脾亏损证

症状：早泄，神疲乏力，形体消瘦，面色少华，心悸怔忡，食少便溏，舌淡，脉细。

证机概要：气血亏虚，心脾失养。

治法：补益心脾。

代表方：归脾汤加减。

常用药：党参、黄芪、白术、炙甘草益气健脾；当归、生地、桂圆肉养血；枣仁、茯神、远志宁神；木香理气；山茱萸、金樱子益肾固精。

食少便溏者，加山药、陈皮健脾益气；惊悸怔忡者，加龙骨、牡蛎安神。

4. 肝经湿热证

症状：泄精过早，阴茎易举，阴囊潮湿，瘙痒坠胀，口苦咽干，胸胁胀痛，小便赤涩，舌红，苔黄腻，脉弦滑。

证机概要：湿热下注，扰动精室。

治法：清泻肝经湿热。

代表方：龙胆泻肝汤加减。

常用药：龙胆草、山栀、黄芩清泄肝火；泽泻、木通、黄柏、车前子清利湿热；柴胡、乌药疏肝理气；当归、生地柔肝坚阴。

阴囊潮湿者，加土茯苓泄浊渗湿；瘙痒者，加地肤子祛风燥湿。

第六章 气血津液病证

气、血、津、液是构成人体的基本物质。气和血既是人体生命活动的动力源泉，又是脏腑功能活动的产物。气、血为脏腑的生理现象、病理变化重要的物质基础。津、液是人体正常水液的总称，也是维持人体生理活动的重要物质。津液代谢失常多继发于脏腑病变，而由津液代谢失常所形成的病理产物又可加重脏腑病变，使病情进一步发展。气、血、津、液的运行失常或生成不足，是气血津液病证的基本病机。

气血津液病证是指在外感或内伤等致病因素的影响下，气、血、津、液运行失常、输布失度、生成不足或亏损过度而导致的一类病证。内科的多种病证均不同程度地与气血津液有关，本章着重讨论病机与气、血、津、液密切关联的病证，包括气机郁滞引起的郁证，血溢脉外引起的血证，水液停聚引起的痰饮，阴津亏耗引起的消渴，津液外泄过度引起的汗证，气血阴阳亏虚或气血水湿郁遏引起的内伤发热，气血阴阳亏损、日久不复引起的虚劳，气虚痰湿偏盛引起的肥胖，以及正虚邪结，气、血、痰、湿、毒蕴结引起的癌证等。

此外，积聚、瘿病亦与气滞、血瘀、痰凝密切有关，但本书按脏腑分类归入肝胆病证一章；水肿虽系水液停聚体内所致，但因其病位主要在肾，故本书按脏腑分类归入肾系病证一章。临证应联系互参。

第一节 郁 证

郁证是由于原本肝旺，或体质素弱，复加情志所伤引起气机郁滞，肝失疏泄，脾失健运，心失所养，脏腑阴阳气血失调而成，以心情抑郁、情绪不宁、胸部满闷、胁肋胀痛，或易怒易哭，或咽中如有异物梗塞等为主要临床表现的一类病证。

早在《素问·六元正纪大论》就有关于五气之郁的论述，如"木郁达之，火郁发之，土郁夺之，金郁泄之，水郁折之。"汉·张仲景《金匮要略·妇人杂病脉证并治》记载了属于郁证的脏躁及梅核气两种病证，并观察到多发于女性，所提出的治疗方药沿用至今。元·朱震亨《丹溪心法·六郁》强调郁在疾病发生中的作用，如"气血冲和，万病不生，一有怫郁，诸病生焉。故人生诸病，多生于郁。"并首倡"六郁"之说，创制了六郁汤、越鞠丸等治疗方剂。明·虞抟《医学正传·郁证》首先采用郁证这一病证名称。自明代之后，已逐渐把情志之郁作为郁证的主要内容。如明·徐春甫《古今医统大全·郁证门》云："郁为七情不舒，遂成郁结，既郁之久，变病多端。"明·张介宾《景岳全书·杂证谟》中提出，五气之郁，因病而郁，情志之郁，因郁而病，两者有所不同，并着重论述了怒郁、思郁、忧郁三种郁证的证冶。清·叶天士《临证指南医案·郁》所载的病例，均属情志之郁，治则涉及疏肝理气、苦辛通降、平肝息风、清心泻火、健脾和胃、活血通络、化痰涤饮、益气养阴等法，用药清新灵活，颇多启发，并且充分注意到精神调治对郁证具有重要的意义，认为"郁证全在病者能移情易性"。王清任进一步阐发了郁证中血行郁滞的病机特点，突出了活血化瘀法在治疗郁证中的应用。

纵览历代医家之观点，郁有积、滞、蕴等含义，具体所指有广义、狭义之分。广义的郁，包括体质、情志等因素所致的郁。狭义的郁，即单指情志所伤而致的郁。

根据郁证的临床表现及其以情志内伤为致病原因的特点，主要见于西医学的焦虑症、抑郁症、癔症、神经衰弱、更年期综合征及反应性精神病等。当这些疾病出现郁证的临床表现时，可参考本节辨证论治。

【病因病机】

郁证的病因有情志所伤和体质因素两个方面，由于情志刺激导致肝失疏泄、脾失健运、心失所养，脏腑阴阳气血失调而成郁证。

一、病因

1. 情志所伤

七情过极，刺激过于持久，超过机体的调节能力，导致情志失调，尤以悲忧恼怒最易致病。如清·尤怡《金匮翼·积聚统论》所说："凡忧思郁怒，久不能解者，多成此疾。"

2. 体质因素

原本肝旺，肝气易结，或体质素弱，机体的调节能力减弱，复加情志刺激致病。如清·沈金鳌《杂病源流犀烛·诸郁源流》所说："诸郁，脏气病也。其原本于思虑过深，更兼脏气弱，故六郁之病生焉。"

二、病机

郁证的病机是情志所伤，肝气郁结，导致肝失疏泄、脾失健运、心失所养，脏腑阴阳气血失调。

由于本病多为情志所伤，始于肝失条达，气失疏泄，故以气郁为先；由气及血，则为血郁；气郁日久化火，则为火郁；气滞湿阻，聚而成痰，则为痰郁；气滞水湿不行，湿气停留，则为湿郁；食滞不消而蕴湿、生痰、化热等，则又可成为湿郁、痰郁、热郁等证。此六郁互为因果又互相兼杂。

病变部位主要在肝，但可涉及心、脾、肾。病理性质初起以六郁邪实为主，日久转虚或虚实夹杂。肝喜条达而主疏泄，长期肝郁不解，情志不畅，肝失疏泄，可引起五脏气血失调。肝气郁结，横逆乘土，则出现肝脾失和之证。忧思伤脾，思则气结，既可导致气郁生痰，痰气郁结，又可肝郁抑脾，饮食渐减，生化乏源，气血不足，而形成心脾两虚或心神失养之证。更有甚者，肝郁化火，可致心火偏亢，火郁伤阴，心失所养，肾阴被耗，出现阴虚火旺或心肾阴虚之证。如清·林佩琴《类证治裁·郁证》云："七情内起之郁，始而伤气，继必及血，终乃成劳。"

【诊查要点】

一、诊断依据

1. 以心情抑郁，情绪不宁，胸胁胀满疼痛较为常见，或表现易怒易哭，或咽中如有异物梗塞，吞之不下，咯之不出等特殊症状。

2. 患者大多数有忧愁、焦虑、悲哀、恐惧、愤懑等情志所伤史。常反复发作，时轻时重，并且病情的反复常与上述情志因素密切相关。

3. 多发于青中年女性。无其他病证的症状及体征。

二、病证鉴别

1. 郁证梅核气与虚火喉痹

梅核气多见于青中年女性，因情志抑郁而起病，自觉咽中有物梗塞，但无咽痛及吞咽困难，咽中梗塞的感觉与情绪波动有关，在心情愉快、工作繁忙时，症状可减轻或消失，而当心情抑郁或注意力集中于咽部时，则梗塞感觉加重。虚火喉痹则以青中年男性发病较多，多因感冒、长期吸烟饮酒及嗜食辛辣食物等引发，咽部除有异物感外，尚觉咽干、咽痒、灼热，咽部症状与情绪无关，但过度辛劳或感受外邪则易加剧。

2. 郁证梅核气与噎膈

二者均见咽中梗塞不舒的症状。梅核气系气逆痰阻于咽，乃无形之邪，自觉咽部有异物感，但无吞咽困难，其症状轻重与情绪波动有关，多见于青中年女性，预后较好。噎膈多为气、痰、瘀阻食道，乃有形之物阻于食道，以吞咽困难为主并程度逐渐加重，日久形体消瘦，梗塞的感觉主要在胸骨后的部位，做食管检查常有异常发现，多见于中老年人男性，预后较差。

3. 郁证脏躁与癫证

两者均与五志过极、七情内伤有关，且常有相似之精神症状。脏躁多发于青中年或绝经期女性，缓慢起病，在精神因素的刺激下呈间歇性发作，临床表现以精神恍惚，心神不宁，多疑易惊，悲忧善哭，或时时欠伸，或手舞足蹈，骂詈喊叫等情志异常为主，在不发作时可如常人，多具有自知自控能力。而癫证则多发于青壮年，无显著性别差别，病程迁延，临床表现以喜怒无常、沉默痴呆、语无伦次等思维、情感、感觉甚至行为的异常为主，极少自行缓解，病人缺乏自知自控能力。

【辨证论治】

一、辨证要点

1. 辨六郁及主次

郁证的症状纷杂，应综合病史资料，抓住主症，辨别六郁及主次。郁证的发生每有精神刺激、七情所伤，导致肝失疏泄，脾失健运，心失所养，故郁证以气郁为主要病变，常兼有血瘀、化火、痰结、湿阻、食积。胸胁胀满，痛无定处者，为气郁；胸胁胀痛，痛有定处，舌有瘀点，则为血郁；性情急躁易怒，口苦咽干，便秘，舌红苔黄者，为火郁；胸胁满闷，咽中如有异物梗塞者，为痰郁；身重，脘腹胀满，口腻，便溏者，为湿郁；胃脘胀满，嗳气酸腐，不思饮食者，为食郁。

2. 辨脏腑

一般说来，气郁、血郁、火郁主要关系于肝，食郁、湿郁、痰郁主要关系于脾；而虚证则与心的关系最为密切，如心神失养、心血不足、心阴亏虚等均为心系的病变，其次是肝、脾、肾的亏虚。

3. 辨虚实

本病初起一般以气、瘀、痰、火等郁为主，属实；而日久易伤正气，气血阴精不足，则属虚。

二、治疗原则

理气开郁、调畅气机、怡情易性是治疗郁证的基本原则。对于实证，首当理气开郁，并应根据是否兼有血瘀、化火、痰结、湿滞、食积等而分别采用活血、降火、化痰、祛湿、消食等法。虚证则应根据损及的脏腑及气血阴精亏虚的不同而补之，或养心安神，或补益心脾，或滋养肝肾。对于虚实夹杂者，又当兼顾。除药物治疗外，精神治疗对郁证有极为重要的作用。

三、证治分类

1. 肝气郁结证

症状：精神抑郁，情绪不宁，善太息，胸部满闷，胁肋胀痛，痛无定处，脘闷嗳气，不思饮食，大便失常，或女子月经不调，舌苔薄腻，脉弦。

证机概要：肝郁气滞，脾胃失和。

治法：疏肝解郁，理气畅中。

代表方：柴胡疏肝散加减。本方具有疏肝理气、活血止痛之功效，适用于肝郁诸证。

常用药：柴胡、香附、枳壳、陈皮疏肝解郁，理气畅中；郁金、青皮、苏梗、合欢皮调气解郁；川芎理气活血；芍药、甘草柔肝缓急。

肝气犯胃，胃失和降，而见嗳气频作、脘闷不舒者，加旋覆花、代赭石、苏梗、半夏和胃降逆；兼食滞腹胀者，加神曲、麦芽、山楂、鸡内金消食化滞；肝气乘脾而见腹胀、腹痛、腹泻者，加苍术、白豆蔻、厚朴、茯苓健脾化湿，理气止痛；妇女经血瘀滞，经前乳胀腹痛者，加当归、丹参、益母草、红花活血调经。

2. 气郁化火证

症状：性情急躁易怒，胸胁胀满，口苦而干，或头痛、目赤、耳鸣，或嘈杂吞酸，大便秘结，舌质红，苔黄，脉弦数。

证机概要：肝郁化火，横逆犯胃。

治法：疏肝解郁，清肝泻火。

代表方：丹栀逍遥散加减。本方由逍遥散加丹皮、栀子而成，具有疏肝解郁、清肝泻火的功效，适用于肝郁化火之证。

常用药：柴胡、薄荷、郁金、香附疏肝解郁；当归、白芍养血柔肝；白术、茯苓、甘草健脾和中；丹皮、栀子清肝泻火。

热势较甚，口苦便结者，加龙胆草、大黄泻热通腑；肝火犯胃而见嘈杂吞酸、嗳气呕吐者，加黄连、吴茱萸（即左金丸）清肝泻火，降逆止呕；肝火上炎而见头痛目赤者，加菊花、钩藤、刺蒺藜清热平肝；热盛伤阴，而见舌红少苔、脉细数者，去原方中当归、白术、生姜之温燥，加生地、麦冬、山药滋阴健脾，或改用滋水清肝饮养阴清火。

3. 痰气郁结证

症状：精神抑郁，胸部闷塞，胁肋胀满，咽中如有物梗塞，吞之不下，咯之不出，苔白腻，脉弦滑。

本证亦即《金匮要略·妇人杂病脉证并治》所说"妇人咽中如有炙脔，半夏厚朴汤主之"之证。明·孙一奎《赤水玄珠·咽喉门》将本证称为"梅核气"。

证机概要：气郁痰凝，阻滞胸咽。

治法：行气开郁，化痰散结。

代表方：半夏厚朴汤加减。本方行气开郁，化痰降逆，自《金匮要略》以来，即将本方作为治疗本证的主要方剂。

常用药：厚朴、枳壳、紫苏理气宽胸，开郁畅中；半夏、茯苓、生姜化痰散结，和胃降逆。

湿郁气滞而兼胸脘痞闷、嗳气、苔腻者，加香附、佛手、苍术理气除湿；痰郁化热而见烦躁、舌红苔黄者，加竹茹、瓜蒌、黄芩、黄连清化痰热；病久入络而有瘀血征象，胸胁刺痛、舌质紫暗或有瘀点瘀斑、脉涩者，加郁金、丹参、降香、姜黄活血化瘀。

4. 心神失养证

症状：精神恍惚，心神不宁，多疑易惊，悲忧善哭，喜怒无常，或时时欠伸，或手舞足蹈，骂詈喊叫等，舌质淡，苔薄白，脉弦细。

此种证候多见于女性，常因精神刺激而诱发。临床表现多种多样，但同一患者每次发作多为同样几种症状的重复。本证亦即《金匮要略·妇人杂病脉证并治》所说："妇人脏躁，喜悲伤欲哭，像如神灵所作，数欠伸，甘麦大枣汤主之。"

证机概要：营阴暗耗，心神失养。

治法：甘润缓急，养心安神。

代表方：甘麦大枣汤加减。本方养心安神，和中缓急，自《金匮要略》以来，即将本方作为治疗本证的主要方剂。

常用药：甘草甘润缓急；小麦补益心气；大枣益脾养血；郁金、合欢花解郁安神。

血虚生风而见手足蠕动或抽搐者，加当归、生地、珍珠母、钩藤养血息风；躁扰失眠者，加酸枣仁、柏子仁、茯神、制首乌等养心安神；喘促气逆者，可合五磨饮子开郁散结，理气降逆。

5. 心脾两虚证

症状：多思善疑，心悸胆怯，失眠健忘，头晕神疲，面色不华，食欲不振，舌质淡，苔薄白，脉细弱。

证机概要：脾虚血亏，心失所养。

治法：健脾养心，补益气血。

代表方：归脾汤加减。本方补气生血，健脾养心，是治心脾两虚证的首选方剂。

常用药：党参、茯苓、白术、甘草益气健脾；黄芪、当归补气养血；酸枣仁、远志、茯神、龙眼肉养心安神；木香、神曲理气醒脾，并使诸药补而不滞。

心胸郁闷，情志不舒者，加合欢花、郁金、佛手理气开郁；阴虚有火，舌红、口干、心烦者，加生地、麦冬、黄连滋阴清热。

6. 心肾阴虚证

症状：情绪不宁，心悸，眩晕，健忘，失眠，多梦，心烦易怒，口燥咽干，或遗精腰酸，妇女则月经不调，舌红少津，脉细数。

证机概要：阴精亏虚，阴不涵阳。

治法：滋养心肾。

代表方：天王补心丹加减。本方滋阴降火，养心安神，适用于阴亏血少，心肾阴虚之证。

常用药：地黄、山药、山茱萸滋补心肾；人参、茯苓、五味子、当归益气养血；柏子仁、酸枣仁、远志、丹参养心安神；天冬、麦冬、玄参、丹皮滋阴降火。

心肾不交而见心烦失眠、多梦遗精者，可合交泰丸（黄连、肉桂）交通心肾；遗精较频者，加芡实、莲须、金樱子补肾固涩。

【预后转归】

郁病的预后一般良好。病程较短，而情志致病的原因又是可以解除的，通常都可以治愈，而在受到刺激后，病情常有反复或波动，易使病情延长。病程较长，而情志致病的原因未能解除者，往往需要较长时间的治疗，才能收到比较满意的效果。若郁证经久，痰气互结，或化火上扰，或内蒙心神，可以发展成癫狂，临床应加重视。

【预防调护】

适当参加文体活动，增强体质，注重情志调护，正确对待各种事物，避免忧思郁怒，防止情志内伤，是防治郁证的重要措施。同时，医务人员深入了解病史，详细进行检查，细致解释病情，使病人能正确认识和对待疾病，增强治愈疾病的信心，并解除情志致病的原因，以促进郁证的好转乃至痊愈。

【临证备要】

1. 郁证以情志所伤、肝气郁结为基本病机，因此疏肝理气解郁既是郁证早期的常用治法，也是郁证总的治疗原则。理气药的选用，注意忌刚用柔，防香燥耗阴，尤其对久病阴血不足之体，更当谨慎。陈香橼、佛手、绿萼梅、玫瑰花等药性平和，理气而不伤阴，无论郁证新久，均可适当选用。应充分发挥中医药治疗本病证的优势，同时注重精神治疗的重要作用。

2. 郁证一般病程较长，用药不宜峻猛，宜轻灵，苦辛凉润宣通，勿投敛涩呆补，重浊滋腻。在实证的治疗中，应注意理气而不耗气，活血而不破血，清热而不败胃，祛痰而不伤正；在虚证的治疗中，应注意补益心脾而不过燥，滋养肝肾而不过腻。正如《临证指南医案·郁》华岫云按语所云，治疗郁证"不重在攻补，而在乎用苦泄热而不损胃，用辛理气而不破气，用滑润濡燥涩而不滋腻气机，用宣通而不揠苗助长"。

3. 心失所养，心神惑乱可出现多种多样的临床表现，与西医的癔症关系密切。在发作时，可根据具体病情选用适当的穴位进行针刺治疗，并结合语言暗示、诱导，对控制发作，解除症状，常能收到良好效果。一般病例可针刺内关、神门、后溪、三阴交等穴位。伴上肢抽动者，配曲池、合谷；伴下肢抽动者，配阳陵泉、昆仑；伴喘促气急者，配膻中。

【医案举隅】

陈某，女，32岁。

因母病愁思不解，郁而生病。其症心烦，头晕，失眠，胸胁苦满，午后低热，欲手足贴近砖墙凉而始爽，饮食无味，口苦，时时太息，经期前后不定，量少，色紫，夹有血块，曾服芩连四物汤等寒凉之药无效。其人面容消瘦，面颊色赤，舌红而少苔，脉弦。此乃肝郁化火，血虚不荣所致。又屡服苦寒之药，损伤脾阳，清阳不能升发，而阴火反乘土位，治仿东垣之法：葛根粉3g，升麻2g，羌活2g，独活2g，防风3g，白芍12g，生甘草6g，炙甘草6g，红参3g，生姜3g，大枣3枚。连服2剂，发热渐退，心烦少安，余症仍然不解，此乃肝郁血虚。方用：柴胡12g，白芍12g，当归12g，茯苓9g，白术9g，炙甘草8g，牡丹皮6g，黑栀子3g，煨姜2g，薄荷2g，香附5g，郁金5g，鳖甲9g，牡蛎9g。服药后一夜酣睡，心胸豁然，渐能饮食，但觉神疲乏力，心悸不安，脉来缓而软，改投归脾汤兼服逍遥丸，调治数日，午后之热全退，体力渐增，又以参苓白术散3剂善后，病愈。

按：气郁化火之证，其治当遵"气郁达之"、"火郁发之"之旨，宜用疏达肝胆气机之品，反投苦寒，不但闭阻气机，火郁更甚，更伤脾胃，遏抑清阳，非见肝治脾之义也。审时度势，治当升脾胃之清阳，兼泻心中阴火，选用升阳散火汤，俾脾气升发，则木郁自达。然血虚肝郁，其势未已，故再以丹栀逍遥加鳖甲、牡蛎，以养血柔肝而建功。注重培补后天，针对脾胃虚弱，加用归脾汤、参苓白术散而收全功。

（彭建中编著.中医古今医案精粹选评.学苑出版社.1998）

【古代文献精选】

《景岳全书·杂证谟》："凡五气之郁，则诸病皆有，此因病而郁也；至若情志之郁，则总由乎心，此因郁而病也。""初病而气结为滞者，宜顺宜开；久病而损及中气者，宜修宜补。然以情病者，非情不解。"

《证治汇补·郁证》："郁病虽多，皆因气不周流，法当顺气为先，开提为次，至于降火、化痰、消积，犹当分多少治之。"

《医林改错·血府逐瘀汤所治之症目》："瞀闷，即小事不能开展，即是血瘀。""急躁，平素和平，有病急躁，是血瘀。""俗言肝气病，无故爱生气，是血府血瘀。"

第二节　血　证

凡由各种原因引起火热熏灼或气虚不摄，致使血液不循常道，或上溢于口鼻诸窍，或下泄于前后二阴，或渗出于肌肤所形成的一类出血性疾患，统称为血证。因血证的范围相当广泛，凡以出血为主要临床表现的内科病证，均属该证范围。本节讨论的有鼻衄、齿衄、咳血、吐血、便血、尿血、紫斑等。

古代医籍中，出血性疾患亦称为血病或失血。《内经》的有关篇章对血溢、血泄、衄血、咳血、呕血、溺血、溲血、便血等病证均有记载，并对引起出血的原因及部分血证的预后有所论述。汉·张仲景《金匮要略·惊悸吐衄下血胸满瘀血病脉证治》首次从临床上将数种血证的证治经验进行了总结，记载了泻心汤、柏叶汤、黄土汤等治疗吐血、便血的方剂并沿用至今。隋·巢元方《诸病源候论·血病诸候》将血证称为血病，对各种血证的病因病机作了较详细的论述。唐·孙思邈《备急千金要方》收载了治疗血证的有效方剂，如犀角地黄汤即首载于该书。宋·严用和《济生方·失血论治》认为失血"因大虚损，或饮酒过度，或强食过饱，或饮啖辛热，或忧思恚怒"等多种原因所致，其病机则强调因于热者为多。明·虞抟《医学正传·血证》率先将各种出血病证进行归纳，并以"血证"名之。自此之后，血证之名即为许多医家所采用。明·缪希雍《先醒斋医学广笔记·吐血》提出了著名的治吐血三要法，强调了行血、补肝、降气在治疗吐血中的重要作用。明·张介宾《景岳全书·血证》对血证的内容作了比较系统的阐述，将引起出血的病机提纲挈领地概括为"火盛"及"气虚"两个方面。清·唐容川《血证论》是首部论述血证的专书，对血证的病因病机、辨证论治均有许多精辟论述，该书还提出了止血、消瘀、宁血、补血的治血四法，可谓是治疗血证的重要临床经验总结。

西医学中多种急慢性内科疾病，凡以出血为主要表现者，均可参考本节进行辨证论治。

【病因病机】

血证可由感受外邪、情志过极、饮食不节、劳倦过度、久病或热病等多种原因所导致。而其病机可以归结为火热熏灼、迫血妄行，气虚不摄、血溢脉外。

一、病因

1. 感受外邪

外邪侵袭以风、热、燥、火之邪为主，如损伤上部（阳络）脉络，则引起衄血、咳血、吐血；热邪或湿热之邪损伤下部（阴络）脉络，则引起尿血、便血。

2. 情志过极

情志不遂，恼怒过度，肝气郁结化火，肝火上逆犯肺，灼伤肺络则引起衄血、咳血；肝火横逆犯胃，灼伤胃络则引起吐血或衄血。

3. 饮食不节

饮酒过多以及过食辛辣厚味，滋生湿热，热伤脉络，引起衄血、吐血、便血；或损伤脾胃，脾胃气虚，血失统摄，而引起吐血、便血。

4. 劳欲体虚

神劳伤心，体劳伤脾，房劳伤肾，劳欲过度可导致心、脾、肾气阴的损伤。若损伤于气，则气虚不能摄血，以致血液外溢而形成衄血、吐血、便血、紫斑；若损伤于阴，则阴虚火旺，虚火迫血妄行而致衄血、尿血、紫斑。

5. 久病

久病导致出血的机理主要有三个方面：久病阴精伤耗，以致阴虚火旺，迫血妄行而致出血；久病正气亏损，气虚不摄，血溢脉外而致出血；久病入络，血脉瘀阻，血不循经而致出血。

二、病机

各种原因所导致的出血，其共同的病机可以归结为火热熏灼、迫血妄行，气虚不摄、血溢脉外两大类。明·张介宾《景岳全书·血证》有谓："血本阴精，不宜动也，而动则为病。血主荣气，不宜损也，而损则为病。盖动者多由于火，火盛则逼血妄行；损者多由于气，气伤则血无以存。"在火热之中，又有实火及虚火之分，外感风热燥火、湿热内蕴、肝郁化火等，均属实火，而阴虚火旺之火，则属虚火。气虚之中，又有仅见气虚，和气损及阳，阳气亦虚之别。

证候的虚实，由外感风热燥火、湿热内蕴、肝郁化火等所致者属于实证；由阴虚火旺及气虚不摄所致者，则属于虚证。久病入络，血脉瘀阻，血不循经而致者为虚实夹杂。实证和虚证虽各有其不同的病因病机，但在疾病发展变化的过程中，又常发生实证向虚证的转化。如始为火盛气逆，迫血妄行，但在反复出血之后，则会导致阴血亏损，虚火内生；或因出血过多，血去气伤，以致气虚阳衰，不能摄血。因此，阴虚火旺及气虚不摄，既是引起出血的病理因素，又是出血所导致的结果。此外，出血之后，倘若离经之血未排出体外，留积体内，蓄结而为瘀血，瘀血又会妨碍新血的生长和气血的正常运行，使出血反复难止。

【诊查要点】

一、诊断依据

血证中出血是一个重要的主症，患者表现为血液或从口、鼻，或从尿道、肛门，或从肌肤而外溢。

1. 鼻衄

凡血自鼻道外溢而非因外伤、倒经所致者，均可诊断为鼻衄，出血量大者亦谓之

"鼻洪"。

2. 齿衄

血自齿龈或齿缝外溢，且排除外伤所致者，即可诊断为齿衄。

3. 咳血

血由肺、气道而来，经咳嗽而出，或觉喉痒胸闷，一咯即出，血色鲜红，或夹泡沫，或痰血相兼，痰中带血。多有慢性咳嗽、痰喘、肺痨等病史。

4. 吐血

血随呕吐而出，常伴有食物残渣等胃内容物，血色多为咖啡色或紫暗色，也可为鲜红色，大便色黑如漆，或呈暗红色，吐血前多伴有恶心、胃脘不适、头晕等症。

5. 便血

大便色鲜红、暗红或紫暗，甚至黑如柏油样，次数增多。

6. 尿血

小便中混有血液或夹有血丝，排尿时无疼痛。

7. 紫斑

肌肤出现青紫斑点，小如针尖，大者融合成片，压之不退色。紫斑好发于四肢，尤以下肢为甚，常反复发作。重者可伴有鼻衄、齿衄、尿血、便血及崩漏。小儿及成人皆可患此病，但以女性为多见。

二、病证鉴别

（一）血证各病证的鉴别

1. 鼻衄

（1）内科鼻衄与外伤鼻衄：外伤鼻衄有外伤、挖鼻等病史，出血多在损伤的一侧，一般无全身症状。内科鼻衄常见有局部鼻中隔病变或全身其他疾病，一般有局部或全身相应的症状。

（2）内科鼻衄与经行衄血：经行衄血又名倒经、逆经，其发生与月经周期有密切关系，多于经行前期或经期出现。内科鼻衄无论局部或全身原因引起者，一般其发生和月经周期无关。

2. 齿衄

齿衄与舌衄：齿衄为血自齿缝、牙龈溢出；舌衄为血出自舌质，舌面上常有如针眼样出血点。

3. 咳血

（1）咳血与吐血：咳血与吐血血液均经口出，但两者截然不同。咳血是血由肺来，经气道随咳嗽而出，血色多为鲜红，常混有痰液，咳血之前多有咳嗽、胸闷、喉痒等症状，大量咳血后，可见痰中带血数天，大便一般不呈黑色。吐血是血自胃而来，经呕吐而出，血色紫暗，常夹有食物残渣，吐血之前多有胃脘不适或胃痛、恶心等症状，吐血之后无痰中带血，但大便多呈黑色。

（2）咳血与口腔出血：鼻咽部、齿龈及口腔其他部位出血的患者，常为纯血或随唾液而出，血量少，并有口腔、鼻咽部病变的相应症状。

4. 吐血

吐血与鼻腔、口腔及咽喉出血：吐血经呕吐而出，血色紫暗，夹有食物残渣，常有胃病史。鼻腔、口腔及咽喉出血，血色鲜红，不夹食物残渣，并有鼻腔、口腔及咽喉相关病变部位不适的症状。

5. 便血

（1）便血与痢疾：痢疾初起有发热、恶寒等症，其便血特点为脓血相兼，且伴有腹痛、里急后重、肛门灼热等症。便血一般不伴有脓，亦无里急后重等症状。

（2）便血与痔疮：痔疮属外科疾病，其大便下血特点为便时或便后出血，常伴有肛门异物感或疼痛，做肛门直肠检查时，可发现内痔或外痔。

6. 尿血

（1）尿血与血淋：血淋与尿血均表现为血由尿道而出，两者以小便时痛与不痛为其鉴别要点，不痛者为尿血，痛（滴沥刺痛）者为血淋。

（2）尿血与石淋：两者均有血随尿而出。但石淋，尿时常有砂石夹杂，小便涩滞不畅，时有小便中断，或伴腰腹绞痛等症，若砂石从小便排出则痛止。尿血尿时一般无疼痛等症状。

7. 紫斑

（1）紫斑与斑丘疹：紫斑（紫癜）为皮肤、黏膜片状或点状的出血，色紫暗，压之不退色；斑丘疹为血管出血的现象，斑疹与皮肤表面相平，丘疹略高出皮肤，均压之退色。后者多见于温病，常伴有高热烦躁、头痛如劈、昏狂谵语、四肢抽搐、出血等。

（2）紫斑与丹毒：丹毒属外科皮肤病，以皮肤色红如丹得名，轻者压之退色，重者压之不退色，但其局部皮肤灼热肿痛。

（二）血证主要类证的鉴别

血证以出血为突出表现，随其病因、病位的不同，原有疾病的不同，症状及体征的差异，临床常见有火热亢盛、阴虚火旺及气虚不摄三种证候。

1. 热盛迫血证

多发生在血证的初期，大多起病较急，出血的同时，伴有发热，烦躁，口渴欲饮，便秘，尿黄，舌质红，苔黄少津，脉弦数或滑数等症。

2. 阴虚火旺证

一般起病较缓，或由热盛迫血证迁延转化而成。表现为反复出血，伴有口干咽燥，颧红，潮热盗汗，头晕耳鸣，腰膝酸软，舌质红，苔少，脉细数等症。

3. 气虚不摄证

多见于病程较长，久病不愈的出血患者。表现为起病较缓，反复出血，伴有神情倦怠，心悸，气短懒言，头晕目眩，食欲不振，面色苍白或萎黄，舌质淡，脉弱等症。

【辨证论治】

一、辨证要点

1. 辨病证的不同

血证具有明确而突出的临床表现——出血，一般不易混淆。但由于引起出血的原因以及出血部位的不同，应注意辨清不同的病证。如从口中吐出的血液，有吐血与咳血之分；小便出血有尿血与血淋之别；大便下血则有便血、痔疮之异。应根据临床表现、病史等加以鉴别。

2. 辨脏腑病变之异

同一血证，可以由不同的脏腑病变而引起。例如同属鼻衄，但病变脏腑有在肺、在胃、在肝的不同；吐血有病在胃及病在肝之别；齿衄有病在胃及在肾之分；尿血则有病在膀胱、肾或脾的不同。

3. 辨证候之虚实

一般初病多实，久病多虚；由火热迫血所致者属实，由阴虚火旺、气虚不摄甚至阳气虚衰所致者属虚。

二、治疗原则

治疗血证，应针对各种出血的病因病机及相关脏腑，结合证候虚实及病情轻重而辨证论治。《景岳全书·血证》说："凡治血证，须知其要，而血动之由，惟火惟气耳。故察火者但察其有火无火，察气者但察其气虚气实，知此四者而得其所以，则治血之法无余义矣。"概而言之，血证的治疗可归纳为治火、治气、治血三个原则。

1. 治火

火热熏灼，损伤脉络，是血证最常见的病机。根据证候虚实的不同，实火当清热泻火，虚火当滋阴降火，并应结合受病脏腑的不同，分别选用适当的方药。

2. 治气

气为血帅，气能统血。《医贯·血证论》说："血随乎气，治血必先理气。"实证当清气降气，虚证当补气益气。

3. 治血

《血证论·吐血》说："存得一分血，便保得一分命。"要达到治血的目的，最主要的是根据各种证候的病因病机进行辨证论治，其中包括适当地选用凉血止血、收敛止血或祛瘀止血的方药。

三、证治分类

以下分别介绍鼻衄、齿衄、咳血、吐血、便血、尿血、紫斑等血证的辨证论治。

（一）鼻衄

鼻腔出血，称为鼻衄，它是血证中最常见的一种。鼻衄多由火热迫血妄行所致，其中以肺热、胃热、肝火为常见，但也可因阴虚火旺所致。另有少数病人，可由正气亏虚，血失统摄引起。鼻衄可因鼻腔局部疾病及全身疾病而引起。内科范围的鼻衄主要见于某些传染病、发热性疾病、血液病、风湿热、高血压、维生素缺乏症、化学药品及药物中毒等引起的鼻出血。至于鼻腔局部病变引起的鼻衄，一般属于五官科的范畴。

1. 热邪犯肺证

症状：鼻腔干燥衄血，或血丝涕，口干咽燥，或兼有身热，恶风，头痛，咳嗽，痰少等症，舌质红，苔薄，脉数。

证机概要：燥热伤肺，血热妄行，上溢清窍。

治法：清泄肺热，凉血止血。

代表方：桑菊饮加减。本方疏散风热，宣肺止咳，适用于热邪犯肺的鼻衄，恶风发热，咳嗽等症。

常用药：桑叶、菊花、薄荷、连翘辛凉轻透，宣散风热；桔梗、杏仁、甘草宣降肺气，利咽止咳；芦根清热生津；丹皮、茅根、旱莲草、侧柏叶凉血止血。

肺热盛而无表证者，去薄荷、桔梗，加黄芩、栀子清泄肺热；阴伤较甚，口、鼻、咽干燥显著者，加玄参、麦冬、生地养阴润肺。

2. 胃热炽盛证

症状：鼻衄，或兼齿衄，血色鲜红，口渴欲饮，鼻干，口干臭秽，烦躁，便秘，舌红，苔黄，脉数。

证机概要：胃火上炎，迫血妄行。

治法：清胃泻火，凉血止血。

代表方：玉女煎加减。本方滋阴清胃泻火，适用于胃热炽盛的鼻衄，或兼齿衄，头痛，牙痛，烦热口渴，舌红，苔黄等症。

常用药：石膏、知母清胃泻火；地黄、麦冬养阴清热；牛膝引血下行；大蓟、小蓟、白茅根、藕节凉血止血。

热势甚者，加山栀、丹皮、黄芩清热泻火；大便秘结者，加生大黄通腑泻热；阴伤较甚，口渴，舌红苔少，脉细数者，加天花粉、石斛、玉竹养胃生津。

3. 肝火上炎证

症状：多为两侧弥漫性鼻衄，重者可出现反复发作，常伴有头痛，目眩，耳鸣，烦躁易怒，两目红赤，口苦，舌红苔黄，脉弦数。

证机概要：火热上炎，迫血妄行，上溢清窍。

治法：清肝泻火，凉血止血。

代表方：龙胆泻肝汤加减。本方清泻肝胆火热，适用于肝火上炎的鼻衄。

常用药：龙胆草、柴胡、栀子、黄芩清肝泻火；木通、泽泻、车前子清利湿热；生地、当归、甘草滋阴养血；白茅根、蒲黄、大蓟、小蓟、藕节凉血止血。

若阴液亏耗，口鼻干燥，舌红少津，脉细数者，可去车前子、泽泻、当归，酌加玄参、麦冬、女贞子、旱莲草滋阴凉血止血；阴虚内热，手足心热者，加玄参、龟板、地骨皮、知母滋阴清热。

4. 气血亏虚证

症状：鼻衄，或兼齿衄、肌衄，神疲乏力，面色㿠白，头晕，耳鸣，心悸，夜寐不宁，舌质淡，脉细无力。

证机概要：气虚不摄，血溢清窍，血去气伤，气血两亏。

治法：补气摄血。

代表方：归脾汤加减。本方补气生血，健脾养心，适用于吐血，衄血，神疲乏力，心悸气短，面色苍白，舌淡，脉细等症。

常用药：党参、茯苓、白术、甘草补气健脾；当归、黄芪益气生血；酸枣仁、远志、龙眼肉补心益脾，安神定志；木香理气醒脾；阿胶、仙鹤草、茜草养血止血。

对以上各种证候的鼻衄，除内服汤药治疗外，鼻衄当时，应结合局部用药治疗，以期及时止血。可选用：①局部用云南白药止血；②用棉花蘸青黛粉塞入鼻腔止血；③用湿棉条蘸塞鼻散（百草霜15g，龙骨15g，枯矾60g，共研极细末）塞鼻等。

（二）齿衄

齿龈出血称为齿衄，又称为牙衄、牙宣。以阳明经脉入于齿龈，齿为骨之余，故齿衄主要与胃肠及肾的病变有关。

齿衄可由齿龈局部病变或全身疾病所引起。内科范围的齿衄，多由血液病、维生素缺乏症及肝硬化等疾病所引起。至于齿龈局部病变引起的齿衄，一般属于口腔科范围。

1. 胃火炽盛证

症状：齿衄，血色鲜红，齿龈红肿疼痛，头痛，口臭，或伴有身热，舌红，苔黄，脉洪数。

证机概要：胃火内炽，循经上犯，灼伤血络。

治法：清胃泻火，凉血止血。

代表方：加味清胃散合泻心汤加减。前方清胃凉血，后方泻火解毒，二方合用，有较强的清胃泻火、凉血止血的作用。

常用药：生地、丹皮、水牛角清热凉血；大黄、黄连、黄芩、连翘清热泻火；当归、甘草养血和中；白茅根、大蓟、小蓟、藕节凉血止血。

身热或烦热，口渴者，加石膏、知母清热除烦。

2. 阴虚火旺证

症状：齿衄，血色淡红，起病较缓，常因受热、烦劳而诱发，齿摇不坚，舌质红，苔少，脉细数。

证机概要：肾阴不足，虚火上炎，络损血溢。

治法：滋阴降火，凉血止血。

代表方：六味地黄丸合茜根散加减。前方滋阴补肾，后方养阴清热，凉血止血，适合用于阴虚火旺的血证。

常用药：熟地、山药、山茱萸、茯苓、丹皮、泽泻养阴补肾，滋阴降火；茜草根、黄芩、侧柏叶凉血止血；阿胶养血止血。

可酌加白茅根、仙鹤草、藕节以加强凉血止血的作用；虚火较甚而见低热、手足心热者，加地骨皮、白薇、知母清退虚热。

（三）咳血

血由肺及气管外溢，经口而咳出，表现为痰中带血，或痰血相兼，或纯血鲜红，间夹泡沫，均称为咳血，亦称为嗽血或咯血。

咳血见于多种疾病，许多杂病、温热病都会引起咳血。内科范围的咳血，主要见于呼吸系统的疾病，如支气管扩张症、急性气管－支气管炎、慢性支气管炎、肺炎、肺结核、肺癌等。其中由肺结核、肺癌所致者，尚需参阅本书的肺痨及癌病两节。温热病中的风温、暑温都会导致咳血，详见《温病学》有关内容。

1. 燥热伤肺证

症状：喉痒咳嗽，痰中带血，口干鼻燥，或有身热，舌质红，少津，苔薄黄，脉数。

证机概要：燥热伤肺，肺失清肃，肺络受损。

治法：清热润肺，宁络止血。

代表方：桑杏汤加减。本方清宣肺热，肃肺止咳，适用于燥热伤肺的咳嗽，口鼻干燥，痰黏带血，舌红少津等症。

常用药：桑叶、栀子、淡豆豉清宣肺热；沙参、梨皮养阴清热；贝母、杏仁肃肺止咳；白茅根、茜草、藕节、侧柏叶凉血止血。

兼见发热，头痛，咳嗽，咽痛等症，为风热犯肺，加银花、连翘、牛蒡子以辛凉解表，清热利咽；津伤较甚，而见干咳无痰，或痰黏不易咯出，苔少，舌红乏津者，可加麦冬、玄参、天冬、天花粉养阴润燥；痰热蕴肺，肺络受损，症见发热，面红，咳嗽，咳血，咳痰黄稠，舌红，苔黄，脉数者，可加桑白皮、黄芩、知母、山栀、大蓟、小蓟、茜草清肺化痰，凉血止血；热势较甚，咳血较多者，加连翘、黄芩、白茅根、芦根，冲服三七粉。

2. 肝火犯肺证

症状：咳嗽阵作，反复发作性的痰中带血或纯血鲜红，胸胁满闷或胀痛，烦躁易怒，口苦，舌质红，苔薄黄，脉弦数。

证机概要：木火刑金，肺失清肃，肺络受损。

治法：清肝泻火，凉血止血。

代表方：泻白散合黛蛤散加减。前方清泻肺热，后方泻肝化痰，合用并加止血药适用于肝火犯肺的咳血。

常用药：青黛、黄芩清肝凉血；桑白皮、地骨皮清泻肺热；海蛤壳、甘草清肺化痰；旱莲草、白茅根、大小蓟凉血止血。

肝火较甚，头晕目赤，心烦易怒者，加丹皮、栀子清肝泻火；痰黄黏稠，咯之不畅加鱼腥草、肺形草。若咳血量较多，纯血鲜红，可用犀角地黄汤加三七粉冲服，以清热泻火，凉血止血。

3. 阴虚肺热证

症状：咳嗽痰少，痰中带血，或反复咳血，血色鲜红，口干咽燥，颧红，潮热盗汗，舌质红，脉细数。

证机概要：虚火灼肺，肺失清肃，肺络受损。

治法：滋阴润肺，宁络止血。

代表方：百合固金汤加减。本方养阴润肺止咳，适用于阴虚肺热的咳嗽痰少，痰中带血，口燥咽干，潮热，颧红等。

常用药：百合、麦冬、玄参、生地、熟地滋阴清热，养阴生津；当归、白芍柔润养血；贝母、甘草肃肺化痰止咳；白及、藕节、白茅根、茜草止血。

本证可合用十灰散凉血止血。反复咳血，且咳血量较多者，加阿胶珠、三七养血止血；潮热，颧红者，加青蒿、鳖甲、地骨皮、白薇清退虚热；盗汗加糯稻根、浮小麦、五味子、牡蛎收敛固涩。

（四）吐血

血由胃来，经呕吐而出，血色红或紫黯，常夹有食物残渣，称为吐血，亦称为呕血。古代曾将吐血之有声者称为呕血，无声者称为吐血。但从临床实际情况看，两者不易严格区别，且在治疗上亦无区分的必要，正如《医碥·吐血》说："吐血即呕血。旧分无声曰吐，有声曰呕，不必。"吐血主要见于上消化道出血，其中以消化性溃疡出血及肝硬化所致的食管、胃底静脉曲张破裂最多见，其次见于食管炎、急慢性胃炎、胃黏膜脱垂症以及某些全身性疾病（如血液病、尿毒症、应激性溃疡）引起的出血。

1. 胃热壅盛证

症状：吐血色红或紫黯，常夹有食物残渣，脘腹胀闷，嘈杂不适，或有烧灼感，上腹部疼痛，口臭，便秘，大便色黑，舌质红，苔黄腻，脉滑数。

证机概要：胃热内郁，热伤胃络。

治法：清胃泻火，化瘀止血。

代表方：泻心汤合十灰散加减。前方清胃泻火，后方清热凉血，收涩止血，为治疗血证的常用方剂，两方合用适于胃热壅盛的吐血。

常用药：黄芩、黄连、大黄苦寒泻火；丹皮、栀子清热凉血；大蓟、小蓟、侧柏叶、茜草根、白茅根清热凉血止血；棕榈皮收敛止血。且大蓟、小蓟、茜草根、大黄、丹皮均兼有活血化瘀的作用，故有止血而不留瘀的优点。

胃气上逆而见恶心呕吐者，可加代赭石、竹茹、旋覆花和胃降逆；热伤胃阴而出现口渴、舌红而干、脉象细数者，加麦冬、石斛、天花粉养胃生津。

2. 肝火犯胃证

症状：吐血色红或紫黯，口苦胁痛，心烦易怒，寐少梦多，部分患者面、颈、胸、臂可见血痣赤缕，舌质红绛，脉弦数。

证机概要：肝火横逆，胃络损伤。

治法：泻肝清胃，凉血止血。

代表方：龙胆泻肝汤加减。本方清肝泄热，清利湿热，适用于肝火犯胃的吐血。

常用药：龙胆草、柴胡、黄芩、栀子清肝泻火；泽泻、木通、车前子清热利湿；生地、当归滋阴养血；白茅根、藕节、旱莲草、茜草凉血止血。

胁痛甚者，加郁金、制香附理气活络定痛；见有积块者，加鳖甲、龟板、牡蛎；血热妄行，吐血量多，加犀角、赤芍清热凉血止血。

3. 气虚血溢证

症状：吐血反复发作或缠绵不止，时轻时重，血色暗淡，神疲乏力，心悸气短，面色苍白，舌质淡，脉细弱。

证机概要：中气亏虚，统血无权，血液外溢。

治法：健脾益气摄血。

代表方：归脾汤加减。本方补气生血，健脾养心，适用于吐血，便血，神疲气短，心悸乏力，舌淡脉细等。

常用药：党参、茯苓、白术、甘草补气健脾；当归、黄芪益气生血；木香理气醒脾；阿胶、仙鹤草养血止血；炮姜炭、白及、乌贼骨温经固涩止血。

若气损及阳，脾胃虚寒，症见肤冷、畏寒、便溏者，治宜温经摄血，可改用柏叶汤。方中以侧柏叶止血，艾叶、炮姜炭温经止血，童便化瘀止血，共奏温经止血之效。

上述三种证候的吐血，若出血过多，导致气随血脱，表现面色苍白、四肢厥冷、汗出、脉微等症者，亟当用独参汤等益气固脱，并结合西医方法积极救治。

（五）便血

便血系指血液由肛门排出，或粪便带血，血色鲜红或暗红，或大便呈柏油样为主要临床表现的病证。便血系胃肠脉络受损引起。内科杂病的便血主要见于胃肠道的炎症、溃疡、肿瘤、息肉、憩室炎等。

1. 肠道湿热证

症状：便血色红，或大便后滴出血液，大便不畅或稀溏，或有腹痛，口苦，舌质红，苔黄腻，脉濡数。

证机概要：湿热蕴结，脉络受损，血溢肠道。

治法：清化湿热，凉血止血。

代表方：地榆散合槐角丸加减。两方均能清热化湿，凉血止血，但两方比较，地榆散清化湿热之力较强，而槐角丸则兼能理气活血，可根据临床需要酌情选用或合用。

常用药：地榆、茜草、槐角凉血止血；栀子、黄芩、黄连清热燥湿，泻火解毒；茯苓淡渗利湿；防风、枳壳、当归疏风理气活血。

若便血日久，湿热未尽而营阴已亏，应清热除湿与补益阴血双管齐下，虚实兼顾，扶正祛邪，可酌情选用清脏汤或脏连丸。

2. 气虚不摄证

症状：便血反复发作，色红或紫黯，食少，伴有胃脘隐痛，体倦乏力，面色萎黄，心悸，少寐，舌质淡，脉细。

证机概要：中气亏虚，气不摄血，血溢胃肠。

治法：益气摄血。

代表方：归脾汤加减。本方补气生血，健脾养心，适用于气虚不摄的血证。

常用药：党参、茯苓、白术、甘草补气健脾；当归、黄芪益气生血；酸枣仁、远志、龙眼肉补心益脾，安神定志；木香理气醒脾；阿胶、槐花、地榆、仙鹤草养血止血。

中气下陷，神疲气短，肛坠者，加柴胡、升麻、黄芪益气升陷。

3. 脾胃虚寒证

症状：便血紫黯，甚则黑色，腹部隐痛，喜热饮，面色不华，神倦懒言，便溏，舌质淡，脉细。

证机概要：中焦虚寒，统血无力，血溢胃肠。

治法：健脾温中，养血止血。

代表方：黄土汤加减。本方温阳健脾，养血止血，适用于脾阳不足的便血，吐血，四肢不温，面色萎黄，舌淡脉细者。

常用药：灶心土（赤石脂代）、炮姜温中止血；白术、附子、甘草温中健脾；地黄、阿胶（常用阿胶珠）养血止血；黄芩苦寒坚阴，起反佐作用；白及、乌贼骨收敛止血；三七、花蕊石活血止血。

阳虚较甚，畏寒肢冷者，去黄芩、地黄之苦寒滋润，加鹿角霜、干姜、艾叶温阳止血。

可根据病情控制饮食，进食流质、半流质或无渣饮食。应注意观察便血的颜色、性状及次数。若出现头昏、心慌、烦躁不安、面色苍白、脉细数等症状，常为大出血的征兆，应积极救治。

（六）尿血

凡尿液中混有血液，甚或伴有血块的病证，称为尿血。前者称为镜下血尿，后者称为肉眼血尿。随出血量多少的不同，尿液呈淡红色、鲜红色，或茶褐色。

尿血是一种比较常见的病证。西医学所称的尿路感染、肾结核、肾小球肾炎、泌尿系肿瘤，以及全身性疾病，如血液病、结缔组织疾病等出现的血尿，均可参考本节辨证论治。

1. 下焦湿热证

症状：尿血鲜红，小便黄赤灼热，心烦口渴，面赤口疮，夜寐不安，舌质红，脉数。

证机概要：热伤阴络，血渗膀胱。

治法：清热利湿，凉血止血。

代表方：小蓟饮子加减。本方清热利水，凉血止血，适用于尿血鲜红，小便频数，灼热黄赤者。

常用药：小蓟、生地、藕节、蒲黄凉血止血；栀子、木通（通草代）、竹叶清热泻火；滑石、甘草利水清热，导热下行；当归养血活血。

热盛而心烦口渴者，加黄芩、天花粉清热生津；尿血较甚者，加槐花、白茅根凉血止血；尿中夹有血块者，加桃仁、红花、牛膝活血化瘀；大便秘结，酌加大黄通腑泻热。

2. 肾虚火旺证

症状：小便短赤带血，头晕耳鸣，神疲，颧红潮热，腰膝酸软，舌质红，脉细数。

证机概要：虚火内炽，灼伤脉络。

治法：滋阴降火，凉血止血。

代表方：知柏地黄丸加减。本方滋阴降火，适用于肾虚火旺的尿血，骨蒸潮热，盗汗梦遗，腰膝酸软。

常用药：地黄、山药、山茱萸、茯苓、泽泻、丹皮滋补肾阴，"壮水之主，以制阳光"；知母、黄柏滋阴降火；旱莲草、大蓟、小蓟、藕节、蒲黄凉血止血。

颧红潮热者，加地骨皮、白薇清退虚热。

3. 脾不统血证

症状：久病尿血，甚或兼见齿衄、肌衄，食少，体倦乏力，气短声低，面色不华，舌质淡，脉细弱。

证机概要：中气亏虚，统血无力，血渗膀胱。

治法：补中健脾，益气摄血。

代表方：归脾汤加减。本方补气生血，健脾养心，适用于脾不统血的尿血。

常用药：党参、茯苓、白术、甘草补气健脾；当归、黄芪益气生血；酸枣仁、远志、龙眼肉补心益脾，安神定志；木香理气醒脾；熟地、阿胶、仙鹤草、槐花养血止血。

气虚下陷而少腹坠胀者，可加升麻、柴胡，配合原方中的党参、黄芪、白术，以起到益气升阳的作用。

4. 肾气不固证

症状：久病尿血，血色淡红，或镜下血尿，头晕耳鸣，精神困惫，腰脊酸痛，舌质淡，脉沉弱。

证机概要：肾虚不固，血失藏摄。

治法：补益肾气，固摄止血。

代表方：无比山药丸加减。本方补肾固摄，适用于肾气不固所致的尿血，腰膝酸软，头晕耳鸣。

常用药：熟地、山药、山茱萸、怀牛膝补肾益精；肉苁蓉、菟丝子、杜仲、巴戟天温肾助阳；茯苓、泽泻健脾利水；五味子、赤石脂益气固涩；仙鹤草、蒲黄、槐花、紫珠草止血。

尿血较严重者，可酌加牡蛎、金樱子、补骨脂固涩止血；腰脊酸痛，畏寒神怯者，加鹿角片、狗脊温补督脉。

（七）紫斑

血液瘀积于肌肤之间，皮肤表现青紫斑点或斑块的病证，称为紫斑，亦有称为肌衄者。外感温毒所致者亦称为葡萄疫。如《医宗金鉴·失血总括》说："皮肤出血曰肌衄。"《医学入门·斑疹》说："内伤发斑，轻如蚊迹疹子者，多在手足，初起无头痛身热，乃胃虚火游于外。"《外科正宗·葡萄疫》说："感受四时不正之气，郁于皮肤不散，结成大小青紫斑点，色若葡萄，发在遍体头面……邪毒传胃，牙根出血，久则虚人，斑渐方退。"

多种外感及内伤的原因都会引起紫斑。外感温热病热入营血所出现的发斑，可参阅《温病学》有关内容。本节主要讨论内科杂病范围的紫斑。

内科杂病的紫斑，常见于西医学的原发性血小板减少性紫癜、过敏性紫癜。此外，药物、化学和物理因素等引起的继发性血小板减少性紫癜，亦可参考本节辨证论治。

1. 血热妄行证

症状：皮肤出现青紫斑点或斑块，或伴有鼻衄、齿衄、便血、尿血，或有发热，口渴，便秘，舌质红，苔黄，脉弦数。

证机概要：热壅经络，迫血妄行。

治法：清热解毒，凉血止血。

代表方：犀角地黄汤合十灰散加减。两方合用，清热凉血止血，并兼有化瘀止血的作用，适用于血热妄行之紫斑，咳血，衄血，面赤，身热，舌绛等。

常用药：犀角（水牛角代）、生地、赤芍、丹皮、栀子清营凉血；大蓟、小蓟、侧柏叶、茜草根、白茅根清热凉血止血；棕榈皮收敛止血；大黄通腑泻热。

热毒炽盛，发热，出血广泛者，加生石膏、龙胆草、紫草，冲服紫雪丹；热壅胃肠，气血郁滞，症见腹痛、便血者，加白芍、甘草、地榆、槐花缓急止痛，凉血止血；邪热阻滞经络，兼见关节肿痛者，酌加秦艽、木瓜、桑枝舒筋通络。

2. 阴虚火旺证

症状：皮肤出现青紫斑点或斑块，时发时止，常伴鼻衄、齿衄或月经过多，颧红，心烦，口渴，手足心热，或有潮热，盗汗，舌质红，苔少，脉细数。

证机概要：虚火内炽，灼伤脉络。

治法：滋阴降火，宁络止血。

代表方：茜根散加减。本方养阴清热，凉血止血，适用于阴虚火旺所致的紫斑。

常用药：茜草根、黄芩、侧柏叶清热凉血止血；生地、阿胶或阿胶珠滋阴养血止血；甘草和中解毒。

阴虚较甚者，可加玄参、龟板、女贞子、旱莲草养阴清热止血；潮热者，加地骨皮、白薇、秦艽清退虚热。若表现肾阴亏虚而虚火不甚，症见腰膝酸软，头晕乏力，手足心热，舌红少苔，脉细数者，可改用六味地黄丸滋阴补肾，酌加茜草根、大蓟、槐花、紫草凉血止血，化瘀消斑。

3. 气不摄血证

症状：反复发生肌衄，以下肢多见，久病不愈，神疲乏力，头晕目眩，面色苍白或萎黄，食欲不振，舌质淡，脉细弱。

证机概要：中气亏虚，统摄无力。

治法：补气摄血。

代表方：归脾汤加减。本方补气生血，健脾养心，适用于气不摄血引起的紫斑。

常用药：生晒参、茯苓、白术、甘草补气健脾；当归、黄芪益气生血；酸枣仁、远志、龙眼肉补心益脾，安神定志；木香理气醒脾；仙鹤草、棕榈炭、地榆、蒲黄、茜草根、紫草止血消斑。

若兼肾气不足而见腰膝酸软者，可加山茱萸、菟丝子、续断补益肾气。

上述各种证候的紫斑，兼有齿衄且较甚者，可合用漱口药：生石膏 30g，黄柏 15g，五倍子 15g，儿茶 6g，浓煎漱口，每次 5～10 分钟。

【预后转归】

血证的预后转归主要与下述三个因素有关：一是引起血证的原因。一般来说，外感易治，内伤难愈，新病易治，久病难疗。二是出血量的多少。出血量少者病轻，出血量多者病重，甚至形成气随血脱的危急重证。三是伴有症状。出血而伴有发热、咳喘、脉数等症者，一般病情较重，反之较轻。

【预防调护】

注意饮食有节，宜进食清淡、易于消化、富有营养的食物，如新鲜蔬菜、水果、瘦肉、蛋类等，忌食辛辣香燥、油腻炙煿之品。避免情志过极，对血证患者要注意消除其紧张、恐惧、忧虑等不良情绪。注意休息，严密观察病情的发展和变化，若出现头昏、心慌、汗出、面色苍白、四肢湿冷、脉芤或细数等，应及时救治。若吐血量大或频频吐血者，应暂予禁食。

【临证备要】

血证是涉及多个脏腑组织，而临床又极为常见的一类病证。它既可以单独出现，又常见于其他病证的过程中。中医学对血证具有系统而有特色的理论认识，积累了丰富的临床经验，具有重要的临床指导意义。

1. "治吐血三要法"与"治血四法"：明代缪希雍《先醒斋医学广笔记·吐血》强调了行血、补肝、降气在治疗吐血中的重要作用，提出了"宜行血不宜止血"、"宜补肝不宜伐肝"、"宜降气不宜降火"的治吐血三要法。从历史的角度看，这是对吐血治法的新发展，并带有补偏救弊的性质。应根据病情辨证地对待行血 - 止血、补肝 - 伐肝、降气 - 降火这三对治法。清代唐容川在《血证论》中提出止血、消瘀、宁血、补虚的治血四法。认为治疗血证时"惟以止血为第一要法。血止之后，其离经而未吐出者，是为瘀血，既与好血不相合，反与好血不相能……必亟为消除，以免后来诸患，故以消瘀为第二治法。止血消瘀之后，又恐血再潮动，则须用药安之，故以宁血为第三法。邪之所凑，其正必虚，去血既多，阴无有不虚者矣，阴者阳之守，阴虚则阳无所附，久且阳随而亡，故又以补虚为收功之法。四者乃通治血证之大纲。"止、消、宁、补治血四法，确实是通治血证之大纲，值得临床借鉴参考。

2. 注意辨证与辨病的互参。由于中医内科的血证至少包括鼻衄、齿衄、咳血、吐血、便血、尿血、紫斑七个病证，西医学中也涉及多种疾病，尤其是一些危重疾病，在诊治过程中宜辨证论治的同时，与辨病相结合，以提高疗效。

3. 鼻衄、尿血的用药特点。据临床观察，火热与瘀血是鼻出血的主要原因，祛瘀凉血是常用的治法。而在辨证的基础上加川牛膝、白茅根、仙鹤草等，可以起到引血归经、活血止血的作用。

近年来对尿血的病因病机看法较为一致，认为主要有热、湿、瘀、虚，尤以前三者多见。清热利湿、凉血止血，滋阴降火、养血止血，补脾固肾、益气摄血三法为治疗尿血重要治法。临床常用药白茅根、小蓟、石韦、琥珀等药，既有止血作用，又能利小便，可酌情选用。

4. 大黄在急性上消化道出血中的应用。急性上消化道出血（可表现为吐血及便血）的现代治疗中，大黄、白及、云南白药、三七、地榆等药常被选用。尤其是大黄，其疗效确切，安全无毒。现代药理研究证实，大黄具有多方面的止血作用。因此，治疗急性上消化道出血，大黄常作为首选药物。可用粉剂，每次 3~5g，每日 4 次，温水调服；或将大黄粉调成糊剂，冷藏，用量及次数同上。

5. 患者临床表现大便潜血试验阳性者可归入便血治疗，而尿液显微镜下见红细胞或隐血者可归入尿血论治。

【医案举隅】

病案一

王某，女，35 岁，工人。

患者素有慢性支气管炎，10 年来时常咳血。昨起略有咳嗽且痰中带血甚多，胸闷痛，上身热，大便干燥，苔薄，脉细弦而数。此为肝火犯肺，灼伤阳络，拟清肺平肝，和络止血，用泻白散合黛蛤散加味。

处方：桑白皮 12g，地骨皮 12g，仙鹤草 30g，麦冬 9g，侧柏叶 9g，竹茹 9g，枇杷叶 12g，白茅根 30g，制川军 9g，黛蛤散 15g，7 剂。

二诊：服药后咳血已止，胸闷痛、身热均减，大便亦转润，苔、脉如前。再守原意，前方去竹茹，加郁金 9g。7 剂。

服后，病情大减，还须继续治疗一个时期，以防复发。

按：本案 10 年来反复咯血，肺阴已虚，气失清肃，素体肝火偏旺，阴虚火扰，灼伤肺络，烁液为痰，故常见咳痰带血，胸痛身热。方用泻白散清肺热，麦冬养肺阴，黛蛤散平肝火，佐以枇杷叶、竹茹润肺止咳化痰。因患者肺络损伤，此次咳血甚多，故方中又用仙鹤草、侧柏叶、白茅根、制大黄凉血止血。二诊时咳血虽止而胸闷、胸痛未除，故增郁金以解郁宽胸。

（上海中医学院附属龙华医院. 黄文东医案. 上海人民出版社. 1977）

病案二

马某，男，37 岁，农民。1978 年 4 月 19 日初诊。

患者于半月前出现鲜红色血尿，无尿痛感。1 周前又随血尿排出紫黑色血丝一条，长约寸许，并有小血丝四五条。现在仍有尿血，右侧腰酸，脉缓弱，舌质红根部腻。阴虚火旺，络伤血溢，遂成尿血，治拟六味地黄汤合二至丸加减，滋阴清热，凉血止血。

方用：知母 6g，黄柏 6g，生地 12g，山药 18g，女贞子 12g，丹皮 9g，茯苓 9g，泽泻 9g，车前子 12g，怀牛膝 9g，墨旱莲 15g，白茅根 30g，血余炭 6g，5 剂。

4月24日复诊：小溲转清，偶见黄色，脉缓，二尺略浮，舌红，苔薄根略腻。再从肾虚论治，嘱服原方5剂。

4月28日三诊：小溲清白，纳便正常，但仍略感腰酸，脉缓，左尺略虚浮，舌质偏红，根部略腻，当用丸剂巩固疗效。嘱患者每日自挖新鲜白茅根60g，煎汤送服六味地黄丸15g（分3次吞服）。

1978年9月中旬，与患者在轮船上相遇，喜告病愈后已参加农业生产劳动，尿血未再出现。至1985年8月再次随访，患者自诉7年来尿血未再复发。

按：患者尿血而伴腰酸，舌红根腻，脉缓弱等症，故诊为肾阴亏损，虚火内扰，湿热未清，络伤血溢之证，方用知柏地黄丸滋阴补肾，清利湿热，合用二至丸以助清热凉血之功，再入车前子助泽泻、茯苓渗利湿热，加怀牛膝补肾强腰，引虚火下行，加白茅根、血余炭凉血止血。去山茱萸者，以其性温而与证候不合。诸药配伍，滋清并行，通涩合法，标本兼治，疗效满意。

（连建伟. 历代名方精编. 浙江科学技术出版社. 1987）

【古代文献精选】

《灵枢·百病始生》："阳络伤则血外溢，血外溢则衄血；阴络伤则血内溢，血内溢则后血。"

《先醒斋医学广笔记·吐血》："吐血三要法：宜行血不宜止血。血不行经络者，气逆上壅也，行血则血循经络，不止自止。止之则血凝，血凝则发热恶食，病日痼矣。宜补肝不宜伐肝。经曰：五脏者，藏精气而不泻者也。肝为将军之官，主藏血。吐血者，肝失其职也。养肝则肝气平而血有所归，伐之肝虚不能藏血，血愈不止矣。宜降气不宜降火。气有余便是火，气降即火降，火降则气不上升，血随气行，无溢出上窍之虞矣。降火必用寒凉之剂，反伤胃气，胃气伤则脾不能统血，血愈不能归经矣。"

《景岳全书·血证》："血从齿缝牙龈中出者为齿衄，此手足阳明二经及足少阴肾家之病。盖手阳明入下齿中，足阳明入上齿中，又肾主骨，齿者骨之所终也。此虽为齿病，然血出于经，则惟阳明为最。""便血之与肠澼，本非同类，盖便血者，大便多实而血自下也，肠澼者，因泻痢而见脓血，即痢疾也。"

第三节 痰 饮

痰饮是体内水液不归正化所导致的一类病证，以不同的形式反映疾病过程中多种复杂症状、体征的内在本质。痰饮既可是病因，也可是病理产物或临床表现，还可以是疾病过程中的病机概括。痰与饮广义上相互涵盖，狭义上各有特点又相互转化，且常常同时存在而密不可分，故一般痰饮并称。

先秦《神农本草经》已有"留饮痰癖，大腹水肿"、"胸中痰结"、"留饮宿食"等记载，散见于各卷。《素问·经脉别论》详细论述了水液代谢生理，为痰饮病因病机的论述奠定了基础。在论述痰饮病证时以饮概痰，涵盖了痰饮病证的广泛内容。东汉·张仲景在《金匮要略》中将痰与饮并提为痰饮，并将痰饮分为广义和狭义两个层次。如在"痰饮咳嗽病脉证并治"将广义痰饮分为痰饮（狭义）、悬饮、溢饮、支饮四类，是诸饮的总称。其中狭义的痰饮则是指饮停胃肠之证。该篇所提"病痰饮者，当以温药和之"的治疗原则，至今仍具有重要临床指导意义。《金匮要略·水气病脉证并治》有"血不利则为水"的论述，提示血滞也可生痰。隋唐至金元时期逐渐形成了以广义痰为核心的痰饮疾病体系。在广义上以痰概饮或痰饮并提，同时保留了狭义痰饮概念。如魏晋·陶弘景《名医别录·上品》说旋覆花消"心胁痰水"，东晋·葛洪《肘后备急方·卷四》列记"治胸膈上痰饮诸方"等。隋·巢元方《诸病源候论·痰饮病诸候》系统论述了痰病病因、痰饮证候、所生诸病及治疗原则等。唐·孙思邈《备急千金要方·胆虚实》创制了治痰名方温胆汤。宋·严用和《济生方·痰饮论治》有"人之气道贵乎顺，顺则津液流通，决无痰饮之患。调摄失宜，气道闭塞，水饮停于胸膈"之论述，建立了气滞生痰的思想。宋·杨士瀛《仁斋直指方·喘嗽方论》将饮与痰进行了区别，认为清稀为饮而稠浊为痰。元·朱震亨《丹溪心法》提出"百病中多有兼痰者"的观点，首创"痰夹瘀血，遂成窠囊"之说，注重痰瘀同病。明·张介宾《景岳全书·杂证谟》云："五脏之病，虽俱能生痰，然无不由乎脾肾。"强调了脾肾在致痰病因中的主导地位。清·叶天士《临证指南医案》提出"外饮治脾，内饮治肾"之说，丰富了张景岳的脾肾痰饮思想。

痰饮所涉及临床病证广泛，表现复杂。本节讨论以《金匮要略》痰饮病为主。西医学中的慢性支气管炎、支气管哮喘、渗出性胸膜炎、慢性胃炎、心力衰竭、肾炎水肿等出现痰饮表现者，可参考本节论治。

【病因病机】

痰饮有广义与狭义之分。广义痰饮包括痰饮、悬饮、溢饮、支饮；狭义痰饮即四饮之一。病因与外感寒湿、饮食不当或劳欲所伤等有关。在病因的作用下肺、脾、肾功能失调，导致津液不归正化，或代谢失常，或停于局部，形成无形或有形的复杂痰饮病证。

一、病因

1. 外感寒湿

因环境湿冷，邪入肺卫；或冒雨涉水、坐卧湿地，邪侵肌表，则寒湿之邪困遏阳气，卫阳不展，水气不得散发；或使肺失通调水道，水道不畅；或寒湿入肾伤阳，使肾不能主水，均可致水停为饮、湿化为痰。

2. 饮食不当

凡暴饮暴食过量，恣饮冷水或进食生冷，或夏天感受暑热及饮酒之后，又贪冷受凉，冷热交结，致使中阳被遏，脾失健运而水湿内停，积而为痰饮。如《金匮要略·痰饮咳嗽病脉证并治》所论："夫病人饮水多，必暴喘满。凡食少饮多，水停心下，甚者则悸，微者短气。"

3. 劳欲所伤

劳倦过度，或恣情纵欲，或久病体虚，耗气伤精，重则损伤脾肾，阳气受伐，水液失于输化，停而为饮。体虚气弱，或劳倦太过之人，一旦伤于水湿，更易停蓄为病。正如《儒门事亲·饮当去水温补转剧论》所述"人因劳役远来，乘困饮水，脾胃力衰"，导致水停为饮。

二、病机

三焦气化失职，肺、脾、肾功能失调是形成痰饮病的主要病机。三焦司气化，为水液运行之道路。无论阳虚、气弱，还是气郁气滞、血滞血瘀，乃至感受外邪，均可导致三焦气化失司，水道失宣，则水停其道而为痰。《圣济总录·痰饮统论》云："盖三焦者，水谷之道路，气之所始终也。三焦调适，气脉平匀，则能宣通水液，行入于经，化而为血，溉灌周身。三焦气涩，脉道闭塞，则水饮停滞为饮，不得宣行，聚成痰饮"。若联系五脏，则五脏之伤皆可生痰，但与肺、脾、肾功能失调最为密切。肺居上焦而主气，又主宣发肃降和通调水道。或外感邪气伤肺，或气郁气滞，或血瘀气滞，或阳气不足，均致肺气失于宣达，通调失职，津液失于布散，聚而为痰。脾居中州，主运化，布散水谷精微以养五脏。若湿邪困脾，则脾失运化，或脾阳、脾气亏虚而致脾虚不运，均使水谷精微不归正化，聚而为痰。肾居下焦，主气化水液，司膀胱而泌清浊。若肾气肾阳不足，蒸化失司，水湿泛滥，亦可导致痰饮内生。此三脏之中，以脾运失司最为关键。因脾所居为升降之枢，太阴脾土阳气易伤。脾阳既伤，上不能输精微以养肺，水谷不归正化，反为痰饮而干肺；下不能助肾以制水，水寒之气反伤肾阳，由此则致水液内停中焦，流溢四处，波及五脏。大多在中阳素虚情况下，复加外感寒湿，或饮食不当，或劳欲所伤，使三焦气化失常，肺脾肾通调、转输、蒸化无权，津液停聚而成。

本病的病理性质有虚有实。属虚者常为阳虚阴盛，输化失调，因虚致实，水饮停积为患。属实者或因时邪与里水相搏，或饮邪久郁化热，表现为饮热相杂之证候；或因气滞、血瘀而生痰，而致痰气相搏或痰瘀互结。也有虚实错杂，或貌实而本虚，或因实致虚者。就痰与饮而言又各有其不同的特点。如饮邪为病，则总属阳虚阴盛，本虚而标实。因水饮属于阴类，非阳不运。若阳气虚衰，气不化津，则致寒饮内停。如痰邪为病则常为邪实，可有正气亏虚。体内水液不归正化，留于胃肠则为痰饮；流于胁下则为悬饮；流于肢体则为溢饮；聚于胸肺则为支饮。

【诊查要点】

一、诊断依据

本病的诊断以临床特征为主，并结合病因、既往病史综合考虑而得出。

1. 四饮的临床特征

（1）痰饮：心下满闷，呕吐清水痰涎，胃肠沥沥有声，形体昔肥今瘦，属饮停胃肠。

（2）悬饮：胸胁饱满，咳唾引痛，喘促不能平卧，或有肺痨病史，属饮流胁下。

（3）溢饮：身体疼痛而沉重，甚则肢体浮肿，当汗出而不汗出，或伴咳喘，属饮溢肢体。

(4) 支饮：咳逆倚息，短气不得平卧，其形如肿，属饮邪支撑胸肺。

2. 多有感受寒湿，或嗜食生冷，或冒雨涉水等经历。

3. 多有反复发作的病史。

二、病证鉴别

1. 痰饮与痰证

广义痰饮四种类型均各有其固有的病位和表现，悬饮、溢饮、支饮都不难区别。狭义痰饮其病位应在胃肠，主要表现是心下满闷，呕吐清水痰涎，胃肠沥沥有声。而其他疾病中所出现的痰证，则应以相应疾病的特有表现为主，痰证常作为阶段性病情而出现，病位也不局限在胃肠。

2. 悬饮与胸痹

二者均有胸痛。但胸痹为胸膺部或心前区闷痛，有压榨感，且可引及左侧肩背或左臂内侧，常于劳累、饱餐、受寒或情绪波动后突然发作，一般历时较短，休息或用药后可缓解。而悬饮为胸胁胀痛，持续不解，多伴咳唾引痛，转侧、呼吸时引痛或痛加，胁间饱满，并有咳嗽、咳痰等肺系病候。

3. 溢饮与风水证

水肿之风水相搏证可分为表实、表虚两个类型。表实者，水肿而无汗，身体疼痛，与水泛肌表之溢饮基本相同。如见肢体浮肿而汗出恶风，则属表虚，与溢饮有异。

4. 支饮与肺胀、喘证、哮病

这些病证均有咳逆上气、喘满、咳痰等表现。但肺胀是肺系多种慢性疾患日久渐积而成；喘证是多种急慢性疾病的重要主症；哮病是呈反复发作的一个独立疾病；支饮是痰饮的一个类型，因饮邪支撑胸肺而致；文献另有伏饮，是指伏而时发的饮证。其发生、发展、转归均有不同，但其间亦有一定联系。如肺胀在急性发病阶段，可以表现支饮证候；喘证的肺寒、痰饮两证，又常具支饮特点；哮病又属于伏饮范围。

【辨证论治】

一、辨证要点

1. 辨痰、悬、溢、支四饮

病位而言，痰饮病在胃肠，悬饮病在胸胁，溢饮病在四肢，支饮病在肺脏。从临床表现来看，痰饮以脘痞、肠鸣、吐清涎为主；悬饮以胸胁不适，咳嗽时引起胸胁疼痛为特点；溢饮以四肢肿胀重痛为主症；支饮主要表现为咳逆倚息，短气不得卧。

2. 辨虚实

痰饮为病，虚多实少，本虚标实。本虚为阳气不足，标实指水饮留聚。因饮为阴邪，易于闭遏阳气，临床常表现为阳虚阴盛之证候，而又有偏于阳虚，或偏于阴盛饮聚，或阳虚与阴盛俱显之不同，此与患者平素正气的强弱有关。

3. 辨寒热

本病临床所见以寒证居多，但也有郁久化热者。初起若有寒热见症，为夹表邪；饮积不化，气机升降受阻，常兼气滞饮郁化热。

此外，还当注意区分痰饮是病理产物，还是导致当前病证的因素。一般而言，素有伏饮而发病者，是因饮而致病；先病而后出现痰饮者，是因病生饮。

二、治疗原则

本病治疗原则一是要注重温化。因饮为阴邪，得温则行，遇寒易凝。通过温阳以化气，则饮易化且水易行，饮随水散。二是遵元·王硅"因痰而致病者，先治其痰，后调余病；因病而致痰者，先调其病，后逐其痰"，也就是以治病因为主，同时化痰蠲饮。气滞为病者，当理气行气为主，治以理气化痰；血滞血瘀为病者，当活血化瘀为主，痰瘀同治。阳气亏虚失于气化者，当温补阳气为主，治以温阳化饮；脾虚失运而水饮内停者，当补脾为主，治以燥湿健脾、淡渗利水。同时还当区分表里虚实以论治。水饮壅盛者，应祛饮以治标；邪在表者，当温散发汗；在里者，应温化利水；正虚者补之；邪实者攻之。如属邪实正虚，则当消补兼施；饮热相杂者，又当温清并用。

三、证治分类

（一）痰饮

多因素体脾虚，运化无力，复加饮食失节，或因感受湿邪，致脾阳受损，水湿失运，停于胃肠引起。

1. 脾阳虚弱证

症状：胸胁支撑胀满，心下痞闷，胃脘有振水声，脘腹喜温畏冷，泛吐清水痰涎，或饮入易吐，或口渴不欲饮水，伴头晕目眩，心悸气短，纳食量少，大便或溏，形体逐渐消瘦，舌苔白滑，脉弦细而滑。

证机概要：脾阳虚弱，清阳不升，水饮停胃。

治法：温脾化饮。

代表方：苓桂术甘汤合小半夏加茯苓汤加减。前方温脾阳，利水饮，用于胸胁支满，目眩，气短；后方和胃降逆，用于水停心下，脘痞，呕吐，眩悸。

常用药：桂枝、生姜温脾化饮；茯苓、白术淡渗利水，与甘草补气健脾；陈皮、半夏理气化痰降逆。

胸满，心下痞者，加薤白、瓜蒌祛痰宽胸消痞；泛吐清水者，加吴茱萸温脾散寒；心悸气短者，加黄芪补气升阳；便溏者，加薏苡仁健脾利水；苔白滑而灰，气短重者，加制附子加强温阳散寒化饮之力。

2. 饮留胃肠证

症状：心下坚满，脘痛，自利，利后而反快，虽利心下续坚满，或水走肠间，沥沥有声，或腹满，或便秘，口舌干燥，舌苔腻，色白或黄，脉沉弦或伏。

证机概要：水饮壅结，留于胃肠，郁久化热。

治法：攻下逐饮。

代表方：甘遂半夏汤或己椒苈黄丸加减。前方攻守兼施，因势利导，用于水饮在胃；后方苦辛宣泄，前后分消，用于水饮在肠，饮郁化热之证。

常用药：甘遂、半夏逐饮降逆；白芍、蜂蜜酸甘缓中，以防伤正；甘草与甘遂相反相激，祛逐留饮；大黄、葶苈子攻坚决壅，泻下逐水；防己、椒目辛宣苦泄，导水利尿。

心下坚而满者，加陈皮、厚朴行气散饮；心下痛者，加木香理气止痛；利下腹满反复者，是正气已伤，加干姜温脾助阳，加黄芪、白术补中益气；肠鸣腹满者，加枳壳、大腹皮理气；口干舌燥者，加天花粉、葛根生津；苔腻者，加砂仁、陈皮化湿。

（二）悬饮

多由体质不强，或原有其他慢性疾病，肺卫虚弱，若逢时邪外袭，则肺失宣通，通调失职，水化为饮而停于胸胁，而致络气不和。若饮邪久郁，湿蕴生热，可日渐伤阴或耗损肺气。

1. 邪犯胸肺证

症状：寒热往来，身热起伏，汗少，或发热却不恶寒，有汗但热不解，咳嗽痰少，气急，胸胁刺痛，呼吸或转侧则疼痛加重，心下痞硬，干呕，口苦，咽干，舌苔薄白或黄，脉弦数。

证机概要：邪犯胸肺，枢机不利，肺失宣降。

治法：和解宣利。

代表方：柴枳半夏汤加减。本方功能和解清热，宣肺利气，涤饮开结，用于悬饮初期出现寒热往来、胸胁闷痛等。

常用药：柴胡、黄芩清解少阳；瓜蒌、半夏、枳壳宽胸化痰开结；青皮、赤芍理气和络止痛；桔梗、杏仁宣肺止咳。

痰饮内结，肺失肃降，见咳逆气急者，加白芥子、桑白皮化痰泻肺；咳嗽而痰难出者，加浙贝母、鲜竹沥化痰祛痰；胁痛较甚者，加郁金、桃仁、延胡索以通络止痛；心下痞硬，口苦，干呕者，加黄连以配半夏、瓜蒌苦辛开痞散结；身热盛而汗出，咳嗽气粗者，去柴胡，加麻黄、杏仁、石膏清热宣肺化痰。

2. 饮停胸胁证

症状：胸胁疼痛，咳唾引痛，痛势较前减轻，但呼吸困难加重，咳嗽气喘，呼吸急促，难于平卧，或仅能偏卧于停饮的一侧，病侧肋间胀满，甚则见病侧胸廓隆起，舌苔白，脉沉弦或弦滑。

证机概要：饮停胸胁，脉络受阻，肺气郁滞。

治法：泻肺祛饮。

代表方：椒目瓜蒌汤合十枣汤或控涎丹加减。三方均为攻逐水饮之剂。椒目瓜蒌汤主在泻肺降气化痰；十枣汤和控涎丹攻逐水饮，用于形体壮实，积饮量多者。

常用药：葶苈子、桑白皮泻肺逐饮；苏子、瓜蒌皮、杏仁、枳壳降气化痰；椒目、茯苓、猪苓、泽泻、冬瓜皮、车前子利水导饮；甘遂、大戟、芫花攻逐水饮。

如用十枣汤或控涎丹峻下逐水，剂量均应从小量递增，一般连服 3~5 日，必要时停二三日后再服。应注意顾护胃气，如药后呕吐、腹痛、腹泻过剧，宜减量或停服。

痰浊偏盛，胸部满闷，舌苔浊腻者，加薤白、杏仁通阳宽胸宣肺；如水饮久停难去，胸胁支满，体弱，食少者，加桂枝、白术、甘草等通阳健脾化饮，不宜再予峻攻，徒劳伤正；咳喘不减者，加桔梗、枇杷叶、杏仁宣发肺气。

3. 络气不和证

症状：胸胁疼痛，如灼如刺，胸闷不舒，呼吸不畅，或有闷咳，甚则迁延，经久不已，阴雨天更甚，可见病侧胸廓变形，舌苔薄，舌质黯，脉弦。

证机概要：饮邪久郁，气机不利，络脉痹阻。

治法：理气和络。

代表方：香附旋覆花汤加减。本方功能理气化饮和络，用于咳嗽痰少、胸痛属络脉痹阻者。

常用药：旋覆花、苏子降气化痰；柴胡、香附、枳壳疏肝理气解郁；郁金、当归须、赤芍药活血行血；延胡索活血止痛；沉香芳香开闭通络气。

痰气郁阻，胸闷苔腻者，加瓜蒌、枳壳豁痰开痹；久痛入络，痛势如刺者，加桃仁、红花、乳香、没药活血通络；饮留不净者，胁痛迁延，经久不已，可加通草、路路通、冬瓜皮祛饮通络；病久多正气已伤，可加黄芪、茯苓益气扶正。

4. 阴虚内热证

症状：咳呛时作，咯吐少量黏痰，口干咽燥，或伴午后潮热，颧红，心烦，手足心热，盗汗，或伴胸胁闷痛，病久不复，形体消瘦，舌质偏红，少苔，脉小数。

证机概要：饮阻气郁，化热伤阴，肺气不利。

治法：滋阴清热。

代表方：沙参麦冬汤合泻白散加减。前方清肺润燥，养阴生津，用于干咳，痰少，口干，舌质红；后方清肺降火，用于咳呛气逆，肌肤蒸热。

常用药：沙参、麦冬、玉竹、白芍滋养肺阴；桑白皮、地骨皮清泻肺中虚热；天花粉清热生津；桑叶、枇杷叶、甘草宣肺止咳。

潮热显著者，可加鳖甲、功劳叶以清虚热；虚热灼津成痰，咳嗽咳痰者，加百部、川贝母；胸胁闷痛者，加瓜蒌皮、广郁金、丝瓜络化痰通络；日久积液未尽，加牡蛎、泽泻利水化饮；兼有神疲、气短、易汗者，加太子参、黄芪、五味子补气助肺。

（三）溢饮

外感风寒，玄府闭塞，致肺脾宣输失职，水饮流溢四肢肌肉，寒水相杂为患。如宿有寒饮，复加外寒客表而致者，多属表里俱寒；若饮邪化热，可见饮溢体表而热郁于里之候。

表寒里饮证

症状：身体沉重疼痛，甚则肢体浮肿，恶寒，无汗，或伴咳喘，痰多白沫，胸闷，干呕，口不渴，舌质淡，苔白，脉弦紧。

证机概要：肺脾失调，寒水内留，泛流肢体。

治法：发表化饮。

代表方：小青龙汤加减。本方发表散寒，温肺化饮，用于表寒里饮所致的恶寒发热，无汗，四肢沉重，甚则肢体微肿者。

常用药：麻黄、桂枝解表散寒；半夏、干姜、细辛温化寒饮；五味子温敛肺气；白芍、炙甘草甘缓和中，缓和麻、桂辛散之太过。

表寒外束，内有郁热，伴有发热、烦躁、苔白而兼黄者，加石膏以清泄内热；若表寒之象已不显著，改用大青龙汤以发表清里；水饮内聚而见肢体浮肿明显、尿少者，加茯苓、猪苓、泽泻利水消饮；饮邪犯肺，喘息痰鸣不得卧者，加杏仁、射干、葶苈子降气平喘。

（四）支饮

受寒饮冷，饮邪留伏，脾阳受伐，母病及子；或因久咳致喘，迁延反复，肺金受伤，不能布津，阳虚不运，饮邪留伏，支撑胸膈，上逆迫肺。此证多反复发作，在感寒触发之时，以邪实为主，缓解期以正虚为主。

1. 寒饮伏肺证

症状：咳逆喘满，不得平卧，咯吐白沫痰涎，清稀量多，经久难愈，天冷受寒加重，甚者伴面浮跗肿，或平素伏而不作，遇寒即发，形寒发热，背痛，腰痛，目泣自出，身体振振瞤动，舌苔白滑或白腻，脉弦紧。

证机概要：寒饮伏肺，遇寒引动，肺失宣降。

治法：宣肺化饮。

代表方：小青龙汤加减。本方有温里发表之功，用于支饮遇寒触发，表寒里饮之证。

常用药：麻黄、桂枝、干姜、细辛温肺、散寒、化饮；半夏、厚朴、苏子、杏仁、甘草理气化痰；五味子收敛肺气。

饮邪壅实，咳逆喘急，胸痛烦闷者，加甘遂、大戟峻逐水饮，以缓其急。无寒热、身痛等表证，动则喘甚，易汗出，为肺气已虚，可改用苓甘五味姜辛汤。若饮多寒少，外无表证，喘咳痰稀或不得息，胸满气逆者，可用葶苈大枣泻肺汤加白芥子、莱菔子以泻肺祛饮。久病邪实正已虚，饮郁化热，喘满胸闷，心下痞坚，烦渴，面色黧黑，苔黄而腻，脉沉紧，或经吐下而不愈者，当行水散结，补虚清热，用木防己汤加减。水邪结实者，去石膏，加茯苓、芒硝导水破结。若痰饮久郁，酿生痰热，损伤肺阴，喘咳咳痰，稠厚而黄，口干咽燥，舌红少津，脉细滑数，用麦门冬汤加瓜蒌、川贝母、木防己、海蛤粉、黄芩养肺生津，清化痰热。

2. 脾肾阳虚证

症状：喘促动则为甚，心悸，气短，或伴咳嗽气怯，痰多，食少，胸闷，怯寒肢冷，神疲，少腹拘急，脐下动悸，小便不利，足跗浮肿，或吐涎沫而头目昏眩，舌体胖大，质淡，苔白润或腻，脉沉细而滑。

证机概要：支饮日久，脾肾阳虚，饮凌心肺。

治法：温脾补肾，以化水饮。

代表方：金匮肾气丸合苓桂术甘汤加减。二方均能温阳化饮，但前方补肾，后方温脾，主治各异，二方合用，温补脾肾，以化水饮，用于喘促，气短，胸闷，怯寒肢冷，心悸气短者。

常用药：桂枝、附子温阳化饮；黄芪、山药、白术、炙甘草补气健脾；苏子、干姜、款冬花化饮降逆；钟乳石、沉香、补骨脂、山萸肉补肾纳气；泽泻、茯苓利水化饮。

痰涎壅盛，食少痰多者，可加半夏、陈皮化痰和中；水湿偏盛，足肿，小便不利，四肢沉重疼痛者，可加薏苡仁、猪苓、泽兰利水除湿；津血同源，痰瘀互生，久病多唇舌紫绀，加泽兰、川牛膝、益母草化瘀行水。脐下悸，吐涎沫，头目昏眩，是饮邪上犯，虚中夹实之候，可用五苓散化气行水。

【预后转归】

本病早期及时治疗，多能控制病情，预后良好。但若饮邪内伏或久留体内，正气不复，则其病多缠绵难愈，且易因感受外邪、饮食不当、劳欲过度等因素而反复发作，进而导致病势逐渐加重。重者可因阳气衰微，饮邪独盛，导致亡阳暴脱。《金匮要略》提供了根据脉象判断预后的范例，认为久病正虚而脉弱，是脉证相符，可治；如脉反实大而数是正衰邪盛，病为重危候；脉弦而数亦为难治之症，因饮为阴邪，脉当弦或沉，如弦而数乃脉证相反之征。

【预防调护】

凡有痰饮病史者，平时应避免风寒湿冷，注意保暖；饮食宜清淡，忌甘肥生冷之物；戒烟酒；注意劳逸适度，以防诱发。

【临证备要】

1. 扶正与祛邪相宜。痰饮为病，阴盛阳虚者，健脾温肾为正治之法，发汗、利水、攻逐，乃属治标权宜，待水饮渐去，仍当温补脾肾，扶正固本。若痰饮壅盛，其证属实，可相机采用攻下逐饮、理气分消等法，以祛其邪。因攻下伤正，因此在攻下之后又当扶脾益气以固其本。

2. 注意病证转化。痰饮的转归，主要表现为脾病及肺、脾病及肾、肺病及肾。若肾虚开阖不利，痰饮也可凌心、射肺、犯脾。另一方面，痰饮多为慢性病，病程日久，常有寒热虚实之间的相互转化。而且饮积可以生痰，痰瘀互结，证情更加缠绵。故应注意对本病的早期治疗。

3. 关于痰的形质：根据痰的形质不同，可分为有形之痰和无形之痰。本节痰饮属有形之痰的范围。无形之痰，亦由体内水液不归正化所致，并以无形的形式反映疾病过程中多种复杂症状、体征的内在本质。如痰滞在经所导致的或痒或麻或痛痹，痰浊上犯清窍所致头昏、眩晕、耳鸣、口眼歪斜，痰闭胸阳所致胸痹胸痛等，均属无形之痰。古人所谓百病多有兼痰者、怪病多从痰治等，多指无形之痰。

【医案举隅】

唐某，男，46 岁，农民。1999 年 3 月 2 日初诊。

病史：10 天前因受凉感冒咳嗽，未予重视。昨日忽觉心悸、气短，咳则右侧胸胁疼痛，有少量泡沫痰，右侧睡卧时感到胸胁疼痛，只能仰卧或左侧卧，渐觉体力不支而来就诊。

现症：全身酸软乏力，往来寒热，右侧胸胁苦满，心烦，口苦，咽干，咳嗽，有少量泡沫痰，气短，心悸较前几日更甚，咳嗽、喷嚏时右侧胸胁更痛，因而不敢大胆进行，大便正常，饮食不香。有长期吸烟史。察其形体偏瘦，精神不振，面色萎黄，口唇微紫暗，呼吸短气，呈抑制性咳嗽，咳时呈痛苦面容。察其右侧胸廓明显高于左侧，右侧胸廓语颤消失，呼吸音明显减弱，舌苔白而干，脉濡数。在成都中医药大学附院作CT检查（CT号：29126）：自发性气胸，胸腔积液（少量）、慢性支气管炎。再三嘱其住院治疗，患者因经济困难，坚持门诊中医药治疗。

辨治：少阳不和，痰热结滞，形成"悬饮"。治以和解少阳、辛开苦降、清逐痰热之法，取小柴胡汤、小陷胸汤合方治疗。

处方：柴胡20g，黄芩20g，法半夏15g，泡参20g，炙甘草6g，黄连10g，全瓜蒌15g，生姜10g，大枣10g。每日1剂，每剂浓煎2次，每日分4次服，日三夜一。

3月8日二诊：上方服4剂，寒热尽除，精神好转，很少咳嗽，胸胁疼痛亦显著减轻，口苦、咽干等症消失，饮食知味，仍觉心悸、气短，其右侧胸廓仍无语颤，呼吸音未闻及，苔白润，脉细数。是少阳半表之邪已解，而半里之"悬饮"未除，但已折其转化之势，仍以小柴胡汤输转气机，合小陷胸汤、葶苈大枣泻肺汤、瓜蒌薤白汤化裁，积极清逐痰热结滞，以除其根本。

处方：柴胡10g，黄芩15g，法半夏15g，泡参20g，炙甘草6g，大枣20g，全瓜蒌15g，黄连10g，葶苈子15g，白芥子15g，茯苓15g，薤白15g，苏子15g。每日1剂，服4剂。

3月16日三诊：自觉心悸、气短大减，已全日上班工作（轻劳动），右侧胸语颤明显，呼吸音清晰可闻及，且较前平坦，但比左胸仍略高起。苔白润，脉细有力。原方继续，加谷芽30g保胃气，服4剂。

患者至4月16日，共服二诊方16剂，自觉已无任何不适，恢复原来的一般体力劳动工作。因其经济困难未再做CT检查。

按：本例病人为表热不解，与宿饮相合，内陷胸胁，结于少阳半表半里之位，形成"悬饮"之证。由于少阳病未解，故有寒热、口苦、咽干等症。其苔白而干，是痰热结滞之征；脉濡为正气虚，数则邪气盛，故其"悬饮"有向大结胸转化之势。然而，其邪不在表，非汗法能解；邪居胸胁，不在胃脘，非吐法能除；其病偏上，又非急下之大陷胸汤等所能荡涤。故初诊以小柴胡和解少阳为主，略加小陷胸汤辛开苦降，实遵循仲景"表解者，乃可攻之"的垂训。至二诊，半表之邪已解，着重攻逐胸胁结滞之痰热，除续用小柴胡汤输转气机之外，方中实际包括小陷胸汤、葶苈大枣泻肺汤、三子养亲汤、瓜蒌薤白汤诸方之意，药味不多，但可谓集逐痰散结之大成，故疗效卓著。

（黄学宽主编. 全国著名中医经验集丛书·郭子光临床经验集.
人民卫生出版社. 2009）

【古代文献精选】

《证治要诀·停饮伏痰》："故善治痰者，不治痰而治气，气顺则一身津液，亦随气而顺矣。……病痰饮而变生诸证，不当为诸证牵掣，妄言作名，且以治饮为先，饮消则诸证自愈。"

《赤水玄珠全集》："津液者，血之余，行乎脉外，流通一身，如天之清露。若血浊气滞，则凝聚为痰，痰乃津液之变，遍身上下，无处不到。"

《明医指掌·卷三》"痰证歌"："水谷消磨气血成，滋荣脉络壮元精。七情四气时冲逆，脾胃旋伤懒运行。胃口从此留宿饮，致令津液作痰凝。因而隧道皆壅塞，却是痰涎滞在经。或痒或麻或痛痹，或留肌膜结瘤瘿。皮间肿痛燔如火，心下寒痛冷似冰。流入胁稍成癖积，行来髀胻作酸痛。或如棉絮如梅核，或若桃胶蚬肉形。吐不出而咽不下，分明郁积在于胸。或为喘嗽心嘈杂，呕吐痰涎碧靛青。攻上头时眩晕倒，眼瞤口噤耳中鸣。咽喉闭塞牙关紧，噫气吞酸呕逆频。夜卧不安奇怪梦，游风肿痛并无名。怔忡健忘时惊怖，癫走痴呆不识人。久泻形枯肠积垢，中风瘫痪失声音，女人白带男儿浊，经血愆期赤白淋。荏苒做成劳瘵病，风痫瘼疭手挛筋。遍身习习如芒刺，一线寒牵背脊心，如斯怪异延缠病，都是痰涎里面生。"

第四节　消　渴

消渴是由于先天禀赋不足、饮食不节、情志失调、劳倦内伤等导致阴虚内热，表现以多饮、多食、多尿、乏力、消瘦或尿有甜味为主要症状的病证。

《素问·奇病论》首先提出消渴之名。根据病机及症状的不同，《内经》还有消瘅、肺消、膈消、消中等名称的记载，认为五脏虚弱，过食肥甘，情志失调是引起消渴的原因，而内热是其主要病机。汉·张仲景《金匮要略》不仅有专篇讨论，且最早提出白虎加人参汤、肾气丸等治疗方药。隋·巢元方《诸病源候论·消渴候》论述其并发症说："其病变多发痈疽。"《外台秘要·消中消渴肾消》引《古今录验》说："渴而饮水多，小便数……甜者，皆是消渴病也。"又说："每发即小便至甜"，"焦枯消瘦"，对消渴的临床特点作了明确的论述。在并发症方面，刘河间在《宣明论方·消渴总论》中有进一步论述，言消渴一证"可变为雀目或内障"。此外，元·张子和《儒门事亲·三消论》也云："夫消渴者，多变聋盲、疮癣、痤痱之类。""或蒸热虚汗，肺痿劳嗽。"在临床分类方面，明·戴思恭《证治要诀》明确提出上、中、下之分类，《证治准绳·消瘅》对三消的临床分类作了规范："渴而多饮为上消（经谓膈消），消谷善饥为中消（经谓消中），渴而便数有膏为下消（经谓肾消）。"明清至现代，中医学对消渴的治疗原则及方药，有了更多更为广泛深入的研究。

根据消渴病的临床表现，西医学的糖尿病，其他具有多尿、烦渴的临床特点，与消渴病有某些相似之处的疾病或症状如尿崩症等，亦可参考本节内容辨证论治。

【病因病机】

禀赋不足、饮食失节、情志失调、劳欲过度等原因均可导致消渴。病变的脏腑主要在肺、胃、肾，病机主要是阴津亏损，燥热偏盛。

一、病因

1. 禀赋不足

先天禀赋不足，是引起消渴病的重要内在因素。《灵枢·五变》已经有"五脏皆柔弱者，善病消瘅"的描述，而其中以阴虚体质最易罹患本病。

2. 饮食失节

《素问·奇病论》云："此肥美之所发也，此人必数食甘美而多肥也，肥者令人内热，甘者令人中满，故其气上溢，转为消渴。"指的是脾胃损伤可致运化失职，积热内蕴，化燥伤津，消谷耗液，进而发为消渴。饮食失节导致脾胃损伤常因长期过食肥甘、醇酒厚味、辛辣香燥之品所致。

3. 情志失调

长期过度的情志刺激，如郁怒伤肝，肝气郁结不得疏泄，或劳心竭虑，营谋强思等郁久化火，消灼肺胃阴津而发为消渴。正如《临证指南医案·三消》说："心境愁郁，内火自燃，乃消证大病。"

4. 劳欲过度

《外台秘要·消渴消中》说："房室过度，致令肾气虚耗故也，下焦生热，热则肾燥，肾燥则渴。"指的是房劳过度，损伤肾精，可致虚火内生，火因水竭益烈，水因火烈而益干，终致肾虚、肺燥、胃热俱现，发为消渴。

二、病机

消渴病机主要在于阴津亏损，燥热偏盛，阴虚为本，燥热为标。两者互为因果，阴愈虚则燥热愈盛，燥热愈盛则阴愈虚。肺、胃、肾为主要病变脏腑，尤以肾为关键。三脏之中，既互相影响又有所偏重。如《医学纲目·消瘅门》说："盖肺藏气，肺无病则气能管摄津液之精微，而津液之精微者收养筋骨血脉，余者为溲。肺病则津液无气管摄，而精微者亦随溲下，故饮一溲二。"肺为水之上源，敷布津液，燥热伤肺，则津液不能敷布而直趋下行，随小便排出体外，故小便频数量多；肺不布津则口渴多饮。胃主腐熟水谷，脾主运化，为胃行其津液。燥热伤脾胃，胃火炽盛，脾阴不足，则口渴多饮，多食善饥；脾气虚不能转输水谷精微，则水谷精微下流注入小便，则小便味甘；水谷精微不能濡养肌肉，则形体日渐消瘦。肾为先天之本，寓元阴元阳，主藏精。肾阴亏虚则虚火内生，上燔心肺则烦渴多饮，中灼脾胃则胃热消谷。肾失濡养，开阖固摄失权，则水谷精微直趋下泄，随小便而排出体外，故尿多味甜。病变脏腑常相互影响，如肺燥津伤，津液敷布失调，可导致脾胃失去濡养，肾精不得滋助；脾胃燥热偏盛，上可灼伤肺津，下可耗伤肾阴；肾阴不足则阴虚火旺，亦可上灼肺胃，终致肺燥胃热肾虚，故"三多"之症常可相互并见。

消渴病日久，易发生以下病变：一是阴损及阳，导致阴阳俱虚。阴虚为本，燥热为标是消渴基本病机特点，由于阴阳互根，若病程日久，阴损及阳，可致阴阳俱虚，其中以肾阳虚及脾阳虚较为多见。严重者可因阴液极度耗损，虚阳浮越，而见烦躁、头痛、呕恶、呼吸深快等症，甚则出现昏迷、肢厥、脉细欲绝等阴竭阳亡危象。二是病久入络，血脉瘀滞。消渴病是一种病及多个脏腑的疾病，气血运行失常，阴虚内热，耗伤津液，又可导致血行不畅、血脉瘀滞。现代研究证明，消渴病多种并发症的发生与血瘀密切有关。

消渴病病变影响广泛，涉及多个脏腑，未及时医治以及病情严重的患者，常可并发其他多种病证。如肺喜润恶燥，肺失濡养，日久可并发肺痨；肾阴亏损，肝失濡养，肝肾精血不足，不能上承耳目，可并发白内障、雀目、耳聋等；燥热内结，脉络瘀阻，毒蕴成脓，可发为疮疖痈疽；阴虚燥热，血脉瘀滞，脑脉闭阻或血溢脉外，可发为中风偏瘫等。

【诊查要点】

一、诊断依据

1. 口渴多饮、多食易饥、尿频量多、形体消瘦或尿有甜味等具有特征性的临床症状，是诊断消渴病的主要依据。

2. 有的患者"三多"症状不显著，但若于中年之后发病，且嗜食膏粱厚味、醇酒炙煿，以及病久并发眩晕、肺痨、胸痹心痛、中风、雀目、疮痈等病证者，应考虑消渴的可能性。

3. 由于本病的发生与禀赋不足有较为密切的关系，故消渴病的家族史可供诊断参考。

二、病证鉴别

1. 消渴与口渴症

口渴症是指口渴饮水的一个临床症状，可出现于多种疾病过程中，尤以外感热病为多见。但这类口渴各随其所患病证的不同而出现相应的临床症状，不伴多食、多尿、尿甜、瘦削等消渴的特点。

2. 消渴与瘿病

瘿病中气郁化火、阴虚火旺的类型，以情绪激动，多食易饥，形体日渐消瘦，心悸，眼突，颈部一侧或两侧肿大为特征。其中的多食易饥、消瘦，类似消渴病的中消，但眼球突出，颈前瘿肿有形则与消渴有别，且无消渴病的多饮、多尿、尿甜等症。

【辨证论治】

一、辨证要点

1. 辨病位

消渴病的"三多"症状，往往同时存在，但根据其程度的轻重不同，而有上、中、下三消之分，及肺燥、胃热、肾虚之别。通常以肺燥为主，多饮症状较突出者，称为上消；以胃热为主，多食症状较为突出者，称为中消；以肾虚为主，多尿症状较为突出者，称为下消。

2. 辨标本

本病以阴虚为主，燥热为标，两者互为因果。常因病程长短及病情轻重的不同，而阴虚和燥热之表现各有侧重。一般初病多以燥热为主，病程较长者则阴虚与燥热互见，日久则以阴虚为主，进而由于阴损及阳，导致阴阳俱虚。

3. 辨本症与并发症

多饮、多食、多尿和乏力、消瘦为消渴病本症的基本临床表现，而易发生诸多并发症为本病的另一特点。本症与并发症的关系，一般以本症为主，并发症为次。多数患者，先见本症，随病情的发展而出现并发症。但亦有少数患者与此相反，如少数中老年患者，"三多"及消瘦的本症不明显，常因痈疽、眼疾、心脑病证等为线索，最后确诊为本病。

二、治疗原则

消渴的基本病机是阴虚为本，燥热为标，故清热润燥、养阴生津为本病的基本治疗原则。《医学心悟·三消》说："治上消者，宜润其肺，兼清其胃。""治中消者，宜清其胃，兼滋其肾。""治下消者，宜滋其肾，兼补其肺。"可谓深得治疗消渴之要旨。由于本病常发生血脉瘀滞及阴损及阳的病变，以及易并发痈疽、眼疾、劳嗽等症，故还应针对具体病情，及时合理地选用活血化瘀、清热解毒、健脾益气、滋补肾阴、温补肾阳等治法。

三、证治分类

（一）上消

肺热津伤证

症状：口渴多饮，口舌干燥，尿频量多，烦热多汗，舌边尖红，苔薄黄，脉洪数。

证机概要：肺脏燥热，津液失布。

治法：清热润肺，生津止渴。

代表方：消渴方加减。本方清热降火，生津止渴，适用于消渴肺热津伤之证。

常用药：天花粉、葛根、麦冬、生地、藕汁生津清热，养阴增液；黄连、黄芩、知母清热降火。

若烦渴不止，小便频数，而脉数乏力者，为肺热津亏，气阴两伤，可选用玉泉丸或二冬汤。玉泉丸中，以人参、黄芪、茯苓益气，天花粉、葛根、麦冬、乌梅、甘草等清热生津止渴。二冬汤中，重用人参益气生津，天冬、麦冬、天花粉、黄芩、知母清热生津止渴。二方同中有异，前者益气作用较强，而后者清热作用较强，可根据临床需要选用。

（二）中消

1. 胃热炽盛证

症状：多食易饥，口渴，尿多，形体消瘦，大便干燥，苔黄，脉滑实有力。

证机概要：胃火内炽，胃热消谷，耗伤津液。

治法：清胃泻火，养阴增液。

代表方：玉女煎加减。本方清胃滋阴，适用于消渴胃热阴虚，多食易饥，口渴等症。

常用药：生石膏、知母、黄连、栀子清胃泻火；玄参、生地、麦冬滋肺胃之阴；川牛膝活血化瘀，引热下行。

大便秘结不行，可用增液承气汤润燥通腑，"增水行舟"，待大便通后，再转上方治疗。本证亦可选用白虎加人参汤。方中以生石膏、知母清肺胃，除烦热，人参益气扶正，甘草、粳米益胃护津，共奏益气养胃、清热生津之效。

2. 气阴亏虚证

症状：口渴引饮，能食与便溏并见，或饮食减少，精神不振，四肢乏力，体瘦，舌质淡红，苔白而干，脉弱。

证机概要：气阴不足，脾失健运。

治法：益气健脾，生津止渴。

代表方：七味白术散加减。本方益气健脾生津，适用于消渴之津气亏虚者。《医宗金鉴》等书将本列为治消渴的常用方之一。并可合生脉散益气生津止渴。

常用药：黄芪、党参、白术、茯苓、山药、甘草益气健脾；木香、藿香醒脾行气散津；葛根升清生津；天冬、麦冬养阴生津。

肺有燥热，加地骨皮、知母、黄芩清肺；口渴明显，加天花粉、生地养阴生津；气短汗多，加五味子、山萸肉敛气生津；食少腹胀，加砂仁、鸡内金健脾助运。

（三）下消

1. 肾阴亏虚证

症状：尿频量多，混浊如脂膏，或尿甜，腰膝酸软，乏力，头晕耳鸣，口干唇燥，皮肤干燥，瘙痒，舌红苔少，脉细数。

证机概要：肾阴亏虚，肾失固摄。

治法：滋阴固肾。

代表方：六味地黄丸加减。本方滋养肾阴，适用于消渴肾阴亏虚之证。

常用药：熟地、山萸肉、枸杞子、五味子固肾益精；山药滋补脾阴，固摄精微；茯苓健脾渗湿；泽泻、丹皮清泄火热。

阴虚火旺而烦躁，五心烦热，盗汗，失眠者，加知母、黄柏滋阴泻火；尿量多而混浊者，加益智仁、桑螵蛸等益肾缩尿；气阴两虚而伴困倦，气短乏力，舌质淡红者，加党参、黄芪、黄精益气。

若烦渴，头痛，唇红舌干，呼吸深快，阴伤阳浮者，用生脉散加天门冬、鳖甲、龟板育阴潜阳；如见神昏、肢厥、脉微细等阴竭阳亡危象者，可合参附龙牡汤益气敛阴，回阳救脱。

2. 阴阳两虚证

症状：小便频数，混浊如膏，甚至饮一溲一，面容憔悴，耳轮干枯，腰膝酸软，四肢欠温，畏寒肢冷，阳痿或月经不调，舌苔淡白而干，脉沉细无力。

证机概要：阴损及阳，肾阳衰微，肾失固摄。

治法：滋阴温阳，补肾固涩。

代表方：金匮肾气丸加减。方中以六味地黄丸滋阴补肾，并用附子、肉桂以温补肾阳。主治阴阳两虚，尿频量多，腰酸腿软，形寒，面色黧黑等症。《医贯·消渴论》对本方在消渴病中的应用作了较好的阐述："盖因命门火衰，不能蒸腐水谷，水谷之气，不能熏蒸上润乎肺，如釜底无薪，锅盖干燥，故燥。至于肺亦无所禀，不能四布水津，并行五经，其所饮之水，未经火化，直入膀胱，正谓饮一升溲一升，饮一斗溲一斗，试尝其味，甘而不咸可知矣。故用附子、肉桂之辛热，壮其少火，灶底加薪，枯笼蒸溽，槁禾得雨，生意维新。"

常用药：熟地、山萸肉、枸杞子、五味子固肾益精；山药滋补脾阴，固摄精微；茯苓健脾渗湿；附子、肉桂温肾助阳。

尿量多而混浊者，加益智仁、桑螵蛸、覆盆子、金樱子等益肾收摄；身体困倦，气短乏力者，可加党参、黄芪、黄精补益正气；阳痿，加巴戟天、淫羊藿、肉苁蓉；阳虚畏寒者，可酌加鹿茸粉0.5g冲服，以启动元阳，助全身阳气之生化。

消渴多伴有瘀血的病变，故对于上述各种证型，尤其是对于舌质紫暗或有瘀点瘀斑，脉涩或结或代，及兼见其他瘀血证候者，均可酌加活血化瘀的药物，如丹参、川芎、郁金、红花、泽兰、鬼箭羽、山楂等，或配用降糖活血方（方中用丹参、川芎、益母草活血化瘀，当归、赤白芍养血活血，木香行气导滞，葛根生津止渴）。

消渴容易发生多种并发症，应在治疗本病的同时，积极治疗并发症。白内障、雀盲、耳聋，主要病机为肝肾精血不足，不能上承耳目所致，宜滋补肝肾，益精补血，可用杞菊地黄丸或明目地黄丸。对于并发疮毒痈疽者，则治宜清热解毒，消散痈肿，用五味消毒饮。在痈疽的恢复阶段，则治疗上要重视托毒生肌。并发肺痨、水肿、中风者，则可参考有关章节辨证论治。

【预后转归】

消渴病若早期发现，坚持治疗，生活饮食规律，预后较好。若失治误治，病变累及多个脏腑，病变影响广泛，未及时医治或病情严重的患者，不仅病情反复发作，且会日渐加重，并发多种疾患。如肺失滋养，日久可并发肺痨；肝肾亏虚，失去濡养，肝肾精血不能上呈于耳目，则可并发白内障、雀目、耳聋等疾患；若脉络瘀阻，毒蕴成脓，则发为疮疖痈疽等。若虽初诊而病程较长，已并发多种疾患，预后较差。

【预防调护】

本病生活调摄具有十分重要的意义，节制饮食具有基础治疗的重要作用。在保证机体合理需要的情况下，应限制粮食、油脂的摄入，忌食糖类，养成定时定量进餐的习惯。戒烟酒、浓茶及咖啡等。保持情志平和，生活起居规律。

【临证备要】

1. "三多"和消瘦的程度，是判断消渴病情轻重的重要标志。并发症是影响病情、损伤患者劳动力和危及患者生命的重要因素，故应十分注意及早防治各种并发症。

2. 不同患者"三多"症状的显著程度有较大的个体差别，临证当注意细心分析辨别。

3. 控制饮食，对于本病的治疗有极为重要的意义，少数患者经过严格而合理的饮食控制，即能收到良好的效果。中医药在改善症状、防治并发症等方面均有较好的疗效。

4. 现代研究认为瘀血是贯穿糖尿病发病始终的重要病机，因此，可以在原有消渴病机"阴虚为本，燥热为标"的基础上，补充"瘀血为患"。血管损害是糖尿病多种并发症的病理基础，如糖尿病眼底病变、糖尿病脑血管病变、糖尿病心血管病变、糖尿病肾病等，其中医病机以血脉涩滞，瘀血痹阻为核心，活血化瘀是防治糖尿病并发症的关键。对于消渴病的多种并发症，可以辨证施治为主，适当配伍活血化瘀药物或方剂，以期提高疗效。

【医案举隅】

沈某，女，54岁，2001年10月16日初诊。

今年6月因出现饥饿感、小便有沫，去某医院检查发现血糖增高，诊为糖尿病，先后用过美吡哒等西药，血糖未完全控制。目前查餐后2小时血糖9.1mmol/L。体重逐渐下降，视力下降，头晕头痛，口苦口干，寐差，乏力，多饮善饥，肩臂腿膝酸痛，尿浑，大便干，阴下瘙痒，性情急躁，声音嘶哑1月余，苔黄腻，脉细滑。证属气阴两虚、燥热、湿热与瘀热互结，但络热血瘀为甚。

处方：桑叶15g，地骨皮20g，玄参12g，天花粉15g，知母10g，炙僵蚕10g，鬼箭羽20g，黄连4g，北沙参12g，麦冬10g，玉米须15g，炙水蛭3g，生地黄12g，夜交藤25g，太子参10g。14剂。

10月30日复诊：症状稍有改善，睡眠可，疲乏有所缓解，头晕头痛稍缓，尿转清，大便能解，但仍口干，多饮，视物模糊，周身酸痛，苔黄腻，脉细滑。

原方去夜交藤、麦冬，加葛根12g，石斛10g，桑寄生12g，14剂。

11月14日再诊：症情缓解，无明显自觉症状，复查空腹血糖6.67mmol/L，餐后2小时血糖8.2mmol/L。治疗有效，原方继进。服30剂后病情缓解。

按：本案证属气阴两虚，燥热、湿热与瘀热互结之候，但络热血瘀为甚，实中夹虚。本病在标为燥热、湿热与瘀热三热互结，在本为气阴两虚、肝肾不足，立清燥泄热、清利芳化、凉血化瘀及益气养阴、培补肝肾治法，注重调整肺、脾胃、肝肾的功能。

〔叶丽红，王敬卿．周仲瑛治疗糖尿病经验．中医杂志2003；(12)：900～901〕

【古代文献精选】

《素问·奇病论》："帝曰：有病口甘者，病名为何？何以得之？岐伯曰：此五气之溢也，名曰脾瘅。夫五味入口藏于胃，脾为之行其精气，津液在脾，故令人口甘。此肥美之所发也。此人必数食甘美，而多肥也。肥者令人内热，甘者令人中满，故其气上溢，转为消渴。"

《金匮要略·消渴小便不利淋病脉证并治》："趺阳脉浮而数，浮则为气，数即为消谷而大坚，气盛则溲数，溲数即坚，坚数相搏，即消渴。"

《景岳全书·三消干渴》："凡治消之法，最当先辨虚实。若察其脉证，果为实火致耗津液者，但去其火则津液自生，而消渴自止。若由真水不足，则悉属阴虚，无论上、中、下，急宜治肾，必使阴气渐充，精血渐复，则病必自愈。若但知清火，则阴无以生，而日见消败，益以困矣。"

第五节　内伤发热

内伤发热是指以内伤为病因，脏腑功能失调，气血阴阳失衡为基本病机，以发热为主要临床表现的病证。一般起病较缓，病程较长，热势轻重不一，但以低热为多，或自觉发热而体温并不升高。

《素问·调经论》对"阴虚生内热"有较详细记载，指出劳倦过度，阴阳失调可发热。汉·张仲景《金匮要略·血痹虚劳病脉证并治》以小建中汤治疗阴阳两虚的虚热症状，可谓开后世甘温除热治法的先河。宋·钱乙《小儿药证直诀》在《内经》五脏热病学说的基础上，提出了心热用导赤散，肝热用泻青丸，脾热用泻黄散，肺热用泻白散等，并将金匮肾气丸化裁为六味地黄丸，为阴虚内热的治疗提供了重要的方剂。元·李东垣提出脾胃气虚发热，并以补中益气汤治疗，使升阳补气法即甘温除大热之法在治疗内伤发热中起了重要作用。朱丹溪对阴虚发热有较多的论述，认为阳有余而阴不足，强调泻火以保阴，反对浪用辛燥。明·张景岳《景岳全书·寒热》对内伤发热的病因作了比较详细的论述，在病机上也有发挥，如《景岳全书·火证》说："阳虚者亦能发热，此以元阳败竭，火不归原也。"用右归饮、理中汤、大补元煎、六味回阳饮等作为治疗阳虚发热的主要方剂，值得重视。明·秦景明《症因脉治·内伤发热》最先明确提出"内伤发热"这一病证名称，气虚发热用气虚柴胡汤，血虚发热用血虚柴胡汤治疗。清·李用粹《证治汇补·发热》将外感发热以外的发热分为郁火发热、阳郁发热、骨蒸发热、内伤发热（主要指气虚发热）、阳虚发热、阴虚发热、血虚发热、痰证发热、伤食发热、瘀血发热、疮毒发热共11种，有助于对内伤发热的深入辨证论治。清·王清任《医林改错》及清·唐容川《血证论》二书对瘀血发热特点的描述，在内伤发热的辨证上有很大意义。

凡是不因感受外邪所导致的发热，均属内伤发热的范畴。西医学所称的功能性低热，肿瘤、血液病、结缔组织疾病、内分泌疾病及部分慢性感染性疾病所引起的发热，和某些原因不明的发热，具有内伤发热的临床表现时，均可参照本节辨证论治。

【病因病机】

引起内伤发热的病因主要是久病体虚、饮食劳倦、情志失调及外伤出血，其病机主要为气、血、阴、阳亏虚，以及气、血、湿等郁结壅遏而致发热。

一、病因

1. 久病体虚

由于久病或原本体虚，失于调理，以致机体的气、血、阴、阳亏虚，阴阳失衡而引起发热。若中气不足，阴火内生，可引起气虚发热；久病心肝血虚，或脾虚不能生血，或长期慢性失血，以致血虚阴伤，无以敛阳，导致血虚发热；素体阴虚，或热病日久，耗伤阴液，或治病过程中误用、过用温燥药物，导致阴精亏虚，阴衰则阳盛，水不制火，而导致阴虚发热。寒证日久，或久病气虚，气损及阳，脾肾阳气亏虚，虚阳外浮，导致阳虚发热。

2. 饮食劳倦

由于饮食失调，劳倦过度，使脾胃受损，水谷精气不充，以致中气不足，阴火内生，或脾虚不能化生阴血，而引起发热。若脾胃受损，运化失职，以致痰湿内生，郁而化热，进而引起湿郁发热。

3. 情志失调

情志抑郁，肝气不能条达，气郁化火，或恼怒过度，肝火内盛，导致气郁发热。正如元·朱震亨《丹溪心法·火》所概括的"凡气有余便是火"。情志失调亦是导致瘀血发热的原因之一。在气机郁滞的基础上，日久不愈，则使血行瘀滞而导致血瘀发热。

4. 外伤出血

外伤以及出血等原因导致发热主要有两个方面：一是外伤以及出血使血循不畅，瘀血阻滞经络，气血壅遏不通，因而引起瘀血发热。二是外伤以及血证时出血过多，或长期慢性失血，以致阴血不足，无以敛阳而引起血虚发热。

二、病机

内伤发热的病机大体可归纳为虚、实两类。由气郁化火、瘀血阻滞及痰湿停聚所致者属实，其基本病机为气、血、湿等郁结，壅遏化热而引起发热。由中气不足、血虚失养、阴精亏虚及阳气虚衰所致者属虚，其基本病机是气、血、阴、阳亏虚，或因阴血不足，阴不制阳，水不济火，阳气亢盛而发热，或因中气不足，阴火内生，或阳气虚衰，阳气外浮而发热。总属脏腑功能失调，阴阳失衡所导致。

本病病机复杂，可由一种也可由多种病因同时引起发热，如气郁血瘀、气阴两虚、气血两虚等。久病往往由实转虚，由轻转重，其中以瘀血病久，损及气、血、阴、阳，分别兼见气虚、血虚、阴虚或阳虚，而成为虚实兼夹之证的情况较为多见。其他如气郁发热日久伤阴，则转化为气郁阴虚之发热；气虚发热日久，病损及阳，阳气虚衰，则发展为阳虚发热。

【诊查要点】

一、诊断依据

1. 内伤发热起病缓慢,病程较长,多为低热,或自觉发热,而体温并不升高,表现为高热者较少。不恶寒,或虽有怯冷,但得衣被则温。常兼见头晕、神疲、自汗、盗汗、脉弱等症。

2. 一般有气、血、阴、阳亏虚,或气郁、血瘀、湿阻的病史,或有反复发热史。

3. 无感受外邪所致的头身疼痛、鼻塞、流涕、脉浮等症。

二、病证鉴别

内伤发热与外感发热:内伤发热的诊断要点已如上述,而外感发热表现的特点是:因感受外邪而起,起病较急,病程较短,发热初期大多伴有恶寒,其恶寒得衣被而不减。发热的程度(体温)大多较高,发热的类型随病种的不同而有所差异。初起常兼有头身疼痛、鼻塞、流涕、咳嗽、脉浮等表证。外感发热由感受外邪,正邪相争所致,属实证者居多。

【辨证论治】

一、辨证要点

1. 辨证候虚实

应依据病史、症状、脉象等辨明证候的虚实,这对治疗原则的确定具有重要意义。由气郁、血瘀、痰湿所致的内伤发热属实,由气虚、血虚、阴虚、阳虚所致的内伤发热属虚。若邪实伤正及因虚致实,表现虚实夹杂证候者,应分辨其主次。

2. 辨病情轻重

病程长久,热势亢盛,持续发热,或反复发作,经治不愈,胃气衰败,正气虚甚,兼夹证多,均为病情较重的表现,反之则病情较轻。若内脏无实质性病变,仅属一般体虚所致者,病情亦轻。

二、治疗原则

根据证候、病机的不同而分别采用有针对性的治法。属实者,治宜解郁、活血、除湿为主,适当配伍清热。属虚者,则应益气、养血、滋阴、温阳,除阴虚发热可适当配伍清退虚热的药物外,其余均应以补为主。对虚实夹杂者,则宜兼顾之。正如《景岳全书·火证》说:"实火宜泻,虚火宜补,固其法也。然虚中有实者,治宜以补为主,而不得不兼乎清……若实中有虚者,治宜以清为主而酌兼乎补。"

三、证治分类

1. 阴虚发热证

症状:午后潮热,或夜间发热,不欲近衣,手足心热,烦躁,少寐多梦,盗汗,口干咽燥,舌质红,或有裂纹,苔少甚至无苔,脉细数。

证机概要:阴虚阳盛,虚火内炽。

治法：滋阴清热。

代表方：清骨散加减。本方具有清虚热、退骨蒸的功效，为治疗阴虚发热的常用方剂。

常用药：银柴胡、知母、胡黄连、地骨皮、青蒿、秦艽清退虚热；鳖甲滋阴潜阳。

盗汗较甚者，可去青蒿，加牡蛎、浮小麦、糯稻根固表敛汗；阴虚较甚者，加玄参、生地、制首乌滋养阴精；失眠者，加酸枣仁、柏子仁、夜交藤养心安神；兼有气虚而见头晕气短、体倦乏力者，加太子参、麦冬、五味子益气养阴。

2. 血虚发热证

症状：发热，热势多为低热，头晕眼花，身倦乏力，心悸不宁，面白少华，唇甲色淡，舌质淡，脉细弱。

证机概要：血虚失养，阴不配阳。

治法：益气养血。

代表方：归脾汤加减。本方具有补气生血、健脾养心的功效，适用于心脾气血不足之发热。

常用药：黄芪、党参、茯苓、白术、甘草益气健脾；当归、龙眼肉补血养血；酸枣仁、远志养心安神；木香健脾理气。

血虚较甚者，加熟地、枸杞子、制首乌补益精血；发热较甚者，可加银柴胡、白薇清退虚热；由慢性失血所致的血虚，若仍有少许出血者，可酌加三七粉、仙鹤草、茜草、棕榈炭止血；脾虚失健，纳差腹胀者，去黄芪、龙眼肉，加陈皮、神曲、谷麦芽健脾助运。

3. 气虚发热证

症状：发热，热势或低或高，常在劳累后发作或加剧，倦怠乏力，气短懒言，自汗，易于感冒，食少便溏，舌质淡，苔薄白，脉细弱。

证机概要：中气不足，阴火内生。

治法：益气健脾，甘温除热。

代表方：补中益气汤加减。本方具有益气升阳、调补脾胃的功效，适用于气虚发热证，是甘温除热的代表方剂。

常用药：黄芪、党参、白术、甘草益气健脾；当归养血活血；陈皮理气和胃；升麻、柴胡既能升举清阳，又能透泄热邪。

自汗较多者，加牡蛎、浮小麦、糯稻根固表敛汗；时冷时热，汗出恶风者，加桂枝、芍药调和营卫；脾虚夹湿，而见胸闷脘痞，舌苔白腻者，加苍术、厚朴、藿香健脾燥湿。

4. 阳虚发热证

症状：发热而欲近衣，形寒怯冷，四肢不温，少气懒言，头晕嗜卧，腰膝酸软，纳少便溏，面色㿠白，舌质淡胖，或有齿痕，苔白润，脉沉细无力。

证机概要：肾阳亏虚，火不归原。

治法：温补阳气，引火归原。

代表方：金匮肾气丸加减。本方具有温补肾阳的功效，适用于阳虚发热证。本方虽为温阳剂，但方中却配伍了养阴药，其意义在于阴阳相济。

常用药：附子、桂枝温补阳气；山茱萸、地黄补养肝肾；山药、茯苓补肾健脾；丹皮、泽泻清泄肝肾。

短气甚者，加人参补益元气；阳虚较甚者加仙茅、仙灵脾温肾助阳；便溏者，加白术、干姜温运中焦。

5. 气郁发热证

症状：发热多为低热或潮热，热势常随情绪波动而起伏，精神抑郁，胁肋胀满，烦躁易怒，口干而苦，纳食减少，舌红，苔黄，脉弦数。

证机概要：气郁日久，化火生热。

治法：疏肝理气，解郁泻热。

代表方：丹栀逍遥散加减。本方由逍遥散加丹皮、栀子而成，具有疏肝解郁、清热泻火的功效，适用于气郁发热证。

常用药：丹皮、栀子清肝泄热；柴胡、薄荷疏肝解热；当归、白芍养血柔肝；白术、茯苓、甘草培补脾土。

气郁较甚，可加郁金、香附、青皮理气解郁；热象较甚，舌红口干，便秘者，可去白术，加龙胆草、黄芩清肝泻火；妇女若兼月经不调，可加泽兰、益母草活血调经。

6. 痰湿郁热证

症状：低热，午后热甚，心内烦热，胸闷脘痞，不思饮食，渴不欲饮，呕恶，大便稀薄或黏滞不爽，舌苔白腻或黄腻，脉濡数。

证机概要：痰湿内蕴，壅遏化热。

治法：燥湿化痰，清热和中。

代表方：黄连温胆汤合中和汤加减。前方理气化痰，燥湿清热，适用于痰热内蕴证；后方清热燥湿，理气化痰，适用于痰湿郁热证。

常用药：半夏、厚朴燥湿化痰；枳实、陈皮理气和中；茯苓、通草、竹叶清热利湿；黄连清热除烦。

呕恶，加竹茹、藿香、白蔻仁和胃泄浊；胸闷，苔腻，加郁金、佩兰芳化湿邪；湿热阻滞少阳枢机，症见寒热如疟，寒轻热重，口苦呕逆者，加青蒿、黄芩清解少阳。

7. 血瘀发热证

症状：午后或夜晚发热，或自觉身体某些部位发热，口燥咽干，但不多饮，肢体或躯干有固定痛处或肿块，面色萎黄或晦暗，舌质青紫或有瘀点、瘀斑，脉弦或涩。

证机概要：血行瘀滞，瘀热内生。

治法：活血化瘀。

代表方：血府逐瘀汤加减。本方具有活血化瘀、行气止痛的功效，适用于血瘀气滞所致的胸痛、头痛、发热等证。

常用药：当归、川芎、赤芍、地黄养血活血；桃仁、红花、牛膝活血祛瘀；柴胡、枳壳、桔梗理气行气。

发热较甚者，可加秦艽、白薇、丹皮清热凉血；肢体肿痛者，可加丹参、郁金、延胡索活血散肿定痛。

【预后转归】

内伤发热证属肝郁、瘀血、湿阻发热，或气虚、血虚、阴虚发热，且胃气尚未衰败者，经过适当的治疗及护理，均可治愈，预后较好。而兼夹多种病证，病情复杂，以及体质极度亏虚的患者，或内伤发热迁延日久，正虚邪恋，胃气衰败，格阳戴阳者，则其疗效及预后均较差。脉诊对病情的判断有较大的意义，如《张氏医通·热》说："热而脉静者难治，脉盛汗出不解者死，脉虚热不止者死，脉弱四肢厥，不欲见人，利下不止者死。"

【预防调护】

内伤发热患者应注意休息，体温高者应卧床，部分长期低热的患者，在体力允许的情况下，可做适当户外活动。要保持乐观情绪，饮食宜进清淡、富于营养而又易于消化之品。由于内伤发热的患者常卫表不固而有自汗、盗汗，故应注意保暖、避风，防止感受外邪。

【临证备要】

1. 中医对内伤发热有一套颇具特色的理论认识及治疗方药，且对多数患者具有较好的疗效。因内伤发热主要由于气、血、痰湿的郁滞壅遏，或气、血、阴、阳的亏损失调所导致，故在发热的同时，分别伴有气滞、血瘀、湿郁或气虚、血虚、阴虚、阳虚的症状，这是掌握内伤发热辨证及治疗的关键。

2. 《医学心悟·火字解》将外邪引起的发热称为"贼火"，由久病伤正、情志不舒、饮食失调、劳倦过度等引起的内伤发热称为"子火"。这对于掌握外感发热与内伤发热在性质及治法上的根本区别甚有裨益。内伤发热以属虚者为多，除气郁化火及痰湿蕴热者可配合清热除湿外，一般均应针对病情补益气血阴阳，以促进脏腑功能及阴阳平衡的恢复，切不可一见发热，便用发散解表及苦寒泻火之剂，以致耗气伤阴或伤败脾胃。

3. 甘温除热法源于《内经》，创于东垣，为中医治疗气虚发热的有效方法。西医学所称的功能性发热多见于女性，体质偏弱，常兼有多汗、怕冷、心悸、失眠等气血不足的症状。中医理论认为气血相关，阴阳互根，血虚者多兼气虚，阳虚为气虚之极，阳虚者必见气虚。故对于相当部分的功能性发热在甘温除热法的基础上，针对病情加减化裁，常能收到较好的效果。

【医案举隅】

郭某，女，40岁。因久患低烧症于1973年6月17日初诊。

3年来下午低烧，常达37.7℃~38.8℃，每到夜间两腿发麻，精神委顿不振，经西医检查原因未明，久治无效。脉细稍数，左关稍弦，舌无苔略红。有阴虚肝阳旺现象，都气丸加柴、芍、桂，以滋肾调肝。

生地黄24g，山茱萸12g，怀山药12g，丹皮12g，泽泻9g，茯苓9g，柴胡6g，五味子6g，白芍9g，肉桂6g，水煎服，7剂。

6月26日二诊：低烧下降到37℃，嘱再服前方十余剂，以巩固疗效。

按语：方中六味丸，系钱仲阳从金匮肾气丸减桂、附而成。《医方论》谓："此方非单治肝肾不足，实三阴并治之剂。有熟地之滋补肾水，即有泽泻之宣泄肾浊以济之；有萸肉之温涩肝经，即有丹皮之清泻肝火以佐之；有山药之收摄脾经，即有茯苓之淡渗脾湿以和之。"此证下午低烧，夜间腿麻，为真阴亏损，又是女性，故以生地易熟地，入五味子成都气丸，以益气强阴，加柴胡疏理滞气，抑肝散火，益白芍以敛虚热、护营阴，要点加桂作反佐，使引火归原，以退久虚低烧。

（中医研究院编．岳美中医案集．人民卫生出版社．1978）

【古代文献精选】

《诸病源候论·虚劳热候》："虚劳而热者，是阴气不足，阳气有余，故内外生于热，非邪气从外来乘也。"

《医学心悟·火字解》："外火，风、寒、暑、湿、燥、火及伤热饮食，贼火也，贼可驱而不可留。内火，七情色欲，劳役耗神，子火也，子可养而不可害。""养子火有四法：一曰达……所谓木郁则达之，如逍遥散之类是也；二曰滋……所谓壮水之主，以镇阳光，如六味汤之类是也；三曰温……经曰劳者温之，又曰甘温能除大热，如补中益气汤之类是也；四曰引……以辛热杂于壮水药中，导之下行，所谓导龙入海，引火归原，如八味汤之类是也。"

《医林改错·血府逐瘀汤所治之症目》："身外凉，心里热，故名灯笼病，内有瘀血。认为虚热，愈补愈瘀；认为实火，愈凉愈凝。""晚发一阵热，每晚内热，兼皮肤热一时。"

第六节 汗 证

汗证是指由于阴阳失调，腠理不固，而致汗液外泄失常的病证。其中，不因外界环境因素的影响，而白昼时时汗出，动辄益甚者，称为自汗；寐中汗出，醒来自止者，称为盗汗，亦称为寝汗。《明医指掌·自汗盗汗心汗证》对自汗、盗汗的名称作了恰当的说明："夫自汗者，朝夕汗自出也。盗汗者，睡而出，觉而收，如寇盗然，故以名之。"

《内经》对汗的生理及病理已经有了一定的认识，明确指出汗液为人体津液的一种，并与血液有密切关系，即所谓血汗同源，故血液耗伤之人，不可再发其汗。还明确指出生理性的出汗与气温高低及衣着厚薄有密切关系。如《灵枢·五癃津液别》说："天暑衣厚则腠理开，故汗出……天寒则腠理闭，气湿不行，水下留于膀胱，则为溺与气。"在出汗异常的病证方面，谈到了多汗、寝汗、绝汗等。汉·张仲景《金匮要略·水气病脉证并治》首先记载了盗汗的名称，并认为由虚劳所致者较多。宋·陈无择

《三因极一病证方论·自汗论治》云："无问昏醒，浸浸自出者，名曰自汗；或睡着汗出，即名盗汗，或云寝汗。若其饮食劳役，负重涉远，登顿疾走，因动汗出，非自汗也。"对自汗、盗汗作了鉴别，并指出其他疾病中表现的自汗，应着重针对病源治疗。朱丹溪对自汗、盗汗的病理属性作了概括，认为自汗属气虚、血虚、阳虚、湿、痰，盗汗属血虚、阴虚。明·张景岳《景岳全书·汗证》对汗证作了系统的整理，认为一般情况下自汗属阳虚，盗汗属阴虚，但"自汗盗汗亦各有阴阳之证，不得谓自汗必属阳虚，盗汗必属阴虚也。"清·叶天士《临证指南医案·汗》谓："阳虚自汗，治宜补气以卫外；阴虚盗汗，治当补阴以营内。"王清任在《医林改错·血府逐瘀汤所治之症目》中补充了针对血瘀所致自汗、盗汗的治疗方药。

自汗、盗汗作为症状，既可单独出现，也常伴见于其他疾病过程中。本节着重讨论单独出现的自汗、盗汗。至于由其他疾病引起者，在治疗原发疾病的基础上，可参考本节辨证论治。若因体质关系，平素易于出汗，而不伴有其他症状者，则不属本节讨论范围。

根据汗证的临床表现，西医学中的甲状腺功能亢进、自主神经功能紊乱、风湿热、结核病等所致的自汗、盗汗亦可参考本节辨证论治。

【病因病机】

汗证常因病后体虚、表虚受风、思虑烦劳过度、情志不舒、嗜食辛辣等导致肌表疏松，表虚不固，腠理开泄而出汗，或汗液不能自藏而外泄。

一、病因

1. 病后体虚

素体薄弱，病后体虚，或久患咳喘，耗伤肺气，肺与皮毛相表里，肺气不足之人，肌表疏松，表虚不固，腠理开泄而致自汗。或因表虚卫弱，复加微受风邪，导致营卫不和，卫外失司，而致汗出。

2. 情志不调

思虑烦劳过度，损伤心脾，血不养心，心不敛营，则汗液外泄。或因耗伤阴精，虚火内生，阴津被扰，不能自藏而汗泄。亦有因忿郁恼怒，气机郁滞，肝郁化火，火热逼津外泄，而致自汗盗汗者。

3. 嗜食辛辣

嗜食辛辣厚味，或素体湿热偏盛，以致湿热内盛，邪热郁蒸，津液外泄而致汗出增多。

二、病机

汗由津液化生而成。上述几方面的病因，归纳言之，主要是通过以下两方面的原因而形成汗证：一是肺气不足或营卫不和，以致卫外失司而津液外泄；二是由于阴虚火旺或邪热郁蒸，逼津外泄。病机总属阴阳失调，腠理不固，营卫失和，汗液外泄失常。病理性质有虚实之分，但虚多实少，一般自汗多为气虚，盗汗多为阴虚。属实证者，多由肝火或湿热郁蒸所致。虚实之间每可兼见或相互转化，如邪热郁蒸，久则伤阴耗气，转为虚证；虚证亦可兼有火旺或湿热。虚证自汗日久可伤阴，盗汗久延则伤阳，以致出现气阴两虚或阴阳两虚之候。

汗为心之液，由精气所化，不可过泄。若汗证持续时间较长，常发生精气耗伤的病变，以致出现神情倦怠、肢软乏力、不思饮食等症。

【诊查要点】

一、诊断依据

1. 不因外界环境影响，在头面、颈胸，或四肢、全身出汗者，昼日汗出溱溱，动则益甚为自汗，睡眠中汗出津津，醒后汗止为盗汗。

2. 除外其他疾病引起的自汗、盗汗。作为其他疾病过程中出现的自汗、盗汗，因疾病不同，各具有该疾病的症状及体征，且出汗大多不居于突出地位。

3. 有病后体虚、表虚受风、思虑烦劳过度、情志不舒、嗜食辛辣等易于引起自汗、盗汗的病因存在。

二、病证鉴别

1. 汗证与脱汗

脱汗表现为大汗淋漓，汗出如珠，常同时出现声低息微，精神疲惫，四肢厥冷，脉微欲绝或散大无力，多在疾病危重时出现，为病势危急的征象，故脱汗又称为绝汗。其汗出的情况及病情的程度均较自汗、盗汗为重。

2. 汗证与战汗

战汗主要出现于急性热病过程中，表现为突然恶寒战栗，全身汗出，发热，口渴，烦躁不安，为邪正交争的征象。若汗出之后，热退脉静，气息调畅，为正气拒邪，病趋好转。与阴阳失调、营卫不和之自汗、盗汗迥然有别。

3. 汗证与黄汗

黄汗汗出色黄，染衣着色，常伴见口中黏苦，渴不欲饮，小便不利，苔黄腻，脉弦滑等湿热内郁表现。可以为自汗、盗汗中的邪热郁蒸型，但汗出色黄的程度较重。

【辨证论治】

一、辨证要点

要辨清阴阳虚实。一般来说，汗证属虚者多。自汗多属气虚不固，盗汗多属阴虚内热。但因肝火、湿热等邪热郁蒸所致者，则属实证。病程较久或病重者，会出现阴阳虚实错杂的情况。自汗久则可以伤阴，盗汗久则可以伤阳，出现气阴两虚或阴阳两虚之证。

二、治疗原则

汗证虚证当根据证候的不同而治以益气、养阴、补血、调和营卫；实证当清肝泄热、化湿和营；虚实夹杂者，则根据虚实的主次而适当兼顾。

此外，由于自汗、盗汗均以腠理不固、津液外泄为共同病变，故可酌加麻黄根、浮小麦、糯稻根、五味子、瘪桃干、牡蛎等固涩敛汗之品，以增强止汗的功能。

三、证治分类

1. 肺卫不固证

症状：汗出恶风，稍劳汗出尤甚，或表现半身、某一局部出汗，易于感冒，体倦乏力，周身酸楚，面色㿠白少华，苔薄白，脉细弱。

证机概要：肺气不足，表虚失固，营卫不和，汗液外泄。

治法：益气固表。

代表方：桂枝加黄芪汤或玉屏风散加减。两方均能补气固表止汗，但前方能调和营卫，适用于表虚卫弱、营卫不和引起的汗证，后方补肺益气，固表止汗，适用于表虚不固的汗证。

常用药：桂枝温经解肌，白芍和营敛阴，两药合用，一散一收，调和营卫；生姜、大枣、甘草辛温和中；黄芪益气固表；少佐防风达表。

气虚甚，加党参、白术健脾补肺；兼有阴虚，而见舌红、脉细数者，加麦冬、五味子养阴敛汗；兼阳虚者，加附子温阳敛汗；汗多者，加浮小麦、糯稻根、龙骨、牡蛎固涩敛汗；如半身或局部出汗者，可配合甘麦大枣汤甘润以缓急。中成药可用玉屏风颗粒。

2. 心血不足证

症状：自汗或盗汗，心悸少寐，神疲气短，面色不华，舌质淡，脉细。

证机概要：心血耗伤，心液不藏。

治法：养血补心。

代表方：归脾汤加减。本方益气生血，健脾养心，适用于心血不足引起的汗证。

常用药：人参、黄芪、白术、茯苓益气健脾；当归、龙眼肉补血养血；酸枣仁、远志养心安神；五味子、牡蛎、浮小麦收涩敛汗。

血虚甚者，加制首乌、枸杞子、熟地补益精血。

3. 阴虚火旺证

症状：夜寐盗汗，或有自汗，五心烦热，或兼午后潮热，两颧色红，口渴，舌红少苔，脉细数。

证机概要：虚火内灼，逼津外泄。

治法：滋阴降火。

代表方：当归六黄汤加减。本方具有滋阴清热、固表止汗的功效，适用于阴虚火旺引起的汗证。

常用药：当归、生地、熟地滋阴养血，壮水之主，以制阳光；黄连、黄芩、黄柏苦寒清热，泻火坚阴；五味子、乌梅敛阴止汗。

汗出多者，加牡蛎、浮小麦、糯稻根固涩敛汗；潮热甚者，加秦艽、银柴胡、白薇清退虚热；兼气虚者，加黄芪益气固表。以阴虚为主，而火热不甚，潮热、脉数等不显著者，可改用麦味地黄丸补益肺肾，滋阴清热。

4. 邪热郁蒸证

症状：蒸蒸汗出，汗黏，汗液易使衣服黄染，面赤烘热，烦躁，口苦，小便色黄，舌苔薄黄，脉弦数。

证机概要：湿热内蕴，逼津外泄。

治法：清肝泄热，化湿和营。

代表方：龙胆泻肝汤加减。本方清肝泻火，清利湿热，适用于邪热郁蒸所致的汗证。

常用药：龙胆草、黄芩、栀子、柴胡清肝泄热；泽泻、木通、车前子清利湿热；当归、生地滋阴养血和营；糯稻根清热利湿，敛阴止汗。

里热较甚，小便短赤者，加茵陈清解郁热。湿热内蕴而热势不盛，面赤烘热、口苦等症不显著者，可改用四妙丸清热除湿，方中以黄柏清热，苍术、薏苡仁除湿，牛膝通利经脉。

【预后转归】

单纯出现的自汗、盗汗，一般预后较好，经过治疗大多可在短时间内治愈或好转。伴见于其他疾病过程中的自汗、盗汗，则病情往往较重。治疗时应针对原发疾病，且常需待原发病好转、痊愈，自汗、盗汗才会减轻或消失。

【预防调护】

加强体育锻炼，注意劳逸结合，避免思虑烦劳过度，保持精神愉快，少食辛辣厚味。汗出之时，当避风寒，以防感冒。汗出之后，应及时用干毛巾将汗擦干。出汗多者，需经常更换内衣，并注意保持衣服、卧具干燥清洁。

【临证备要】

1. 明辨伴随症状，整体调治。汗证多与心悸、失眠、眩晕、耳鸣等病证同时并见，也是虚劳、痨瘵、失血、妇人产后血虚等病证中的一个常见症状。中医对其有比较系统、完整的认识，若辨证用药恰当，一般均有良好的疗效。

2. 辨别气虚、阴虚、血瘀，重视活血化瘀。一般情况下，自汗多属气虚，盗汗多属阴虚，但也有阳虚盗汗，阴虚自汗，因而必须四诊合参，才能辨证准确。临证还可见瘀血引起自汗盗汗者，如《医林改错·血府逐瘀汤所治之症目》说："竟有用补气、固表、滋阴、降火，服之不效，而反加重者，不知血瘀亦令人自汗、盗汗，用血府逐瘀汤。"故活血化瘀法在汗证的治疗中渐受重视。

【医案举隅】

叶某，女，17岁，学生。1975年1月23日初诊。

自幼即患盗汗，平时傍晚面部升火，手心灼热，寐中出汗，胃纳甚差，每餐进食二两，多食即腹胀，嗳气，大便干燥，二三日一次，口干黏而苦。舌苔薄腻，脉细数。胸透：两肺无明显病变，心膈无异常。治拟滋阴清热，润燥通腑。

处方：元参 12g，北沙参 12g，制川军 6g，知母 12g，瓜蒌皮 9g，大腹皮 9g，青陈皮各 9g，佛手 6g，6 剂。

二诊：1 月 30 日。大便已润，略有泛恶，入暮升火，手心汗出而凉，口微苦。再守原意。

原方去北沙参，制川军改为 4.5g，加地骨皮 12g，6 剂。

三诊：2 月 6 日。面部升火烘热已减，盗汗已少，胃纳渐香，午餐可进三两，但大便干结不爽。苔薄腻，脉细。阴液渐复，内热渐清，肠燥未润，再予滋阴降火润腑之法。

处方：元参 12g，北沙参 12g，制川军 6g，知母 12g，瓜蒌皮 9g，大腹皮 9g，地骨皮 12g，白薇 12g，青陈皮各 9g，7 剂。

按：本案证属盗汗，阴虚而致虚火旺，因肺胃阴虚，虚火上炎，灼伤肺胃阴津，需标本兼治，予养阴、清热、润燥、通腑之剂。大便已通而虚火未退，加入养阴清虚热之品扶正祛邪。阴液渐复，内热渐清，肠燥未润，则可复用滋阴降火润腑之法，切忌通腑过度。

（上海中医学院附属龙华医院．黄文东医案．上海人民出版社．1977）

【古代文献精选】

《济生方·诸汗门》："人之气血，应乎阴阳，和则平，偏则病。阴虚阳必凑，故发热自汗；阳虚阴必乘，故发厥、自汗。又况伤风、中暑、伤湿、喜怒、惊悸、房室、虚劳、历节、肠痈、痰饮、产褥等病，皆能致之。"

《医学正传·汗证》："若夫自汗与盗汗者，病似而实不同也。其自汗者，无时而濈濈然出，动则为甚，属阳虚，胃气之所司也；盗汗者，寝中而通身如浴，觉来方知，属阴虚，营血之所主也。大抵自汗宜补阳调卫，盗汗宜补阴降火。"

《医宗必读·汗》："心之所藏，在内者为血，在外者为汗。汗者心之液也，而肾主五液，故汗证未有不由心肾虚而得者。"

第七节　肥　胖

肥胖是由于过食、缺乏体力活动等多种原因导致体内膏脂堆积过多，使体重超过一定范围，或伴有头晕乏力、神疲懒言、少动气短等症状的一种疾病，是多种其他疾病发生的基础。

《内经》把肥胖分为肥、膏、肉三个类型。《灵枢·卫气失常》曰："人有肥、有膏、有肉……腘肉坚，皮满者肥；腘肉不坚，皮缓者膏；皮肉不相离者肉。"其中以膏人"纵腹垂腴"为首。可以看出这是根据皮下脂肪的多少，对肥胖进行分型，有别于众人"皮肉脂膏，不能相加"的特点。在《灵枢·阴阳二十五人》中认识到肥胖者特有"气有余"体质。并且《内经》已记载肥胖与消渴、中风、偏枯、痿厥等多种疾病有关，均由摄入过多所导致。如《素问·通评虚实论》云："凡治消瘅仆击，偏枯痿厥，气满发逆，肥贵人，则高梁之疾也。"后世医家在《内经》的基础上，不断丰富对肥胖的认识。汉·张仲景《金匮要略·血痹虚劳病脉证并治》说："夫尊荣人骨弱肌肤盛。"发现肥胖者易于发生骨的病变。元·朱彦修《丹溪心法》及清·喻昌《医门法律》提到肥人多痰湿。明·张介宾《景岳全书·杂证谟》认为肥人多气虚。清·吴道源《女科切要》认为："肥白妇人，经闭而不通者，必是湿痰与脂膜壅塞之故也。"在治疗方面，《素问·奇病论》曰："治之以兰，除陈气也。"是主张通过芳香清化之品来治疗肥胖及其并发病证；而《丹溪心法·中湿》提出肥胖应从湿热及气虚两方面着手。

本病证主要涉及西医学中的单纯性（体质性）肥胖、代谢综合征等疾病。其他具有明确病因的继发性肥胖，应以治疗原发病为主。对于无症状的2型糖尿病，若肥胖者可参考本病辨证治疗。

【病因病机】

肥胖的病因与饮食、年龄、先天禀赋、缺乏运动等多种因素相关。胃强脾弱之人，在病因作用下，酿生痰湿，导致气机运行不畅，血行瘀滞，郁遏生热，导致肥胖及相应病理变化。

一、病因

1. 饮食失节

暴饮暴食之人，常胃热偏胜，腐化水谷之功能亢旺。大量摄入肥甘厚味，困遏脾运，久则致脾之运化功能受损。进一步发展，则导致超量水谷不能化为精微，遂变生膏脂，随郁气之流窜而停于筋膜腔隙，形成肥胖。故《素问·奇病论》有"此肥美之所发也，此人必数食甘美而多肥也"之论述，表明了饮食失于节制是导致肥胖的关键因素。

2. 年老体弱

壮年之后，正气渐减，尤其阳气渐耗，阴气渐胜，起居变衰，使肺、脾、肾主水失职，痰浊渐生，与渐盛之阴气相互促进，推动体重随着年龄的增加而不断加重。《素问·阴阳应象大论》说："年四十……起居衰也；年五十，体重，耳目不聪明矣。"

3. 先天禀赋

肥胖发病具有一定的家族多发性。现代研究发现具有一定的遗传特性。体质与遗传有密切关系。中医认为阳热体质，胃热偏胜，食欲亢进。摄入过多水谷，困遏脾运，痰浊内生，堆积而发为肥胖。

4. 缺乏运动

动则生阳，静则生阴。喜坐懒动之人，阴盛而阳弱，阳气之气化功能不足，可致津液不归正化，停为痰湿，化为脂膏而致肥胖。唐·孙思邈《备急千金要方·养性》有"养性之道，常欲小劳"、"饱食即卧，乃生百病"的告诫，认识到合理的体力活动是必须的。

二、病机

肥胖病机为胃强脾弱，酿生痰湿，导致气郁、血瘀、内热壅塞。所谓胃强脾弱是相对而言的。阳明阳盛，胃强者易于化热，胃热消灼，使水谷腐熟过旺。太阴阴盛，脾为土性，易伤阳气，易受湿困，乃生痰之源。胃纳太过，壅滞脾土，一则酿生湿热，进而化生痰湿；二则损伤脾阳，脾失运化而生痰湿。痰湿阻碍气机则致气郁。无论痰湿还是气郁，均可壅郁生热。痰瘀互生，气郁血瘀，热伤血络。因此，在痰阻、气郁、内热的基础上，也可形成瘀血。《素问·奇病论》云："肥者令人内热，甘者令人中满。""中满"即痰湿、气郁。《灵枢·逆顺肥瘦》说："广肩腋项，肉薄厚皮而黑色，唇临临然，其血黑以浊，其气涩以迟。"即指在肥胖痰湿基础上，发生血瘀和气滞。

病位主要在脾胃及肌肉，但与肾气虚衰关系密切，并可涉及五脏。

本病有虚、实之不同，但总体上是实多虚少。实主要在于胃热、痰湿，其中胃热是痰湿之因，膏脂堆积而成痰湿是胃热多食之果。先贤有"肥人多痰"之说。痰湿常与气郁、瘀血、水湿相兼为病，故痰瘀互结、痰气交阻、痰饮水肿者常见。虚主要是脾气亏虚，运化不足而水谷精微积为痰湿。故前人又有"肥人多气虚"之见。也有脾肾阳气不足，或兼见心、肺气虚及肝胆疏泄失调者。此外，尚有虚实相兼的本虚标实或标实本虚的情况，无论本于虚还是本于实，最终都导致膏脂堆积而为病。

临床病机之间的转化常见于三种情况。一是虚实之间的转化。如胃强者过食肥甘，水谷精微超过机体的需要而化为痰湿，聚为膏脂，形成肥胖，这见于大多数肥胖者的早期阶段，属于实证。但如长期饮食太过，加上痰湿郁遏，则可损伤脾胃，使脾阳不振、脾虚不运，也可导致胃失受纳，后天失养，正气因之而渐耗，病性逐渐由实转虚，久则脾病及肾，终致脾肾两虚。脾虚失于运化，痰湿内生，停于脏腑，阻于经络，气因湿阻，瘀因痰生，而致痰湿、气郁、瘀血相杂，从而转为以邪实为主之证，或正虚与邪实兼夹。二是各种病理产物之间的相互转化。如痰湿内停日久，阻滞气血的运行，可导致气滞或（和）血瘀。而气滞、痰湿、瘀血日久，常可化热，转化为郁热、痰热、湿热或瘀热互结。三是肥胖病变日久，常变生它病。《内经》中已经认识到肥胖与消瘅等病证有关，极度肥胖者，常易合并消渴、头痛、眩晕、胸痹、中风、胆胀、痹证等。

【诊查要点】

一、诊断依据

1. 长期食欲旺盛，有恣食膏粱厚味的不良饮食习惯，或同时缺乏体力活动。可有肥胖家族史。

2. 身体肥满超过常人，腹大膏厚，甚者腹凸脂壅，纵腹垂腴。

3. 可伴有头身困重、腹胀满、神疲乏力、少气懒言、倦怠懒动等。

4. 排除水液潴留等非膏脂堆积导致的身体肥满或腰腹肥大。

二、病证鉴别

肥胖与水肿：水肿严重时体重也增加，严重腹水者也出现腹部胀满。但水肿有阴水和阳水的不同，或从下肢肿起，或从头面部肿起，甚则全身皆肿，其特点是压之常可形成凹陷。

【辨证论治】

一、辨证要点

1. 辨虚实

本病辨证虽有虚、实之不同，但由于实邪停滞是导致体重增加的根本，故总体上是实多而虚少。实主要在于胃热、痰湿、气郁血瘀。虚主要是脾气亏虚，进而可出现脾肾阳气不足。虚实相兼者，当同时有虚、实两类证候，又当细辨其虚与实孰多孰少之不同。

2. 辨标本

本病之标主要是膏脂堆积，可同时兼有水湿、痰湿壅郁。而导致膏脂堆积的根本，多在于胃热消灼、脾虚失运、脾肾阳气不足等，痰湿、气郁、瘀血久留，也是导致膏脂堆积不化的原因。

3. 辨脏腑病位

以脾、胃为主，涉及五脏。肥胖而多食，或伴口干，大便偏干，病多在胃。肥胖伴乏力，少气懒言，疲倦少动，或伴大便溏薄，四肢欠温者，病多在脾。若伴腰酸背痛，或腿膝酸软，尿频清长，畏寒足冷，病多在肾。久病入络，或痰凝血瘀，则常病及心、肝。

二、治疗原则

补虚泻实是本病治疗的基本原则。虚则补之，多用益气健脾；病及于肾，则当益气补肾。实则泻之，常用清胃降浊或祛湿化痰法，并结合消导通腑、行气利水、行气化瘀或痰瘀同治等，以消除膏脂、痰浊、水湿、瘀血及郁热。虚实夹杂者，当补虚泻实并举。

三、证治分类

1. 胃热火郁证

症状：肥胖多食，消谷善饥，可有大便不爽，甚或干结，尿黄，或有口干口苦，喜饮水，舌质红，苔黄，脉平或偏数。

证机概要：阳明火热内郁，耗伤津液，膏脂瘀积。

治法：清胃泻火，佐以消导。

代表方：白虎汤合小承气汤加减。前方清泻阳明胃腑郁热，适用于阳明胃腑郁热者；后方通腑泄热，行气散结，适用于胃肠有积热，热邪伤津而见肠中有燥屎者。

常用药：知母、石膏清泻阳明胃腑郁热；大黄清泻阳明大肠之热；芒硝逐痰消积；香附、枳壳理气疏郁；甘草、山药之甘缓以助胃阴。

热盛耗气，症见疲乏、少力，加太子参补气，甚者可用西洋参；消谷善饥，口苦，嘈杂，加黄连以助苦寒泻火；口干多饮，加天花粉、葛根清热生津。

2. 痰湿内盛证

症状：形体肥胖，身体沉重，肢体困倦，脘痞胸满，可伴头晕，口干而不欲饮，大便少行，嗜食肥甘醇酒，喜卧懒动，舌质淡胖或大，苔白腻或白滑，脉滑。

证机概要：痰湿内盛，困遏脾运，阻滞气机。

治法：化痰利湿，理气消脂。

代表方：导痰汤合四苓散加减。前方燥湿化痰和胃，理气开郁消痞，适用于痰湿内盛，气机壅滞者；后方利水渗湿，适用于水湿内盛者。

常用药：茯苓、白术、泽泻、猪苓、薏苡仁淡渗利湿；半夏、陈皮、胆南星、枳实理气消痰；苍术、佩兰芳香化湿。

胸满、胸闷，加薤白、瓜蒌皮化痰通阳，理气宽胸；脘痞，加砂仁、白蔻仁芳香化湿，理气消痞；口干，加天花粉生津止渴，兼能消痰；大便秘结，加瓜蒌仁、火麻仁化痰润肠通便；舌质胖大明显者，加桂枝温化水气以助消痰。中成药可服用保和丸以消食和胃。

3. 气郁血瘀证

症状：肥胖懒动，喜太息，胸闷胁满，面晦唇暗，肢端色泽不鲜，甚或青紫，可伴便干，失眠，男子性欲下降甚至阳痿，女性月经不调、量少甚或闭经，经血色暗或有血块，舌质暗或有瘀斑瘀点，舌苔薄，脉或滑或涩。

证机概要：气郁不畅，血行不利，气瘀壅阻。

治法：理气解郁，活血化瘀。

代表方：血府逐瘀汤加减。本方活血化瘀，行气通络，适用于气郁血瘀之肥胖。

常用药：枳壳、柴胡、白芍、香附理气疏郁；桃仁、当归、红花、川芎、川牛膝活血化瘀；赤芍、生地活血养血。

大便干燥难排，加三棱、莪术、大黄破瘀降浊通便；失眠，加夜交藤、合欢皮宁心安神；阳痿者，加水蛭、淫羊藿破瘀通脉，补肾壮阳；月经稀少，加月月红、泽兰、益母草活血化瘀通经，本证易于化热，若舌苔黄，可加栀子、知母。

无论痰湿内盛证还是气郁血瘀证，病延日久，均可转化为痰瘀互结证。治疗当以活血化瘀、祛痰通络为主，可用导痰汤合血府逐瘀汤，或栝蒌薤白半夏汤合桃红四物汤加减，常用瓜蒌、薤白、半夏、川芎、当归、赤芍、郁金、陈皮、竹茹、枳实、苍术、僵蚕等。

4. 脾虚不运证

症状：肥胖臃肿，神疲乏力，身体困重，脘腹痞闷，或有四肢轻度浮肿，晨轻暮重，劳累后更为明显，饮食如常或偏少，既往多有暴饮暴食史，小便不利，大便溏或便秘，舌质淡胖，边有齿印，苔薄白或白腻，脉濡细。

证机概要：脾虚气弱，运化无力，水湿内停。

治法：健脾益气，渗利水湿。

代表方：参苓白术散合防己黄芪汤加减。前方健脾益气渗湿，适用于脾虚不运之肥胖；后方益气健脾利水，适用于气虚水停之肥胖。

常用药：太子参、白术、黄芪、山药健脾益气；茯苓、莲米、扁豆、薏苡仁淡渗利湿以实脾；陈皮、砂仁燥湿醒脾；桔梗宣肺气使湿浊下行。

身体困重明显，加佩兰、藿香芳香醒脾；脘腹痞闷，加半夏消痞，或合用平胃散宽中消痞；浮肿明显，加泽泻、猪苓以增强淡渗利湿之效。

5. 脾肾阳虚证

症状：形体肥胖，易于疲乏，可见四肢不温，甚或四肢厥冷，喜食热饮，小便清长，舌淡胖，舌苔薄白，脉沉细。

证机概要：气损及阳，脾肾阳虚，气化温煦失职。

治法：补益脾肾，温阳化气。

代表方：真武汤合苓桂术甘汤加减。前方温阳利水，适用于肾阳虚衰，水气内停之肥胖；后方健脾利湿，温阳化饮，适用于脾虚湿聚饮停之肥胖。两方合用，共奏温补脾肾，利水化饮之功。

常用药：制附子、桂枝温肾阳，补脾阳，化气行水；白术、茯苓健脾益气行水；生姜温阳散寒；白芍敛阴而制姜、桂、附之燥性；甘草和中。

嗜热食而恶冷饮者，加炮姜温脾散寒；气虚明显，乏力困倦者，加太子参、黄芪；肢厥者，加干姜助温脾阳。表里俱寒，肢冷加重，畏寒喜热，厚衣多被，舌质淡胖，脉沉缓，可改用金匮肾气丸合理中汤加减。中成药可服用济生肾气丸。

【预后转归】

肥胖早期综合治疗，可获痊愈，但非药物治疗方法必须持之以恒，长期坚持，否则极易复发。久胖者，降低体重较难，最终并见胸痹、消渴、眩晕、水肿等多种病证。

【预防调护】

本病重在预防。肥胖的预防应从儿童开始。其关键是控制饮食和增加体力活动。忌食肥甘厚味、辛香燥烈等高热量饮食，宜清淡、低脂、低盐饮食。坚持长期有规律运动，包括走路、跑步、游泳、打球、登山、打太极拳等。长期肥胖者，应在医生指导下进行。

【临证备要】

1. 病至后期可见阴虚阳亢。肥胖属于痰湿、气郁、血瘀者，常可化热，进而伤阴。胃腑郁热证也常伤阴。因此，病至后期可出现阴虚阳亢证，表现为体胖，情绪急躁，心烦易怒，食欲旺盛，头晕胸闷，大便干结，舌质红，苔少，脉弦细，可用平肝潜阳之法，治以镇肝息风汤。

2. 病证结合有助于提高疗效。研究表明，具有减肥作用的中药有何首乌、荷叶、茶叶、菟丝子、枸杞子、玉竹、地黄、山楂、莱菔子、栀子、防己、泽泻、赤小豆、薏苡仁、猪苓、茯苓、柴胡、菊花、茵陈、大黄、芦荟、女贞子、旱莲草、苍术、夏枯草、三棱、丹参、魔芋、决明子、番泻叶、冬瓜皮、车前子、芒硝、麻仁、昆布、海藻等，临证时在辨证论治的基础上，可酌情选用。

3. 终身坚持非药物治疗。科学的生活方式是治疗肥胖的根本，必须持之以恒，严格控制饮食，坚持天天运动。运动只有在配合饮食控制的条件下才能取得良好效果，必须同步进行。

【医案举隅】

沈某，男，51 岁。1990 年 12 月就诊。

形伟体丰，体重逾 90kg。体检时发现血脂极高，服西药降脂治疗效果欠佳。观其面色潮红，油光发亮，舌红苔垢厚，脉象弦滑且数，按之有力。血生化检验：三酰甘油 18.8mmol/L。辨为痰湿瘀阻，久之恐有中风之虞。治宜涤痰活血化瘀之法，以三子养亲汤加味。药用苏子 10g，莱菔子 10g，白芥子 6g，冬瓜子 10g，皂角子 6g，赤芍 10g，丹参 10g，茜草 10g。水煎服，每日 1 剂。

半月后复查，三酰甘油降为 12.64mmol/L。继服前方加柴胡 6g，川楝子 6g，焦三仙各 10g。1 月后复查三酰甘油降为 7.56mmol/L。嘱其坚持控制饮食，加强锻炼，以善其后。

编者按：赵绍琴教授根据患者形体肥胖、脉滑苔腻，断为痰湿瘀阻，借用治疗痰喘的三子养亲汤，加冬瓜子、皂角子名曰五子涤痰汤，以涤痰消腻。临床应用可随证加减，或配赤芍、丹参、茜草以活血化瘀，或配柴胡、黄芩、川楝子以泻肝热，或配焦三仙、水红花子、大黄以疏调三焦，对于高脂血症、单纯性肥胖等均有较好的治疗效果。

（彭建中，杨连柱编著. 赵绍琴临证验案精选. 学苑出版社. 1996）

【古代文献精选】

《素问·奇病论》："此肥美之所发也，此人必数食甘美而多肥也，肥者令人内热，甘者令人中满，故其气上溢，转为消渴。"

《丹溪心法·中湿》："凡肥人沉困怠惰，是湿热，宜苍术、茯苓、滑石。凡肥白之人，沉困怠惰，是气虚，宜二术、人参、半夏、草果、厚朴、芍药。"

《石室秘录·肥治法》："肥人多痰，乃气虚也。虚则气不能运行，故痰生之，则治痰焉。可独治痰哉？必须补其气，而后兼消其痰为得耳。然而气之补法，又不可纯补脾胃之土，而当兼补其命门之火，盖火能生土，而土自生气，气足而痰自消，不治痰正所以治痰也。"

第八节 虚 劳

虚劳又称虚损，是以脏腑亏损，气血阴阳虚衰，久虚不复成劳为主要病机，以五脏虚证为主要临床表现的多种慢性虚弱证候的总称。

历代医籍对虚劳的论述颇多。《素问·通评虚实论》将虚劳的定义概括为"精气夺则虚"。而《素问·玉机真藏论》描述了五脏精气被夺所致的"五虚死"。《素问·三部九候论》提出"虚则补之",《素问·至真要大论》提出"劳者温之"、"损者温之"的治疗虚证总则。《难经·十四难》创"五损"之说,并提出五脏虚损的治法:"损其肺者益其气,损其心者调其营卫,损其脾者调其饮食,适其寒温,损其肝者缓其中,损其肾者益其精。"汉·张仲景《金匮要略·血痹虚劳病脉证并治》首倡虚劳病名,分阳虚、阴虚、阴阳两虚三类,治疗重在温补脾肾,还提出干血致虚,宜化瘀生新的治法,对后世启发很大。隋·巢元方《诸病源候论·虚劳病诸候》用五劳、六极、七伤概括虚劳的病因。五劳指心劳、肝劳、肺劳、脾劳、肾劳;七伤指大饱伤脾,大怒气逆伤肝,强力举重、久坐湿地伤肾,形寒寒饮伤肺,忧愁思虑伤心,风雨寒暑伤形,大恐惧不节伤志;六极指气极、血极、筋极、骨极、肌极、精极。金元以后,对虚劳的理论认识及临床治疗都有较大的发展。如李东垣长于用甘温补中法调理脾胃虚损。朱丹溪善用滋阴降火及泻火保阴之法,善从肝肾论治,重视调养精血。明·张景岳提出:"善补阳者,必于阴中求阳,则阳得阴助而生化无穷;善补阴者,必于阳中求阴,则阴得阳升而泉源不竭。"他还创制了左归丸、右归丸等方剂,对肾脏虚损的治疗有所创新。明·汪绮石《理虚元鉴》为虚劳专书,对虚劳的病因、病机、治疗、预防及护理均有深刻的论述。清·吴澄的《不居集》对虚劳的资料做了比较系统的汇集整理,是研究虚劳的一部有价值的参考书。

虚劳是中医内科学中涉及范围最广的病证。凡多种慢性虚弱性疾病,发展至严重阶段,以脏腑气血阴阳亏损为主要表现的病证,均属于本病证的范围。西医学中多个系统的多种慢性消耗性和功能衰退性疾病,出现类似虚劳的临床表现时,均可参照本节辨证论治。

【病因病机】

《理虚元鉴·虚证有六因》说:"有先天之因,有后天之因,有外感之因,有境遇之因,有医药之因。"对引起虚劳的原因作了比较全面的归纳,表明多种病因作用于人体,引起脏腑气血阴阳的亏虚,日久不复,均可成为虚劳。

一、病因

1. 禀赋薄弱,素质不强

因父母体弱多病,年老体衰,孕育不足,胎中失养,或生后喂养失当,水谷精气不充,均可导致先天不足,体质薄弱,易于罹患疾病,并在病后易于久虚不复,使脏腑气血阴阳亏虚日甚,而成为虚劳。

2. 烦劳过度,损伤五脏

烦劳过度,因劳致虚,日久成损。尤以劳神过度及恣情纵欲较为多见。忧郁思虑,积思不解,所欲未遂等劳伤心神,易使心失所养,脾失健运,心脾损伤,气血亏虚成劳。而早婚多育,房事不节,频犯手淫等,易使肾精亏虚,肾气不足,久则阴阳亏损。

3. 饮食不节,损伤脾胃

暴饮暴食,饥饱不调,食有偏嗜,营养不良,饮酒过度等原因,均会导致脾胃损伤,不能化生水谷精微,气血来源不充,脏腑经络失于濡养,日久形成虚劳。

4. 大病久病，失于调理

大病，邪气过盛，脏气损伤，耗伤气血阴阳，正气短时难以恢复，加之病后失于调养，每易发展成劳。久病迁延失治，日久不愈，病情传变日深，损耗人体的气血阴阳，或产后失于调理，正虚难复，均可演变为虚劳。

5. 误治失治，损耗精气

由于诊断有误，或选用治法、药物不当，以致精气损伤，既延误治疗，又使阴精或阳气受损，从而导致虚劳。

总之，幼年患虚劳者多以先天不足为主因，因虚而致病；成年以后患病，多为后天失养、劳伤过度、久病体虚成劳。

二、病机

虚劳虽有因虚致病，因病成劳，或因病致虚，久虚不复成劳的不同，而其病理性质，主要为气、血、阴、阳的亏虚，病损主要在五脏。由于虚损的病因不一，往往首先导致相关某脏气、血、阴、阳的亏损，但由于五脏互关，气血同源，阴阳互根，所以在病变过程中常互相影响。一脏受病，累及它脏，气虚不能生血，血虚无以生气，气虚者，日久阳也渐衰，血虚者，日久阴也不足，阳损日久，累及于阴，阴虚日久，累及于阳，以致病势日渐发展，而病情趋于复杂。

病变涉及五脏，尤以脾肾为主。因脾肾为先后天之本，五脏有相互资生和制约的整体关系，在病理情况下可以互为影响转化。故《难经》有"上损及下，下损及上"的论点。具体来说，因为虚劳的成因不一，损伤的脏器各有不同，相互之间的影响转化也因此而异，如《医宗金鉴》说："阳虚外寒损肺经，阴虚内热从肾损，饮食劳倦自脾成。"同时，当多脏同病时，由于病情不同，仍有主次之分，亦有始终仅见某一脏器病变，而不病及它脏者。

从阴阳气血的虚损与五脏病变的关系来看，虽然五脏各有阴阳气血，但在生理和病理方面，尚有各自的特殊性，因此，五脏阴阳气血的损伤，也各有不同的重点。一般而言，气虚以肺、脾为主，但病重者每可影响心、肾；血虚以心、肝为主，并与脾之化源不足有关；阴虚以肾、肝、肺为主，涉及心、胃；阳虚以脾、肾为主，重者每易影响到心。

【诊查要点】

一、诊断依据

1. 多见形神衰败，身体羸瘦，大肉尽脱，食少厌食，心悸气短，自汗盗汗，面容憔悴，或五心烦热，或畏寒肢冷，脉虚无力等症。若病程较长，久虚不复，症状可呈进行性加重。

2. 具有引起虚劳的致病因素及较长的病史。

3. 排除类似病证。应着重排除其他病证中的虚证。

二、病证鉴别

1. 虚劳与肺痨

在唐代以前，尚未将这两种病证加以区分，一般都统括在虚劳之内。宋代以后，对虚劳与肺痨的区别有了明确的认识。两者鉴别的要点是：肺痨系正气不足而被痨虫侵袭所致，主要病位在肺，具有传染性，以阴虚火旺为其病理特点，以咳嗽、咳痰、咯血、潮热、盗汗、消瘦为主要临床症状；而虚劳则由多种原因所导致，久虚不复，病程较长，无传染性，以脏腑气、血、阴、阳亏虚为其基本病机，分别出现五脏气、血、阴、阳亏虚的多种症状。

2. 虚劳与其他疾病的虚证

虚劳与内科其他病证中的虚证在临床表现、治疗方药方面有类似之处，两者主要区别有二：①虚劳的各种证候，均以一系列精气亏虚的症状为特征，而其他病证的虚证则各以其病证的主要症状为突出表现。例如：眩晕一证的气血亏虚型，虽有气血亏虚的症状，但以眩晕为最突出、最基本的表现；水肿一证的脾阳不振型，虽有脾阳亏虚的症状，但以水肿为最突出，最基本的表现。②虚劳病程较长，程度更重，往往涉及多脏甚至整体。其他病证中的虚证虽然也以久病属虚者为多，但亦有病程较短而呈现虚证者，且病变脏器单一。如泄泻一证的脾胃虚弱型，以泄泻伴有脾胃亏虚的症状为主要表现。

【辨证论治】

一、辨证要点

1. 辨别五脏气血阴阳亏虚

虚劳的证候虽多，但总不离乎五脏，而五脏之辨，又不外乎气、血、阴、阳，故对虚劳的辨证应以气、血、阴、阳为纲，五脏虚候为目。正如《杂病源流犀烛·虚损痨瘵源流》说："五脏虽分，而五脏所藏无非精气，其所以致损者有四，曰气虚，曰血虚，曰阳虚，曰阴虚。""气血阴阳各有专主，认得真确，方可施治。"由于气血同源，阴阳互根，五脏相关，所以各种原因所致的虚损往往互相影响，由一虚渐致多虚，由一脏而累及它脏，使病情趋于复杂和严重，辨证时应加注意。

2. 辨有无兼夹病证

虚劳一般均有较长的病程，辨证论治时还应注意有无兼夹病证，尤其应注意下述三种情况：

（1）因病致虚、久虚不复者，应辨明原有疾病是否还继续存在。如因热病、寒病或瘀结致虚者，原发疾病是否已经治愈。

（2）有无因虚致实的表现。如因气虚运血无力，形成瘀血；脾气虚不能运化水湿，以致水湿内停等。

（3）是否兼夹外邪。虚劳之人由于卫外不固，易感外邪为患，且感邪之后不易恢复，治疗用药也与常人感邪有所不同。

二、治疗原则

对于虚劳的治疗，根据"虚则补之"、"损者益之"的理论，当以补益为基本原则。在进行补益的时候，一是必须根据病理属性的不同，分别采取益气、养血、滋阴、温阳的治疗方药，二是要密切结合五脏病位的不同而选方用药，以加强治疗的针对性。

同时应注意以下三点：①重视补益脾肾在治疗虚劳中的作用。以脾胃为后天之本，为气血生化之源，脾胃健运，五脏六腑、四肢百骸方能得以滋养。肾为先天之本，寓元阴元阳，为生命的本源。重视补益脾肾，促进各脏虚损的恢复。②对于虚中夹实及兼感外邪者，当补中有泻，扶正祛邪。从辩证的关系看，祛邪亦可起到固护正气的作用，防止因邪恋而进一步损伤正气。③既可因虚致病，亦可因病致虚，因此，应辨证结合辨病，针对不同疾病的特殊性，一方面补正以复其虚，一方面求因以治其病。

三、证治分类

虚劳的证候虽繁，但总不离乎五脏，而五脏之伤，又不外乎阴、阳、气、血，因此现以气、血、阴、阳为纲，五脏虚证为目，分类列述其证治。

（一）气虚

面色㿠白或萎黄，气短懒言，语声低微，头昏神疲，肢体无力，舌苔淡白，脉细软弱。

1. 肺气虚证

症状：咳嗽无力，痰液清稀，短气自汗，声音低怯，时寒时热，平素易于感冒，面白。

证机概要：肺气不足，表虚不固。

治法：补益肺气。

代表方：补肺汤加减。本方补益肺气，肃肺止咳，适用于肺气虚短气息促，咳嗽无力者。

常用药：人参、黄芪、沙参益气补肺；熟地、五味子、百合益肾敛肺。

咳嗽痰稀者，加紫菀、款冬温肺止咳；肺卫不固，易于感冒，加防风、白术；气短、息促，加五味子、冬虫夏草补肺益肾纳气；自汗较多者，加牡蛎、麻黄根固表敛汗；若气阴两虚而兼见潮热、盗汗者，加鳖甲、地骨皮、秦艽等养阴清热。

2. 心气虚证

症状：心悸，气短，劳则尤甚，神疲体倦，自汗。

证机概要：心气不足，心失所养。

治法：益气养心。

代表方：七福饮加减。本方补益气血，宁心安神，适用于心气不足者。

常用药：人参、白术、炙甘草益气养心；熟地、当归滋补阴血；酸枣仁、远志宁心安神。

自汗多者，可加黄芪、五味子益气固摄；饮食少思者，加砂仁、茯苓开胃健脾。

3. 脾气虚证

症状：饮食减少，食后胃脘不舒，倦怠乏力，大便溏薄，面色萎黄。

证机概要：脾虚失健，生化乏源。

治法：健脾益气。

代表方：加味四君子汤加减。本方益气健脾除湿，适用于脾气亏虚而夹湿者。

常用药：人参、黄芪、白术、甘草益气健脾；茯苓、扁豆健脾除湿。

胃失和降而兼见胃脘胀满，嗳气呕吐者，加陈皮、半夏和胃理气降逆；脘闷腹胀，食少，嗳气，苔腻者，加神曲、麦芽、山楂、鸡内金消食健胃；气虚及阳，脾阳渐虚而兼见腹痛即泻，手足欠温者，加肉桂、炮姜温中散寒。若中气不足，气虚下陷，脘腹坠胀，气短，脱肛者，可改用补中益气汤补气升陷。

4. 肾气虚证

症状：神疲乏力，腰膝酸软，小便频数而清，白带清稀。

证机概要：肾气不充，腰督失养，固摄无权。

治法：益气补肾。

代表方：大补元煎加减。本方补益肾气，适用于肾气不足之证。

常用药：人参、山药、炙甘草益气固肾；杜仲、山茱萸温补肾气；熟地、枸杞子、当归补养精血。

神疲乏力甚者，加黄芪益气；尿频较甚及小便失禁者，加菟丝子、五味子、益智仁补肾固摄；脾失健运而兼见大便溏薄者，去熟地、当归，加肉豆蔻、补骨脂温补固涩。

在气、血、阴、阳的亏虚中，气虚是临床最常见的一类，其中尤以肺、脾气虚为多见，而心、肾气虚亦不少。肝病而出现神疲乏力，食少便溏，舌质淡，脉弱等气虚症状时，多在治肝的基础上结合脾气亏虚论治。

（二）血虚

面色淡黄或淡白无华，唇、舌、指甲色淡，头晕目花，肌肤枯糙，舌质淡红苔少，脉细。

1. 心血虚证

症状：心悸怔忡，健忘，失眠，多梦，面色不华。

证机概要：心血亏虚，心失所养。

治法：养血宁心。

代表方：养心汤加减。本方益气生血，养心安神，适用于心血虚证。

常用药：人参、黄芪、茯苓、五味子、甘草益气生血；当归、川芎、柏子仁、酸枣仁、远志养血宁心；肉桂、半夏曲温中健脾，以助气血之生化。

失眠、多梦较甚，可加合欢花、夜交藤养心安神。

脾血虚常与心血虚同时并见，故临床常称心脾血虚。除前述的养心汤外，归脾汤为补脾与养心并进，益气与养血相融之剂，具有补益心脾、益气摄血的功能，是治疗心脾血虚的常用方剂。

2. 肝血虚证

症状：头晕，目眩，胁痛，肢体麻木，筋脉拘急，或惊惕肉瞤，妇女月经不调甚则闭经，面色不华。

证机概要：肝血亏虚，筋脉失养。

治法：补血养肝。

代表方：四物汤加减。本方补血调血，加味后适用于肝血虚证。

常用药：熟地、当归补血养肝；芍药、川芎和营调血；黄芪、党参、白术补气生血。

血虚甚者，加制首乌、枸杞子、鸡血藤增强补血养肝的作用；胁痛，加丝瓜络、郁金、香附理气通络；目失所养，视物模糊，加楮实子、枸杞子、决明子养肝明目；若干血瘀结，新血不生，羸瘦，腹满，腹部触有癥块，硬痛拒按，肌肤甲错，状如鱼鳞，妇女经闭，两目黯黑，舌有青紫瘀点、瘀斑，脉细涩者，可同服大黄䗪虫丸祛瘀生新。

心主血，脾统血，肝藏血，故血虚之中以心、脾、肝的血虚较为多见。

（三）阴虚

面颧红赤，唇红，低烧潮热，手足心热，虚烦不安，盗汗，口干，舌质光红少津，脉细数无力。

1. 肺阴虚证

症状：干咳，咽燥，甚或失音，咳血，潮热，盗汗，面色潮红。

证机概要：肺阴亏虚，肺失清润。

治法：养阴润肺。

代表方：沙参麦冬汤加减。本方滋养肺胃，生津润燥，适用于肺胃阴虚之证。

常用药：沙参、麦冬、玉竹滋养肺阴；天花粉、桑叶、甘草清热润燥。

咳嗽甚者，加百部、款冬花肃肺止咳；咳血，加白及、仙鹤草、小蓟凉血止血；潮热，加地骨皮、银柴胡、秦艽、鳖甲养阴清热；盗汗，加五味子、乌梅、瘪桃干敛阴止汗。

2. 心阴虚证

症状：心悸，失眠，烦躁，潮热，盗汗，或口舌生疮，面色潮红。

证机概要：心阴亏耗，心失濡养。

治法：滋阴养心。

代表方：天王补心丹加减。本方益气滋阴，养心安神，适用于心阴虚证。

常用药：生地、玄参、麦冬、天冬养阴清热；人参、茯苓、五味子、当归益气养血；丹参、柏子仁、酸枣仁、远志养心安神。

火热偏盛而见烦躁不安，口舌生疮者，去当归、远志之辛温，加黄连、木通、淡竹叶清心泻火，导热下行；潮热，加地骨皮、银柴胡清退虚热；盗汗，加牡蛎、浮小麦敛汗止汗。

3. 脾胃阴虚证

症状：口干唇燥，不思饮食，大便燥结，甚则干呕，呃逆，面色潮红。

证机概要：脾胃阴伤，失于濡养。

治法：养阴和胃。

代表方：益胃汤加减。本方养阴和胃，适用于脾胃阴虚之证。

常用药：沙参、麦冬、生地、玉竹滋阴养液；白芍、乌梅、甘草酸甘化阴；谷芽、鸡内金、玫瑰花醒脾健胃。

口干唇燥，津亏较甚者，加石斛、花粉滋养胃阴；不思饮食甚者，加麦芽、扁豆、山药益胃健脾；呃逆，加刀豆、柿蒂、竹茹降逆止呃；大便干结，用蜂蜜润肠通便。

4. 肝阴虚证

症状：头痛，眩晕，耳鸣，目干畏光，视物不明，急躁易怒，或肢体麻木，筋惕肉
瞤，面潮红。

证机概要：阴虚阳亢，上扰清空。

治法：滋养肝阴。

代表方：补肝汤加减。本方养血柔肝，滋养肝阴，适用于肝阴虚证。

常用药：地黄、当归、芍药、川芎养血柔肝；木瓜、甘草酸甘化阴；山茱萸、首乌
滋养肝阴。

头痛，眩晕，耳鸣较甚，或筋惕肉瞤，为风阳内盛，加石决明、菊花、钩藤、刺蒺
藜平肝息风潜阳；目干涩畏光，或视物不明者，加枸杞子、女贞子、草决明养肝明目；
急躁易怒，尿赤便秘，舌红脉数者，为肝火亢盛，加夏枯草、丹皮、栀子清肝泻火。

5. 肾阴虚证

症状：腰酸，遗精，两足痿弱，眩晕，耳鸣，甚则耳聋，口干，咽痛，颧红。

证机概要：肾精不足，失于濡养。

治法：滋补肾阴。

代表方：左归丸加减。本方滋补肾阴，适用于肾阴虚证。

常用药：熟地、龟板胶、枸杞、山药、菟丝子、牛膝滋补肾阴；山茱萸、鹿角胶温
补肾气，助阳生阴。

遗精，加牡蛎、金樱子、芡实、莲须固肾涩精；潮热，口干咽痛，脉数，为阴虚火
旺，去鹿角胶、山茱萸，加知母、黄柏、地骨皮滋阴泻火。

五脏的阴虚在临床上均较常见，而以肾、肝、肺为主，且以肝肾为根本。

（四）阳虚

面色苍白或晦暗，怕冷，手足不温，出冷汗，精神疲倦，气息微弱，或有浮肿，下
肢为甚，舌质胖嫩，边有齿印，苔淡白而润，脉细微、沉迟或虚大。

1. 心阳虚证

症状：心悸，自汗，神倦嗜卧，心胸憋闷疼痛，形寒肢冷，面色苍白。

证机概要：心阳不振，心气亏虚，运血无力。

治法：益气温阳。

代表方：保元汤加减。本方益气温阳，适用于阳虚气弱之证。

常用药：人参、黄芪益气扶正；肉桂、甘草、生姜温通阳气。

心胸疼痛者，酌加郁金、川芎、丹参、三七活血定痛；形寒肢冷，为阳虚较甚，酌
加附子、巴戟天、仙茅、仙灵脾、鹿茸温补阳气。

2. 脾阳虚证

症状：面色萎黄，食少，形寒，神倦乏力，少气懒言，大便溏薄，肠鸣腹痛，每因
受寒或饮食不慎而加剧。

证机概要：中阳亏虚，温煦乏力，运化失常。

治法：温中健脾。

代表方：附子理中汤加减。本方益气温中健脾，适用于脾阳虚证。

常用药：党参、白术、甘草益气健脾；附子、干姜温中祛寒。

腹中冷痛较甚，为寒凝气滞，加高良姜、香附或丁香、吴茱萸温中散寒，理气止痛；食后腹胀及呕逆者，为胃寒气逆，加砂仁、半夏、陈皮温中和胃降逆；腹胀冷痛，便溏，完谷不化，为阳虚寒甚，加肉豆蔻、补骨脂、苡仁温补脾肾，涩肠除湿止泻。

3. 肾阳虚证

症状：腰背酸痛，遗精，阳痿，多尿或不禁，面色苍白，畏寒肢冷，下利清谷或五更泻泄。

证机概要：肾阳亏虚，失于温煦，固摄无权。

治法：温补肾阳。

代表方：右归丸加减。本方温补肾阳，适用于肾阳虚证。

常用药：附子、肉桂温补肾阳；杜仲、山茱萸、菟丝子、鹿角胶温补肾气；熟地、山药、枸杞、当归补益精血，滋阴以助阳。

遗精，加金樱子、桑螵蛸、莲须，或金锁固精丸以收涩固精；脾虚以致下利清谷者，减去熟地、当归等滋腻滑润之品，加党参、白术、薏苡仁益气健脾，渗湿止泻；命门火衰以致五更泄泻者，合四神丸温脾暖肾，固肠止泻；阳虚水泛以致浮肿，尿少者，加茯苓、泽泻、车前子，或合五苓散利水消肿；肾不纳气而见喘促短气，动则更甚者，加补骨脂、五味子、蛤蚧补肾纳气。

阳虚常由气虚进一步发展而成，阳虚则生寒，症状比气虚重，并出现里寒的症状。阳虚之中，以心、脾、肾的阳虚为多见。由于肾阳为人身之元阳，所以心脾之阳虚日久，亦必病及于肾，而出现心肾阳虚或脾肾阳虚的病变。

为了便于辨证和治疗，将虚劳归纳为气、血、阴、阳亏虚四类，但临床常有错杂互见的情况。一般来说，病程短者，多伤及气血，可见气虚、血虚及气血两虚之证；病程长者，多伤及阴阳，可见阴虚、阳虚及阴阳两虚之证。而气血与阴阳的亏虚既有联系，又有区别。津液精血都属于阴的范畴，但血虚与阴虚的区别在于：血虚主要表现血脉不充，失于濡养的症状，如面色不华，唇舌色淡，脉细弱等；阴虚则多表现阴虚生内热的症状，如五心烦热，颧红，口干咽燥，舌红少津，脉细数等。阳虚可以包括气虚在内，且阳虚往往是由气虚进一步发展而成。气虚表现短气乏力，自汗，食少，便溏，舌淡，脉弱等症；阳虚则症状进一步加重，且出现阳虚里寒的症状，如倦怠嗜卧，形寒肢冷，肠鸣泄泻，舌质淡胖，脉虚弱或沉迟。

虚劳的治疗应从多方面着手，除药物外，气功、针灸、推拿、食疗等均可配合使用。

【预后转归】

虚劳转归的关键在于体质的强弱和脾肾的盛衰。若体质较好，虚损不重，脾肾未衰，而治疗及时，或体质虽弱，虚损虽重，但通过积极正确治疗后，脾肾功能逐渐恢复，或虽有热而治之能解，无喘息不续，能受补益等，为虚劳的顺证表现，其预后较好。若治疗不当，气血阴阳俱虚，逐渐累及多脏，脾肾俱败，形神衰惫，肉脱骨痿，不思饮食，泄泻不止，喘急气促，发热难解，声哑息微，舌质淡胖无华或光红如镜，脉象急促细弦或浮大无根，为虚劳的逆证表现，其预后不良。

【预防调护】

消除及避免引起虚劳的病因是预防虚劳的根本措施。慎起居，适寒温，避免感受外邪，耗伤正气。饮食有节，戒烟酒。劳逸适度，做到动静结合。保持情绪稳定，舒畅乐观，则有利于虚劳的康复。

【临证备要】

1. 注意结合相关检查。虚劳是气血津液病证甚至是整个中医内科病证中涉及脏腑及表现证候最多的一种病证，也涉及西医学的多种疾病。由于病种的不同，其病情演变、治疗效果、发展预后等有较大的区别，有必要结合临床实际情况，进行相关的检查，以便全面地掌握病情，加强治疗的针对性，提高疗效。

2. 对虚劳的辨证，既应以气血阴阳为纲，五脏虚候为目，提纲挈领，但由于气血同源，阴阳互根，五脏相关，在病理情况下，往往互相影响，由一虚而渐至多虚，由一脏而累及它脏，如气阴耗伤，肺肾气虚，心脾两虚，肝肾阴虚，脾肾阳虚，心肾阳虚，阴阳两虚等，使证候趋于复杂，临证必须有机联系，方能灵活应用。

3. 补血需兼补气。补血养血是治疗血虚的治则，但由于血为气之母，故血虚均会伴有不同程度的气虚症状，所以血虚不宜单用补血药，应适当配伍补气药，以达到益气生血的目的，当归补血汤即是益气生血的应用范例。正如《脾胃论》说："血不自生，须得生阳气之药，血自旺矣。"黄芪、人参、党参、白术等药，为常选用的益气（进而生血）之药。

4. 在补阴补阳时注意阴阳互根。阴虚应补阴，阳虚应补阳，此为治疗常法，但须注意"阴阳互根"的问题。正如《景岳全书·新方八略》说："善补阳者，必于阴中求阳，则阳得阴助而生化无穷；善补阴者，必于阳中求阴，则阴得阳升而泉源不竭。"张景岳所制滋肾阴的左归丸及温肾阳的右归丸正体现了这一治疗原则。两方的大部分组成药物相同，均有补阳的菟丝子和鹿角胶，即是取其"阴中求阳"和"阳中求阴"之意。当然，左归丸中更有龟板胶滋阴，而右归丸中则有桂、附温阳。

5. 充分重视食补。虚劳的病程一般较长，日常调理对促进虚劳的好转乃至痊愈具有十分重要的意义。其中，应高度重视发挥饮食的补益作用，进食富于营养而易于消化的食物，以保证气血的化生。阳虚患者忌食寒凉，宜温补类食物；阴虚患者忌食燥热，宜清淡滋润类食物。

【医案举隅】

矫某，女，23 岁。1959 年 9 月 10 日初诊。

经常头昏、胸闷、气短四五年。有时轻微头痛，记忆力衰退，时有两眼发花，心慌心跳，烦躁，睡眠多梦，四肢酸软无力，皮肉发热，饮食减少，闭经已 3 年。经某医院检查，诊断为贫血。面色黯黄乏泽，消瘦，毛发枯燥，气略短，口唇焦燥，舌质淡红，苔薄白，脉沉细弱。

辨证：脾肾虚弱，气血不足。

治法：补肾健脾，益气养血，佐以活血。

处方：当归 15g，生地 12g，元胡 9g，白术 9g，鸡内金 15g，木香 9g，人参 9g，枸杞子 15g，菟丝子 12g，炒酸枣仁 36g，红花 6g，生牡蛎 12g，丹参 25g。

9 月 15 日二诊：药后诸症好转，饮食、睡眠均近正常，面色、舌、脉同前。前方加牛膝 9g，肉桂 6g。

配服十珍益母膏，每日 3 次，每次 1 匙。

1960 年 7 月来函：服药后诸症逐渐好转，食量大增，自觉体力较前增加。10 个月来曾行经 3 次，量较少，周期不准。有时仍有气短及疲劳感觉。

处方：当归 15g，白芍 12g，元胡 12g，黄芪 12g，白术 12g，鸡内金 8g，木香 9g，党参 12g，枸杞子 15g，香附 9g，月季花 9g，吴茱萸 9g，炒酸枣仁 50g，生杜仲 12g，菟丝子 30g，丹参 25g。

按：早在《内经》中即有"血脱者色白，夭然不泽，其脉空虚，此其候也"、"脉实血实，脉虚血虚"及"血枯……故月事竭少不来也"等记载。《金匮要略》在论及虚劳证时，也有"面色白，猝喘悸，脉虚气短，时目瞑兼衄，少腹满，手足烦热，咽干口燥，虚烦不得眠"等症状的描述。刘老认为脾肾两脏均与气关系密切，气与血又是互相联系、互相依存，中医素有"气与血异名同类"、"气为血帅，血为气母"、"气能生血"等论点。故在治疗上主张欲补血，需补气，欲补气则必须补肾健脾。另外，从"肾主骨"、"骨者髓之府，髓者骨之充"及"骨髓坚固，气血皆从"的论点出发，可知肾之盛衰实与气血之盛衰休戚相关，补肾即能培元坚髓生血，故刘老治疗本病除用一般滋肝、养心补血等方法外，尤其重视补肾健脾。

（戴岐等整理 . 刘惠民医案 . 山东科学技术出版社 . 1978）

【古代文献精选】

《素问·阴阳应象大论》："形不足者，温之以气；精不足者，补之以味。"

《医宗必读·虚劳》："夫人之虚，不属于气，即属于血，五脏六腑，莫能外焉。而独举脾肾者，水为万物之源，土为万物之母，二脏安和，一身皆治，百疾不生。"

《理虚元鉴·治虚有三本》："治虚有三本，肺、脾、肾是也。肺为五脏之天，脾为百骸之母，肾为性命之根，治脾、治肺、治肾，治虚之道毕矣。"

第九节　癌　病

癌病是多种恶性肿瘤的总称，以脏腑组织发生异常增生为其基本特征。临床以肿块逐渐增大、表面高低不平、质地坚硬，时有疼痛、发热，常伴乏力、纳差、消瘦并进行性加重为主要症状的病证。

远在殷墟甲骨文就有"瘤"的记载。《说文解字》云:"瘤,肿也,从病,留声。"《圣济总录》说:"瘤之为义,留滞不去也。"对瘤的含义作了精辟的解释。而"癌"字首见于宋·东轩居士所著的《卫济宝书》,该书将"癌"作为痈疽五发之一。在古医籍中较多地结合各种癌病的临床特点而予以相应的命名,如甲状腺癌类属于"石瘿",肝癌类属于"肝积"等,另外还有"舌菌"、"噎膈"、"乳岩"、"癥瘕"、"积聚"、"肠覃"、"肺积"、"伏梁"、"翻花疮"等病名的记录,有关记载和论述散见于各个时期的内、外、妇、儿、口腔等各科的医籍文献中。

中医古籍对一些癌病的临床表现、分类、病因病机、治疗、预后、预防等均有所记载,至今仍有重要的参考价值。如《素问·玉机真脏论》说:"大骨枯槁,大肉陷下,胸中气满,喘息不便,内痛引肩项,身热,脱肉破䐃,真脏见,十月之内死。"所述症状类似肺癌晚期临床表现,并明确指出预后不良。隋唐时期对癌病分类有了新的认识,如孙思邈之五瘿七瘤,并对肉瘤提出告诫:"凡肉瘤勿治,治则杀人,慎之。"东晋·葛洪《肘后备急方》曰:"若发肿至坚而有根者,名曰石痈。"同时对癌病不易早期诊断、临床进展迅速、晚期恶病体质等都作了较为细致的观察。《医宗金鉴·外科心法要诀》对中医外科五大绝症乳岩、肾岩、茧唇、舌菌与失荣已有记载。对癌病的病因病机多认为是由于阴阳失调,七情郁结,脏腑受损等原因,导致气滞血瘀,久则成为"癥瘕"、"积聚"。如隋·巢元方《诸病源候论·积聚病诸候》说:"诸脏受邪,初未能为积聚,留滞不去,乃成积聚。"并强调了癌病以虚为本。关于癌病的治疗,有内治与外治、单方与复方、药物与手术等多种治疗方法的论述。明·王肯堂《证治准绳·积聚》提出"治疗是病初、中、末三法"。明·张景岳《景岳全书·积聚》说:"凡积聚之治,如经之云者,亦既尽矣。然欲总其要,不过四法,曰攻,曰消,曰散,曰补,四者而已。"对积聚之治法作了高度概括。明·李中梓《医宗必读·积聚》把攻、补两大治法与癌病病程初、中、末三期有机结合,指出治积不能急于求成,可以"屡攻屡补,以平为期"。清·王清任《医林改错·方叙》曰:"无论何处,皆有气血,气有气管,血有血管。气无形不能结块,结块者必有形之血也。血受寒,则凝结成块,血受热,则煎熬成块。"故治疗左胁、右胁、脐上、脐下、脐左、脐右的积块,均用膈下逐瘀汤。唐·房玄龄《晋书·景帝纪》记载:"初,帝目有瘤疾,使医割之。"为我国手术治疗癌病的最早记载。

癌病是一常见病、多发病、难治病,是全身性疾病的局部表现,任何单一手段的局部治疗,均难以彻底治愈。中医药治疗癌病以扶正祛邪为指导思想,中西医结合治疗可以取长补短,充分发挥各种治疗方法在癌病各阶段中的作用,可起到提高疗效或减毒增效的作用,能改善症状,提高生存质量,延长生存期。西医学中的各种肿瘤可参照本节论治,癌病常与积聚、噎膈、瘿病等病证相关,可适当互参。

【病因病机】

癌病是发生于五脏六腑、四肢百骸的一类恶性疾病。多由于正气内虚,感受邪毒,情志怫郁，饮食损伤，宿有旧疾等因素，使脏腑功能失调，气血津液运行失常，产生气滞、血瘀、痰凝、湿浊、热毒等病理变化，蕴结于脏腑组织，相互搏结，日久渐积而成。

一、病因

1. 体质内虚

体质状况决定了正气的强弱和癌病的易患性和倾向性，机体正气在防治癌病的发生发展中起主导作用。素体虚弱，或久病伤正，或年老体衰，正气内虚，阴阳失衡，脏腑失调，外邪每易乘虚而入，客邪留滞不去，气机不畅，终致血行瘀滞结而成块。正如《医宗必读·积聚》所说："积之成也，正气不足，而后邪气居之。"

2. 六淫邪毒

风、寒、暑、湿、燥、火六淫，代表了癌病的外因，具有发病与季节气候、居处环境有关，可从口鼻或肌肤多途径入侵机体，可单独或同时合并其他因素致病等特点，由表入里。若正气不能抗邪，则致客邪久留，脏腑气血阴阳失调，而致气滞、血瘀、痰浊、热毒等病变，久则可形成结块。人们逐渐认识到自然界中存在着很多化学、物理以及生物致癌物质，如工业废气、石棉、煤焦烟炱、放射性物质等，这些致癌物质亦可以归属于中医六淫的范畴。

3. 七情内伤

情志不遂，气机郁结，久则导致气滞血瘀，或气不布津，久则津凝为痰，血瘀、痰浊互结，渐而成块。正如《类证治裁·郁证》说："七情内起之郁，始而伤气，继必及血。"

4. 饮食失调

不当的饮食习惯及恣食甘肥厚腻或辛辣腌炸烧烤或烟酒海腥发物，导致脏腑功能失调及气血亏虚，使正气亏虚，邪自内生，津伤气结痰凝而变生肿块。正如《医宗必读·痰饮》所说："脾土虚湿，清者难升，浊者难降，留中滞膈，淤而成痰。"

5. 宿有旧疾

机体脏腑阴阳的偏盛偏衰，气血功能紊乱，如治不得法或失于调养，病邪久羁，损伤正气，或正气本虚，驱邪无力，加重或诱发气、痰、食、湿、水、血等凝结阻滞体内，邪气壅结成块。

二、病机

癌病是在正虚的基础上，气郁、血瘀、痰结、湿聚、热毒等多种病理产物相互纠结，导致机体阴阳失调，脏腑、经络、气血功能障碍，日久引起病理产物聚结而发生质的改变，形成有形之肿块。

癌病主要病机是痰瘀郁毒，阴伤气耗，虚实夹杂，气郁为先。病理属性总属本虚标实。多因虚而得病，因虚而致实，是一种全身属虚、局部属实的疾病。发病初期邪盛而正虚不显，故以气郁、血瘀、痰结、湿聚、热毒等实证为主。中晚期由于癌瘤耗伤人体气血津液，故多出现阴伤、气虚、气血亏虚、阴阳两虚等病机转变。由于邪愈盛而正愈虚，本虚标实，病变错综复杂，病势日益深重。不同的癌病其病机上又各有特点。脑瘤的本虚以肝肾亏虚、气血两亏多见，标实以痰浊、瘀血、风毒多见；肺癌之本虚以阴虚、气阴两虚多见，标实以气滞、瘀血、痰浊多见；大肠癌的本虚则以脾肾双亏、肝肾阴虚为多见，标实以湿热、瘀毒多见；肾癌及膀胱癌的本虚以脾肾两虚、肝肾阴虚多见，标实以湿热蕴结、瘀血内阻多见。

不同的癌病其病变部位不同，脑瘤病位在脑，肺癌病位在肺，大肠癌病位在肠，肾癌及膀胱癌病位在肾与膀胱。但由于肝主疏泄，条达气机，脾为气血生化之源，肾藏精，藏元阴元阳，故上述癌病的发生发展，与肝、脾、肾的关系也较为密切。

【诊查要点】

一、诊断依据

1. 病程早期可能发生与病变部位有关的局部表现。如脑瘤患者可有头痛、呕吐、视力障碍等表现；肺癌患者可有呛咳、顽固性干咳或痰中带血及胸痛、气急、发热等表现；肝癌患者可有右胁不适、乏力、纳差等表现；大肠癌可有大便习惯改变，如腹泻或便秘等；肾癌可有腰部不适、尿血等表现。

2. 病变局部有坚硬、表面不平的肿块，肿块进行性增大，伴乏力、纳差、疼痛及消瘦，并进行性加重，是癌病诊断的主要依据。

二、病证鉴别

癌病（恶性肿瘤）与良性肿瘤：良性肿瘤以局部肿块为主，一般不伴有明显全身症状，预后较好；癌病好发于中老年，且起病较为隐匿，早期症状多较轻或不明显，中晚期伴见明显的全身症状，如神疲倦怠、消瘦等，预后欠佳。应详细询问病史，四诊合参，并借助 B 超、胸片、CT、MRI 等影像学检查，痰、血、大小便等实验室检查，胃镜、肠镜、纤维支气管镜等器械检查加以鉴别。

【辨证论治】

一、辨证要点

1. 辨脏腑病位

辨明属脑、肺、胃、肝、大肠、肾、膀胱等不同脏腑病位之癌病。

2. 辨病邪的性质

分清气滞、血瘀、痰结、湿聚、热毒的不同，以及病邪的兼夹；分清受病脏腑气血阴阳失调的不同。

3. 辨标本虚实

分清虚实标本的主次，正确处理扶正与祛邪的关系。

4. 辨病程的阶段

明确患者处于早、中、晚期的不同，以选择适当的治法和估计预后。

二、治疗原则

癌病属于正虚邪实，在其疾病的变化过程中，正与邪之间相互消长，不断变化，所以癌病治疗的基本原则是扶正祛邪，攻补兼施。要结合病史、病程、四诊及实验室检查等临床资料，综合分析，辨证施治，做到"治实当顾虚，补虚勿忘实"。早期邪盛正虚不明显，当重在祛邪抗癌，采用重攻轻补的原则；中期正气日渐耗损，宜攻补兼施；晚期正气虚弱，重在补虚扶正，辅以祛邪抗癌。术后患者虽以扶正调理为主，但常余邪未尽，易于复发转移，仍以扶正与祛邪相结合。总之，以扶正不留邪、祛邪不伤正为原则。扶正之法主要是根据正虚侧重的不同，并结合主要病变脏腑而分别采用补气、补血、补阴、补阳的治法；祛邪主要针对病变采用理气、除湿、化痰散结、活血化瘀、清热解毒等法，并适当配伍有抗癌作用的中药。

另外，中医强调"衰其大半而止"、"养正积自除"的治疗原则，与带瘤生存的理论相一致。因此，治疗癌病不应以完全消除瘤体为目的，应当适可而止，调动机体自身的正气抵御病邪的侵袭才是治疗癌病的关键。早期发现、早期诊断、早期治疗对预后有积极意义。做好预防对减少发病有重要意义。既病之后加强饮食调养，调畅情志，注意休息，有利于癌病的康复。

三、证治分类

1. 气郁痰瘀证

症状：胸膈痞闷，善太息，神疲乏力，脘腹胀满，或胀痛不适，或隐痛或刺痛，纳呆食少，便溏或呕血、黑便，或咳嗽咳痰，痰质稠黏，痰白或黄白相兼，舌苔薄腻，质暗隐紫，脉弦或细涩。

证机概要：气机郁滞，痰瘀交阻。

治法：行气解郁，化痰祛瘀。

代表方：越鞠丸合化积丸加减。前方行气解郁，化痰散结，适用于气郁痰瘀所致胸膈痞闷，脘腹胀满者；后方活血化瘀，软坚消积，适用于气郁痰瘀所致肿块明显增大，伴持续隐痛或刺痛者。

常用药：香附、槟榔行气活血；苍术、半夏燥湿祛痰行气；三棱、莪术、瓦楞子、五灵脂、川芎、苏木活血化瘀，行气消癥；炒谷麦芽、神曲消食行气。

疼痛较明显者，加郁金、延胡索、石见穿以活血定痛；肿块明显者，加炮山甲、桃仁、半夏、浙贝母、土鳖虫破血逐瘀，软坚散结；呕血、黑便者加三七粉、白及、仙鹤草化瘀止血。

同时辨证结合辨病，按肿瘤性质和部位不同选择适当的药物。如食管癌加威灵仙、急性子；胃癌、肠癌加水红花子、凌霄花；肝癌加平地木、片姜黄；肺癌加泽兰、石见穿；胰腺癌加红花、赤芍；乳腺癌加八月札、王不留行。

2. 毒热壅盛证

症状：局部肿块灼热疼痛，发热，口咽干燥，心烦寐差，或热势壮盛，久稽不退，咳嗽无痰或少痰，或痰中带血，甚则咳血不止，胸痛或腰酸背痛，小便短赤，大便秘结或便溏泄泻，舌质红，舌苔黄腻或薄黄少津，脉细数或弦细数。

证机概要：热邪炽盛，热盛酿毒。

治法：清热解毒，抗癌散结。

代表方：犀角地黄汤合犀黄丸加减。前方清热解毒，凉血散瘀，适用于毒热壅盛，热伤血络引起吐血、便血、尿血者；后方清热解毒，活血止痛，适用于毒热壅盛所致局部肿块灼热、疼痛明显者。

常用药：犀角（用代用品）清心、凉血、解毒；丹皮、石上柏、半枝莲、白花蛇舌草凉血散瘀；土茯苓、苦参、藤梨根清热祛湿，解毒散结；山慈菇清热解毒，化痰散结；龙葵、红藤清热解毒，活血抗癌；七叶一枝花清热解毒，消肿止痛；冬凌草清热解毒，散瘀消肿。

若热毒伤阴，口咽干燥，咳嗽少痰，加天冬、麦冬、生地、北沙参养阴生津；热毒久稽，损伤络脉，痰中带血或尿血，加大蓟、小蓟、藕节炭、侧柏叶、白茅根凉血止血；热毒壅盛，腑气不通，加生大黄、芒硝通腑泄热。

肺癌常加冬凌草、绞股蓝、干蟾皮；喉癌加一枝黄花、山豆根；鼻咽癌加山豆根、蛇六谷；甲状腺癌加石上柏、蛇六谷；食管癌加旋覆花、代赭石；乳腺癌加漏芦、白花蛇舌草；胰腺癌加茵陈、栀子；肾癌加土茯苓、白花蛇舌草、马鞭草；肠癌加凤尾草、仙鹤草；膀胱癌加龙葵、石韦；淋巴结转移加黄药子、夏枯草；热毒壅盛者，可加梅花点舌丹，温水送服，或醋化开，敷于患处，以清热解毒，消肿散结，抗癌止痛。

3. 湿热郁毒证

症状：时有发热，恶心，胸闷，口干口苦，心烦易怒，胁痛或腹部阵痛，身黄，目黄，尿黄，便中带血或黏液脓血便，里急后重，或大便干稀不调，肛门灼热，舌质红，苔黄腻，脉弦滑或滑数。

证机概要：湿邪化热，湿热蕴毒。

治法：清热利湿，泻火解毒。

代表方：龙胆泻肝汤合五味消毒饮加减。前方泻肝胆实火，清下焦湿热，清热利湿之力均较强，适用于湿热俱盛者；后方清热解毒，消散疔毒，适用于火毒结聚，局部红、肿、热、痛明显者。

常用药：龙胆草、黄芩、栀子清热除湿，泻火解毒，兼以利胆退黄；泽泻、木通、车前子清热利湿；金银花、野菊花、蒲公英、紫花地丁、天葵子清热解毒，消肿散结。

腹痛较著者，加香附、郁金、延胡索行气活血定痛；大便脓血黏液，泻下臭秽，为热毒炽盛，加白头翁、败酱草、马齿苋以清热解毒，化湿消肿；尿血者，酌加小蓟、白茅根、仙鹤草清热凉血止血。

胃癌加藤梨根、白英；肝癌加茵陈、田基黄；大肠癌加漏芦、马齿苋；胰腺癌加白花蛇舌草、天龙；乳腺癌加山慈菇、夏枯草；宫颈癌加土茯苓、龙葵；膀胱癌加车前子、白茅根；癌性胸腹水加猪苓、泽泻。

4. 瘀毒内阻证

症状：面色晦暗，或肌肤甲错，胸痛或腰腹疼痛，痛有定处，如锥如刺，痰中带血或尿血，血色暗红，口唇紫暗，舌质暗或有瘀点、瘀斑，苔薄或薄白，脉涩或细弦或细涩。

证机概要：瘀血蓄结，壅阻气机。

治法：活血化瘀，理气散结。

代表方：血府逐瘀汤或膈下逐瘀汤加减。前方活血化瘀，理气止痛，适用于瘀血内阻于胸所致胸痛、呃逆、干呕者，或瘀血内阻于脑所致头痛、头晕者；后方活血行气，消积止痛，主要适用于瘀血内阻于膈下引起腹中积块、肚腹疼痛者。

常用药：桃仁、红花、五灵脂、丹皮、赤芍、当归、川芎活血通经，化瘀止痛；香附、乌药、枳壳调理气机；黄连、黄柏、败酱草清热解毒。

发热者，加丹皮、丹参清热凉血；胸痛明显者，加延胡索、郁金理气通络，活血定痛；反复咳血者，去桃仁、红花，加蒲黄、三七、藕节、仙鹤草、茜草根祛瘀止血；瘀滞化热，耗伤气津，口干舌燥者，加沙参、天花粉、生地、玄参、知母清热养阴生津；食少，乏力，气短者，加黄芪、党参、白术益气健脾。

5. 阴伤气耗证

症状：口咽干燥，盗汗，头晕耳鸣，视物昏花，五心烦热，腰膝酸软，乏力，纳差，腹痛隐隐，大便秘结或溏烂，舌质淡红少苔，脉细数或细。

证机概要：脏腑阴伤，气阴两虚。

治法：益气养阴，扶正抗癌。

代表方：生脉地黄汤加减。本方益气养阴，扶正抗癌，适用于阴伤气耗引起口咽干燥、盗汗耳鸣、神疲乏力者。

常用药：人参大补元气；麦冬养阴生津；五味子敛补肺津；生地、熟地、玄参滋阴补肾；百合、麦冬、甘草滋阴润肺。

阴虚明显者，加南北沙参、炙鳖甲、炙龟甲、山萸肉养阴生津；气虚明显者，加生黄芪、太子参，白术益气补肺健脾；口渴明显者，加芦根、天花粉、知母滋阴生津；咳痰不利，痰少而黏者，加贝母、百部、杏仁利肺化痰；五心烦热，潮热盗汗者，加知母、地骨皮滋阴清热。

胃癌常加生地、石斛、麦冬；鼻咽癌常加石斛、玄参、麦冬、天花粉。

6. 气血双亏证

症状：形体消瘦，面色无华，唇甲色淡，气短乏力，动辄尤甚，伴头昏心悸，目眩眼花，动则多汗，口干舌燥，纳呆食少，舌质红或淡，脉细或细弱。

证机概要：久病伤正，气虚血亏。

治法：益气养血，扶正抗癌。

代表方：十全大补汤加减。本方温补气血，适用于气血两虚引起形体消瘦、面色无华、气短乏力者。

常用药：人参、生黄芪补气；炒白术、茯苓、炙甘草健脾益气；当归、白芍、熟地黄、川芎养血补血和血。

气虚明显者，加党参、白扁豆健脾益气；血虚明显者，加阿胶、首乌、鸡血藤养血补血；纳呆食少者，加党参、白术、薏苡仁、神曲开胃健脾；下利清谷、腰酸膝冷之症突出，可加补骨脂、肉豆蔻、吴茱萸、五味子温补脾肾，涩肠止泻；尿血者，酌加仙鹤草、血余炭收敛止血。

【预后转归】

癌病的预后一般较差，但近年来通过大量临床研究、实验研究，运用中医的理论进行辨证论治，并在癌病的不同阶段，采用中西医结合的方法治疗，对于提高疗效，减少毒副反应，提高生存质量，延长生存期等都取得了一些成果。

【预防调护】

癌病的病因尚未完全明了，但精血不足，脏气亏虚，气血阴阳失调，加之外邪入侵，是重要的致病因素，故保养精气，劳逸结合，养成良好的生活、饮食习惯，戒烟，保持心情愉快，加强必要的防护措施，对预防本病有重要的意义。此外，加强普查工作能早期发现、早期诊断和早期治疗，也是防治癌病的重要手段。

既病之后，要使患者树立战胜疾病的信心，积极配合治疗，起居有节，调畅情志，宜进食易于消化而富于营养的食物，禁食辛辣腌炸、海膻发物，适当参加锻炼。

【临证备要】

1. 癌病治疗中的攻补关系：本病患者就诊时多属中晚期，本虚标实突出，患者局部有有形之包块，治疗时多用活血化瘀、化痰散结、理气行气之法；另一方面，多有脏腑阴阳气血之不足，故补益气血阴阳，扶正以祛邪，也实属必要。临证可根据病情采用先攻后补，或先补后攻，或攻补兼施等方法。同时，应把顾护胃气的指导思想贯穿于治疗的始终，以期调理脾胃，滋养气血生化之源，扶助正气。

2. 配合西医治疗：癌病患者早中期手术切除、放射治疗、化学药物治疗对消除癌肿病灶具有积极意义，中医药配合手术、化疗、放疗治疗癌病，有提高疗效或减毒增效的作用。癌病患者手术后，常出现一些全身症状，如发热、盗汗或自汗、纳差、神疲乏力等，中药可补气生血，使免疫功能尽快恢复，同时又有直接的抗癌作用，因此，加用中药可使机体较快恢复，预防和控制由于手术所致的癌细胞增殖。常以健脾益气、滋阴养血为治法，代表方如参苓白术散、八珍汤、十全大补汤、六味地黄丸等。癌病放化疗的患者，常出现消化障碍、骨髓抑制、机体衰弱及炎症反应等毒副反应，中医辨证分型以阴虚毒热、气血损伤、脾胃虚弱、肝肾亏虚等为常见，常用治法为清热解毒、生津润燥、补益气血、健脾和胃、滋补肝肾，代表方如黄连解毒汤、沙参麦冬汤、圣愈汤、香砂六君子汤、左归丸、右归丸等。

3. 抗癌中药的应用：经过现代药理及临床研究筛选出的一些具有抗肿瘤作用的中药，可以在辨证论治的基础上配伍使用，以期提高疗效。如一些中晚期癌病患者，常伴有局部肿块灼热疼痛、发热或五心烦热、口渴尿赤、便秘或便溏泄泻、舌苔黄腻等热性证候，可选用清热解毒药物，如白花蛇舌草、半边莲、半枝莲、藤梨根、龙葵、蚤休、蒲公英、野菊花、苦参、青黛等。临床观察表明，癌病患者普遍存在瘀血见证，如肿块经久不消，局部疼痛，痛有定处，日轻夜重，唇舌青紫，肌肤甲错，脉细涩等，可选用活血化瘀药物，如莪术、三棱、丹参、桃仁、穿山甲、鬼箭羽、大黄、紫草、延胡索、郁金等。有痰湿凝聚征象者，可选用化痰散结类的瓜蒌、贝母、南星、半夏、杏仁、百部、马兜铃、海蛤壳、牡蛎、海藻等及利水渗湿类的猪苓、泽泻、防己、土茯苓、瞿麦、菝葜、萆薢等。由于癌病形成缓慢，毒邪深居，非攻不可，临床常用性峻力猛的有毒之品，尤其是虫类攻毒药，如蟾皮、蜈蚣、蜂房、全蝎、土鳖虫、蜣螂、守宫、斑蝥、水蛭等，可依据中医理论，结合患者病情、体质因素，掌握好攻毒药的剂量和使用时间，辨证选用，合理配伍与炮制，以更好地发挥抗癌作用。

4. 癌病与中医学相关病证的联系：癌病与西医学恶性肿瘤类似，如食道癌或贲门癌以吞咽食物哽噎不顺，饮食难下，或纳而复出为主要表现者，可参照噎膈辨证治疗；肝癌、胃癌、胰腺癌以腹内结块日趋肿大，固定不移，或痛或胀为主症者，可参考积聚辨证治疗。

【医案举隅】

陈某，男，14岁，学生，1995年10月27日初诊。

患者1994年11月因头晕头痛，经核磁共振（MRI）检查诊断为"四叠体肿瘤"，接受γ刀治疗半年，病情未能控制，头痛加剧，双眼睑下垂，复视，眼球转动亦受限，复查MRI显示肿瘤体积增大，于1995年5月在上海某医院手术治疗，两个月后复查MRI提示有80%肿瘤被切除，但临床症状始终未见明显改善。又因输血感染丙型肝炎，谷丙转氨酶增高（125U）。故慕名前来求治。

刻诊：头晕头痛，两眼睑下垂，上抬无力，视物复视，耳鸣，听力明显下降，时有恶心，口干，饥饿多食，形体肥胖，大便欠实，日行2次。舌质暗红，苔薄腻，脉细滑数。辨证属肝肾亏虚，气阴不足，痰瘀上蒙，清阳不展，治宜滋补肝肾，益气养阴，化痰祛瘀。

药用：生黄芪15g，葛根15g，天门冬12g，枸杞子10g，川石斛12g，天花粉12g，炙僵蚕10g，陈胆星10g，生牡蛎25g（先煎），炙蜈蚣2条，炮山甲10g（先煎），山慈菇10g，海藻10g，露蜂房10，漏芦12g，白花蛇舌草25g。

另炙马钱子粉每次0.25g，每日2次吞服。

服药1个月，头晕头痛显减，听力已有改善，恶心、口干消失，惟时有右侧头角疼痛，左耳闭气，左目复视，胸部分流手术切口胀痛，右腰背疼痛，腹胀而隐痛，大便欠实，日行2次。舌质暗红，苔薄黄腻，脉细滑。复查谷丙转氨酶已降至70U。治以益气养阴，滋补肝肾，化痰祛瘀，运脾利湿。

原方去石斛、枸杞子，加法半夏10g，茯苓10g，泽兰10g，泽泻15g，炙水蛭5g。

加用三七粉每次1.5g，每日2次，吞服。

继服1个月，头痛、手术切口痛、腰背痛及腹痛悉除，左耳闭气消失，左目复视减轻，复查肝功能正常。其后坚持调治，病情稳定，整体情况良好，精神状态基本正常，听力恢复，眼睑下垂、左目复视明显改善，能完成主要课程学习，并能参加适当的体育活动。

1996年7月11日、1998年3月15日两次MRI复查结果均提示：脑实质形态、大小正常，未见异常强化影，四叠体术后改变，无肿瘤复发征象。

　　按：本案病机为肝肾亏虚，气阴不足，痰瘀上蒙，清阳不展，病机特点为正虚邪实，病位在头。初诊正虚邪亦盛，治予黄芪、葛根益气升清，天冬、枸杞子、石斛、天花粉滋养肝肾，僵蚕、胆星、海藻、生牡蛎、蜈蚣化痰息风、软坚散结，炮山甲活血通络，山慈菇、露蜂房、漏芦、白花蛇舌草、炙马钱子粉解毒抗癌，服药1个月，气阴渐复，症状显减，惟大便不实，脾虚渐现，治宗原意，参入运脾利湿之法，加炙水蛭、三七粉等增强化痰祛瘀通络之功，祛邪以安正。

　　　　　　　　　　（单书健等编．古今名医临证金鉴·肿瘤卷．中国中医药出版社．1999）

【古代文献精选】

　　《灵枢·五变》："人之善病肠中积聚者，何以候之？少俞答曰：皮肤薄而不泽，肉不坚而淖泽，如此肠胃恶，恶则邪气留止，积聚乃伤。"

　　《景岳全书·积聚》："治积之要，在知攻补之宜，而攻补之宜，当于孰缓孰急中辨之。"

　　《杂病源流犀烛·积聚癥瘕痃癖痞源流》："邪积胸中，阻塞气道，气不宣通，为痰，为血，皆得与正相搏，邪既胜，正不得而制之，遂结成形而有块。"

第七章　肢体经络病证

　　肢体经络病证是以肢体功能障碍为外在症状表现，以经络失养或闭阻不通及脏腑功能失常为内在病理基础的一类病证。肢体即四肢和外在的躯体，与经络相连，具有防御外邪、保护内在脏腑组织的作用，在生理上以通利为顺，在病理上因瘀滞或失养而为病。

　　经络是经脉和络脉的总称。经脉纵行人体上下，沟通脏腑表里；络脉横行经脉之间，交错分布在全身各处。《灵枢·本脏》云："经脉者，所以行血气而营阴阳，濡筋骨，利关节者也。"概括了经络的功能作用。经络既是疾病传变的反应系统，抗御外邪的防卫系统，又是运行气血的循环系统，主束骨而利关节的运动系统。同时经络又是躯体各部的联络系统，如《灵枢·海论》说："夫十二经脉者，内属于腑脏，外络于肢节。"揭示了经络与人体的有机联系。经络在人体，内联五脏六腑，外络四肢百骸，是沟通内外，联系上下，运行气血，输布营养，维持机体生命活动的网络系统。经络与脏腑、骨骼、筋脉、肌表等有机相连，在病理状态下，经络受邪，闭阻不通，脏腑戕伤，诸病从生。

　　肢体经络病证涉及范围较广，虽然症状表现在肢体，但其病机常涉及多个脏腑，不便归属于某个单一脏腑系列进行讨论，故独列一章。本章仅就痹证、痉证、痿证、颤证、腰痛展开讨论。而与经络肢体相关的其他病证，将在本书相关章节或有关学科中讨论。

第一节　痹　证

　　痹证是因感受风寒湿热之邪，闭阻经络，气血运行不畅，引起以肢体关节疼痛、肿胀、酸楚、麻木、重着以及活动不利为主要症状的病证。

　　痹证《内经》称为痹，提出病因以风、寒、湿邪为主。《素问·痹论》云："所谓痹者，各以其时重感于风寒湿者也。"并根据病邪的偏胜进行分类，曰："风寒湿三气杂至，合而为痹，其风气胜者为行痹，寒气胜者为痛痹，湿气胜者为著痹也。"《素问·四时刺逆从论》云："厥阴有余病阴痹，不足病生热痹。"《痹论》还根据风寒湿邪伤人的季节与所伤部位之异，将痹证分为皮痹、肌痹、脉痹、筋痹、骨痹五体痹。病邪深入，内传于五脏六腑，又可导致心痹、肺痹、脾痹、肝痹和肾痹五脏痹。汉·张仲景在《金匮要略·中风历节病脉证并治》另立"历节病",认为"历节痛,不可屈伸","其痛如掣","诸肢节疼痛,身体尪羸,脚肿如脱"是其主症,病位在肝肾,病因是由于汗出入水中,风寒湿合而为邪,伤及血脉,水湿浸淫筋骨关节所致。对于痹证的治疗,《金匮要略》所载的乌头汤、桂枝芍药知母汤、防己黄芪汤等及唐·孙思邈《千金要方》中的独活寄生汤至今仍为临床常用方剂。元·朱丹溪则立"痛风"一名,其病因有血虚、血热、风、湿、痰、瘀之异,治疗拟痛风通用方,分上下肢选择用药,对于后世影响很大。明·张景岳《景岳全书·痹》认为痹证虽以风寒湿合痹为原则,但须分阴证、阳证,阳证即为热痹,"有寒者宜从温热,有火者宜从清凉",但他认为痹证确是"寒证多而热证少"。清·吴鞠通《温病条辨》认为痹证"大抵不外寒热两端,虚实异治"而已。叶天士对于痹久不愈者,有"久病入络"之说,倡用活血化瘀及虫类药物,搜剔宣通络脉。

根据痹证的临床表现,西医学中的风湿性关节炎、类风湿关节炎、骨关节炎、反应性关节炎、痛风、肩关节周围炎等均属于本病范围。其他风湿病,当病变累及关节而出现痹证证候者,亦可参考本节内容进行辨证治疗。

【病因病机】

痹证的发生,与体质因素、气候条件、生活环境等均有密切关系。正虚卫外不固是痹证发生的内在基础,感受外邪是痹证发生的外在条件。风寒湿热之邪,乘虚袭入人体,引起气血运行不畅,经络阻滞,或痰浊瘀血,阻于经络,深入关节筋骨,甚则影响脏腑。

一、病因

1. 外因

感受风寒湿热之邪,其中以风为主,常夹杂它邪伤人,如风寒、风湿、风热、或寒湿、风湿热等多邪杂感。

(1) 风寒湿邪:居处、劳动环境寒冷潮湿,如坐卧湿地,涉水淋雨,或长期水下作业,或出入于冷库,或阴雨潮湿季节感受寒湿之邪。此外,还可因地区条件影响,如北方多寒冷,东南多潮湿,均可因风寒湿邪入侵而致病。如《儒门事亲·痹论》说:"此疾之作,多在四时阴雨之时及三月九月,太阴湿土用事之月。或凝水之地,劳力之人,辛苦过度,触冒风雨,寝处浸湿,痹从外入。"

(2) 风湿热邪:外感风热,与湿相并,或风寒湿痹,郁久化热,而致风湿热合邪,痹阻经络、关节为患。

2. 内因

正气不足。

(1) 劳逸不当:劳倦过度,耗伤正气,机体防御功能低下,或劳后汗出当风,或汗后用冷水淋浴,外邪乘虚入侵。

(2) 体质亏虚:素体虚弱,平时缺少锻炼,或病后、产后气血不足,腠理空疏,卫外不固,外邪乘虚而入。正如《济生方·痹》所云:"皆因体虚,腠理空疏,受风寒湿气而成痹也。"

此外，恣食甘肥厚腻或酒热海腥发物，导致脾运失健，湿热痰浊内生；或跌仆外伤，损及肢体筋脉，气血经脉痹阻，亦与痹证发生有关。

在一般情况下，外因是致病的条件，内因是发病的基础，常因体虚外邪乘袭而致病。故《灵枢·五变》说："粗理而肉不坚者，善病痹。"但在特殊情况下，如受邪过重，即使素质较强，亦可受邪致病。

二、病机

痹证病机主要为外邪侵袭肢体，经络闭阻，不通则痛。风寒湿热外邪侵袭肢节、肌肉、经络之间，以致气血运行失畅，而为痹证，症状表现为疼痛、肿胀、酸楚、麻木，或肢体活动不利。外邪侵袭机体，又可因禀赋素质不同而寒热之间每易转化。如阴虚阳盛之体，内有蓄热者，感受风寒湿邪，寒从热化或邪郁化热，而成为风湿热痹。阳虚阴盛之体，寒自内生，热从寒化，而成为风寒湿痹。

病理性质病初以邪实为主，病久邪留伤正可致虚实夹杂。因病变初起是感受风寒湿或风湿热邪，病程短，发病快，正气未伤，故以邪实为主。病若不解，风寒湿热之邪经久不去，势必伤及肝肾阴阳气血，邪未尽而正气已伤，体虚邪实而呈虚实夹杂之候。另一方面，由于风寒湿热之邪阻痹经络关节，影响气血津液的运行，或因肝肾阴阳气血不足，气血津液运行无力，可导致痰、瘀的形成。痰瘀互结者，可表现为关节肿大强直变形，功能障碍。虚实之间又常因果错杂，本虚易于感邪而致标实，反之标实又可加剧本虚，进一步损伤阴阳气血，导致痰浊瘀血不断内生，形成恶性循环，而使病情加重。

病位初在肌表经络，久则深入筋骨，病及五脏。病初因邪痹肌表、经络之间，表现为肢体百节疼痛为主的五体痹见证，故以肢体关节、肌肉疼痛、肿胀、酸楚、重着为主症；久则深入筋骨，故以关节的疼痛、麻木僵直、骨节变形、活动障碍为主症；病变日久，病邪可由表入里，经病及脏，即可形成顽固而难愈的"五脏痹"，表现为心悸、心慌、气喘的心痹，或肢软、肌瘦无力的脾痹，腰背偻曲不能伸直或关节变形的骨痹等。正如《素问·痹论》所云："心痹者，脉不通，烦则心下鼓，暴上气而喘。"

痹证日久，常见三种病理变化：一是风寒湿痹或风湿热痹日久不愈，气血运行不畅，血滞而为瘀，津停而为痰，瘀血痰浊痹阻经络，可见皮肤瘀斑、关节周围结节、关节肿大、屈伸不利等症；二是病久耗伤气血阴阳，可呈现气血亏虚、肝肾不足的证候；三是痹证日久不愈，复感于邪，病邪由经络而内舍脏腑，出现脏腑痹的证候，尤以心痹较为常见。

【诊查要点】

一、诊断依据

1. 肢体关节、肌肉疼痛，屈伸不利，或疼痛游走不定，甚则关节剧痛、肿大、强硬、变形等临床表现是痹证诊断的主要依据。

2. 发病及病情的轻重常与劳累以及季节、气候的寒冷、潮湿等有关。某些痹证的发生和加重可与饮食不当有关。

3. 不同年龄的发病与疾病的类型有一定的关系。某些痹证的发病与禀赋不足有关。

二、病证鉴别

痹证与痿证：痹证是由风、寒、湿、热之邪侵袭肌腠经络，痹阻筋脉关节而致；痿证则以邪热伤阴，五脏精血亏损，经脉肌肉失养为患。鉴别要点首先在于痛与不痛，痹证以关节疼痛为主，而痿证则为肢体痿弱不用，一般无疼痛症状；其次要观察肢体的活动障碍，痿证是无力运动，痹证是因痛而影响活动；再者，部分痿证病初即有肌肉萎缩，而痹证则是由于疼痛甚或关节僵直不能活动，日久废而不用导致肌肉萎缩。

【辨证论治】

一、辨证要点

1. 辨病邪的偏盛

大凡痹痛游走不定者为行痹，属风邪盛；痛势较甚，痛有定处，遇寒加重者为痛痹，属寒邪盛；关节酸痛、重着、漫肿者为着痹，属湿邪盛；关节肿胀，肌肤掀红，灼热疼痛为热痹，属热邪盛。关节疼痛日久，肿胀局限，或见皮下结节者为痰；关节肿胀，僵硬，疼痛不移，肌肤紫暗或瘀斑者为瘀。

2. 辨病性的虚实

痹证初起，多以邪实为主，有风寒湿与风湿热之不同；病久多属正虚邪实，虚中夹实。正虚者，气血、肝肾不足；邪实者，痰瘀互结，或兼风寒湿热之邪。

二、治疗原则

痹证以风、寒、湿、热、痰、瘀痹阻经络气血为基本病机，其治疗应以祛邪通络为基本原则，根据邪气的偏盛，分别予以祛风、散寒、除湿、清热、化痰、行瘀，兼以舒筋通络。久痹正虚者，应重视扶正，以益气养血、培补肝肾为法。虚实夹杂者，宜标本兼顾。

三、证治分类

1. 风寒湿痹证

症状：关节肌肉疼痛、酸楚游走不定，或关节疼痛遇寒加重，得热痛缓，或关节重着，肿胀散漫，肌肤麻木不仁，关节屈伸不利，舌质淡，舌苔薄白或白腻，脉弦紧或濡缓。

证机概要：风寒湿邪留滞经络，气血闭阻不通。

治法：祛风散寒，除湿通络。

代表方：薏苡仁汤加减。本方功能温经散寒除湿，祛风通络，用于风寒湿痹关节肌肉疼痛、沉重、畏寒者。

常药用：羌活、独活、威灵仙祛风除湿；桂枝、川乌温经散寒；苍术、薏苡仁健脾燥湿；当归、川芎活血通络。

若风邪偏盛，疼痛游走者，加防风、寻骨风、秦艽；寒邪偏盛，疼痛固定，拘急冷痛者，加麻黄、细辛、制附子、制草乌；湿邪偏重，关节肿胀重着者，加防己、木瓜、茯苓、五加皮等；痛在颈项、上肢者，加姜黄、葛根；痛在下肢者，加牛膝、木瓜；肌肤麻木，苔腻者，重用苍术，加青风藤、路路通以祛风除湿通络。中成药可服用小活络丸。

2. 风湿热痹证

症状：关节疼痛，游走不定，关节活动不利，局部灼热红肿，痛不可触，得冷则舒，可有肌肤红斑，常有发热、汗出、口渴、烦躁、溲赤，舌质红，舌苔黄或黄腻，脉滑数或浮数。

证机概要：风湿热邪壅滞经脉，气血闭阻不通。

治法：清热通络，祛风除湿。

代表方：白虎加桂枝汤、宣痹汤加减。前方以清热宣痹为主，适用于风湿热痹，热象明显者；后方重在清热利湿，宣痹通络，适用于风湿热痹，关节疼痛明显者。

常用药：生石膏、知母、黄柏、连翘清热坚阴；桂枝疏风解肌通络；防己、杏仁、薏苡仁、滑石、赤小豆、蚕砂清利湿热，通络宣痹。

若风热偏盛，关节疼痛，游走不定，加秦艽、桑枝、地龙；发热，咽痛者，加蚤休、薄荷、牛蒡子、桔梗疏风清热，解毒利咽；湿热偏盛，关节肿胀明显，重着不利，苔黄腻，加土茯苓、萆薢、豨莶草；若皮肤有红斑者，加水牛角片、丹皮、赤芍、生地、凌霄花以清热凉血，活血化斑；口舌反复破溃，口渴明显者，加马勃、甘中黄、天花粉清热泻火生津；若邪热化火，壮热烦渴，关节红肿热痛，舌红少津者，去桂枝，加山栀、黄芩、漏芦，或选用犀角散加减。中成药可服用当归拈痛丸。

3. 寒热错杂证

症状：关节灼热肿痛，而又遇寒加重，恶风怕冷，苔白罩黄，或关节冷痛喜温，而又手心灼热，口干口苦，尿黄，舌红苔白，脉弦或紧或数。

证机概要：寒郁化热，或经络蓄热，客寒外侵，闭阻经脉。

治法：温经散寒，清热除湿。

代表方：桂枝芍药知母汤加减。方中既有桂枝、附子温通阳气，又有芍药、知母护阴清热，寒热并用，适用于痹证寒热错杂者。

常用药：桂枝、防风、秦艽、羌活祛风胜湿，温经通络；麻黄、细辛温经散寒；苍术、木防己、晚蚕砂除湿宣痹；芍药、知母、黄柏、忍冬藤清热化湿通络。

寒重热轻者，加制川乌、仙灵脾、威灵仙温阳散寒通络；热重于寒者，加生石膏、络石藤、豨莶草、海桐皮清热通络。

4. 痰瘀痹阻证

症状：痹证日久，关节肌肉刺痛，固定不移，或关节肌肤紫暗、肿胀，按之较硬，肢体顽麻或重着，甚则关节僵硬变形，屈伸不利，有硬结、瘀斑，或胸闷痰多，舌质紫暗或有瘀斑，舌苔白腻，脉弦涩。

证机概要：痰瘀互结，留滞肌肤，闭阻经脉。

治法：化痰行瘀，蠲痹通络。

代表方：双合汤加减。本方有活血化瘀、祛痰通络作用，适用于痰瘀痹阻筋脉，关节重着疼痛者。

常用药：桃仁、红花、当归、川芎、白芍活血化瘀，通络止痛；茯苓、半夏、陈皮、白芥子、竹沥、姜汁健脾化痰。

痰浊滞留，皮下有结节者，加南星、僵蚕；瘀血明显，关节疼痛、肿大、强直、畸形，活动不利，舌质紫暗，脉涩，加莪术、三七、地鳖虫；痰瘀交结，疼痛不已者，加穿山甲、白花蛇、全蝎、蜈蚣搜剔络道；有痰瘀化热之象者，加地龙、陈胆星、水蛭；关节、脊柱僵硬、强直、变形，疼痛较甚者，加乳香、没药、血竭、苏木、延胡索活血祛瘀止痛；关节屈伸不利者，加油松节祛风化湿，舒筋活络。如关节漫肿而有积液，可加用小量控涎丹祛痰消肿，每日服1.5g，连服7～10日为一疗程，但不必空腹顿服，可分2次在餐后服下。

5. 气血虚痹证

症状：关节疼痛、酸楚，时轻时重，或气候变化、劳倦活动后加重，形体消瘦，神疲乏力，肌肤麻木，短气自汗，面色少华，唇甲淡白，头晕目花，舌淡苔薄，脉细弱。

证机概要：风寒湿邪久留经络，气血亏虚，经脉失养。

治法：益气养血，和营通络。

代表方：黄芪桂枝五物汤加减。本方益气养血、和营通络，适用于痹证气血两虚、营卫失和者。

常用药：黄芪、党参益气；当归、白芍养血活血；桂枝和营通络；川芎、姜黄、鸡血藤、天仙藤行气和血通络，此即"气血流畅，痹痛自已"之意。

血虚明显者，重用当归，加生地、熟地；阴虚者，加玄参、石斛、山茱萸；兼有寒象者，加附子温阳散寒；兼有便溏者，加炒白术、苍术、茯苓健脾化湿；兼有瘀血者，加桃仁、红花；肢体麻木者，加苏木、路路通活血通络。

6. 肝肾虚痹证

症状：痹证日久不愈，关节疼痛时轻时重，疲劳加重，关节屈伸不利，肌肉瘦削，腰膝酸软，或畏寒肢冷，阳痿，遗精，或骨蒸劳热，心烦口干，舌质淡红，舌苔薄白或少津，脉沉细弱或细数。

证机概要：肝肾不足，筋脉失养。

治法：培补肝肾，通络止痛。

代表方：独活寄生汤加减。本方具有补肝肾、益气血、祛风湿、通经络之功，用于痹证日久，肝肾不足，气血亏虚者。

常用药：独活、桑寄生祛风湿，补肝肾，强筋骨，除痹痛；防风、秦艽祛风化湿止痛；桂枝、细辛温经通络；牛膝、杜仲补益肝肾；人参、茯苓、甘草健脾益气；当归、川芎、生地黄、白芍养血活血；甘草调和诸药。

肾气虚，腰膝酸软，加制黄精、续断、狗脊；骨节疼痛，乏力较著，加鹿衔草、千年健、石楠藤、骨碎补补虚通络，强壮筋骨；阳虚，畏寒肢冷，关节疼痛拘急，加附子、鹿角片、仙灵脾、巴戟肉、肉苁蓉；肝肾阴亏，腰膝疼痛，低热心烦，或午后潮热，加生地、首乌、桑椹子、枸杞子、功劳叶。

从痹证的病变过程来看，风寒湿痹、风湿热痹多见于病之初起。痹证日久不愈，则可见痰瘀痹阻和气血、肝肾亏虚，邪实正虚相兼，也可因病邪随体质从化或郁化而呈现寒热错杂之证。临证应联系分析，按主次处理，诸法复合应用。

【预后转归】

痹证治疗及时，病邪祛除，预后多佳。若失治误治，或治未痊愈，或摄生不当，反复感寒受邪，均可使病情反复发作，日渐加重，迁延不已。日久可见关节肿胀畸形，甚至腰背强直变形。若虽初发而感邪深重，严重影响功能活动或损伤内脏，预后较差。

【预防调护】

改善生活与工作环境，避免久处湿地、感受风寒湿邪。平时应注意生活调摄，加强锻炼，调护正气。水下或潮湿环境中作业，应加强防护。痹证初发，应积极治疗，防止病邪传变。疼痛剧烈、病情较重者应卧床休息。关节畸形、活动不利者，应防止跌仆，以免发生骨折。

【临证备要】

1. 辨病位用药。辨病位用药是根据痹证的病位不同，在辨证的基础上有针对性地使用药物，以提高疗效。痹在上肢可选用片姜黄、羌活、桂枝、桑枝、秦艽以通经达络，祛风胜湿；下肢疼痛者可选用独活、川牛膝、木瓜以引药下行；痹证累及颈项，出现颈部僵硬不适，疼痛者，可选用葛根、伸筋草、桂枝以舒筋通络，祛风止痛；腰部疼痛、僵硬，弯腰活动受限者，可选用桑寄生、杜仲、巴戟天、䗪虫以补肾强腰，化瘀止痛；两膝关节肿胀，或有积液者，可用土茯苓、薏苡仁、天仙藤以清热祛湿，消肿止痛。

2. 注重内外、动静结合。痹证不论急性、慢性，在内服药物的同时，要适当配合外治疗法，内外结合。慢性患者病位局限于少数关节时，尤当结合外治，如煎汤熏洗、药物外敷、针灸、推拿按摩等多种疗法综合应用，以提高疗效。治疗痹证要动静结合。发作期，症情较重，又有心脏受累者，宜以静卧休息为主。病情缓解后，可逐步增加活动。恢复期，宜以动为主，加强关节功能锻炼，使经络气血流通，体质增强，有助于关节功能的恢复。

3. 谨慎应用有毒药物。治疗顽固性痹痛，常选择具有毒性的药物如川乌、草乌、马钱子、雷公藤等，往往获得显效。但在运用时，应注意以下几点：①注意炮制法。如雷公藤须去皮，马钱子一般不入煎剂，川草乌应制用，先煎1小时以上减毒。②要严格掌握用量。药量应根据病情、体质而定，一般应由小量递增。如制川草乌初用3~5g，无反应者，可增加至6~12g；马钱子单用散剂日0.3~0.6g；雷公藤从5g递增至15g。③为防止中毒，可加甘草同煎。④注意药后反应，如有唇舌发麻、恶心、头晕、心悸、脉迟有歇止者，为中毒反应，应立即停药，并予解毒处理。

【医案举隅】

陈某，男，57岁，教师。

四肢关节反复肿痛1年，迭进中西药治疗效果不佳，已全休半年。刻下四肢关节疼痛不已，上肢为著，腕、指小关节尤甚，红肿灼热，手指梭形肿胀，局部色素加深，形体消瘦，步履困难，口干苦，舌苔黄厚腻，前部中剥，质暗红，脉小弦滑。从风湿热毒留着，痰瘀互结治疗，投清热化湿、解毒宣痹之剂。

处方：秦艽12g，防己12g，鬼箭羽12g，白薇12g，防风5g，黄柏10g，苍术10g，炙僵蚕10g，广地龙10g，土茯苓15g，苍耳草20g，炮山甲6g。

药服8剂，肿势减轻，疼痛好转，原方加生地12g，炙全蝎3g，乌梢蛇10g，以养阴除痹，再投30剂。

经治疗病情稳步好转，肿痛显减，但觉酸楚，关节活动恢复正常，苔化未净，舌红中剥，脉小弦数。证属湿热不净，阴伤气耗之候。

处方：生黄芪15g，生地15g，土茯苓15g，透骨草15g，石斛12g，木防己12g，漏芦12g，广地龙10g，乌梢蛇10g，黄柏10g，知母10g，当归10g，炙全蝎3g，炒苍术6g，炮山甲5g。25剂。

药后关节肿痛基本消失，精神亦振，纳佳，寐安。

按：本案证属热痹、顽痹，因风湿热毒留着，痰瘀互结，伤阴耗气所致，实中夹虚之候，故先从标治，予祛风化湿、清热解毒、化痰祛瘀之剂，病邪渐退，正虚较显时分步加入养阴益气之品扶正祛邪，若起手即大剂补益恐有助邪之弊。

（周仲瑛著．周仲瑛临床经验辑要．中国医药科技出版社．1998）

【古代文献精选】

《素问·痹论》："五脏皆有所合，久而不去者，内舍于其合也。故骨痹不已，复感于邪，内舍于肾。筋痹不已，复感于邪，内舍于肝。脉痹不已，复感于邪，内舍于心。肌痹不已，复感于邪，内舍于脾。皮痹不已，复感于邪，内舍于肺。"

《三因极一病证方论·叙痹论》："大抵痹之为病，寒多则疼，风多则行，湿多则着。在骨则重而不举，在脉则血凝而不流，在筋则屈而不伸，在肉则不仁，在皮则寒。"

《医宗必读·痹》："治行痹者，散风为主，御寒利湿仍不可废，大抵参以补血之剂，盖治风先治血，血行风自灭也。治痛痹者，散寒为主，疏风燥湿仍不可缺，大抵参以补火之剂，非大辛大温，不能释其凝寒也。治着痹者，利湿为主，祛风解寒亦不可缺，大抵参以补脾补气之剂，盖土强可以胜湿，而气足自无顽麻也。"

第二节　痿　证

痿证是指肢体筋脉弛缓，软弱无力，不能随意运动，或伴有肌肉萎缩的一种病证。临床以下肢痿弱较为常见，亦称"痿躄"。"痿"是指痿弱不用，"躄"是指下肢软弱无力，不能步履之意。

《内经》阐述了痿证的病因病机、病证分类及治疗原则。《素问·痿论》指出本病的病因是思想无穷、有渐于湿、热伤五脏、远行劳倦、房劳太过等，病机是"肺热叶焦"，津液被灼，肺燥不能输精于五脏，因而五体失养，肢体筋脉痿软。还将痿证分为皮、脉、筋、骨、肉五痿，并提出"治痿独取阳明"的基本治则。《素问·生气通天论》又指出："因于湿，首如裹，湿热不攘，大筋软短，小筋弛长，软短为拘，弛长为痿。"认为湿热也是痿证成因之一。隋·巢元方在《诸病源候论·风身体手足不随候》中认为本病是"由体虚，腠理开，风气伤于脾胃之经络"所致。金·张子和《儒门事亲·指风痹痿厥近世差玄说》强调"痿病无寒"，认为痿证的病机是"由肾水不能胜心火，心火上铄肺金。肺金受火制，六叶皆焦，皮毛虚弱，急而薄著，则生痿躄。"并把风、痹、厥与痿证进行了鉴别，指出："夫四末之疾，动而或劲者为风，不仁或痛者为痹，弱而不用者为痿，逆而寒热者为厥，此其状未尝同也。"朱丹溪认为痿证有湿热、湿痰、气虚、血虚、瘀血之别，提出了"泻南方，补北方"的治疗原则，"泻南方则肺金清而东方不实……补北方则心火降而西方不虚。"明清以后对痿证的辨证论治渐趋完善。明·张景岳《景岳全书·痿证》指出，痿证原本并非尽是阴虚火旺，认为"元气败伤，则精虚不能灌溉，血虚不能营养者，亦不少矣。若概从火论，则恐真阳亏败，及土衰水涸者，有不能堪，故当酌寒热之浅深，审虚实之缓急，以施治疗，庶得治痿之全矣。"《临证指南医案·痿》邹滋九按："夫痿证之旨，不外乎肝肾肺胃四经之病。"

根据本病的临床表现，西医学中多发性神经病、运动神经元疾病、脊髓病变、周期性瘫痪、重症肌无力、进行性肌营养不良、萎缩性肌炎等表现为肢体痿软无力、不能随意运动者，均可参照本节辨证论治。

【病因病机】

痿证形成的原因颇为复杂。外感温毒、湿热之邪，内伤情志、饮食劳倦、先天不足、房事不节、跌打损伤以及接触神经毒性药物等，均可致使五脏受损，气血亏耗，精津不足，肌肉筋脉失养，发为痿证。

一、病因

1. 感受温毒

温热毒邪内侵，或病后余邪未尽，内热燔灼，伤津耗气，肺热叶焦，津伤失布，不能润泽五脏，五体失养而痿弱不用。

2. 湿热浸淫

久处湿地或冒雨涉水，感受外来湿邪，郁遏化热，湿热浸淫经脉，营卫运行受阻，气血运行不畅，致筋脉失于滋养而成痿。正如《素问·痿论》所言："有渐于湿，以水为事，若有所留，居处相湿，肌肉濡渍，痹而不仁，发为肉痿。"

3. 饮食毒物所伤

素体脾胃虚弱，或劳倦思虑过度，中气受损，脾胃受纳、运化、输布功能失常，气血津液生化之源不足，无以濡养五脏，以致筋骨肌肉失养；或饮食不节，嗜酒辛辣，损伤脾胃，运化失职，痰湿内生，阻于经脉，肢体失养，均可致痿。此外，服用或接触毒性药物，损伤气血经脉，经气运行不利，脉道失畅，亦可致痿。

4. 劳病体虚

先天不足，或久病体虚，伤及肝肾，精血亏虚；或劳役、房事太过而伤肾，耗损阴精，肾水亏虚，筋脉失于灌溉濡养，发为痿证。

5. 跌仆瘀阻

跌仆负重，颈腰受损，瘀血阻络，新血不生，肢体失养；或产后恶露未尽，瘀血流注于腰膝，以致气血瘀阻不畅，脉道不利，四肢失于濡润滋养，发为痿证。

二、病机

痿证病变部位在筋脉肌肉，但根柢在于五脏虚损。肺主皮毛，脾主肌肉，肝主筋，肾主骨，心主血脉，各种外感内伤等致病因素，均可耗伤五脏精气，导致精血津液亏损，宗筋失养弛纵，不能束骨而利关节，以致肌肉软弱无力，消瘦枯萎，发为痿证。

本病以热证、虚证为多，亦有虚实夹杂者。外感温毒、湿热所致者，病初阴津耗伤不甚，邪热偏重，故属实证；但日久肺胃津伤，肝肾阴血耗损，则由实转虚，或虚实夹杂。内伤致病，脾胃虚弱，肝肾亏损，气血阴精亏耗，则以虚证为主，但可夹湿、夹热、夹痰、夹瘀，表现本虚标实之候。故临床常呈现因实致虚、因虚致实和虚实错杂的复杂病机。

五脏病变，皆能致痿，且可相互传变。如温热毒邪，伤阴耗气，肺热叶焦，津液失其宣布，五脏失于濡润而致痿。脾胃虚弱，化源不足，气血亏虚，五脏失于荣养；或脾气受困，水湿不运，郁而化热，湿热上熏肺叶或下注于肾致肺肾受灼；或脾胃受损，运化失司，导致痰浊内生，阻滞经脉，发为痿证。肝肾阴虚，虚火内炽，火灼肺金，又可加重肺热津伤。肾水亏虚，津液匮乏，津血同源，津亏血瘀，或跌仆瘀阻，均可导致脉络失畅，筋脉失养，致使病程缠绵难愈。

久痿虚极，脾肾精气虚败，病情危笃。足少阴脉贯行舌根，足太阴脉上行夹咽，连舌本，散于舌下。脾肾精气虚损则舌体失去支持，脾气虚损，无力升清，肾气虚衰，宗气不足，可见舌体瘫软，吞咽、呼吸困难等凶险之候。

【诊查要点】

一、诊断依据

1. 肢体筋脉弛缓不收，下肢或上肢，一侧或双侧，软弱无力，甚则瘫痪，部分病人伴有肌肉萎缩。

2. 由于肌肉痿软无力，可有睑废、视歧、声嘶低暗、抬头无力等症状，甚则影响呼吸、吞咽。

3. 部分病人发病前有感冒、腹泻病史，或有神经毒性药物接触史或家族遗传史。

二、病证鉴别

1. 痿证与偏枯

偏枯亦称半身不遂，是中风症状，病见一侧上下肢偏废不用，常伴有语言謇涩、口眼歪斜，久则患肢肌肉枯萎，其瘫痪是由于中风而致，二者临床不难鉴别。

2. 痿证与痱证

《灵枢·热病》云："痱之为病也，身无痛者，四肢不收，智乱不甚，其言微知，可治；甚则不能言，不可治也。"由此可见，痱证除四肢无力外，还有神志病变，语声不出，可资鉴别。

【辨证论治】

一、辨证要点

1. 辨脏腑病位

痿证初起，症见发热，咳嗽，咽痛，或在热病之后出现肢体软弱不用者，病位多在肺；凡见四肢痿软无力，神疲肢倦，纳呆便溏，下肢微肿，病位多在脾胃；凡以下肢痿软无力明显，甚则不能站立，腰膝酸软，头晕耳鸣，遗精阳痿，月经不调，病位多在肝肾。

2. 辨标本虚实

痿证以虚为本，或本虚标实。因感受温热毒邪或湿热浸淫者，多急性发病，病情进展较快，属实证。热邪最易耗津伤正，故疾病早期常见虚实错杂。内伤积损，久病不愈，主要为脾胃虚弱和肝肾阴虚，多属虚证，但又常兼夹郁热、湿热、痰浊、瘀血，而虚中有实。跌打损伤，瘀阻脉络，或痿证日久，气虚血瘀，也属常见。

二、治疗原则

痿证的治疗，虚证宜扶正补虚为主。脾胃虚弱者，宜益气健脾；肝肾亏虚者，宜滋养肝肾。实证宜祛邪和络为主。肺热伤津者，宜清热润燥；湿热浸淫者，宜清热利湿；瘀阻脉络者，宜活血行瘀。虚实兼夹者，又当扶正与祛邪并施。《内经》提出"治痿者独取阳明"的治则，重视调治脾胃。痿病不可妄用风药，这是另一治痿原则，因治风之剂，皆发散风邪、开通腠理之药，若误用之，阴血愈燥，酿成坏病。正如《丹溪心法·痿》云："痿证断不可作风治而用风药。"

三、证治分类

1. 肺热津伤证

症状：发病急，病起发热，或热后突然出现肢体软弱无力，可较快发生肌肉瘦削，皮肤干燥，心烦口渴，咳呛少痰，咽干不利，小便黄赤或热痛，大便干燥，舌质红，舌苔薄黄，脉细数。

证机概要：肺燥伤津，五脏失润，筋脉失养。

治法：清热润燥，养阴生津。

代表方：清燥救肺汤加减。本方有清热润燥、养阴宣肺作用，适用于温燥伤肺，气阴两伤之证。

常用药：北沙参、西洋参、麦冬、生甘草甘润生津养阴；阿胶、胡麻仁养阴血以润燥；生石膏、桑叶、苦杏仁、炙枇杷叶清热宣肺。

身热未退，高热，口渴有汗，可重用生石膏，加银花、连翘、知母以清气分之热，解毒祛邪；咳嗽痰多，加瓜蒌、桑白皮、川贝母宣肺清热化痰；咳呛少痰，咽喉干燥，加玄参、天花粉、芦根以润肺清热。身热已退，兼见食欲减退，口干咽干较甚，此胃阴亦伤，宜用益胃汤加石斛、天冬、麦芽。

2. 湿热浸淫证

症状：起病较缓，逐渐出现肢体困重，痿软无力，尤以下肢或两足痿弱为甚，兼见微肿，手足麻木，足胫蒸热，或有全身发热，胸脘痞闷，小便赤涩热痛，舌质红，舌苔黄腻，脉濡数或滑数。

证机概要：湿热浸渍，壅遏经脉，营卫受阻。

治法：清热利湿，通利经脉。

代表方：加味二妙丸加减。本方清热利湿，通利筋脉，用于湿热内盛，筋脉壅滞之证。

常用药：苍术、黄柏清热燥湿；萆薢、防己、薏苡仁渗湿分利；蚕砂、木瓜、牛膝利湿通络；龟板滋阴壮骨。

若湿邪偏盛，胸脘痞闷，肢重且肿，加厚朴、茯苓、枳壳、陈皮以理气化湿；夏令季节，加藿香、佩兰芳香化浊，健脾祛湿；热邪偏盛，身热肢重，小便赤涩热痛，加忍冬藤、连翘、蒲公英、土茯苓清热解毒利湿；湿热伤阴，兼见两足焮热，心烦口干，舌质红或舌苔中剥，脉细数，可去苍术，重用龟板，加玄参、山萸肉、生地；若病史较久，兼有瘀血阻滞者，肌肉顽痹不仁，关节活动不利或有痛感，舌质紫暗，脉涩，加丹参、鸡血藤、赤芍、桃仁、红花。

3. 脾胃虚弱证

症状：起病缓慢，肢体软弱无力逐渐加重，神疲肢倦，肌肉萎缩，少气懒言，纳呆便溏，面色㿠白或萎黄无华，面浮，舌质淡，舌苔薄白，脉细弱。

证机概要：脾虚不健，生化乏源，气血亏虚，筋脉失养。

治法：补中益气，健脾升清。

代表方：参苓白术散、补中益气汤加减。前方以健脾益气利湿为主，用于脾胃虚弱，健运失常，水湿内盛者；后方重在健脾益气养血，用于中气不足，气血亏虚者。

常用药：人参、白术、山药、扁豆、莲子肉、甘草、大枣补脾益气；黄芪、当归益气养血；薏苡仁、茯苓、砂仁、陈皮健脾和胃，理气化湿；升麻、柴胡升举清阳。

脾胃虚者，易兼夹食积不运，当健脾助运，导其食滞，酌佐谷麦芽、山楂、神曲；气血虚甚者，加西洋参、黄精、阿胶；气血不足兼有血瘀，唇舌紫黯，脉兼涩象者，加丹参、川芎、川牛膝。肥人痰多或脾虚湿盛，可用六君子汤加减。

4. 肝肾亏损证

症状：起病缓慢，渐见肢体痿软无力，尤以下肢明显，腰膝酸软，不能久立，甚至步履全废，腿胫大肉渐脱，或伴有眩晕耳鸣，舌咽干燥，遗精或遗尿，妇女月经不调，舌红少苔，脉细数。

证机概要：肝肾亏虚，阴精不足，筋脉失养。

治法：补益肝肾，滋阴清热。

代表方：虎潜丸加减。本方滋阴降火，强壮筋骨，用于治疗肝肾亏损，阴虚内热证。

常用药：虎骨（用狗骨代）、牛膝壮筋骨，利关节；熟地、龟板、知母、黄柏填精补髓，滋阴清热；锁阳温肾益精；当归、白芍养血柔肝；干姜、陈皮温中理气和胃，既防苦寒败胃，又使滋而不腻。

病久阴损及阳，阴阳两虚，兼有神疲，怯寒怕冷，阳痿早泄，尿频而清，脉沉细无力，不可过用寒凉以伐生气，去黄柏、知母，加淫羊藿、鹿角霜、紫河车、附子、肉桂，或用鹿角胶丸、加味四斤丸；若证见面色无华或萎黄，头昏心悸，加黄芪、党参、首乌、龙眼肉、当归以补气养血；腰脊酸软，加杜仲、续断、补骨脂、狗脊补肾壮腰；热甚者，可去锁阳、干姜，或用六味地黄丸加牛骨髓、鹿角胶、枸杞子滋阴补肾，以去虚火；遗精遗尿者，加金樱子、桑螵蛸、覆盆子缩尿止遗。

5. 脉络瘀阻证

症状：久病体虚，四肢痿弱，肌肉瘦削，手足麻木不仁，四肢青筋显露，肌肤甲错，舌痿伸缩不利，舌质暗淡或有瘀点瘀斑，脉细涩。

证机概要：气虚血瘀，阻滞经络，筋脉失养。

治法：益气养营，活血行瘀。

代表方：圣愈汤、补阳还五汤加减。前方以益气养血为主，用于气血亏虚，血行滞涩，经脉失养证；后方重在补气活血通络，用于气虚无力推动血行，经脉瘀阻证。

常用药：人参、黄芪益气；当归、川芎、熟地、白芍养血和血；川牛膝、地龙、桃仁、红花、鸡血藤活血化瘀通脉。

手足麻木，舌苔厚腻者，加薏苡仁、木瓜化湿通络；下肢痿软无力，加杜仲、补骨脂、桑寄生补肾壮骨。若见形体消瘦，手足痿弱，为瘀血久留，可用圣愈汤送服大黄䗪虫丸，补虚活血，以丸缓图。

【预后转归】

痿证的预后与感邪轻重和正气强弱有关。感邪轻、起病急、正气强者，经数周或数月治疗可获痊愈。若病情迁延，出现呼吸、吞咽困难，则属痿病重证，预后极差，危及生命。

【预防调护】

避居湿地，防御外邪侵袭，饮食宜清淡富有营养，忌油腻辛辣，注意精神调养，清心寡欲，避免过劳，生活规律。

生活自理者，可散步、打太极拳、做五禽戏。病情较重者，可经常用手轻轻拍打患肢，进行四肢屈伸锻炼。病情危重，吞咽呛咳，呼吸困难者，要常翻身拍背，鼓励病人排痰，以防止痰湿壅肺和发生褥疮。对瘫痪者，嘱家属帮助患者疏理筋骨，防止肢体挛缩和关节僵硬。

【临证备要】

1. 补益防止助邪，祛邪不可伤正。本病虚证居多，补虚要分清气虚还是阴虚，气虚治阳明，阴虚补肝肾，补虚扶正时应当防止恋邪助邪。此外，本病常有湿热、痰湿为患，用苦寒、燥湿、辛温等药物时要时时注意护阴，避免伤正。

2. 重视调畅气血。痿证日久，坐卧少动，气血亏虚，运行不畅，治疗可酌情配合养血活血通络之品，即如吴师机所言："气血流通即是补。"若元气亏损，气虚血滞成痿，又当补气化瘀。若因情志太过而成痿者，必以调理气机为法，盖气化正常，气机畅顺，百脉皆通，其病可愈。

3. "治痿者独取阳明。"《内经》原义指针刺治疗"取阳明"，但作为方药论治同样具有重要价值，主要是指采用补益脾胃的方法治疗痿证。肺之津液来源于脾胃，肝肾的精血亦有赖于脾胃的生化，脾胃功能健旺，则气血津液充足，脏腑功能旺盛，筋脉得以濡养，有利于痿证恢复。其次，"独取阳明"尚包括祛除邪气，调理脾胃。如《灵枢·根结》指出："故痿疾者取之阳明，视有余不足，无所止息者，真气稽留，邪气居之也。"又《症因脉治·痿证论》指出："今言独取阳明者，以痿证乃阳明实热致病耳……故清除积热，则二便如常，脾胃清和，输化水谷，生精养血，主润宗筋，而利机关。"可见清阳明之热亦属"独取阳明"之范畴。对于"治痿独取阳明"，临床可以从以下三方面来理解：一是不论选方用药，针灸取穴，都应重视补益脾胃；二是"独取阳明"尚包括清胃火、祛湿热，以调理脾胃；三是临证时要重视辨证施治。

4. 重视针灸治疗。《素问·痿论》"各补其荥而通其俞，调其虚实，和其逆顺"提示治痿还需根据痿证的病变部位、虚实顺逆进行辨证论治。诚如张介宾所注："如筋痿者，取阳明厥阴之荥俞；脉痿者，取阳明少阴之荥俞；肉痿、骨痿，其治皆然。"临床上对痿证的治疗除内服药物外，还应配合针灸、推拿、气功等综合疗法，并应加强肢体活动，有助于提高疗效。

【医案举隅】

李左。两足痿软，不便步履，按脉尺弱、寸关弦数。此乃肺肾阴亏，络有蕴热，经所谓肺热叶焦，则生痿躄是也。阳明为十二经之长，治痿独取阳明者，以阳明主润宗筋，宗筋主束骨而利机关也。症势缠绵，非易速痊。

南北沙参各一钱五分，鲜生地三钱，川黄柏一钱五分，丝瓜络二钱，川石斛三钱，生苡仁三钱，肥知母一钱五分，大麦冬三钱，陈木瓜二钱，络石藤三钱，虎潜丸（包煎）三钱。

编者按：本案痿证，寸关脉弦数，主肺胃阴虚内热，尺脉独弱，为肾水干涸，濡润失职，非滋阴清热、补肾通络难奏其功。

（丁甘仁著．丁甘仁医案．人民卫生出版社．2007）

【古代文献精选】

《素问·痿论》："黄帝问曰：五脏使人痿何也？岐伯对曰：肺主身之皮毛，心主身之血脉，肝主身之筋膜，脾主身之肌肉，肾主身之骨髓。故肺热叶焦，则皮毛虚弱急薄，著则生痿躄也。心气热，则下脉厥而上，上则下脉虚，虚则生脉痿，枢折挈，胫纵而不任地也。肝气热，则胆泄口苦，筋膜干，筋膜干则筋急而挛，发为筋痿。脾气热，则胃干而渴，肌肉不仁，发为肉痿。肾气热，则腰脊不举，骨枯而髓减，发为骨痿。"

《局方发挥》："诸痿生于肺热，只此一句，便见治法大意。经曰：东方实西方虚，泻南方补北方。此固是就生克言补泻，而大经大法不外于此……五行之中，惟火有二，肾虽有二，水居其一，阳常有余……故经曰：一水不胜二火……若嗜欲无节则水失所养，火寡于畏，而侮所胜，肺得火邪而热矣……肺受热则金失所养，木寡于畏而侮所胜，脾得木邪而伤矣，肺热则不能管摄一身，脾伤则四肢不能为用，而诸痿之病作。泻南方则肺金清而东方不实，何脾伤之有？补北方则心火降而西方不虚，何肺热之有？故阳明实则宗筋润，能束骨而利机关矣。治痿之法，无出于此。"

《证治汇补·痿躄》："治痿独取阳明，因阳明经为水谷之海，主化津液，变气血，以渗灌溪谷，而润筋脉者也。况阳明之经，合于宗筋，会于气街，属于带脉，而络于督脉，故阳明虚则五脏无所禀，不能行血气，濡筋骨，利关节，则宗筋弛纵，带脉不引而为痿。"

第三节　颤　证

颤证是指以头部或肢体摇动、颤抖为主要临床表现的一种病证。轻者仅有头摇或手足微颤，重者头部振摇大动，肢体颤动不止，甚则四肢拘急，生活不能自理。本病又称"振掉"、"颤振"。

《内经》无颤证病名，但有类似记载。《素问·至真要大论》曰："诸风掉眩，皆属于肝。"其中"掉"字即指肢体震颤摇动。《素问·脉要精微论》云："骨者髓之府，不能久立，行则振掉，骨将惫矣。"《素问·五常政大论》又有"其病摇动"、"掉眩颠疾"、"掉振鼓栗"等描述，不但指出了病因、主症，还提出了本病以肢体摇动为主要症状，属风象，与肝、肾有关。明·楼英《医学纲目·颤振》说："颤，摇也；振，动也。风火相乘动摇之象，比之瘛疭，其势为缓……此症多由风热相合，亦有风寒所中者，亦有风夹湿痰者，治各不同也。"并在中风篇中指出："风颤者，以风入于肝脏，经络上气，不守正位，故使头招面摇，手足颤掉也。"明·王肯堂《证治准绳·颤振》进而指出："此病壮年鲜有，中年以后乃有之，老年尤多。夫老年阴血不足，少水不能制盛火，极为难治。""病之轻者，或可用补金平木、清痰调气之法，在人自斟酌之。中风手足瘛曳，星附散、独活散、金牙酒，无热者宜之；摧肝丸，镇火平肝，消痰定颤，有热者宜之；气虚而振，参术汤补之；心虚而振，补心丸养之；夹痰，导痰汤加竹沥；老人战振，宜定振丸。"详细地论述了本病的发病特点、预后和治疗。明·孙一奎《赤水玄珠·颤振门》认为血虚亦可引起颤证，"血虚而振，用秘方定心丸。"其又指出："木火上盛，肾阴不充，下虚上实，实为痰火，虚则肾亏。"治法宜"清上补下"。迨至清代，张璐《张氏医通·颤振》对颤证的病因病机、辨证治疗及其预后有了较全面的阐述，认为本病多因风、火、痰、虚所致，并载列相应的治疗方药十余首，使本病的理法方药日臻完善。

根据本病的临床表现，西医学中震颤麻痹、肝豆状核变性、小脑病变的姿位性震颤、特发性震颤等，凡具有颤证临床特征的锥体外系疾病和某些代谢性疾病，均可参照本节辨证论治。

【病因病机】

颤证主要是由于年迈体虚、情志郁怒、饮食失宜、劳逸失当等各种原因导致气血不足，肝风内动，筋脉失养，久则肾精亏损，筋脉失于濡润。

一、病因

1. 年老体虚

人过中年，脾胃渐损，肝肾亏虚，精气暗衰，筋脉失养；或禀赋不足，肾精虚损，脏气失调；或罹患沉疴，久病体弱，脏腑功能紊乱，气血阴阳不足，虚风内动。

2. 情志失节

郁怒伤肝，肝气郁结不畅，气滞血瘀，筋脉失养；或肝郁化火生风，风阳暴张，窜经入络，扰动筋脉；若思虑太过，则损伤心脾，气血化源不足，筋脉失养；或因脾虚不运，津液失于输布，而聚湿生痰，痰浊流窜经络，扰动筋脉。

3. 饮食不节

恣食膏粱厚味，伤脾碍胃，脾失健运，聚湿生痰，痰浊阻滞经络而动风；或嗜酒成癖，滋生内热，痰热互结，壅阻经脉而动风；或因饥饱无常，过食生冷，损伤脾胃，气血生化乏源，导致筋脉失养。

4. 劳逸失当

行役劳苦，动作不休，使肌肉筋膜损伤疲极；或房劳太过，肝肾亏虚，阴血暗损，虚风内动；或贪逸少动，使气缓脾滞而气血日减，筋脉失于调畅而不得任持自主。

二、病机

本病的基本病机为肝风内动，筋脉失养。"肝主身之筋膜"，为风木之脏，肝风内动，筋脉不能任持自主，随风而动，牵动肢体及头颈颤抖摇动。其中又有肝阳化风、痰热动风、瘀血生风、血虚生风、阴虚风动等不同病机。

颤证病位在筋脉，与肝、肾、脾等脏关系密切。肝郁化火，热甚动风，扰动筋脉，而致肢体拘急颤动；或痰热内蕴，热极生风；或各种原因，导致气血亏虚不能濡养筋脉；或肝肾阴虚，虚风内动，筋脉失养，不得自持；或元阳虚衰，温煦失职，筋脉不用。

肝肾乙癸同源，若水不涵木，肝肾交亏，肾虚髓减，脑髓失充，下虚则高摇。若脾胃受损，痰湿内生，土不栽木，亦可致风木内动。

本病的病理性质总属本虚标实。本为气血阴阳亏虚，其中以阴津精血亏虚为主，标为风、火、痰、瘀为患，标本之间密切联系，风、火、痰、瘀可因虚而生，诸邪又进一步耗伤阴津气血。风以阴虚生风为主，也有阳亢动风或痰热化风者。痰或因脾虚不能运化水湿而成，或热邪煎熬津液所致。痰邪多与肝风或热邪兼夹为患，闭阻气机，致使肌肉筋脉失养，或化热生风致颤。火有实火、虚火之分。虚火为阴虚生热化火，实火为五志过极化火，火热耗灼阴津，扰动筋脉不宁。久病多瘀，瘀血常与痰浊并病，阻滞经脉，影响气血运行，致筋脉肌肉失养而病颤。风、火、痰、瘀之间也可互相转化，如阴虚、气虚可转为阳虚，气滞、痰湿也可化热等。颤证日久可导致气血不足，络脉瘀阻，表现为肢体僵硬，动作迟滞乏力，甚则活动困难，肢体痿废。

【诊查要点】

一、诊断依据

1. 头部及肢体颤抖、摇动，不能自制，甚者颤动不止，四肢强急。

2. 常伴动作笨拙，活动减少，多汗流涎，语言缓慢不清，烦躁不寐，善忘，神识呆滞等症状。

3. 多发生于中老年人，一般起病隐袭，逐渐加重，不能自行缓解。部分病人发病与情志有关，或继发于脑部病变。

二、病证鉴别

颤证与瘛疭：瘛疭即抽搐，多见于急性热病或某些慢性疾病急性发作，抽搐多呈持续性，有时伴短阵性间歇，手足屈伸牵引，部分病人可有发热神昏，两目上视等症状；颤证是一种慢性疾病过程，以头颈、手足不自主颤动、振摇为主要症状，手足颤抖动作幅度小，频率快，而无肢体抽搐牵引和发热、神昏等症状，再结合病史分析，二者不难鉴别。

【辨证论治】

一、辨证要点

颤证重在辨清标本虚实。肝肾阴虚、气血不足为病之本，属虚，表现为颤抖无力，缠绵难愈，腰膝酸软，体瘦眩晕，遇烦劳而加重。风、火、痰、瘀等病理因素为病之标，属实，表现为震颤较剧，肢体僵硬，胸闷体胖，烦躁不宁，遇郁怒而发。但病久常标本虚实夹杂，临证需仔细辨别其主次偏重。

二、治疗原则

本病的初期，本虚之象并不明显，常见风火相扇、痰热壅阻之标实证，治疗当以清热、化痰、息风为主；病程较长，年老体弱，其肝肾亏虚、气血不足等本虚之象逐渐突出，治疗当以滋补肝肾、益气养血、调补阴阳为主，兼以息风通络。由于本病多发于中老年人，因此治疗更应重视补益肝肾，以求治本。

三、证治分类

1. 风阳内动证

症状：肢体颤动粗大，不能自制，心情紧张时颤动加重，伴烦躁易怒，口苦咽干，眩晕耳鸣，面赤，流涎，或有肢体麻木，语声沉重迟缓，尿赤，大便干，舌红苔黄，脉弦。

证机概要：肝郁阳亢，化火生风，扰动筋脉。

治法：镇肝息风，舒筋止颤。

代表方：天麻钩藤饮合镇肝息风汤加减。前方以平肝息风，清热安神为主，适用于肝阳上亢，肝风内动者；后方重在镇肝息风，育阴潜阳，舒筋止颤，适用于水不涵木，阳亢化风，风阳扰动筋脉之颤证。

常用药：天麻、钩藤、石决明、代赭石、生龙骨、生牡蛎镇肝息风止颤；生地、白芍、玄参、龟板、天门冬育阴清热，潜阳息风；怀牛膝、杜仲、桑寄生滋补肝肾；川楝子疏肝理气；黄芩、山栀清热泻火；夜交藤、茯神宁心安神。

肝火偏盛，焦虑心烦，加龙胆草、夏枯草；痰多者，加竹沥、天竺黄以清热化痰；肾阴不足，虚火上扰，眩晕耳鸣者，加知母、黄柏、牡丹皮；烦躁失眠，加琥珀、磁石重镇安神；颤动不止，加僵蚕、全蝎，增强息风活络止颤之力。

2. 痰热风动证

症状：头摇不止，肢麻震颤，重则手不能持物，头晕目眩，胸脘痞闷，口苦口黏，甚则口吐痰涎，舌体胖大，有齿痕，舌质红，舌苔黄腻，脉弦滑数。

证机概要：痰热内蕴，热极生风，筋脉失约。

治法：清热化痰，平肝息风。

代表方：导痰汤合羚角钩藤汤加减。前方以化痰行气为主，适用于痰浊壅盛，阻滞气机之证；后方重在清热平肝息风，适用于热盛动风之证。二方合用，用于痰热内蕴，扰动肝风之颤证。

常用药：半夏、胆南星、竹茹、川贝母、黄芩清热化痰；羚羊角、桑叶、钩藤、菊花平肝潜阳，息风止颤；生地、白芍、甘草育阴清热，缓急止颤；橘红、茯苓、枳实健脾理气。

痰湿内聚，证见胸闷恶心，咯吐痰涎，舌苔厚腻，脉滑者，加煨皂角、天竺黄、白芥子以燥湿豁痰；震颤较重，加珍珠母、生石决明平肝潜阳；心烦易怒者，加佛手、郁金疏肝解郁；胸闷脘痞，加厚朴、瓜蒌皮理气化痰；肌肤麻木不仁，加地龙、全蝎搜风通络；神识呆滞，加石菖蒲、远志醒神开窍。

3. 气血亏虚证

症状：头摇肢颤，面色㿠白，表情淡漠，神疲乏力，言迟语缓，动则气短，心悸健忘，眩晕，纳呆。舌体胖大，舌质淡红，舌苔薄白，脉沉濡无力或沉细弱。

证机概要：气血两虚，筋脉失养，虚风内动。

治法：益气养血，濡养筋脉。

代表方：人参养荣汤加减。本方益气养血，补益心脾，适用于气血不足，心脾两虚，虚风内动之颤证。

常用药：熟地、当归、白芍、人参、白术、黄芪、茯苓、炙甘草健脾益气养血；肉桂助阳，鼓舞气血生长；五味子、远志养心安神；陈皮理气和胃；天麻、钩藤、珍珠母平肝息风止颤。

气虚运化无力，湿聚成痰，应化痰通络止颤，加半夏、白芥子、胆南星；血虚心神失养，心悸，失眠，健忘，加炒枣仁、柏子仁；气虚血滞，肢体颤抖，疼痛麻木，加鸡血藤、丹参、桃仁、红花；脾胃虚弱，食少纳呆，加焦三仙、砂仁。

4. 阴虚风动证

症状：头摇肢颤，持物不稳，步履疾趋，筋脉拘急，肌肉瞤动，伴腰膝酸软，失眠心烦，头晕耳鸣，舌质红，舌苔薄白，或红绛无苔，脉象细数。

证机概要：肝肾阴虚，筋脉失养，虚风内动。

治法：滋补肝肾，育阴息风。

代表方：大定风珠加减。本方增液滋阴息风，适用于热盛耗伤阴津，或肝肾阴虚，筋脉失养，虚风内动证。

常用药：龟板、鳖甲、生牡蛎、钩藤、鸡子黄、阿胶育阴潜阳，平肝息风；枸杞子、鹿角、熟地、生地、白芍、麦冬、麻仁补益肝肾，滋阴养血润燥。

若阴虚火旺，兼见五心烦热，躁动失眠，便秘溲赤，加黄柏、知母、丹皮、元参；肢体麻木，拘急强直，加木瓜、僵蚕、地龙，重用白芍、甘草以舒筋缓急；神呆痴傻者，加胡桃肉、石菖蒲补肾宣窍；善忘者，加远志、茯神益智强识。

5. 阳气虚衰证

症状：头摇肢颤，筋脉拘挛，畏寒肢冷，四肢麻木，心悸懒言，动则气短，自汗，小便清长或自遗，大便溏，舌质淡，舌苔薄白，脉沉细无力。

证机概要：阳气虚衰，温煦失职，筋脉不用。

治法：补肾助阳，温煦筋脉。

代表方：地黄饮子加减。本方补肾助阳填精，温煦筋脉，适用于肾阳衰微，筋脉拘挛，颤抖不止者。

常用药：附子、肉桂、巴戟天益肾温阳；山萸肉、熟地黄补肾填精；党参、白术、茯苓、生姜补气健脾，祛痰除湿；白芍、甘草缓急止颤。

大便稀溏者，加干姜、肉豆蔻温中健脾；心悸者，加远志、柏子仁养心安神；神疲乏力者，加黄芪、黄精益气健脾；小便自遗者，加益智仁、桑螵蛸暖肾缩尿。

【预后转归】

本病年龄尚轻、病情轻浅者，运用中医治疗能缓解症状，延缓自然加重过程，保持良好生活质量。若病情较重，逐渐进展，全身僵硬，活动困难，甚者痴呆，终至不能起床，预后不良。

【预防调护】

预防颤证应起居有节，保持心情舒畅，劳逸适度，节制房事，饮食宜清淡而富有营养，忌暴饮暴食及嗜食肥甘厚味，戒除烟酒等不良嗜好。此外，避免中毒、中风、颅脑损伤对预防颤证发生有重要意义。

颤证病人应注意加强肢体功能锻炼，可选练太极拳、五禽戏、内养功等。对患者进行语言、进食、行走及各种日常生活训练和指导。病室应保持安静，通风好。对卧床不起的患者，注意帮助患者翻身，经常进行肢体按摩，以防发生褥疮。

【临证备要】

1. 颤证外在表现在筋脉，其病本在肝、脾、肾。肝风内动，筋脉失养是其基本病机。肝藏血主筋，脾为气血生化之源，主肌肉，肾藏精生髓，肝、脾、肾亏损，则阴精不足，筋脉失养而致肢体震颤，因此，养肝健脾益肾是治本之法。痰浊瘀血阻滞经脉，气血不畅，筋脉失养者，据"血行风自灭"之理，临证当用养血活血、化痰祛瘀通脉之品，对提高治疗效果具有重要意义。

2. 颤证属"风病"范畴，临床对各证型的治疗均可在辨证的基础上配合息风之法，而清热、平肝、滋阴、潜阳等也常与息风相伍，常用的药物有钩藤、白蒺藜、天麻、珍珠母、生龙骨、生牡蛎、全蝎、蜈蚣、白僵蚕等。其中虫类药不但息风定颤，且有搜风通络之功。正如叶天士所言："久病邪正混处其间，草木不能见效，当以虫蚁疏通逐邪。"运用虫类药物，以焙研为末吞服为佳，入煎剂效逊。临床证明，羚羊角粉在颤证的治疗上有肯定的疗效，久颤不愈者可配合应用，但其价格较贵，临证可用山羊角代替。

3. 年高病久，治宜缓图。因老年体衰，脏腑气血失调，病理变化复杂，往往难以迅速收效，欲过分求速反易招致诸多变证，故治疗只宜缓缓图之，慎用耗伤气血阴阳等攻伐之品，可酌用填精补髓之品，如能减轻症状，控制发展，则应坚持治疗。

【医案举隅】

许某，男，51岁。

主诉：1968年起发现右上肢震颤，渐进发展为四肢震颤。

诊查：入院时查四肢震颤幅度大，程度重，肌张力增高，呈铅管样强直，书写困难，始动时间为3.3秒，拐弯时间3秒，兼有头晕，腰酸。舌质暗，舌苔薄白，脉弦数。

辨证：肝肾不足，血瘀风动。治法：培补肝肾，活血息风。

处方：何首乌15g，生地15g，玄参10g，钩藤15g，白蒺藜10g，生牡蛎30g（先煎），丹参15g，赤芍10g，杜仲10g，珍珠粉0.3g（分冲）。

经服药10天出院，震颤幅度明显减轻，右手为中等度，左手为轻度，肌张力增高程度也减轻，始动时间为1.25秒，拐弯时间2.2秒，写字情况较前好转，生活基本上可以自理。治疗前后肌电图和脑电图对比：治疗前肌电图可见明显群放电位，治疗后群放电位明显减少。治疗前脑电图 α 波指数为 46%，前后对照 α 波指数有明显提高。疗效显著进步而出院。

按：患者年逾五旬，正气亏虚，肝肾不足。肝主筋，肾主骨，肝肾不足则筋骨痿软；肾为作强之官，主司技巧，肾亏技巧不能，作强失司，故见肢体不自主震颤，且伴有头晕、腰酸、舌暗等症。治用培补肝肾、活血息风之法，选用何首乌、生地、玄参、白蒺藜平肝息风、培补肝肾，丹参、赤芍活血息风。

（彭建中编著．中国古今医案精粹选评．学苑出版社．1998）

【古代文献精选】

《素问·脉要精微论》："头者精明之府，头倾视深，精神将夺矣。背者胸中之府，背曲肩随，府将坏矣。腰者肾之府，转摇不能，肾将惫矣。……骨者髓之府，不能久立，行则振掉，骨将惫矣。"

《证治准绳·杂病》："肝主风，风为阳气，阳主动，此木气太过而克脾土，脾主四肢，四肢者，诸阳之末，木气鼓之故动。经谓风淫末疾者此也。亦有头动而手足不动者，盖头乃诸阳之首，木气上冲，故头独动而手足不动，散于四末则手足动而头不动也，皆木气太过而兼火之化也。"

《医宗己任编·战振栗》："大抵气血俱虚，不能荣养筋骨，故为之振摇，而不能主持也。须大补气血，人参养荣汤。或加味人参养荣汤，若身摇不得眠者，十味温胆汤，倍加人参，或加味温胆汤。"

第四节 痉 证

痉证是以项背强直，四肢抽搐，甚至口噤、角弓反张为主要临床表现的一种病证，古亦称为"痓"。

《内经》对痉证的病因病机早有记载，如《素问·至真要大论》认为："诸痉项强，皆属于湿"，"诸暴强直，皆属于风。"《灵枢·经筋》也说："经筋之病，寒则反折筋急。"《素问·骨空论》又说："督脉为病，脊强反折。"《素问·气厥论》载有"柔痉"之病名，由"肺移热于肾，传为柔痉"。《金匮要略》在继承《内经》理论的基础上，明确了外感表实无汗为刚痉，表虚有汗为柔痉，并提出失治误治，津液受伤，筋脉失养致痉的理论。其有关伤亡津液而致痉的认识，给后世以重要启迪。明·张景岳《景岳全书·痉证》说："凡属阴虚血少之辈，不能养营筋脉，以致搐挛僵仆者，皆是此证。如中风之有此者，必以年力衰残，阴之败也；产妇之有此者，必以去血过多，冲任竭也；疮家之有此者，必以血随脓出，营气涸也……凡此之类，总属阴虚之证。"强调阴虚精血亏损致痉。清·华岫云在《临证指南医案·肝风》按语中，首先阐述了痉证和肝脏的关系，认为："肝为风木之脏，因有相火内寄，体阴用阳，其性刚，主动主升……倘精液有亏，肝阴不足，血燥生热，热则风阳上升，窍络阻塞，头目不清，眩晕跌仆，甚则瘛疭痉厥矣。"清·吴鞠通则进一步将痉证概括为虚、实、寒、热四大纲领。清·王清任《医林改错》提出了气虚血瘀可以致痉。

西医学中各种原因引起的热性惊厥以及某些中枢神经系统病变,如流行性脑脊髓膜炎、流行性乙型脑炎、中毒性脑病、脑脓肿、脑寄生虫病、脑血管疾病等出现痉证表现者,均可参照本节辨证论治。

【病因病机】

痉证的病因分为外感和内伤两个方面。外感由于感受风、寒、湿、热之邪,壅阻经络,气血不畅,或热盛动风而致痉。内伤是因肝肾阴虚,肝阳上亢,阳亢化风而致痉,或阴虚血少,筋脉失养,虚风内动而致痉。

一、病因

1. 感受外邪

外感风、寒、湿邪,壅阻脉络,气血运行不利,筋脉失养,拘挛抽搐而成痉;外感温热之邪,或外感寒邪郁而化热,邪热消灼津液,筋脉失于濡养,如《金匮要略方论本义·痉病总论》就痉证形成指出:"脉者人之正气、正血所行之道路也,杂错乎邪风、邪湿、邪寒,则脉行之道路必阻塞壅滞,而拘急蹉挛之证见矣。"或热病伤阴,引动肝风,扰乱神明,而发为痉证,如《临证指南医案·痉厥》所说:"厥阴误进刚药,五液劫尽,阳气与内风鸱张,遂变为痉。"

2. 久病过劳

久病不愈,气血耗伤,气虚则血行不畅,瘀血内阻,血虚则不能濡养筋脉。久病脏腑功能失调,或脾虚不化水湿,或肝火灼伤津液,或肺热蒸灼津液等,皆能产生痰浊,痰浊阻滞经脉,筋脉失养而致痉。先天禀赋不足,操劳过度,日久肝肾阴虚,阴不制阳,水不涵木,肝阳上亢,或情志不畅,肝气郁结,气郁化火,亢阳化风而致痉。

3. 亡血伤津

大病伤津或产后失血,及汗证、血证、体虚等病证失治,伤津损液;或过用汗、吐、下法,如表证过汗,风寒误下,疮家误汗等,均可导致津伤液脱,亡血失津,筋脉失养,发为痉证。

二、病机

痉证病在筋脉,属肝所主,宗筋主束骨而利机关,有联系和保护骨节肌肉的作用。筋脉依赖肝血的濡养而保持刚柔相兼之性。如阴血不足,肝失濡养,筋脉刚劲太过,失却柔和之性,则发为痉证。病变脏腑除肝之外,尚与脾、胃、肾等脏腑密切相关。如脾虚不运,痰浊内生;或胃热腑实,阴津耗伤;或肾精不足,阴血亏虚等,均与痉证发生有关。

痉证的病理性质有虚实两方面,虚为脏腑虚损,气血津液不足,实者为邪气壅盛。外感风、寒、湿、热致痉者,病理性质以实为主。内伤久病、误治失治所致者,病理性质以虚为主。痉证常呈虚实夹杂,如络脉空虚,风痰乘虚而入,横窜经络,气血瘀阻,筋脉失养，为因虚致实；若邪热炽盛，灼伤津液，经脉失养，为因实致虚。

痉证的病理变化主要在于阴虚血少，筋脉失养。外感因风、寒、湿邪壅阻经络，气血不运，阴血不得濡养筋脉；或热盛伤津，阴血亏乏，筋脉失于濡养。内伤由亡血、过汗、误治失治，或久病伤正，导致阴亏血少，筋脉失养，发为痉证。故《医学原理·痉门》认为痉证"虽有数因不同，其于津亏血少，无以滋荣经脉则一"。

【诊查要点】

一、诊断依据

1. 多突然起病，以项背强急，四肢抽搐，甚至角弓反张为其证候特征。
2. 部分危重病人可有神昏谵语等意识障碍。
3. 发病前多有外感或内伤等病史。

二、病证鉴别

1. 痉证与痫证

痫证为发作性的神志异常的疾病，起病突然，可片刻缓解。其大发作的特点为突然仆倒，昏不知人，口吐涎沫，两目上视，四肢抽搐，或口中如作猪羊叫声，多有既往发作病史。痉证的抽搐、痉挛发作多呈持续性，不经治疗难以自行恢复，且多有发热、头痛等伴发症状。

2. 痉证与中风

中风以突然昏仆，不省人事，或不经昏仆，而表现为以半身不遂，口眼㖞斜，舌强语謇为主要特点。痉证以项背强急，四肢抽搐，无偏瘫症状为临床特点。

3. 痉证与颤证

颤证是一种慢性疾病过程，以头颈、手足不自主颤动、振摇为主要症状，手足颤抖动作幅度小，频率较快，多呈持续性，无发热、神昏等症状。痉证肢体抽搐幅度大，抽搐多呈持续性，有时伴短阵性间歇，手足屈伸牵引，部分病人可有发热、两目上视、神昏等症状。

4. 痉证与破伤风

破伤风古称"金疮痉"，现属外科疾病范畴。因金疮破伤，伤口不洁，感受风毒之邪致痉，发痉多始于头面部，肌肉痉挛，口噤，苦笑面容，逐渐延及四肢或全身，病前有金疮破伤、伤口不洁病史，可与痉证鉴别。

【辨证论治】

一、辨证要点

1. 辨外感与内伤

首先要根据痉证的特征，确定病人是属于外感致痉还是内伤致痉。外感致痉多有恶寒、发热、脉浮等表证；内伤发痉则多无恶寒、发热。

2. 辨实证与虚证

实证表现为颈项强直，牙关紧闭，角弓反张，四肢抽搐频繁有力而幅度较大，由外感或瘀血、痰浊所致。虚证表现为手足蠕动，或抽搐时休时止，神疲倦怠，由内伤气血阴津不足所致。

二、治疗原则

痉证治疗原则为急则舒筋解痉以治其标，缓则养血滋阴以治其本。感受风、寒、湿、热之邪而致痉者，祛风散寒，清热祛湿，择而用之。肝经热盛者，治以清肝潜阳，息风镇痉；阳明热盛者，治以清泄胃热，存阴止痉；瘀血内阻而致痉者，治以活血化瘀，通窍止痉；痰浊阻滞而致痉者，治以祛风豁痰，息风镇痉。津伤血少在痉证的发病中具有重要作用，所以滋养营阴是痉证的重要治疗方法。

此外，各个证候之间，可以错杂出现，例如热邪中夹痰浊，气血亏虚又感外邪等，应明辨虚实，标本兼顾，有常有变，灵活运用。

三、证治分类

1. 邪壅经络证

症状：头痛，项背强直，恶寒发热，无汗或汗出，肢体酸重，甚至口噤不能语，四肢抽搐，舌质淡红，舌苔薄白或白腻，脉浮紧。

证机概要：风寒湿邪侵于肌表，壅滞经络。

治法：祛风散寒，燥湿和营。

代表方：羌活胜湿汤加减。本方有祛风、散寒、燥湿、解肌和营作用，适用于风寒湿邪阻滞经脉，四肢抽搐，头痛项强者。

常用药：羌活、独活、防风、藁本、川芎、蔓荆子祛风胜湿，散寒通络；葛根、白芍、甘草解肌和营，缓急止痉。

若寒邪较甚，项背强急，肢痛拘挛，无汗，病属刚痉，治宜解肌发汗，以葛根汤为主方，葛根、麻黄、桂枝、生姜温经散寒，解肌止痉，芍药、甘草、大枣酸甘缓急，调和营卫。

若风邪偏盛，项背强急，发热不恶寒，汗出，头痛，病属柔痉，治宜和营养津，以栝蒌桂枝汤为主方，方用桂枝汤调和营卫，解表散邪，栝蒌根清热生津，和络柔筋。

2. 风痰入络证

症状：头痛昏蒙，神识呆滞，项背强急，四肢抽搐，手足麻木，胸脘满闷，舌苔白腻，脉滑或弦滑。

证机概要：络脉空虚，风痰乘虚而入，气血闭阻，筋脉失养。

治法：祛风化痰，通络止痉。

代表方：真方白丸子加减。本方有化痰通络作用，适用于风痰入客经络证。

常用药：半夏、白附子、胆南星、姜汁祛风化痰开窍；木香、枳壳理气行滞；茯苓、白术健脾化湿；天麻、全蝎、地龙、蜈蚣息风止痉；鸡血藤养血活血，祛风通络。

言语不利者，加白芥子、远志以祛痰开窍醒神；胸闷甚者，加丹参、郁金理气活血，行滞宽胸；痰瘀化热者，身热，烦躁，舌苔黄腻，脉滑数，加瓜蒌、黄芩、天竺黄、竹茹、青礞石；痰浊上壅，蒙蔽清窍，突然昏厥抽搐，可急用竹沥加姜汁冲服安宫牛黄丸。

3. 肝经热盛证

症状：高热头痛，口噤龂齿，手足躁动，甚则项背强急，四肢抽搐，角弓反张，舌质红绛，舌苔薄黄或少苔，脉弦细而数。

证机概要：邪热炽盛，动风伤津，筋脉失和。

治法：清肝潜阳，息风镇痉。

代表方：羚角钩藤汤加减。本方有平肝息风、清热止痉作用，适用于肝经热盛，热极动风证。

常用药：水牛角、钩藤、桑叶、菊花凉肝息风止痉；川贝母、竹茹清热化痰以通络；茯神宁神定志；白芍、生地、甘草酸甘化阴，补养肝血，缓急止痉。

口苦苔黄，加龙胆草、栀子、黄芩清肝热，泄肝火；高热持续者，加生石膏、寒水石泻热生津；口干渴甚者，加花粉、麦冬以滋阴清热，生津止渴；痉证反复发作，加全蝎、蜈蚣、僵蚕、蝉衣息风止痉。

4. 阳明热盛证

症状：壮热汗出，项背强急，手足挛急，甚则角弓反张，腹满便结，胸闷，烦躁，口渴喜冷饮，舌质红，舌苔黄燥，脉弦数。

证机概要：阳明胃热亢盛，腑气不通，热盛伤津，筋脉失养。

治法：清泄胃热，增液止痉。

代表方：白虎汤合增液承气汤加减。前方以清泄阳明实热为主，适用于阳明热盛之证；后方重在滋阴增液，泄热通便，适用于热结阴亏之证。

常用药：生石膏、知母、玄参、生地、麦冬清热养阴生津，濡润筋脉；大黄、芒硝荡涤胃腑积热，软坚润燥；粳米、甘草和胃养阴。

热邪伤津而无腑实证者，可用白虎加人参汤，清热救津。抽搐甚者，加天麻、地龙、全蝎、菊花、钩藤等息风止痉之品；热甚烦躁者，加淡竹叶、栀子、黄芩清心泻火除烦；热甚动血，斑疹显现，舌质红绛，加水牛角、生地、丹皮、赤芍。

5. 阴血亏虚证

症状：项背强急，四肢麻木，抽搐或筋惕肉瞤，直视口噤，头目昏眩，自汗，神疲气短，或低热，舌质淡或舌红无苔，脉细数。

证机概要：失血或伤津，阴血亏耗，筋脉失养。

治法：滋阴养血，息风止痉。

代表方：四物汤合大定风珠加减。前方以补血调血为主，用治血虚血滞，筋脉失养证；后方重在滋液育阴，柔肝息风，适用于热灼真阴，阴血亏虚，虚风内动证。

常用药：生地、熟地、白芍、麦门冬、阿胶、五味子、当归、麻子仁补血滋阴，柔肝荣筋；生龟板、生鳖甲、生牡蛎息风止痉；鸡子黄养阴宁心。

阴虚内热，心烦者，加白薇、青蒿、黄连、淡竹叶；抽动不安，失眠多梦者，加栀子、夜交藤、炒枣仁、生龙骨、生牡蛎；阴虚多汗，时时欲脱者，加人参、沙参、麦冬、五味子；气虚自汗，卫外不固，加黄芪、浮小麦；久病，阴血不足，气虚血滞，瘀血阻络，加黄芪、丹参、川芎、赤芍、鸡血藤，或用补阳还五汤加减；虚风内动，肢体拘急挛缩，重用生龟板、生鳖甲、白芍等养阴润筋之品，加全蝎、天麻、钩藤。

【预后转归】

痉病大多起病急，变化快，多数病人预后较差。若正气旺盛，驱邪迅速，病情得以控制，则预后较好。如见口张目瞪，昏昧无知，为肝脾精竭；若见戴眼反折，遗尿，为肾精耗损，阴损及阳；若见手足瘛疭，汗出如油如珠，为热毒内耗心营，心液外脱；若见角弓反张，离席一拳，为肝之精血亏耗，筋脉失养，均属预后不良的征象。若热毒内陷，则痉厥并见，病情凶险，危及生命。

【预防调护】

积极锻炼身体，增强体质，防止外邪侵袭和外伤感染。劳逸结合，精神放松，起居有节，减少痉证诱发因素。

痉证病人多属急重症，病床要平整松软，并设床栏，应有专人护理。急性发作时注意保护舌体和清除假牙及呼吸道异物，以防堵塞气道。对频繁肢体抽动者，要避免强行按压和捆绑，防止骨折。因高热而痉，要及时降温，减少痉证发作。

【临证备要】

1. 详辨外感与内伤、虚证与实证。外感发痉多属实证，内伤发痉多为虚证，另外可从其发作的程度、频度、幅度辨别虚实。在治疗上，外感者，宜祛风、散寒、除湿；若邪热入里，消灼津液，当泄热存阴。内伤者，多属阴伤血少，治疗以滋阴养血为大法。此外，肝主筋，主风主动，故痉证治疗，在辨证用药的基础上，常酌加天麻、钩藤、石决明、代赭石、蜈蚣、全蝎等平肝息风止痉之品。

2. 结合辨病治疗。痉证常是临床危急重症，大多发病较急，变化迅速，预后较差。因此，除对症处理外，关键在于尽快明确诊断，寻找病因，治疗原发病。例如流行性乙型脑炎、流行性脑脊髓膜炎等各种急性热病在疾病的发展过程中，均可出现项背强急、四肢抽搐、角弓反张等痉证的表现，此时应充分发挥中西医各自的优势，积极治疗其原发病，防止病情恶化。

3. 痉证发病常有先兆，应积极采取措施预防。一旦发生痉证，则应积极救治，以挽救病人的生命。病情较轻者，可根据辨证给以相应的方药口服，如病情较重、较急者，则应立即选用紫雪丹、羚羊角粉，并采取相应的急救措施，以免贻误病情。

【医案举隅】

陈幼。

两目上窜，时剧时轻，今晚角弓反张，脐腹疼胀，舌强不利吮乳，舌尖边淡红，中后薄腻，脉濡弱，哭声不扬。气阴暗伤，虚风内动，痰热逗留，肺胃气机窒塞，窍道不通，予息风安神，化痰宣肺法。

煅石决三钱，朱茯神三钱，川象贝各二钱，嫩钩钩三钱（后下），青龙齿三钱，炙远志一钱，陈木瓜二钱，山慈菇片五分，净蝉衣八分，炙僵蚕三钱，珍珠粉一分（冲服），金器一具（入煎）。

二诊：角弓反张之势已和，舌强不利吮乳，手足心热，哭泣声哑，脉象弦细。风阳夹痰热上阻廉泉，横窜络道，肺胃气机窒塞不宣，再拟息风涤痰，清热宣肺。

霜桑叶二钱，朱茯神三钱，川象贝各二钱，嫩白薇一钱五分，甘菊花三钱，远志肉一钱，炙僵蚕三钱，青龙齿三钱，净蝉衣八分，煅石决三钱，山慈菇片四分，嫩钩钩三钱（后入），淡竹沥一两（冲服），真猴枣、珍珠粉各一分（冲服），金器一具（入煎）。

编者按：本案为痰热灼伤阴液，虚风内动。息风安神治其标，清热宣肺治其本。方用龙齿、石决明、珍珠粉、金器等息风阳，安心神；猴枣、川象贝、淡竹沥、桑叶等清肺化痰。

（丁甘仁著．丁甘仁医案．人民卫生出版社．2007）

【古代文献精选】

《金匮要略·痉湿暍病脉证治》："太阳病，发热无汗，反恶寒者，名曰刚痉。太阳病，发热汗出，而不恶寒，名曰柔痉。""太阳病，其证备，身体强，几几然，脉反沉迟，此为痉，栝蒌桂枝汤主之。""太阳病，无汗而小便反少，气上冲胸，口噤不得语，欲作刚痉，葛根汤主之。""痉为病，胸满口噤，卧不着席，脚挛急，必龂齿，可与大承气汤。"

《诸病源候论·产后中风痉候》："产后中风痉者，因产伤动血脉，脏腑虚竭，饮食未复，未满日月，荣卫虚伤，风气得入五脏，伤太阳之经，复感寒湿，寒搏于筋则发痉，其状口急噤，背强直，摇头耳鸣，腰为反折，须臾十发，气急如绝，汗出如雨，手拭不及者，皆死。"

《温热经纬·薛生白湿热病篇》："湿热证，三四日即口噤，四肢牵引拘急，甚则角弓反张，此湿热侵入经络脉隧中。""伤寒之痉自外来，证属太阳，治以散外邪为主。湿热之痉自内出，波及太阳，治以息内风为主。"

第五节 腰 痛

腰痛是指因外感、内伤或挫闪跌仆导致腰部气血运行不畅，或失于濡养，引起腰脊以及腰脊两旁疼痛为主要症状的一种病证。

腰痛一证，《内经》叙述较详，指出腰痛的病位在肾，病理以虚为主，并与督脉相关。如《素问·脉要精微论》云："腰者，肾之府，转摇不能，肾将惫矣。"《素问·骨空论》说："督脉为病，脊强反折。"汉·张仲景《金匮要略·五脏风寒积聚病脉证并治》说："肾著之病，其人身体重，腰中冷，如坐水中……身劳汗出，衣里冷湿，久久得之，腰以下冷痛，腰重如带五千钱，甘姜苓术汤主之。"论述了寒湿腰痛的发病、症状与治法。《金匮要略·血痹虚劳病脉证并治》又用肾气丸治疗虚劳腰痛。宋代《太平圣惠方》载有治疗腰痛方剂百余首，常用药有杜仲、续断、狗脊、桑寄生、菟丝子、萆薢、五加皮、牛膝等。《太平惠民和剂局方》中青娥丸至今仍是常用方剂。元代《丹溪心法·腰痛》认为腰痛的病因"主湿热、肾虚、瘀血、挫闪、有痰积"，治疗上提倡"寒凉药不可峻用，必用温散之药"。明代《景岳全书·腰痛》云："腰痛之虚证，十居八九，但察其既无表邪又无湿热。"认为腰痛尤以肾虚为主。清代郑树珏《七松岩集·腰痛》说："痛有虚实之分，所谓虚者，是两肾之精神气血虚也，凡言虚证，皆两肾自病耳。所谓实者，非肾家自实，是两腰经络血脉之中，为风寒湿热之所侵，闪朒挫气之所碍，腰内空腔之中，为湿痰瘀血凝滞，不通而为痛。"对腰痛常见的病因和虚实作了概括。李用粹《证治汇补·腰痛》云："治惟补肾为先，而后随邪之所见者以施治。标急则治标，本急则治本。初痛宜疏邪滞、理经隧，久痛宜补真元、养血气。"提出治疗应以分清标本先后缓急为原则，颇具临床指导意义。

西医学的腰肌劳损、腰椎骨质增生、腰椎间盘病变、腰肌纤维炎、强直性脊柱炎等腰部疾病以及某些内脏疾病，凡以腰痛为主要症状者，可参考本节辨证论治。如因外科、妇科疾患引起的腰痛，应参照相关教材辨治。

【病因病机】

腰痛的病因，有外感风、寒、湿、热之邪，内伤久病，年老体衰，劳欲过度及劳力外伤。外感、内伤与闪挫跌仆导致筋脉痹阻，腰府失养而发为腰痛。

一、病因

1. 外邪侵袭

六淫中以湿邪致病者为多，但湿有风湿、寒湿与湿热之不同。若因劳动后汗出过多或冒雨涉水，湿衣裹身，或汗出当风受寒，或久居寒冷湿地等，均可致寒湿入侵，留着腰部。长夏湿热交蒸，感受其邪，或膀胱湿热，由腑及脏，以及寒湿日久郁而化热，则湿热内蕴，阻遏经脉，亦可引起腰痛。

2. 闪挫跌仆

举重抬舁，暴力扭转，坠堕跌打，或体位不正，用力不当，屏气闪挫，导致腰部经络气血运行不畅，气血阻滞不通，瘀血留着而发生疼痛。

3. 年老久病

老年肾气虚衰，精血亏耗，或先天禀赋不足，或劳欲过度，或多种慢性疾病，迁延日久，导致肾虚精亏，不能濡养经脉而为腰痛。

二、病机

腰痛基本病机为经脉痹阻，腰府失养。外感腰痛由外邪痹阻经脉，气血运行不畅所致。寒为阴邪，其性收敛凝闭，侵袭肌肤经络，郁遏卫阳，凝滞营阴，以致腰府气血不通；湿邪侵袭，其性重着、黏滞，留着筋骨肌肉，闭阻气血，可使腰府经气不运；热与湿合，或湿蕴生热而滞于腰府，经脉不畅而生腰痛。内伤腰痛多由肾精气亏虚，腰府失其濡养、温煦。精气亏虚则肾气不充，偏于阴虚则腰府不得濡养，偏于阳虚则腰府不得温煦。经脉以通为常，跌仆挫扭，影响腰部气血运行，以致气滞血瘀，壅滞经络，凝涩血脉，不通则痛。诚如《景岳全书·杂证谟》说："跌仆伤而腰痛者，此伤在筋骨而血脉凝滞也。"

病位在腰，与肾及足太阳、足少阴、任、督、带等经脉密切相关。腰为肾之府，赖肾之精气以濡养，故肾病可致腰痛。由于人体足三阳、足三阴、任、督、带等经脉均经过腰部，因此腰痛尚与上述经络病变有关。其中与足少阴肾经、足太阳膀胱经以及督、带脉关系尤密。因为足少阴肾之脉，贯脊，属肾络膀胱；足太阳膀胱之脉，夹背抵腰中，入循膂，络肾，属膀胱，其支者，从腰中下夹脊贯臀；督脉贯脊上行；带脉起于季肋，绕身一周。若外感寒湿、湿热或瘀血内阻，经脉气血运行不利，以及内伤及肾，均可发生腰痛。

病理性质虚实不同，但以虚为多，或见本虚标实。凡因寒湿、湿热、瘀血等痹阻腰部，经脉不利，气血运行不畅者属实；因肾之精气亏虚，腰府经脉失养者属虚。但腰痛以肾虚为主，因肾藏精，主封藏，若肾之精气亏虚，最易发生腰痛。

实证延久不愈，邪留伤肾可由实转虚；虚证腰痛，常因肾虚易感外邪而加重，多见本虚标实的错杂之候。寒湿久郁，可以化热。寒湿、湿热邪痹日久，络脉不利，多致气滞血瘀。而寒湿、湿热、血瘀均可伤肾，寒湿易伤肾之阳气，湿热每易耗伤肾之阴精。

【诊查要点】

一、诊断依据

1. 以腰痛为主要临床表现。
2. 常有居处潮湿、涉水冒雨、跌仆挫闪或劳损等相关原因。
3. 急性腰痛，病程较短，轻微活动即可引起一侧或两侧腰部疼痛加重，脊柱两旁常有明显的按压痛。
4. 慢性腰痛，病程较长，缠绵难愈，腰部多隐痛或酸痛。常因体位不当、劳累过度、天气变化等因素而加重。

二、病证鉴别

1. 腰痛症状的鉴别

（1）腰痛以两侧为主，按之则舒，劳则为甚，多属腰肌或肾脏疾病。
（2）腰一侧剧痛，活动不利，发病急暴，或有闪挫损伤史，多属急性扭伤。
（3）腰痛而伴有尿频急、灼痛者，当与热淋鉴别；若腰一侧突发绞痛，坐立不安，伴有恶心呕吐，小便黄赤或血尿，应与石淋相鉴别。
（4）腰部正中疼痛，弯腰不利，多属脊椎病变。
（5）腰痛的发作，每因气候变化而加剧，多属风湿病。

2. 腰痛与背痛、尻痛、胯痛

腰痛是指腰背及其两侧部位的疼痛，背痛为背膂以上部位疼痛，尻痛是尻骶部位的疼痛，胯痛是指尻尾以下及两侧胯部的疼痛，疼痛的部位不同，应予区别。

3. 腰痛与肾痹

腰痛是以腰部疼痛为主；肾痹是指腰背强直弯曲，不能屈伸，行动困难而言，多由骨痹日久发展而成。

【辨证论治】

一、辨证要点

1. 辨邪实与正虚

邪实者，病史短，发病骤急，痛势剧烈，拒按，多由外邪所致。正虚者，病史久，反复发作，痛势绵绵，喜按，多由肾虚所致。

2. 分清病理因素

腰痛酸胀重着，属湿；兼有冷感，得热为舒，属寒湿；腰痛兼有灼热感，为湿热；腰痛如锥如刺，难以转侧，动则痛剧，为瘀血；腰痛酸软无力，劳则为甚，多属肾虚。

二、治疗原则

腰痛治疗当分清标本缓急。邪实者，当祛邪通络，并根据病理因素的不同，予以不同治法，寒湿宜温化，湿热宜清利，血瘀当活血。正虚者，当补肾益精，或温阳益气，或滋阴养血。本虚标实，虚实夹杂者，应分别主次，兼顾用药。实证经治邪去大半后，酌予补肾培本，以求巩固。诚如《杂病源流犀烛》指出："肾虚，其本也；风、寒、湿、热、痰饮、气滞、血瘀、闪挫，其标也。或从标，或从本，贵无失其宜而已。"

三、证治分类

1. 寒湿腰痛

症状：腰部冷痛，酸胀重着，转则不利，静卧痛势不减，寒冷、阴雨天发作或加重，舌苔白腻，脉沉而迟缓。

证机概要：寒湿留着，闭阻经脉。

治法：散寒祛湿，温经通络。

代表方：甘姜苓术汤加减。本方即《金匮要略》肾着汤，有温中、散寒、化湿作用，适用于寒湿闭阻经脉而致腰脊疼痛之证。

常用药：干姜、甘草散寒暖中；茯苓、白术健脾胜湿；桂枝、苍术温经散寒燥湿；独活、牛膝祛风湿，利腰膝，且能引药入经。

若寒邪偏胜，腰冷痛拘急，可加制附片或制川乌、制草乌、细辛温经祛寒止痛；湿邪偏胜，痛引下肢，酸重无力，加生苡仁、防己、五加皮、晚蚕砂祛湿散邪；风湿相合，腰痛引及肩背、腿膝，加防风、独活、秦艽祛风通络。中成药可服用大活络丸。

2. 湿热腰痛

症状：腰部疼痛，重着而灼热，暑湿阴雨天加重，身体困重，小便短赤，舌苔黄腻，脉濡数。

证机概要：湿热壅阻，经脉不畅。

治法：清热利湿，舒经通络。

代表方：四妙丸加味。本方有清利湿热、舒筋通络、强壮腰脊作用，治湿热在下，腰膝酸痛，尿黄赤等症。

常用药：苍术、黄柏、苡仁清利下焦湿热；防己、草薢、海桐皮、络石藤清热利湿，舒筋通络；牛膝益肾利腰，通利经脉，并能引药下行。

若肾与膀胱湿热偏盛，伴有小便热赤，量少，加泽泻、木通、白茅根、车前草清热利湿；湿热耗阴，口咽干燥，手足心热，舌质红，酌加生地、知母、女贞子、旱莲草，选用药物要注意滋阴而不恋湿。

3. 瘀血腰痛

症状：腰痛如锥刺或如折，痛有定处，日轻夜重，痛势轻者俯仰不利，重者不能转侧，痛处拒按，或伴血尿，舌质紫暗，或有瘀斑，脉涩。病势急暴，突然发病者，多有闪挫跌打外伤史。

证机概要：瘀血阻滞经脉，气血不通。

治法：活血化瘀，理气通络。

代表方：身痛逐瘀汤、抵当汤加减。前者祛风通络，活血化瘀，用于风湿邪痹经络、腰部，气血瘀滞，而致周身及腰部疼痛，转侧不利之症。后者破血逐瘀，通络止痛，用于瘀血阻滞之腰痛。

常用药：当归、川芎、桃仁、红花、赤芍活血祛瘀通络；没药、五灵脂、穿山甲、地鳖虫、水蛭破瘀通络；牛膝引药下行，祛瘀利腰。

若兼有风湿者，加独活、秦艽；腰痛引胁，胸胁胀痛不适，加柴胡、郁金理气通络；尿血，尿色暗红或夹血块，加大蓟、小蓟、白茅根，并吞服三七、琥珀祛瘀止血；体位不正，闪扭挫伤者，加乳香、延胡索行气活血止痛；病久肾虚，伴有形体消瘦、腰膝无力者，加杜仲、川断、桑寄生、熟地补肾强筋利腰。

4. 肾虚腰痛

症状：腰部酸软疼痛，绵绵不已，喜揉喜按，腿膝无力，遇劳更甚，卧则减轻，常反复发作。偏阳虚者，面色㿠白，怕冷，手足不温，少气乏力，苔薄白，舌质淡润，脉沉细；偏阴虚者，面色潮红，心烦，口干咽燥，手足心热，舌红少苔，脉细数。

证机概要：肾精不足，腰脊失养。

治法：补肾益精。

代表方：右归丸、左归丸加减。前者以温补肾阳为主，治肾阳亏虚所致腰腿酸痛无力；后者滋养肾阴，治肾阴不足，精气内伤，腰脊疼痛，腿膝酸软。

常用药：熟地、山萸肉、山药、枸杞补肾益精；狗脊、杜仲、胡桃肉补肾壮腰；当归养血活血。

若偏于阳虚，加附子、肉桂、鹿角片、巴戟天、补骨脂以温养肾阳；偏于阴虚，加龟板、女贞子、生地以滋养肾阴；夹有虚火，口干苦，溲黄，加知母、黄柏滋肾泻火。腰痛日久，无明显阴阳偏虚者，可服用青娥丸补肾壮腰止痛。

此外，若因脾失健运，不能化生精微，充养形体，消瘦乏力，中气下陷，或行立较久，劳力负重太过，耗损肾气，而致腰酸腰痛，气短神疲者，治当补肾健脾，益气升提，培补后天以资先天，在补肾药中加党参、黄芪、升麻、白术以益气升举。

腰痛病初多表现为寒湿证；寒湿郁而化热，则可出现湿热证；寒湿、湿热阻络日久，既可与瘀血证并见，亦可与肾精亏虚证并见；老年体虚者，病初即可呈现肾精亏虚证。

【预后转归】

本病预后一般良好，但病易反复，每多缠绵难愈。腰痛是一个临床症状，可见于多种疾病过程中，故对腰痛之诊治，应求其原始病因综合判断处理，一般而言，原发病得愈，则腰痛亦也随之减轻或消失。

【预防调护】

注意腰部保暖，切勿当风而卧，或睡卧湿地、水泥地，湿衣当及时更换。勿勉力负重，劳役不可过度。注意摄生，节制房事。积极参加体育活动，加强腰部锻炼。

【临证备要】

1. 化瘀通络是重要治法。腰痛病久，每多夹瘀，无论祛邪或补肾，均可配活血化瘀通络之剂，必要时亦可配伍虫类药搜风通络剔邪，多用川芎、赤芍、桃仁、红花、水蛭、土鳖虫、制大黄等。如泌尿系统结石的患者，临床可见腰部刺痛、钝痛、拒按，或有尿血，舌质隐紫或有瘀斑，此属血瘀征象。由湿热久蕴，络脉瘀阻，络损血溢所致，治疗当以化瘀为主，常用王不留行、失笑散、益母草、郁金、延胡索、怀牛膝、虎杖、桃仁、茜草根、藕节等。

2. 重视原发疾病的针对性治疗。腰痛的病因较多，外感、内伤、跌仆闪挫均属常见，与多种疾病相关，临床既要辨证治疗，又应针对原发疾病，采用不同的治疗方法。如泌尿系统的感染、结石可引起腰痛，肝胆系统疾病、骨伤科疾病、妇科生殖系统疾病等，也可累及腰部，引起疼痛，治疗应首先考虑原发疾病的治疗，切忌腰痛治腰，以免贻误病情。

3. 临证强调综合治疗。根据病情选用牵拉复位、推拿、针灸、拔火罐、膏药外敷、理疗、穴位注射、中药离子透入等方法，有助于疾病的治疗与康复。寒湿腰痛、肾虚腰痛、瘀血腰痛在内服药物的基础上，可配合熨法治疗，如将肉桂、吴萸、葱头、花椒四味捣匀，炒热，以绢帕裹包熨痛处，冷则再炒熨之，外用阿魏膏贴之，可提高治疗效果。

【医案举隅】

安某，男，成年。

夏天睡卧湿地，舌苔逐步变黑，同时腰部疼痛，饮食减少，四肢乏力，精神倦怠。曾经长时间服用清热药物，不但未见好转，反而舌黑，情况更加严重。诊得脉象濡细，舌黑而滑。此为湿伤脾肾之阳，应以除湿温中、醒脾健胃立法。

苍术9g，炒扁豆12g，茯苓9g，泽泻9g，炮姜6g，藿香9g，木香6g，厚朴9g，法半夏9g，神曲9g，甘草3g。

服上方4剂后，黑苔渐退，腰痛大减，余症亦趋缓解。后以上方加减连服二十余剂，即基本上恢复健康。

按：本例起病于睡卧湿地，其为受湿可知。因过服寒凉清热药物，寒凉虽能清热，但有助湿之弊，使湿邪更盛。舌黑而滑，脉濡而细，是水湿内聚的明征。湿困脾阳则饮食减少，精神倦怠。脾主四肢，故四肢乏力。腰为肾之府，湿邪伤肾，则腰部疼痛。湿为阴邪，故当温中除湿，用肾着、胃苓增损，以两解脾肾之湿。

（李斯炽著．李斯炽医案．四川人民出版社．1978）

【古代文献精选】

《证治准绳·腰痛》："有风，有湿，有寒，有热，有挫闪，有瘀血，有滞气，有痰积，皆标也，肾虚其本也。……大抵诸腰痛，皆起肾虚，既夹邪气，则须除其邪。如无外邪积滞而自痛，则惟补肾而已。"

《景岳全书·腰痛》："遇阴雨或久坐而重者，湿也。遇诸寒而痛，或喜暖而恶寒者，寒也。遇诸热而痛，及喜寒而恶热者，热也。郁怒而痛者，气之滞也。忧愁思虑而痛者，气之虚也。劳动即痛者，肝肾之衰也。当辨其所因而治之。"

《医学衷中参西录·腰痛》："凡人之腰痛，皆脊梁处作痛，此实督脉主之。……肾虚者，其督脉必虚，是以腰痛。"

附录　中医内科学常用方剂

一　画

一贯煎（《柳洲医话》）　沙参　麦冬　当归　生地黄　枸杞子　川楝子

二　画

八珍汤（《正体类要》）　人参　白术　茯苓　甘草　当归　白芍　川芎　熟地黄　生姜　大枣

八正散（《太平惠民和剂局方》）　木通　车前子　萹蓄　瞿麦　滑石　甘草梢　大黄　山栀　灯心

丁香透膈汤（《医学入门》）　丁香　木香　麦芽　青皮　肉豆蔻　白豆蔻　沉香　藿香　陈皮　厚朴　甘草　草果　神曲　半夏　人参　茯苓　砂仁　香附　白术

丁香散（《古今医统》）　丁香　柿蒂　良姜　炙甘草

二陈汤（《太平惠民和剂局方》）　半夏　橘红　茯苓　甘草　生姜　乌梅

二陈平胃散（《太平惠民和剂局方》）　半夏　茯苓　陈皮　甘草　苍术　川朴

二冬汤（《医学心悟》）　天冬　麦冬　天花粉　黄芩　知母　甘草　人参　荷叶

二阴煎（《景岳全书》）　生地　麦冬　枣仁　生甘草　玄参　黄连　茯苓　木通

七福饮（《景岳全书》）　熟地　当归　白术　人参　炙甘草　远志　枣仁

七味白术散（《小儿药证直诀》）　人参　白茯苓　白术　甘草　藿香　木香　葛根

七味都气丸（《症因脉治》）　五味子　山茱萸　茯苓　牡丹皮　熟地黄　山药　泽泻

人参养荣汤（《太平惠民和剂局方》）　人参　熟地　当归　白芍　白术　茯苓　炙甘草　黄芪　陈皮　五味子　桂心　炒远志

十灰散（《十药神书》）　大蓟　小蓟　侧柏叶　荷叶　茜草根　山栀　茅根　大黄丹皮　棕榈皮

十全大补汤（《太平惠民和剂局方》）　人参　肉桂　川芎　熟地黄　茯苓　炒白术　炙甘草　生黄芪　当归　白芍

十枣汤（《伤寒论》）　芫花　甘遂　大戟　肥大枣

三　画

川芎茶调散（《太平惠民和剂局方》）　川芎　荆芥　薄荷　羌活　细辛　白芷　防风　甘草

大补元煎（《景岳全书》）　人参　炒山药　熟地黄　杜仲　枸杞子　当归　山萸肉　炙甘草

大柴胡汤（《伤寒论》）　柴胡　黄芩　半夏　白芍　枳实　大黄　生姜　大枣

大承气汤（《伤寒论》）　大黄　芒硝　厚朴　枳实

大定风珠（《温病条辨》）　白芍药　阿胶　生龟板　生地黄　火麻仁　五味子　生牡蛎　麦冬　炙甘草　鸡子黄　生鳖甲

大黄附子汤（《金匮要略》）　大黄　附子　细辛

大黄甘草汤（《金匮要略》）　大黄　甘草

大黄䗪虫丸（《金匮要略》）　䗪虫　干漆　干地黄　甘草　水蛭　芍药　杏仁　黄芩　桃仁　虻虫　蛴螬　大黄

大活络丸（《兰台轨范》）　白花蛇　乌梢蛇　威灵仙　两头尖　草乌　天麻　全蝎　黑豆水浸首乌　龟板　麻黄　贯众　炙甘草　羌活　官桂　藿香　乌药　黄连　熟地黄　大黄　木香　沉香　细辛　没药　乳香　赤芍　丁香　僵蚕　姜制南星　青皮　骨碎补　白豆蔻仁　安息香　附子　黄芩　茯苓　香附　玄参　白术　防风　葛根　虎胫骨　当归　血竭　地龙　犀角　麝香　松脂　牛黄　冰片　人参

大建中汤（《金匮要略》）　川椒　干姜　人参　饴糖

大七气汤（《医学入门》）　青皮　陈皮　桔梗　藿香　官桂　甘草　三棱　莪术　香附　益智仁　生姜　大枣

大青龙汤（《伤寒论》）　麻黄　桂枝　杏仁　甘草　石膏　生姜　大枣

三拗汤（《太平惠民和剂局方》）　麻黄　杏仁　甘草

三妙丸（《医学正传》）　苍术　黄柏　牛膝

三圣散（《儒门事亲》）　防风　瓜蒂　藜芦

三物备急丸（《金匮要略》）　大黄　干姜　巴豆

三子养亲汤（《韩氏医通》）　苏子　白芥子　莱菔子

己椒苈黄丸（《金匮要略》）　防己　椒目　葶苈子　大黄

小半夏汤（《金匮要略》）　半夏　生姜

小半夏加茯苓汤（《金匮要略》）　半夏　生姜　茯苓

小承气汤（《伤寒论》）　大黄　枳实　厚朴

小活络丸（《太平惠民和剂局方》）　胆南星　川乌　草乌　地龙　乳香　没药

小建中汤（《伤寒论》）　桂枝　白芍　饴糖　甘草　生姜　大枣

小蓟饮子（《济生方》）　生地黄　小蓟　滑石　通草　炒蒲黄　淡竹叶　藕节　当归　山栀　甘草

小青龙汤（《伤寒论》）　麻黄　桂枝　芍药　甘草　干姜　细辛　半夏　五味子

小青龙汤加石膏汤（《金匮要略》）　麻黄　桂枝　芍药　细辛　干姜　甘草　五味子　半夏　生石膏

四　画

丹参饮（《时方歌括》）　丹参　檀香　砂仁

丹栀逍遥散（《内科摘要》）　丹皮　山栀　当归　芍药　柴胡　茯苓　白术　甘草　薄荷　生姜

化肝煎（《景岳全书》）　青皮　陈皮　芍药　牡丹皮　泽泻　贝母　炒栀子

化积丸（《类证治裁》）　三棱　莪术　阿魏　海浮石　香附　雄黄　槟榔　苏木　瓦楞子　五灵脂

开噤散（《医学心悟》）　人参　黄连　石菖蒲　丹参　石莲子　茯苓　陈皮　冬瓜子　陈米　荷叶蒂

孔圣枕中丹（《医方集解》）　龟甲　远志　龙骨　石菖蒲

六君子汤（《医学正传》）　人参　茯苓　白术　炙甘草　陈皮　半夏　生姜　大枣

六磨汤（《证治准绳》）　沉香　木香　槟榔　乌药　枳实　大黄

六味地黄丸（《小儿药证直诀》）　熟地黄　山萸肉　山药　丹皮　茯苓　泽泻

六一散（《伤寒标本心法类萃》）　滑石　甘草

六郁汤（《丹溪心法》）　香附　川芎　苍术　陈皮　半夏　茯苓　砂仁　栀子　甘草

木防己汤（《金匮要略》）　木防己　石膏　桂枝　人参

木香顺气丸（《沈氏尊生书》）　木香　青皮　橘皮　甘草　枳壳　川朴　乌药　香附　苍术　砂仁　桂心　川芎

牛黄清心丸（《痘疹世医心法》）　牛黄　朱砂　黄连　黄芩　山栀　郁金

双合汤（《杂病源流犀烛》）　桃仁　红花　当归　川芎　生地　白芍　陈皮　半夏　白芥子　茯苓　竹茹　甘草　生姜汁

少腹逐瘀汤（《医林改错》）　小茴香　干姜　延胡索　没药　当归　川芎　官桂　赤芍　蒲黄　五灵脂

升阳益胃汤（《脾胃论》）　黄芪　半夏　人参　炙甘草　独活　防风　白芍　羌活　橘皮　茯苓　柴胡　泽泻　白术　黄连

天麻钩藤饮（《中医内科杂病证治新义》）　天麻　钩藤　生石决明　牛膝　桑寄生　杜仲　山栀　黄芩　益母草　朱茯神　夜交藤

天台乌药散（《医学发明》）　乌药　木香　小茴香　青皮　高良姜　槟榔　川楝子　巴豆

天王补心丹（《校注妇人良方》）　人参　玄参　丹参　茯苓　五味子　远志　桔梗　当归　天冬　麦冬　柏子仁　酸枣仁　生地黄　朱砂

乌贝散（《中国药典》）　乌贼骨　浙贝母

乌梅丸（《伤寒论》）　乌梅　黄连　黄柏　人参　当归　附子　桂枝　蜀椒　干姜　细辛

乌头赤石脂丸（《金匮要略》）　蜀椒　乌头　炮附子　干姜　赤石脂

无比山药丸（《太平惠民和剂局方》）　山药　肉苁蓉　熟地黄　山茱萸　茯神　菟丝子　五味子　赤石脂　巴戟天　泽泻　杜仲　牛膝

五苓散（《伤寒论》）　猪苓　茯苓　泽泻　白术　桂枝

五磨饮子（《医方考》）　沉香　木香　槟榔　枳实　乌药　白酒

五皮饮（《中藏经》）　桑白皮　陈皮　生姜皮　大腹皮　茯苓皮

五生饮（《医学六要》）　生韭汁　生藕　京墨　侧柏汁　生地汁　童便

五味消毒饮（《医宗金鉴》）　金银花　野菊花　蒲公英　紫花地丁　紫背天葵

五汁安中饮（验方）　韭汁　牛乳　生姜汁　梨汁　藕汁

元胡止痛片（《中国药典》）　延胡索　白芷

月华丸（《医学心悟》）　沙参　麦冬　天冬　生地　熟地　阿胶　山药　茯苓　桑叶　菊花　獭肝　百部　三七　川贝母

云南白药（验方）　三七　麝香　蒲黄　白及等

止嗽散（《医学心悟》）　紫菀　百部　荆芥　桔梗　甘草　陈皮　白前

中和汤（《丹溪心法》）　苍术　半夏　黄芩　香附

中满分消丸（《兰室秘藏》）　厚朴　枳实　黄连　黄芩　知母　半夏　陈皮　茯苓　猪苓　泽泻　砂仁　干姜　姜黄　人参　白术　炙甘草

五　画

白虎加桂枝汤（《金匮要略》）　石膏　知母　甘草　粳米　桂枝

白虎加人参汤（《伤寒论》）　知母　石膏　人参　甘草　粳米

白虎汤（《伤寒论》）　知母　石膏　甘草　粳米

白及枇杷丸（《证治要诀》）　白及　蛤粉炒阿胶　生地　藕节　枇杷叶

白头翁汤（《伤寒论》）　白头翁　秦皮　黄连　黄柏

半硫丸（《太平惠民和剂局方》）　半夏　硫黄

半夏白术天麻汤（《医学心悟》）　半夏　白术　天麻　橘红　茯苓　甘草　生姜　大枣

半夏厚朴汤（《金匮要略》）　半夏　厚朴　茯苓　紫苏　生姜

半夏泻心汤（《伤寒论》）　半夏　黄连　黄芩　干姜　人参　甘草　大枣

半夏秫米汤（《黄帝内经》）　半夏　秫米

代抵当丸（《证治准绳》）　大黄　归尾　生地黄　穿山甲　芒硝　桃仁　肉桂

甘草干姜汤（《金匮要略》）　甘草　干姜

甘姜苓术汤（肾着汤）（《金匮要略》）　甘草　干姜　茯苓　白术

甘露消毒丹（《温热经纬》）　滑石　茵陈　黄芩　石菖蒲　川贝　木通　藿香　射干　连翘　薄荷　白蔻仁

甘麦大枣汤（《金匮要略》）　甘草　小麦　大枣

甘遂半夏汤（《金匮要略》）　甘遂　半夏　芍药　甘草

归脾汤（《济生方》）　白术　茯神　黄芪　龙眼肉　酸枣仁　人参　木香　甘草　当归　远志　生姜　大枣

归芍六君子汤（《笔花医镜》）　当归　白芍　人参　白术　茯苓　陈皮　半夏　炙甘草

加减葳蕤汤（《通俗伤寒论》）　葳蕤　葱白　桔梗　白薇　豆豉　薄荷　炙甘草　大枣

加减泻白散（《医学发明》）　桑白皮　地骨皮　粳米　甘草　知母　黄芩　桔梗　青皮　陈皮

加味百花膏（《医学入门》）　紫菀　款冬花　百部　乌梅　生姜

加味不换金正气散（验方）　厚朴　苍术　陈皮　甘草　藿香　佩兰　草果　半夏　槟榔　菖蒲　荷叶

加味二妙丸（《杂病源流犀烛》）　当归尾　防己　草薢　苍术　黄柏　牛膝　龟板

加味桔梗汤（《医学心悟》）　桔梗　甘草　贝母　橘红　银花　薏苡仁　葶苈子　白及

加味清胃散（《张氏医通》）　生地　丹皮　连翘　黄连　当归　升麻　犀角　生甘草

加味四斤丸（《三因极一病证方论》）　苁蓉　牛膝　天麻　木瓜　鹿茸　熟地黄　菟丝子　五味子

加味四君子汤（《三因极一病证方论》）　人参　茯苓　白术　甘草　黄芪　白扁豆

加味四物汤（《金匮翼》）　白芍　当归　生地　川芎　蔓荆子　菊花　黄芩　甘草

龙胆泻肝汤（《医方集解》）　龙胆草　黄芩　山栀子　泽泻　木通　车前子　当归　生地黄　柴胡　生甘草

平喘固本汤（验方）　党参　五味子　冬虫夏草　胡桃肉　沉香　灵磁石　坎炁　苏子　款冬花　法半夏　橘红

平胃散（《太平惠民和剂局方》）　苍术　厚朴　陈皮　甘草　生姜　大枣

生姜甘草汤（《备急千金要方》）　人参　生姜　甘草　大枣

生脉地黄汤（《医宗金鉴》）　人参　麦冬　五味子　地黄　山萸肉　山药　茯苓　丹皮　泽泻

生脉散（《医学启源》）　人参　麦冬　五味子

生铁落饮（《医学心悟》）　天冬　麦冬　贝母　胆星　橘红　远志肉　石菖蒲　连翘　茯苓　茯神　元参　钩藤　丹参　辰砂　生铁落

圣愈汤（《医宗金鉴》）　人参　黄芪　当归　白芍　熟地　川芎

失笑散（《太平惠民和剂局方》）　蒲黄　五灵脂

石韦散（《证治汇补》）　石韦　冬葵子　瞿麦　滑石　车前子

四君子汤（《太平惠民和剂局方》）　人参　白术　茯苓　甘草

四海舒郁丸（《疡医大全》）　海蛤粉　海带　海藻　海螵蛸　昆布　陈皮　青木香

四苓散（《丹溪心法》）　猪苓　泽泻　白术　茯苓

四妙丸（《成方便读》）　苍术　黄柏　牛膝　薏苡仁

四逆加人参汤（《伤寒论》）　甘草　附子　干姜　人参

四神丸（《内科摘要》）　肉豆蔻　补骨脂　五味子　吴茱萸

四味回阳饮（《景岳全书》）　人参　制附子　炮姜　炙甘草

四物汤（《太平惠民和剂局方》）　当归　白芍药　川芎　熟地黄

右归丸（《景岳全书》）　熟地黄　山药　枸杞子　山茱萸　肉桂　杜仲　制附子　菟丝子　鹿角胶　当归

右归饮（《景岳全书》）　熟地黄　山药　枸杞子　山茱萸　甘草　肉桂　杜仲　制附子

玉女煎（《景岳全书》）　生石膏　熟地黄　麦冬　知母　牛膝

玉屏风散（《世医得效方》）　黄芪　白术　防风

玉枢丹（《百一选方》）　山慈菇　千金子霜　大戟　麝香　雄黄　朱砂　五倍子

玉泉丸（《回春方》）　黄连　干葛　天花粉　知母　麦冬　人参　五味子　生地汁　莲肉　乌梅肉　当归　甘草　人乳汁　牛乳汁　甘蔗叶　梨汁　藕汁

左归丸（《景岳全书》）　熟地黄　山药　山茱萸　菟丝子　枸杞子　川牛膝　鹿角胶　龟板胶

左归饮（《景岳全书》）　熟地黄　山萸肉　枸杞子　山药　茯苓　炙甘草

左金丸（《丹溪心法》）　黄连　吴茱萸

正气天香散（《保命歌括》）　乌药　香附　陈皮　紫苏　干姜

六　画

安宫牛黄丸（《温病条辨》）　牛黄　郁金　犀角　黄连　朱砂　冰片　珍珠　山栀　雄黄　黄芩　麝香　金箔

安神定志丸（《医学心悟》）　人参　茯苓　茯神　菖蒲　姜远志　龙齿

百合固金汤（《医方集解》）　生地　熟地　麦冬　贝母　百合　当归　芍药　甘草　玄参　桔梗

导痰汤（《校注妇人大全良方》）　半夏　橘红　枳实　茯苓　甘草　制南星　生姜

当归贝母苦参丸（《金匮要略》）　当归　贝母　苦参

当归六黄汤（《兰室秘藏》）　当归　生地黄　熟地黄　黄连　黄芩　黄柏　黄芪

当归龙荟丸（《宣明论方》）　当归　龙胆草　栀子　黄连　黄芩　黄柏　大黄　青黛　芦荟　木香　麝香

当归拈痛丸（《医学发明》）　羌活　人参　苦参　升麻　葛根　苍术　炙甘草　黄芩　茵陈　防风　当归　知母　泽泻　猪苓　白术

当归四逆汤（《伤寒论》）　当归　桂枝　芍药　细辛　甘草　通草　大枣

地黄饮子（《宣明论方》）　熟干地黄　巴戟天　山茱萸　石斛　肉苁蓉　五味子　官桂　白茯苓　麦门冬　炮附子　菖蒲　远志　生姜　大枣　薄荷

地榆散（验方）　地榆　茜草根　黄芩　黄连　山栀　茯苓

防己黄芪汤（《金匮要略》）　防己　黄芪　白术　甘草　生姜　大枣

红灵丹（《齐氏医案》）　明雄　朱砂　礞石　火硝　月石　麝香　洋片　佛金

华盖散（《太平惠民和剂局方》）　麻黄　桑白皮　紫苏子　杏仁　赤茯苓　陈皮

回阳急救汤（《伤寒六书》）　附子　干姜　肉桂　人参　白术　茯苓　陈皮　甘草　五味子

交泰丸（《韩氏医通》）　黄连　肉桂

如金解毒散（《景岳全书》）　桔梗　甘草　黄芩　黄柏　山栀

芍药汤（《素问病机气宜保命集》）　黄芩　芍药　炙甘草　黄连　大黄　槟榔　当归　肉桂

芎芷石膏汤（《医宗金鉴》）　川芎　白芷　石膏　菊花　藁本　羌活

血府逐瘀汤（《医林改错》）　当归　生地黄　桃仁　红花　枳壳　赤芍　柴胡　甘草　桔梗　川芎　牛膝

再造散（《伤寒六书》）　黄芪　人参　桂枝　甘草　熟附子　细辛　羌活　防风　川芎　煨生姜　大枣

至宝丹（《太平惠民和剂局方》）　犀角　玳瑁　琥珀　朱砂　雄黄　龙脑　麝香　牛黄　安息香　银箔　金箔

舟车丸（《景岳全书》）　甘遂　芫花　大戟　大黄　黑丑　木香　青皮　陈皮　轻粉　槟榔

朱砂安神丸（《医学发明》）　黄连　朱砂　生地黄　归身　炙甘草

竹叶石膏汤（《伤寒论》）　竹叶　石膏　麦冬　人参　半夏　甘草　粳米

七　画

补肺汤（《永类钤方》）　人参　黄芪　五味子　熟地黄　桑白皮　紫菀

补肝汤（《医宗金鉴》）　当归　白芍　川芎　熟地　酸枣仁　木瓜　炙甘草

补络补管汤（《医学衷中参西录》）　生牡蛎　生龙骨　山萸肉　三七

补气运脾汤（《证治准绳》）　人参　白术　橘红　茯苓　黄芪　砂仁　甘草

补天大造丸（《医学心悟》）　人参　白术　当归　黄芪　枣仁　远志　芍药　山药　茯苓　枸杞　熟地　紫河车　龟板　鹿角

补阳还五汤（《医林改错》）　黄芪　当归尾　赤芍　地龙　川芎　红花　桃仁

补中益气汤（《脾胃论》）　人参　黄芪　白术　甘草　当归身　陈皮　升麻　柴胡

沉香散（《金匮翼》）　沉香　石韦　滑石　当归　橘皮　白芍　冬葵子　甘草　王不留行

定喘汤（《摄生众妙方》）　白果　麻黄　桑白皮　款冬花　半夏　杏仁　苏子　黄芩　甘草

附桂八味丸（《医方集解》）　附子　肉桂　熟地黄　山药　山茱萸　泽泻　茯苓　丹皮

附子理苓汤（《内经拾遗》）　人参　白术　干姜　甘草　黑附子　猪苓　泽泻　茯苓　桂枝

附子理中汤（《太平惠民和剂局方》）　制附子　人参　白术　干姜　炙甘草

更衣丸（《先醒斋医学广笔记》）　朱砂　芦荟

何人饮（《景岳全书》）　何首乌　人参　当归　陈皮　煨姜

还少丹（《医方集解》）　干山药　牛膝　山茱萸　白茯苓　五味子　肉苁蓉　石菖蒲　巴戟　远志　杜仲　生姜　楮实　茴香　枸杞子　熟地黄

冷哮丸（《张氏医通》）　麻黄　生川乌　细辛　蜀椒　白矾　牙皂　半夏曲　陈胆星　杏仁　生甘草

连朴饮（《霍乱论》）　黄连　厚朴　石菖蒲　制半夏　芦根　栀子　豆豉

连理汤（《张氏医通》）　人参　白术　干姜　炙甘草　黄连　茯苓

良附丸（《良方集腋》）　高良姜　香附

麦门冬汤（《金匮要略》）　麦门冬　人参　半夏　甘草　粳米　大枣

麦味地黄丸（原名八仙长寿丸，《寿世保元》）　麦冬　五味子　熟地黄　山茱萸　牡丹皮　山药　茯苓　泽泻

牡蛎散（《太平惠民和剂局方》）　煅牡蛎　黄芪　麻黄根　浮小麦

启膈散（《医学心悟》）　沙参　丹参　茯苓　川贝　郁金　砂仁壳　荷叶蒂　杵头糠

杞菊地黄丸（《医级》）　枸杞子　菊花　熟地黄　山茱萸　山药　泽泻　丹皮　茯苓

启阳娱心丹（《辨证录》）　人参　远志　茯神　菖蒲　甘草　橘红　砂仁　柴胡　菟丝子　白术　生枣仁　当归　白芍　山药　神曲

羌活胜湿汤（《内外伤辨惑论》）　羌活　独活　防风　川芎　蔓荆子　甘草　藁本

苏合香丸（《太平惠民和剂局方》）　白术　青木香　犀角　香附　朱砂　诃子　檀香　安息香　沉香　麝香　丁香　荜茇　苏合香油　熏陆香　冰片

苏子降气汤（《太平惠民和剂局方》）　苏子　橘皮　半夏　当归　前胡　厚朴　肉桂　甘草　生姜

沙参麦冬汤（《温病条辨》）　沙参　麦冬　玉竹　生甘草　冬桑叶　生扁豆　天花粉

沙参清肺汤（验方）　北沙参　生黄芪　太子参　合欢皮　白及　生甘草　桔梗　苡仁　冬瓜仁

身痛逐瘀汤（《医林改错》）　当归　川芎　桃仁　红花　五灵脂　没药　香附　牛膝　秦艽　羌活　地龙

苇茎汤（《千金方》）　苇茎　生薏仁　冬瓜子　桃仁

吴茱萸汤（《伤寒论》）　吴茱萸　人参　生姜　大枣

杏苏二陈丸（验方）　杏仁　苏子　半夏　陈皮　茯苓　甘草

杏苏散（《温病条辨》）　苏叶　杏仁　前胡　紫菀　款冬花　百部　甘草

八　画

抵当汤（《伤寒论》）　桃仁　水蛭　大黄

定喘汤（《摄生众妙方》）　白果　麻黄　桑白皮　款冬花　半夏　杏仁　苏子　黄芩　甘草

定痫丸（《医学心悟》）　天麻　川贝　法夏　云苓　茯神　胆南星　石菖蒲　全蝎　僵蚕　琥珀粉　灯心草　陈皮　远志　丹参　麦冬　朱砂粉　竹沥　姜汁

固本咳喘片（《中药成方制剂》）　党参　炒白术　茯苓　麦冬　炙甘草　五味子　补骨脂

河车大造丸（《扶寿精方》）　紫河车　龟板　黄柏　杜仲　牛膝　天门冬　麦门冬　熟地黄　人参

虎潜丸（《丹溪心法》）　黄柏　龟板　知母　熟地黄　陈皮　白芍　锁阳　虎骨　干姜

金匮肾气丸（《金匮要略》）　桂枝　附子　干地黄　山茱萸　薯蓣　茯苓　丹皮　泽泻

金铃子散（《太平圣惠方》）　金铃子　延胡索

金锁固精丸（《医方集解》）　沙苑蒺藜　芡实　莲须　龙骨　牡蛎　莲肉

金水六君煎（《新方八阵》）　当归　茯苓　半夏　熟地　陈皮　炙甘草

苓甘五味姜辛汤（《金匮要略》）　茯苓　甘草　五味子　干姜　细辛

苓桂术甘汤（《金匮要略》）　茯苓　桂枝　白术　甘草

妙香散（《太平惠民和剂局方》）　麝香　木香　山药　茯神　茯苓　黄芪　远志　人参　桔梗

甘草 朱砂

羌活胜湿汤（《内外伤辨惑论》） 羌活 独活 川芎 蔓荆子 防风 藁本 甘草

青娥丸（《太平惠民和剂局方》） 补骨脂 杜仲 胡桃肉 大蒜头

参附龙牡汤（验方） 人参 炮附子 龙骨 牡蛎

参附汤（《妇人良方》） 人参 熟附子 生姜 大枣

参蛤散（《济生方》） 人参 蛤蚧

参苓白术散（丸）（《太平惠民和剂局方》） 人参 白术 茯苓 甘草 山药 莲肉 白扁豆 砂仁 薏苡仁 桔梗 陈皮

参茸地黄丸（验方） 人参 鹿茸 熟地 山茱萸 山药 茯苓 丹皮 泽泻

参苏饮（《太平惠民和剂局方》） 人参 紫苏叶 葛根 前胡 法半夏 茯苓 枳壳 橘红 桔梗 甘草 木香 生姜 大枣

实脾饮（《济生方》） 厚朴 白术 木瓜 木香 草果仁 大腹子 附子 白茯苓 干姜 甘草

泻白散（《小儿药证直诀》） 桑白皮 地骨皮 甘草 粳米

泻心汤（《金匮要略》） 大黄 黄芩 黄连

知柏地黄丸（《医宗金鉴》） 知母 川黄柏 熟地黄 山茱萸 干山药 泽泻 茯苓 丹皮

炙甘草汤（《伤寒论》） 炙甘草 人参 桂枝 生姜 阿胶 生地黄 麦冬 火麻仁 大枣

驻车丸（《备急千金要》） 黄连 阿胶 当归 干姜

九 画

保和丸（《丹溪心法》） 山楂 神曲 半夏 茯苓 陈皮 连翘 莱菔子

保元汤（《博爱心鉴》） 人参 黄芪 肉桂 甘草 生姜

保真汤（《十药神书》） 人参 黄芪 白术 茯苓 大枣 天冬 麦冬 生地 熟地 五味子 当归 芍药 莲须 地骨皮 柴胡 陈皮 生姜 黄柏 知母 甘草 厚朴

柏叶汤（《金匮要略》） 柏叶 干姜 艾叶

春泽汤（《医方集解》） 白术 桂枝 猪苓 茯苓 人参 泽泻

独活寄生汤（《备急千金要方》） 独活 寄生 秦艽 防风 细辛 当归 芍药 川芎 干地黄 杜仲 牛膝 人参 茯苓 甘草 桂心

独参汤（《景岳全书》） 人参

复方丹参滴丸（《中国药典》） 丹参 三七 冰片

复元活血汤（《医学发明》） 柴胡 栝楼根 当归 红花 甘草 穿山甲 酒大黄 桃仁

荆防达表汤（《时氏处方》） 荆芥 防风 苏叶 白芷 橘红 杏仁 赤苓 生姜 葱头 炒建曲

荆防败毒散（《外科理例》） 荆芥 防风 人参 羌活 独活 前胡 柴胡 桔梗 枳壳 茯苓 川芎 甘草

厚朴麻黄汤（《金匮要略》） 厚朴 麻黄 石膏 杏仁 半夏 五味子 干姜 细辛

活人败毒散（《南阳活人书》） 人参 羌活 独活 前胡 柴胡 川芎 枳壳 桔梗 茯苓 炙甘草 生姜

济川煎（《景岳全书》） 当归 牛膝 肉苁蓉 泽泻 升麻 枳壳

济生肾气丸（《济生方》） 附子 车前子 山茱萸 山药 牡丹皮 牛膝 熟地黄 肉桂 白茯苓 泽泻

牵正散（《奇效良方》） 白附子 僵蚕 全蝎

茜根散（《景岳全书》）　茜根　黄芩　阿胶　侧柏叶　生地　甘草

射干麻黄汤（《金匮要略》）　射干　麻黄　细辛　紫菀　款冬花　半夏　五味子　生姜　大枣

神术散（《医学心悟》）　苍术　陈皮　厚朴　甘草　藿香　砂仁

胃苓汤（《丹溪心法》）　甘草　茯苓　苍术　陈皮　白术　官桂　泽泻　猪苓　厚朴　生姜　大枣

洗心汤（《辨证录》）　人参　甘草　半夏　陈皮　附子　茯神　生酸枣仁　神曲　菖蒲

香附旋覆花汤（《温病条辨》）　生香附　旋覆花　苏子霜　苡仁　半夏　茯苓　橘皮

香连丸（《太平惠民和剂局方》）　黄连　木香

香茸丸（《证治准绳》）　麝香　鹿茸　麋茸　肉苁蓉　熟地黄　沉香　五味子　茯苓　龙骨

香砂六君子汤（《古今名医方论》）　木香　砂仁　陈皮　半夏　人参　白术　茯苓　甘草

宣痹汤（《温病条辨》）　防己　杏仁　滑石　连翘　山栀　薏苡仁　半夏　蚕砂　赤小豆　姜黄　海桐皮

泻心汤（《金匮要略》）　大黄　黄芩　黄连

养心汤（《证治准绳》）　黄芪　茯苓　茯神　当归　川芎　炙甘草　半夏曲　柏子仁　酸枣仁　远志　五味子　人参　肉桂

茵陈蒿汤（《伤寒论》）　茵陈　栀子　大黄

茵陈四苓散（《明医指掌》）　白术　茯苓　猪苓　泽泻　茵陈

茵陈五苓散（《金匮要略》）　茵陈　桂枝　茯苓　白术　泽泻　猪苓

茵陈术附汤（《医学心悟》）　茵陈　白术　制附子　干姜　炙甘草　肉桂

栀子清肝汤（《类证治裁》）　栀子　丹皮　柴胡　当归　白芍　茯苓　川芎　牛蒡子　甘草

指迷茯苓丸（《删补名医方论》）　茯苓　枳壳　半夏　芒硝　生姜

枳实导滞丸（《内外伤辨惑论》）　大黄　枳实　黄芩　黄连　神曲　白术　茯苓　泽泻

枳实消痞丸（《兰室秘藏》）　干姜　甘草　麦芽　茯苓　白术　半夏　人参　厚朴　枳实

枳实薤白桂枝汤（《金匮要略》）　枳实　厚朴　薤白　桂枝　瓜蒌

枳术丸（《脾胃论》）　枳实　白术　荷叶

十　画

柴梗半夏汤（《医学入门》）　柴胡　半夏　黄芩　瓜蒌仁　枳壳　桔梗　杏仁　青皮　甘草

柴胡桂枝干姜汤（《伤寒论》）　柴胡　桂枝　干姜　栝楼根　黄芩　牡蛎　甘草

柴胡截疟饮（《医宗金鉴》）　柴胡　黄芩　人参　半夏　甘草　生姜　大枣　常山　槟榔　乌梅　桃仁

柴胡清骨散（《医宗金鉴》）　秦艽　鳖甲　柴胡　地骨皮　青蒿　知母　胡黄连　薤白　甘草　童便　猪脊髓　猪胆汁

柴胡疏肝散（《景岳全书》）　柴胡　芍药　枳壳　陈皮　炙甘草　香附　川芎

涤痰汤（《济生方》）　制半夏　制南星　橘红　枳实　茯苓　人参　石菖蒲　竹茹　甘草　生姜

栝蒌桂枝汤（《金匮要略》）　栝蒌根　桂枝　芍药　甘草　生姜　大枣

栝蒌薤白半夏汤（《金匮要略》）　栝蒌　薤白　半夏　白酒

桂枝甘草龙骨牡蛎汤（《伤寒论》）　桂枝　甘草　龙骨　牡蛎

桂枝加黄芪汤（《金匮要略》）　桂枝　芍药　甘草　生姜　大枣　黄芪

桂枝芍药知母汤（《金匮要略》）　桂枝　芍药　知母　麻黄　白术　防风　甘草　附子　生姜

桂枝汤（《伤寒论》）　桂枝　芍药　甘草　生姜　大枣

海藻玉壶汤（《医宗金鉴》） 海藻 昆布 海带 半夏 陈皮 青皮 连翘 象贝母 川芎 独活 甘草

海藏紫菀散（《医学心悟》） 紫菀 知母 贝母 桔梗 阿胶 五味子 茯苓 甘草 人参

桔梗白散（《外台秘要》） 桔梗 贝母 巴豆

桔梗杏仁煎（《景岳全书》） 桔梗 杏仁 甘草 银花 贝母 枳壳 红藤 连翘 夏枯草 百合 麦冬 阿胶

控涎丹（《医方集解》） 甘遂 大戟 白芥子

凉膈散（《太平惠民和剂局方》） 大黄 朴硝 炙甘草 栀子 薄荷 黄芩 连翘

秦艽鳖甲散（《卫生宝鉴》） 秦艽 鳖甲 柴胡 当归 地骨皮 青蒿 知母 乌梅

清肝利胆口服液（《中国药典》） 茵陈 金银花 栀子 厚朴 防己

润肠丸（《沈氏尊生书》） 当归 生地 麻仁 桃仁 枳壳

桑白皮汤（《景岳全书》） 桑白皮 半夏 苏子 杏仁 贝母 黄芩 黄连 山栀

桑菊饮（《温病条辨》） 桑叶 菊花 杏仁 连翘 薄荷 桔梗 甘草 芦根

桑杏汤（《温病条辨》） 桑叶 豆豉 杏仁 象贝母 沙参 梨皮 栀皮

速效救心丸（《中国药典》） 川芎 冰片

桃红四物汤（《医宗金鉴》） 桃仁 红花 当归 芍药 熟地黄 川芎

桃核承气汤（《伤寒论》） 桃仁 大黄 桂枝 芒硝 甘草

桃花汤（《伤寒论》） 赤石脂 干姜 粳米

桃仁红花煎（《陈素庵妇科补解》） 红花 当归 桃仁 香附 元胡 赤芍 川芎 乳香 丹参 青皮 生地

调胃承气汤（《伤寒论》） 大黄 芒硝 甘草

调营饮（《证治准绳》） 莪术 川芎 当归 元胡 赤芍 瞿麦 大黄 槟榔 陈皮 大腹皮 葶苈子 赤茯苓 桑白皮 细辛 官桂 炙甘草 白芷 生姜 大枣

通窍活血汤（《医林改错》） 赤芍 川芎 桃仁 红花 麝香 老葱 鲜姜 大枣 酒

通幽汤（《脾胃论》） 生地黄 熟地黄 桃仁泥 红花 当归 炙甘草 升麻

通瘀煎（《景岳全书》） 归尾 山楂 香附 红花 乌药 青皮 泽泻 木香

消渴方（《丹溪心法》） 黄连末 天花粉末 生地汁 藕汁 人乳汁 姜汁 蜂蜜

消瘰丸（《医学心悟》） 玄参 牡蛎 浙贝母

逍遥散（《太平惠民和剂局方》） 柴胡 白术 芍药 当归 茯苓 炙甘草 薄荷 煨姜

益气聪明汤（《东垣试效方》） 黄芪 人参 升麻 葛根 蔓荆子 芍药 黄柏 炙甘草

益胃汤（《温病条辨》） 沙参 麦门冬 生地黄 玉竹 冰糖

脏连丸（《中国药典》） 黄芩 黄连 地黄 赤芍 当归 槐角 槐花 荆芥穗 地榆炭 阿胶

真方白丸子（《瑞竹堂方》） 半夏 白附子 天南星 天麻 川乌 全蝎 木香 枳壳

真人养脏汤（《太平惠民和剂局方》） 诃子 罂粟壳 肉豆蔻 白术 人参 木香 肉桂 炙甘草 当归 白芍

真武汤（《伤寒论》） 炮附子 白术 茯苓 芍药 生姜

皱肺丸（《百一选方》） 五味子 人参 桂枝 款冬花 紫菀 白石英 羯羊肺 杏仁

十一画

菖蒲郁金汤（《温病条辨》） 石菖蒲 郁金 炒栀子 鲜竹叶 牡丹皮 连翘 灯心 木通 淡竹沥 紫金片

黄连上清丸（《中国药典》）　黄连　栀子　连翘　蔓荆子　防风　荆芥穗　白芷　黄芩　菊花　薄荷　大黄　黄柏　桔梗　川芎　石膏　旋覆花　甘草

黄连阿胶汤（《伤寒论》）　黄连　阿胶　黄芩　鸡子黄　芍药

黄连解毒汤（《外台秘要》）　黄连　黄芩　黄柏　栀子

黄连清心饮（《古今医鉴》）　黄连　生地　当归　甘草　茯神　酸枣仁　远志　人参　石莲肉

黄连温胆汤（《六因条辨》）　黄连　半夏　陈皮　茯苓　甘草　竹茹　枳实　大枣　生姜

黄连香薷饮（《类证活人书》）　黄连　香薷　厚朴

黄芪鳖甲散（《卫生宝鉴》）　黄芪　鳖甲　天冬　地骨皮　秦艽　柴胡　紫菀　半夏　茯苓　知母　生地　白芍　桑白皮　人参　肉桂　桔梗　甘草

黄芪桂枝五物汤（《金匮要略》）　黄芪　白芍　桂枝　生姜　大枣

黄芪建中汤（《金匮要略》）　黄芪　桂枝　芍药　炙甘草　饴糖　大枣　生姜

黄芪汤（《金匮翼》）　黄芪　麻子仁　陈皮　白蜜

黄土汤（《金匮要略》）　灶心土　甘草　生地　白术　附子　阿胶　黄芩

控涎丹（《三因极一病证方论》）　甘遂　大戟　白芥子

理中汤（丸）（《伤寒论》）　人参　白术　干姜　甘草

羚角钩藤汤（《通俗伤寒论》）　羚羊角　霜桑叶　川贝　鲜生地　钩藤　菊花　生白芍　生甘草　淡竹茹　茯神木

鹿角胶丸（《医学正传》）　鹿角胶　鹿角霜　熟地　当归身　人参　川牛膝　菟丝子　白茯苓　白术　杜仲　虎胫骨　龟板

鹿茸补涩丸（《杂病源流犀烛》）　人参　黄芪　菟丝子　桑螵蛸　莲肉　茯苓　肉桂　附子　鹿茸　桑皮　龙骨　补骨脂　五味子

麻黄附子细辛汤（《伤寒论》）　麻黄　附子　细辛

麻黄连翘赤小豆汤（《伤寒论》）　麻黄　杏仁　生梓白皮　连翘　赤小豆　甘草　生姜　大枣

麻黄汤（《伤寒论》）　麻黄　杏仁　桂枝　炙甘草

麻杏石甘汤（《伤寒论》）　麻黄　杏仁　石膏　甘草

麻子仁丸（《伤寒论》）　麻子仁　芍药　杏仁　大黄　厚朴　枳实

梅花点舌丹（《外科全生集》）　熊胆　冰片　雄黄　硼砂　血竭　葶苈子　沉香　乳香　没药　珍珠　牛黄　麝香　蟾酥　朱砂

清肺饮（《证治汇补》）　茯苓　黄芩　桑白皮　麦冬　车前子　山栀　木通

清骨散（《证治准绳》）　银柴胡　胡黄连　秦艽　鳖甲　地骨皮　青蒿　知母　甘草

清金化痰汤（《统旨方》）　黄芩　山栀　桔梗　甘草　贝母　知母　麦冬　桑白皮　瓜蒌仁　橘红　茯苓

清心滚痰丸（《沈氏尊生书》）　大黄　黄芩　青礞石　犀角　皂角　朱砂　沉香　麝香

清营汤（《温病条辨》）　犀角　生地　玄参　竹叶心　麦冬　丹参　黄连　银花　连翘

清燥救肺汤（《医门法律》）　桑叶　石膏　杏仁　甘草　麦冬　人参　阿胶　炒胡麻仁　炙枇杷叶

清脏丸（《万病回春》）　当归　川芎　生地　白芍　炒黄连　炒黄芩　焦栀子　炒黄柏　地榆　炒柏叶　阿胶

清瘴汤（验方）　青蒿　柴胡　茯苓　知母　陈皮　半夏　黄芩　黄连　枳实　常山　竹茹　滑石　甘草　朱砂

清中汤（《证治准绳》）　黄连　山栀　陈皮　茯苓　半夏　草豆蔻　甘草

蛇胆川贝散（《中国药典》） 蛇胆汁 川贝母

旋覆代赭汤（《伤寒论》） 旋覆花 代赭石 半夏 生姜 人参 甘草 大枣

银翘散（《温病条辨》） 金银花 连翘 豆豉 牛蒡子 薄荷 荆芥穗 桔梗 甘草 竹叶 鲜芦根

猪苓汤（《伤寒论》） 猪苓 茯苓 泽泻 阿胶 滑石

十二画

葱豉桔梗汤（《通俗伤寒论》） 葱白 豆豉 薄荷 连翘 栀子 竹叶 桔梗 甘草

程氏萆薢分清饮（《医学心悟》） 萆薢 黄柏 石菖蒲 茯苓 白术 莲子心 丹参 车前子

黑锡丹（《太平惠民和剂局方》） 黑锡 硫黄 川楝子 胡芦巴 木香 炮附子 肉豆蔻 阳起石 沉香 小茴香 肉桂 补骨脂

葛根芩连汤（《伤寒论》） 葛根 黄芩 黄连 炙甘草

葛根汤（《伤寒论》） 葛根 麻黄 桂枝 生姜 甘草 芍药 大枣

猴枣散（《古今名方》） 猴枣 羚羊角 月石 沉香 青礞石 川贝母 天竺黄 麝香

琥珀养心丹（《证治汇补》） 琥珀 龙齿 远志 牛黄 石菖蒲 茯神 人参 枣仁 生地黄 当归 黄连 柏子仁 朱砂 金箔

椒目瓜蒌汤（《医醇賸义》） 川椒目 瓜蒌仁 葶苈子 桑白皮 苏子 半夏 茯苓 橘红 蒺藜 生姜

琼玉膏（《洪氏集验方》） 生地黄汁 茯苓 人参 白蜜

疏凿饮子（《济生方》） 商陆 茯苓 椒目 木通 泽泻 赤小豆 大腹皮 槟榔 羌活 秦艽 生姜皮

葶苈大枣泻肺汤（《金匮要略》） 葶苈子 大枣

痛泻要方（《景岳全书》引刘草窗方） 白术 白芍 防风 陈皮

温胆汤（《备急千金要方》） 半夏 陈皮 茯苓 炙甘草 竹茹 枳实 生姜 大枣

温脾汤（《备急千金要方》） 制附子 干姜 人参 大黄 甘草

犀黄丸（《外科证治全生集》） 牛黄 麝香 没药 乳香 黄米饭

犀角地黄汤（《备急千金要方》） 犀角 生地黄 丹皮 芍药

犀角散（《备急千金要方》） 犀角 黄连 升麻 栀子 茵陈

硝石矾石散（《金匮要略》） 硝石 矾石

越婢加半夏汤（《金匮要略》） 麻黄 石膏 甘草 生姜 大枣 半夏

越婢加术汤（《金匮要略》） 麻黄 石膏 甘草 大枣 白术 生姜

越婢汤（《金匮要略》） 麻黄 石膏 甘草 大枣 生姜

越鞠丸（《丹溪心法》） 香附 苍术 川芎 栀子 神曲

滋肾通关丸（《兰室秘藏》） 知母 黄柏 肉桂

滋水清肝饮（《医宗己任编》） 熟地黄 山萸肉 茯苓 当归 山药 丹皮 泽泻 柴胡 白芍 山栀 酸枣仁

紫雪丹（《苏恭方》录自《外台秘要》） 石膏 寒水石 磁石 滑石 水牛角（浓缩粉） 羚羊角屑 木香 沉香 玄参 升麻 甘草 丁香 朴硝 硝石 麝香 朱砂 黄金

十三画

新加香薷饮（《温病条辨》）　香薷　金银花　鲜扁豆花　厚朴　连翘

十四画

膏淋汤（《医学衷中参西录》）　山药　芡实　龙骨　牡蛎　生地黄　党参　白芍

膈下逐瘀汤（《医林改错》）　五灵脂　当归　川芎　桃仁　丹皮　赤芍药　乌药　延胡索　甘草　香附　红花　枳壳

槐角丸（《丹溪心法》）　槐角　地榆　黄芩　当归　枳壳　防风

截疟七宝饮（《杨氏家藏方》）　草果　槟榔　陈皮　青皮　厚朴　常山　甘草

酸枣仁汤（《金匮要略》）　酸枣仁　知母　川芎　茯苓　甘草

赞育丹（《景岳全书》）　熟地黄　当归　杜仲　巴戟肉　肉苁蓉　淫羊藿　蛇床子　肉桂　枸杞子　仙茅　山萸肉　韭子　附子　或加人参　鹿茸

十五画

增液汤（《温病条辨》）　玄参　生地　麦冬

增液承气汤（《温病条辨》）　玄参　麦冬　生地　大黄　芒硝

镇肝息风汤（《医学衷中参西录》）　怀牛膝　生赭石　生龙骨　生牡蛎　生龟板　生白芍　玄参　天冬　川楝子　生麦芽　茵陈　甘草

十六画

橘皮竹茹汤（《金匮要略》）　橘皮　竹茹　大枣　生姜　甘草　人参

薏苡仁汤（《类证治裁》）　薏苡仁　川芎　当归　麻黄　桂枝　羌活　独活　防风　川乌　苍术　甘草　生姜

十七画以上

鳖甲煎丸（《金匮要略》）　鳖甲　乌扇　黄芩　柴胡　鼠妇　干姜　大黄　芍药　桂枝　葶苈子　石韦　厚朴　丹皮　瞿麦　紫葳　半夏　人参　䗪虫　阿胶　蜂房　赤硝　蜣螂　桃仁

黛蛤散（验方）　青黛　海蛤壳

癫狂龙虎丸（《中药成方制剂标准》）　牛黄　巴豆霜　辰砂　白矾　米粉

癫狂梦醒汤（《医林改错》）　桃仁　柴胡　香附　木通　赤芍　半夏　腹皮　青皮　陈皮　桑皮　苏子　甘草

藿香正气散（《太平惠民和剂局方》）　大腹皮　白芷　紫苏　茯苓　半夏曲　白术　橘皮　厚朴　桔梗　藿香　甘草　生姜　大枣

礞石滚痰丸（《泰定养生主论》）　礞石　大黄　黄芩　沉香

麝香保心丸（《中国药典》）　麝香　苏合香脂　蟾酥　冰片　牛黄　肉桂　人参提取物

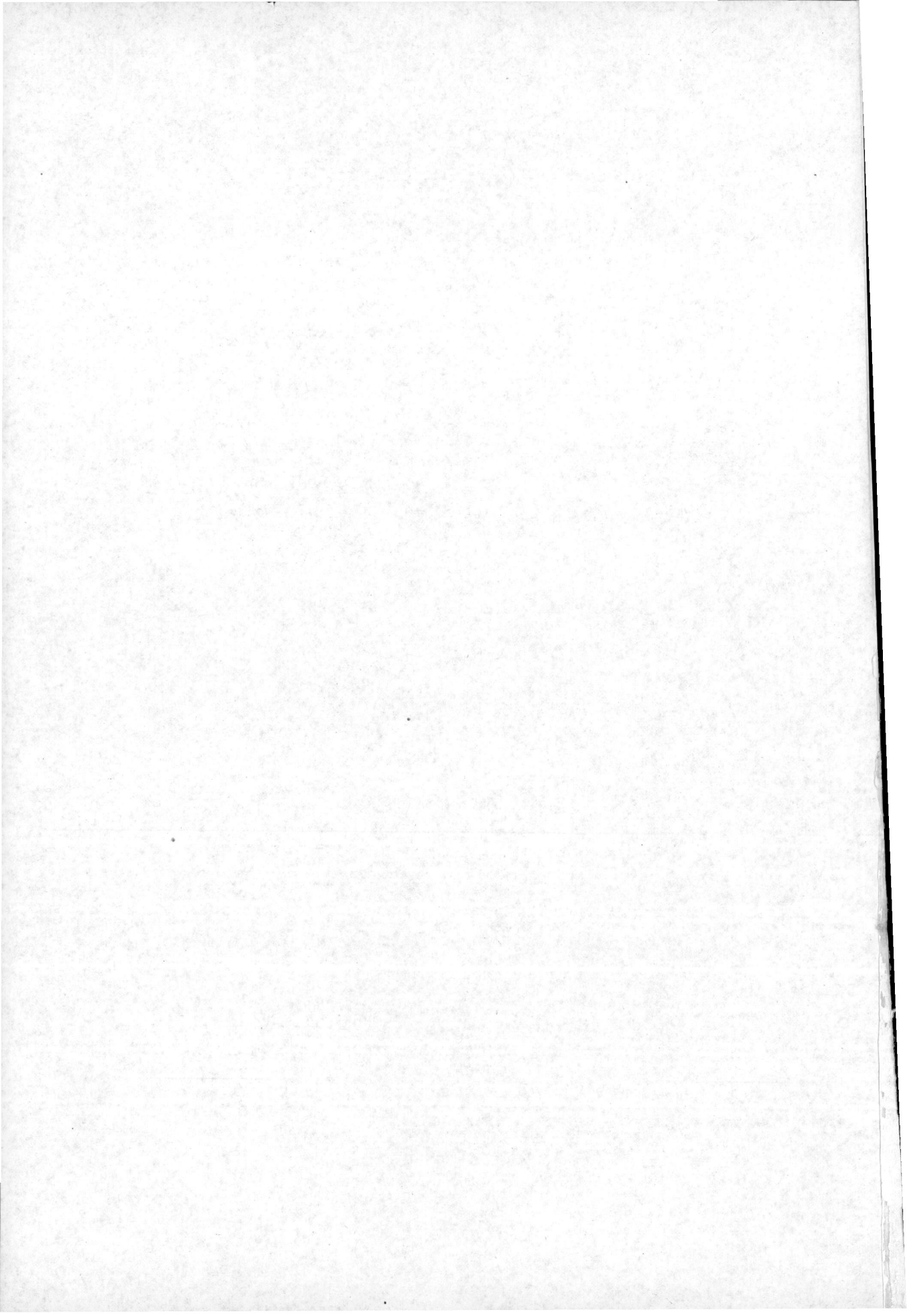